化学药品标准物质热分析图谱

主编 刘 毅 宁保明

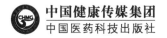

中国健康传媒集团

中国医药科技出版社

图书在版编目（CIP）数据

化学药品标准物质热分析图谱／刘毅，宁保明主编.
北京：中国医药科技出版社，2024. 11. -- ISBN 978-7-
5214-4935-8

Ⅰ. R927-64

中国国家版本馆 CIP 数据核字第 2024F3D498 号

责任编辑　王　梓
美术编辑　陈君杞
版式设计　北京华艺世纪缘科技发展有限公司

出版　中国医药科技出版社
地址　北京市海淀区文慧园北路甲 22 号
邮编　100082
电话　发行：010-62227427　邮购：010-62236938
网址　www.cmstp.com
规格　880×1230mm　1/16
印张　42½
字数　1029 千字
版次　2024 年 12 月第 1 版
印次　2024 年 12 月第 1 次印刷
印刷　北京盛通印刷股份有限公司
经销　全国各地新华书店
书号　ISBN 978-7-5214-4935-8
定价　**280. 00 元**

《化学药品标准物质热分析图谱》
编 委 会

主　编　刘　毅　宁保明

副主编　朱　炯　郑金琪　伍良涌　李　雄

编　者　(以姓氏笔画为序)

王峰峰（中国食品药品检定研究院）

宁保明（中国食品药品检定研究院）

朱　俐（中国食品药品检定研究院）

朱　炯（中国食品药品检定研究院）

伍良涌（广州市药品检验所）

刘　阳（中国食品药品检定研究院）

刘　祯（梅特勒托利多科技（中国）有限公司）

刘　毅（中国食品药品检定研究院）

刘晓强（常州市食品药品纤维质量监督检验中心）

严　菁（中国食品药品检定研究院）

李　婕（中国食品药品检定研究院）

李　雄（梅特勒托利多科技（中国）有限公司）

李选堂（中国食品药品检定研究院）

吴静芳（广州市药品检验所）

张　娜（中国食品药品检定研究院）

张龙浩（中国食品药品检定研究院）

陈可新（北京石油化工学院）

周　颖（中国食品药品检定研究院）

周露妮（中国食品药品检定研究院）

郑金琪（浙江省药品化妆品审评中心）

袁　松（中国食品药品检定研究院）

袁宁肖（梅特勒托利多科技（中国）有限公司）

耿　颖（中国食品药品检定研究院）

栾　琳（中国食品药品检定研究院）

郭宁子（中国食品药品检定研究院）

郭贤辉（中国食品药品检定研究院）

庾莉菊（中国食品药品检定研究院）

覃　玲（中国食品药品检定研究院）

合作单位　梅特勒托利多科技（中国）有限公司

前　　言

热分析法是测定物质的理化性质与温度关系的一类仪器分析方法，即程序控温和一定气氛下，准确记录物质的理化性质随温度或时间变化的关系。差示扫描量热法（differential scanning calorimetry，简称 DSC）和热重分析法（thermogravimetric analysis，简称 TGA）是药物分析中最常用的热分析方法，两者联合应用时样品的热特征信息互为补充，广泛应用于物质的熔点、多晶型、纯度、水分及热解产物等的测定，在物质的相容性、稳定性、反应动力学等研究方面亦有应用。

本书汇集了中国食品药品检定研究院发放的 600 多个常用化学药品标准物质的 TG 和 DSC 图谱，为药物质量分析特别是药品检验工作提供了较丰富的应用信息。希望能成为广大药学工作者实用的工具书及热分析初学者的入门参考书。限于编者水平和编写时间，本书纰漏之处在所难免，恳请广大读者批评指正，共同推进热分析技术在我国药品质量控制研究领域的蓬勃发展。

编　者

2024 年 8 月

编 写 说 明

1. 样品介绍

本图谱集中的所有样品均源自中国食品药品检定研究院的化学对照品，相关信息仅供参考。

2. 测试仪器

本图谱集所有样品曲线均采用梅特勒托利多科技（中国）有限公司生产的 TGA/DSC1 同步热分析仪测试获得。同步热分析仪可以在一次实验中同时获得 TG 曲线和 DSC 曲线。

3. 测试方法

测试温度范围均为 30~500℃，升温速率为 10℃/min，气氛为氩气 50ml/min。样品坩埚采用 40μl 铝坩埚，不加盖。

4. 样品制备

用专门的取样工具取少量的样品放入 40μl 铝坩埚中，然后使用梅特勒托利多科技（中国）有限公司生产的 XP205 天平称取样品质量（约 5mg），再将含有样品的坩埚放在 TGA/DSC1 的自动进样器上等待测试。

5. 曲线分析

在 TG 曲线上标出了样品的热分解温度（Onset）；在 DSC 曲线上标出了样品熔融峰的焓值（Integral）、归一化的焓值（normalized）、起始点（Onset）和峰值（Peak）。

在样品的测试过程中有一些热效应是我们经常会遇到的，比如说熔融、分解、多晶型转变、结晶水失去等。在这里我们对测试过程中常见的热效应加以概述。

熔融是样品测试过程中最常见的热效应，在升温测试过程中 DSC 曲线上出现尖锐的吸热峰，并且在相同的温度范围内 TG 曲线没有明显失重，例如吡喹酮和甲巯咪唑（图 1）等。然而，许多样品在熔融过程中伴随着分解反应，分解过程可以是吸热的，也可以是放热的。在 DSC 曲线上体现为一个吸热峰伴随着另一个吸热峰或放热峰，同时在相同的温度范围内 TG 曲线有明显的失重，例如双香豆素和盐酸苯海拉明（图 2）等。

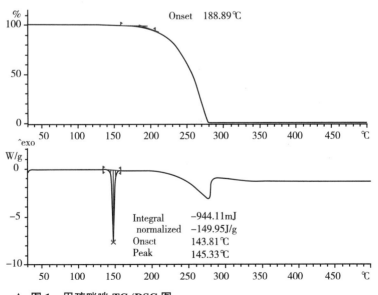

▲ 图 1 甲巯咪唑 TG/DSC 图

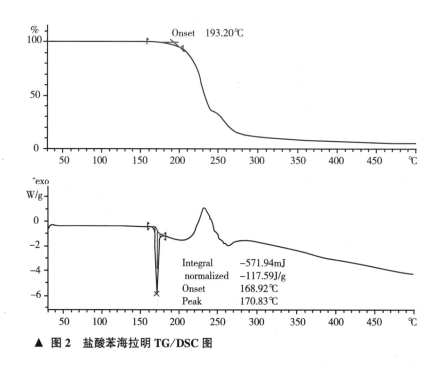

▲ 图2 盐酸苯海拉明 TG/DSC 图

除了表面吸附的游离水之外，许多样品中还包含有结晶水。游离水在室温到100℃范围内缓慢挥发，而结晶水是在加热到某一温度后迅速失去，温度在100~250℃范围内，同时伴随着明显的吸热效应。有些结晶水在较低温度时即失去，在 TG 曲线上体现为一个失重台阶，并在相同的温度范围内 DSC 曲线上出现明显的吸热峰。例如乳酸依沙吖啶、硫酸普拉睾酮钠和羟苯磺酸钙（图3）等。TG 曲线上的第一个 Onset 点反映样品失去结晶水的温度，第二个 Onset 点反映样品的分解温度；DSC 曲线上的第一个峰是失去结晶水的吸热峰，其中 Integral 为失去结晶水过程中吸收的热量，normalized 为失去结晶水的焓值，Onset 为失去结晶水的温度，Peak 为失去结晶水的峰值温度。第二个峰是样品熔融峰，其中 Integral 为样品在熔融过程中吸收的热量，normalized 为样品的熔融焓值，Onset 为样品的熔融温度，Peak 为样品的熔融峰值。

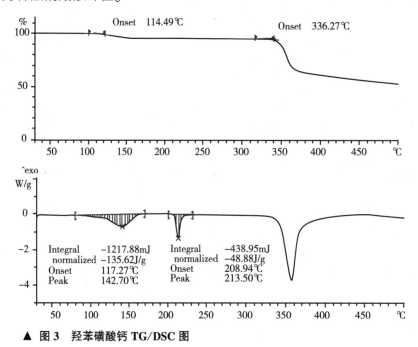

▲ 图3 羟苯磺酸钙 TG/DSC 图

多晶型样品在加热过程中常发生不同晶型之间的转变。通常亚稳态晶型会在较低的温度下先熔融，随后会立即结晶形成稳态晶型，然后在更高的温度下再次熔融。在 DSC 曲线上体现为在一个吸热峰之后紧接着出现一个放热峰，随后又立即出现第二个吸热峰。例如样品司坦唑醇和盐酸丁卡因（图 4）等。DSC 曲线上的第一个峰为亚稳态晶型的熔融峰，第二个峰为晶型转变峰，第三个峰为稳态晶型的熔融峰。

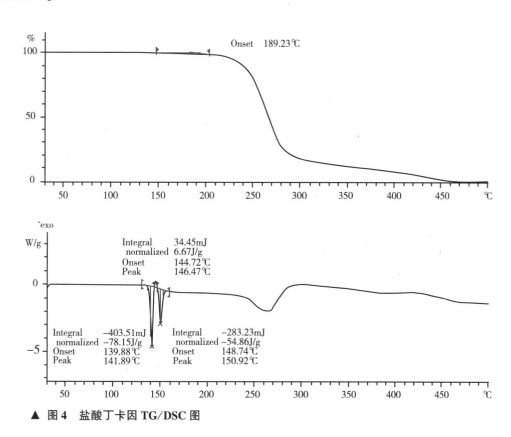

▲ 图 4　盐酸丁卡因 TG/DSC 图

除了上述这些明显的热效应之外，还有一些样品在测试范围内只有水分挥发峰或者分解峰而无明显熔融峰，或者在加热过程中没有经历明显的热效应，例如样品地塞米松磷酸钠等。

6. 备注

本图谱集中的测试曲线是采用上述的实验方法及测试仪器获得的，不同条件下的测试结果可能会有差异，测试结果会受到气体种类、气体流速、坩埚类型、温度范围、升温速率等条件的影响。在特殊情况下，样品暴露于空气中的时间也会影响测试结果。

目　录

▶▶▶ **心血管类**

苄氟噻嗪 …………………………… 2

地高辛 ……………………………… 3

泛影酸 ……………………………… 4

甲萘醌 ……………………………… 5

利血平 ……………………………… 6

去乙酰毛花苷 ……………………… 7

洋地黄毒苷 ………………………… 8

盐酸胺碘酮 ………………………… 9

盐酸苯海拉明 …………………… 10

盐酸多巴胺 ……………………… 11

盐酸可乐定 ……………………… 12

盐酸芬氟拉明 …………………… 13

芦丁 ……………………………… 14

槲皮素 …………………………… 15

酒石酸美托洛尔 ………………… 16

甲磺酸酚妥拉明 ………………… 17

盐酸萘甲唑啉 …………………… 18

阿替洛尔 ………………………… 19

茶碱 ……………………………… 20

对羟基苯乙酰胺 ………………… 21

酚磺乙胺 ………………………… 22

格列本脲 ………………………… 23

格列本脲杂质 A ………………… 24

格列本脲杂质 B ………………… 25

盐酸地尔硫䓬 …………………… 26

盐酸哌唑嗪 ……………………… 27

布美他尼 ………………………… 28

氨甲环酸 ………………………… 29

环戊噻嗪 ………………………… 30

甲基多巴 ………………………… 31

螺内酯 …………………………… 32

氯噻酮 …………………………… 33

双香豆素 ………………………… 34

苯妥英钠 ………………………… 35

乙羟茶碱 ………………………… 36

盐酸安他唑啉 …………………… 37

盐酸美西律 ……………………… 38

盐酸酚苄明 ……………………… 39

氢醌 ……………………………… 40

米诺地尔 ………………………… 41

双嘧达莫 ………………………… 42

羧甲司坦 ………………………… 43

硝酸异山梨酯 …………………… 44

亚叶酸钙 ………………………… 45

吲达帕胺 ………………………… 46

依他尼酸 ………………………… 47

盐酸去氧肾上腺素 ……………… 48

盐酸肼屈嗪 ……………………… 49

格列齐特 ………………………… 50

尼莫地平 ………………………… 51

格列吡嗪 ………………………… 52

格列吡嗪杂质 I ………………… 53

吉非罗齐 ………………………… 54

尿素 ……………………………… 55

氢氯噻嗪 ………………………… 56

盐酸阿米洛利 …………………… 57

3,5-二氨基-6-氯吡嗪-2-羧酸甲酯 …… 58

卡托普利 ………………………… 59

卡托普利二硫化合物 …………… 60

硝苯地平 ………………………… 61

硝苯地平杂质 I ………………… 62

硝苯地平杂质 II ………………… 63

黄豆苷元 ………………………… 64

7-甲氧基-4′-羟基异黄酮 ……… 65

萝巴新 …… 66

烟酸占替诺 …… 67

西洛他唑 …… 68

棓丙酯 …… 69

曲克芦丁 …… 70

二羟丙茶碱 …… 71

吗多明 …… 72

对氯苯酚 …… 73

硝酸钾 …… 74

愈创甘油醚 …… 75

果糖二磷酸钠 …… 76

盐酸噻氯匹定 …… 77

呋塞米 …… 78

奥扎格雷 …… 79

普罗布考 …… 80

甲磺酸多沙唑嗪 …… 81

盐酸喹那普利 …… 82

羟苯磺酸钙 …… 83

尼索地平 …… 84

尼群地平 …… 85

盐酸尼卡地平 …… 86

醋甲唑胺 …… 87

己酮可可碱 …… 88

异丁司特 …… 89

洛伐他汀 …… 90

辛伐他汀 …… 91

托拉塞米 …… 92

萘哌地尔 …… 93

盐酸法舒地尔 …… 94

依帕司他 …… 95

乌拉地尔 …… 96

盐酸吡格列酮 …… 97

碘普罗胺 …… 98

氨丁三醇 …… 99

盐酸莫索尼定 …… 100

盐酸替罗非班消旋体 …… 101

盐酸丙哌维林 …… 102

缬沙坦 …… 103

格列美脲 …… 104

坎地沙坦酯 …… 105

2-单硝酸异山梨酯 …… 106

马来酸依那普利 …… 107

马来酸氨氯地平 …… 108

非洛地平 …… 109

卡维地洛 …… 110

苯扎贝特 …… 111

拉西地平 …… 112

尼麦角林 …… 113

长春胺 …… 114

阿昔莫司 …… 115

瑞格列奈 …… 116

贝那普利拉 …… 117

格列美脲杂质 I …… 118

盐酸普萘洛尔 …… 119

托拉塞米杂质 A …… 120

二乙酰氨乙酸乙二胺 …… 121

氟伐他汀钠 …… 122

盐酸塞利洛尔 …… 123

阿卡波糖 …… 124

赖诺普利 …… 125

阿魏酸哌嗪 …… 126

缬沙坦异构体 …… 127

磷酸川芎嗪 …… 128

异喹啉物 …… 129

磷酸吡哆醛丁咯地尔 …… 130

磷酸吡哆醛 …… 131

醋谷胺 …… 132

消旋瑞格列奈 …… 133

奥美沙坦酯 …… 134

酒石酸罗格列酮 …… 135

盐酸曲美他嗪 …… 136

盐酸苯乙双胍 …… 137

福辛普利钠 …… 138

长春西汀 …… 139

碘海醇 …… 140

福辛普利拉 …… 141

马来酸罗格列酮 …… 142

西尼地平 …… 143

尼群地平杂质 A …… 144

碘海醇杂质 I …… 145

米力农 …… 146

米力农杂质 A …… 147

尼可地尔 ·········· 148
环扁桃酯 ·········· 149
非诺贝特杂质 I ·········· 150
非诺贝特杂质 II ·········· 151
氯噻嗪 ·········· 152
盐酸阿米洛利杂质 ·········· 153
尼索地平杂质 I ·········· 154
尼索地平杂质 II ·········· 155
N-(4-氯苯甲酰基)酪胺 ·········· 156

非洛地平杂质 I ·········· 157
盐酸多巴酚丁胺 ·········· 158
盐酸多巴酚丁胺杂质 ·········· 159
苯妥英 ·········· 160
盐酸普罗帕酮 ·········· 161
格列齐特杂质 I ·········· 162
碘海醇杂质 II ·········· 163
坎利酮 ·········· 164

▶▶▶ 神经相关

普鲁卡因杂质 A ·········· 166
硫酸阿托品 ·········· 167
氯普噻吨 ·········· 168
氢溴酸东莨菪碱 ·········· 169
氢溴酸加兰他敏 ·········· 170
氢溴酸山莨菪碱 ·········· 171
盐酸苯海索 ·········· 172
匹莫林 ·········· 173
咖啡因 ·········· 174
茶苯海明 ·········· 175
丁溴东莨菪碱 ·········· 176
奋乃静 ·········· 177
卡马西平 ·········· 178
苯丙氨酯 ·········· 179
氯化琥珀胆碱 ·········· 180
盐酸苄丝肼 ·········· 181
盐酸丙米嗪 ·········· 182
盐酸氟奋乃静 ·········· 183
舒必利 ·········· 184
溴甲贝那替嗪 ·········· 185
盐酸氯丙那林 ·········· 186
富马酸氯马斯汀 ·········· 187
盐酸士的宁 ·········· 188
石杉碱甲 ·········· 189
消旋山莨菪碱 ·········· 190
盐酸马普替林 ·········· 191
盐酸去氯羟嗪 ·········· 192
盐酸羟嗪 ·········· 193
硫酸特布他林 ·········· 194

特非那定 ·········· 195
α-细辛脑 ·········· 196
盐酸二氧丙嗪 ·········· 197
苯噻啶 ·········· 198
氟哌啶醇 ·········· 199
氯氮平 ·········· 200
硫酸沙丁胺醇 ·········· 201
扑米酮 ·········· 202
盐酸利多卡因 ·········· 203
利多卡因 ·········· 204
盐酸硫利达嗪 ·········· 205
二甲磺酸阿米三嗪 ·········· 206
氯唑沙宗 ·········· 207
维生素 B_2 ·········· 208
泛酸钙 ·········· 209
美索巴莫 ·········· 210
罗通定 ·········· 211
苯佐卡因 ·········· 212
盐酸丁卡因 ·········· 213
硫必利杂质 B ·········· 214
盐酸硫必利 ·········· 215
盐酸氯丙嗪 ·········· 216
盐酸贝那替秦 ·········· 217
盐酸氟西汀 ·········· 218
盐酸阿米替林 ·········· 219
盐酸文拉法辛 ·········· 220
甲磺酸罗哌卡因 ·········· 221
甲硫酸新斯的明 ·········· 222
盐酸奥昔布宁 ·········· 223

利培酮 …………………… 224

吗氯贝胺 …………………… 225

琥珀酸舒马普坦 …………………… 226

盐酸西布曲明 …………………… 227

盐酸替扎尼定 …………………… 228

奥卡西平 …………………… 229

利鲁唑 …………………… 230

盐酸二甲弗林 …………………… 231

佐米曲普坦 …………………… 232

富马酸比索洛尔 …………………… 233

丁二酸洛沙平 …………………… 234

氟马西尼 …………………… 235

西替利嗪杂质 A …………………… 236

阿立哌唑 …………………… 237

氢溴酸西酞普兰 …………………… 238

马来酸氟伏沙明 …………………… 239

苯甲酸利扎曲坦 …………………… 240

盐酸米安色林 …………………… 241

维库溴铵 …………………… 242

富马酸喹硫平 …………………… 243

盐酸地芬尼多 …………………… 244

盐酸氯米帕明 …………………… 245

盐酸非索非那定 …………………… 246

佐匹克隆 …………………… 247

右佐匹克隆 …………………… 248

肌酐 …………………… 249

2,3,4-三甲氧基苯甲醛 …………………… 250

巴氯芬 …………………… 251

巴氯芬杂质 A …………………… 252

盐酸氯普鲁卡因 …………………… 253

盐酸氯普卡因杂质 A …………………… 254

盐酸乙哌立松 …………………… 255

盐酸美金刚 …………………… 256

盐酸布比卡因 …………………… 257

2-氨基-4-氯苯酚 …………………… 258

吲哚布芬 …………………… 259

可可碱 …………………… 260

4-甲氨基安替比林 …………………… 261

二甘醇 …………………… 262

氢溴酸力克拉敏 …………………… 263

依托咪酯 …………………… 264

盐酸地芬尼多杂质 …………………… 265

消旋山莨菪碱杂质 I …………………… 266

反式帕罗西汀 …………………… 267

去氟帕罗西汀 …………………… 268

N-甲基帕罗西汀 …………………… 269

丙戊酸镁 …………………… 270

对丁氨基苯甲酸 …………………… 271

▶▶▶ 抗生素类

克霉唑杂质 I …………………… 273

盐酸左旋咪唑杂质 …………………… 274

磺胺甲噁唑 …………………… 275

磺胺嘧啶 …………………… 276

甲氧苄啶 …………………… 277

克霉唑 …………………… 278

2-氯-4-硝基苯胺 …………………… 279

咪唑 …………………… 280

硝基呋喃丙烯酸 …………………… 281

双羟萘酸噻嘧啶 …………………… 282

双羟萘酸 …………………… 283

磺胺 …………………… 284

磺胺二甲嘧啶 …………………… 285

氨苯砜 …………………… 286

地蒽酚 …………………… 287

甲苯咪唑 …………………… 288

磷酸咯萘啶 …………………… 289

胡椒乙腈 …………………… 290

吡嗪酰胺 …………………… 291

醋酸氯己定 …………………… 292

双氢青蒿素 …………………… 293

莪术醇 …………………… 294

氟尿嘧啶 …………………… 295

甲硝唑 …………………… 296

青蒿琥酯 …………………… 297

青蒿素 …………………… 298

辛可尼丁 …………………… 299

硝酸咪康唑 …………………… 300

硝酸益康唑 …… 301
异维 A 酸 …… 302
环吡酮胺 …… 303
色甘酸钠 …… 304
鱼腥草素钠 …… 305
乳酸依沙吖啶 …… 306
酮康唑 …… 307
枸橼酸氯己定 …… 308
氟胞嘧啶 …… 309
林旦 …… 310
氯碘羟喹 …… 311
联苯苄唑 …… 312
联苯苄唑杂质 A …… 313
替硝唑 …… 314
盐酸妥拉唑林 …… 315
苯甲酸 …… 316
磷酸氯喹 …… 317
盐酸异丙嗪 …… 318
硫酸氢小檗碱 …… 319
度米芬 …… 320
盐酸妥洛特罗 …… 321
盐酸吗啉胍 …… 322
甲硝唑杂质 A …… 323
盐酸特比萘芬 …… 324
异烟肼 …… 325
西吡氯铵 …… 326
硫酸羟氯喹 …… 327

三苯双脒 …… 328
伊曲康唑 …… 329
奈韦拉平 …… 330
齐多夫定 …… 331
阿维 A …… 332
苯甲酸甲硝唑 …… 333
盐酸伐昔洛韦 …… 334
盐酸非那吡啶 …… 335
盐酸萘替芬 …… 336
伏立康唑 …… 337
膦甲酸钠 …… 338
无水磷酸二氢钠 …… 339
盐酸金刚乙胺 …… 340
伊维菌素 …… 341
扁桃酸 …… 342
聚甲酚磺醛杂质 A …… 343
聚甲酚磺醛杂质 B …… 344
聚甲酚磺醛杂质 C …… 345
聚甲酚磺醛杂质 D …… 346
硝酸奥昔康唑 …… 347
氯法齐明 …… 348
二甲氧苄啶 …… 349
呋喃西林 …… 350
磺胺吡啶 …… 351
对氨基苯磺酸 …… 352
三苯甲醇 …… 353

▶▶▶ 消化相关

谷氨酸 …… 355
乳果糖 …… 356
乳糖 …… 357
维生素 D_3 …… 358
叶酸 …… 359
荧光母素 …… 360
胆红素 …… 361
胆酸 …… 362
葡萄糖酸钙 …… 363
猪去氧胆酸 …… 364
香草醛 …… 365

茴香酸 …… 366
糖精 …… 367
烟酰胺 …… 368
盐酸吡哆辛 …… 369
胆石酸 …… 370
维生素 D_2 …… 371
西咪替丁 …… 372
盐酸雷尼替丁 …… 373
丙谷胺 …… 374
比沙可啶 …… 375
半乳糖 …… 376

醋酸甲萘氢醌 ·········· 377
果糖 ·········· 378
羟甲香豆素 ·········· 379
维生素 B$_{12}$ ·········· 380
麦芽三糖 ·········· 381
麦芽糖 ·········· 382
生物素 ·········· 383
硝酸硫胺 ·········· 384
盐酸洛哌丁胺 ·········· 385
多潘立酮 ·········· 386
法莫替丁 ·········· 387
葡萄糖酸锌 ·········· 388
枸橼酸锌 ·········· 389
维生素 C ·········· 390
木糖醇 ·········· 391
溴甲东莨菪碱 ·········· 392
茴三硫 ·········· 393
葡醛酸钠 ·········· 394
盐酸双环胺 ·········· 395
氯解磷定 ·········· 396
麝香草酚 ·········· 397
盐酸美司坦 ·········· 398
甘露醇 ·········· 399
甘草酸二钾 ·········· 400
泮托拉唑钠 ·········· 401
马来酸曲美布汀 ·········· 402

氯波必利 ·········· 403
醋氨己酸锌 ·········· 404
马来酸替加色罗 ·········· 405
巴柳氮钠 ·········· 406
马来酸曲美布汀杂质 ·········· 407
奥沙拉秦钠 ·········· 408
二氯乙酸二异丙胺 ·········· 409
醋酸钠 ·········· 410
D-焦谷氨酸 ·········· 411
曲昔匹特 ·········· 412
尼扎替丁 ·········· 413
拉呋替丁 ·········· 414
肌酸 ·········· 415
盐酸依托必利 ·········· 416
甲磺酸加贝酯 ·········· 417
谷氨酰胺 ·········· 418
阿嗪米特 ·········· 419
硫普罗宁 ·········· 420
N-乙酰氨基葡萄糖 ·········· 421
奥美拉唑镁 ·········· 422
双环醇 ·········· 423
亮菌甲素 ·········· 424
山梨醇 ·········· 425
乳酸钙 ·········· 426
腺苷钴胺 ·········· 427
呫吨酸 ·········· 428

▶▶▶ 激素类

苯丙酸诺龙 ·········· 430
苯甲酸雌二醇 ·········· 431
丙酸睾酮 ·········· 432
醋酸氟氢可的松 ·········· 433
醋酸氯地孕酮 ·········· 434
醋酸泼尼松 ·········· 435
醋酸氢化可的松 ·········· 436
地塞米松磷酸钠 ·········· 437
黄体酮 ·········· 438
炔诺孕酮 ·········· 439
己烯雌酚 ·········· 440
枸橼酸氯米芬 ·········· 441

马来酸麦角新碱 ·········· 442
炔雌醇 ·········· 443
炔诺酮 ·········· 444
曲安奈德 ·········· 445
戊酸雌二醇 ·········· 446
左炔诺孕酮 ·········· 447
倍他米松 ·········· 448
丙酸倍氯米松 ·········· 449
醋酸地塞米松 ·········· 450
醋酸可的松 ·········· 451
醋酸泼尼松龙 ·········· 452
醋酸曲安奈德 ·········· 453

达那唑 …… 454
哈西奈德 …… 455
氢化可的松 …… 456
泼尼松龙 …… 457
肾上腺素 …… 458
盐酸异丙肾上腺素 …… 459
重酒石酸去甲肾上腺素 …… 460
醋酸甲地孕酮 …… 461
甲睾酮 …… 462
倍他米松磷酸钠 …… 463
雌二醇 …… 464
泼尼松 …… 465
司坦唑醇 …… 466
醋酸去氧皮质酮 …… 467
尼尔雌醇 …… 468
十一酸睾酮 …… 469
丙酸氯倍他索 …… 470
丁酸氢化可的松 …… 471
硫酸普拉睾酮钠 …… 472

曲安西龙 …… 473
氢化可的松琥珀酸钠 …… 474
醋酸环丙孕酮 …… 475
爱普列特 …… 476
聚乙烯醇 …… 477
二丙酸倍他米松 …… 478
非那雄胺 …… 479
比卡鲁胺 …… 480
琥珀酸甲泼尼龙 …… 481
甲泼尼龙 …… 482
羟苯乙酯 …… 483
雌酮 …… 484
氢化可的松琥珀单酯 …… 485
雌三醇 …… 486
孕三烯酮 …… 487
布地奈德 …… 488
重酒石酸肾上腺素 …… 489
可的松 …… 490
美雄诺龙 …… 491

▶▶▶ 解热镇痛类

安乃近 …… 493
对乙酰氨基酚 …… 494
4-*N*-去甲基安乃近 …… 495
水杨酸 …… 496
阿司匹林 …… 497
6-甲氧基-2-萘乙酮 …… 498
盐酸奈福泮 …… 499
吡罗昔康 …… 500
布洛芬 …… 501
萘普生 …… 502
水杨酸镁 …… 503
盐酸苯丙醇胺 …… 504
盐酸罗通定 …… 505
贝诺酯 …… 506
吲哚美辛 …… 507
氢溴酸高乌甲素 …… 508
萘普生钠 …… 509
双氯芬酸钠 …… 510
舒林酸 …… 511

酮洛芬 …… 512
奥沙普秦 …… 513
芬布芬 …… 514
盐酸金刚烷胺 …… 515
保泰松 …… 516
水杨酰胺 …… 517
非普拉宗 …… 518
氨基比林 …… 519
安替比林 …… 520
异丙安替比林 …… 521
盐酸氯哌丁 …… 522
草乌甲素 …… 523
高乌甲素 …… 524
来氟米特 …… 525
洛索洛芬钠 …… 526
苯溴马隆 …… 527
乙氧苯柳胺 …… 528
盐酸布替萘芬 …… 529
托芬那酸 …… 530

丁苯羟酸 ……………………… 531
对羟基苯甲酸甲酯钠 ………… 532
布洛芬杂质 B ………………… 533
盐酸阿呋唑嗪 ………………… 534
醋氯芬酸 ……………………… 535
对氨基酚 ……………………… 536
对氯苯乙酰胺 ………………… 537
双氯芬酸钾 …………………… 538

呱西替柳 ……………………… 539
萘丁美酮 ……………………… 540
4-羟基苯甲酸 ………………… 541
4-羟基间苯二甲酸 …………… 542
对氨基水杨酸钠 ……………… 543
间氨基酚 ……………………… 544
来氟米特杂质 Ⅱ ……………… 545

▶▶▶ 抗肿瘤类

苯丁酸氮芥 …………………… 547
巯嘌呤 ………………………… 548
美法仑 ………………………… 549
酞丁安 ………………………… 550
甲氨蝶呤 ……………………… 551
硫唑嘌呤 ……………………… 552
环磷酰胺 ……………………… 553
氨鲁米特 ……………………… 554
维 A 酸 ……………………… 555
卡铂 …………………………… 556
卡莫氟 ………………………… 557
乌苯美司 ……………………… 558
甲基斑蝥胺 …………………… 559
替加氟 ………………………… 560
尿嘧啶 ………………………… 561
盐酸羟胺 ……………………… 562
沙利度胺 ……………………… 563
喜树碱 ………………………… 564
盐酸格拉司琼 ………………… 565
盐酸昂丹司琼 ………………… 566
奥沙利铂 ……………………… 567
匹多莫德 ……………………… 568
氟他胺 ………………………… 569
盐酸吉西他滨 ………………… 570
咪喹莫特 ……………………… 571

去氧氟尿苷 …………………… 572
异环磷酰胺化合物Ⅲ ………… 573
替尼泊苷 ……………………… 574
替尼泊苷杂质 A ……………… 575
盐酸伊立替康 ………………… 576
3-吲哚甲酸 …………………… 577
氨磷汀 ………………………… 578
六甲蜜胺 ……………………… 579
甘氨双唑钠 …………………… 580
恩曲他滨 ……………………… 581
依西美坦 ……………………… 582
雄烯二酮 ……………………… 583
紫杉醇杂质 Ⅰ ………………… 584
紫杉醇杂质Ⅲ ………………… 585
帕米膦酸二钠 ………………… 586
托品醇 ………………………… 587
来曲唑 ………………………… 588
甲异靛 ………………………… 589
氯氧喹 ………………………… 590
奥沙利铂杂质Ⅲ ……………… 591
左旋奥沙利铂 ………………… 592
二氯二氨环己烷铂 …………… 593
硫唑嘌呤杂质 ………………… 594
洛莫司汀 ……………………… 595
羟基脲 ………………………… 596

▶▶▶ 呼吸相关

盐酸克仑特罗 ………………… 598
氢溴酸右美沙芬 ……………… 599

沙丁胺醇 ……………………… 600
富马酸酮替芬 ………………… 601

磷酸苯丙哌林 ·················· 602

盐酸丙卡特罗 ·················· 603

盐酸环仑特罗 ·················· 604

异丙托溴铵 ···················· 605

昔萘酸沙美特罗 ················ 606

盐酸氨溴索 ···················· 607

厄多司坦 ······················ 608

盐酸氮䓬斯汀 ·················· 609

氯雷他定 ······················ 610

多索茶碱 ······················ 611

富马酸福莫特罗 ················ 612

盐酸西替利嗪 ·················· 613

左羟丙哌嗪 ···················· 614

福多司坦 ······················ 615

曲尼司特 ······················ 616

富马酸酮替芬杂质 Ⅰ ·········· 617

▶▶▶ **其他**

邻甲苯磺酰胺 ·················· 619

乙酰苯胺 ······················ 620

对甲苯磺酰胺 ·················· 621

己内酰胺 ······················ 622

苄达赖氨酸 ···················· 623

盐酸地匹福林 ·················· 624

盐酸地匹福林杂质 A ··········· 625

p-氨基苯甲酸异丙酯 ··········· 626

2,3,4-三甲氧基苯甲酸 ········· 627

邻苯二甲酸 ···················· 628

3-甲基黄酮-8-羧酸 ············ 629

托吡卡胺 ······················ 630

三甲基间苯三酚 ················ 631

2-巯基依托咪酯 ··············· 632

索引

中文索引（按汉语拼音顺序排列） ／ 634

中文索引（按笔画顺序排列） ／ 642

英文索引 ／ 650

心血管类

苄 氟 噻 嗪

英文名　Bendroflumethiazide

分子式　$C_{15}H_{14}F_3N_3O_4S_2$

分子量　421.41

CAS号　73-48-3

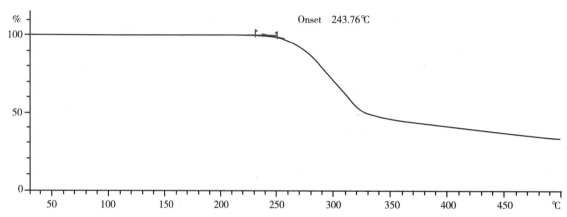

▲ 图1　苄氟噻嗪 TG 图

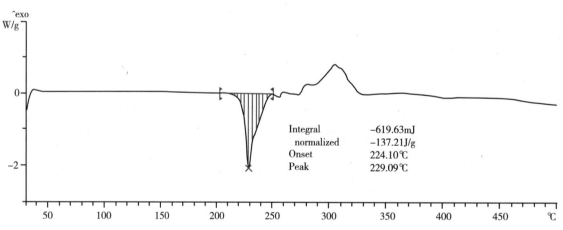

▲ 图2　苄氟噻嗪 DSC 图

备注

1. **性状**　本品为白色或几乎白色的结晶性粉末；无臭，无味。

2. **溶解性**　本品在丙酮中易溶，在乙醇中溶解，在乙醚中微溶，在水或三氯甲烷中不溶；在碱性溶液中溶解。

3. **对照品编号与批号**　100007-200703

4. **结构类型**　磺胺类

地 高 辛

英文名 Digoxin

分子式 $C_{41}H_{64}O_{14}$

分子量 780.95

CAS号 20830-75-5

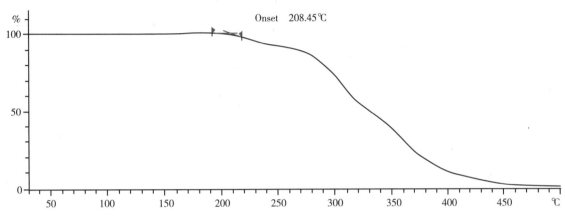

▲ 图1 地高辛 TG 图

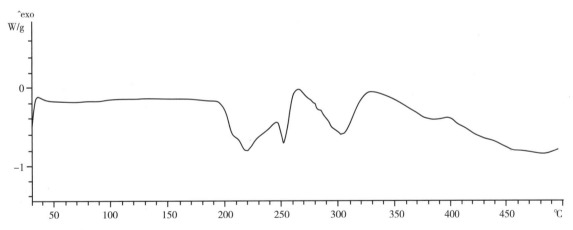

▲ 图2 地高辛 DSC 图

备注

1. **性状** 本品为白色结晶或结晶性粉末；无臭；味苦。

2. **溶解性** 本品在吡啶中易溶，在稀醇中微溶，在三氯甲烷中极微溶解，在水或乙醚中不溶。

3. **对照品编号与批号** 100015-200709

4. **结构类型** 强心苷类

泛 影 酸

英文名 Diatrizoic Acid

分子式 $C_{11}H_9I_3N_2O_4 \cdot 2H_2O$

分子量 649.94

CAS号 50978-11-5

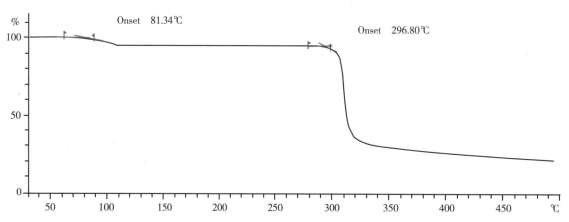

▲ 图1 泛影酸 TG 图

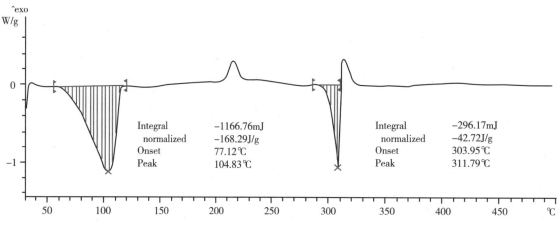

▲ 图2 泛影酸 DSC 图

备注

1. 中文化学名 3,5-二乙酰氨基-2,4,6-三碘苯甲酸二水合物

2. 英文化学名 3,5-bis(acetylamino)-2,4,6-triiodo-benzoic acid dihydrate

3. 性状 本品为白色粉末；无臭，味微酸。

4. 溶解性 本品在水中极微溶解；在氨溶液或氢氧化钠溶液中溶解。

5. 对照品编号与批号 100021-200503

6. 结构类型 芳基烷酸类

甲 萘 醌

英文名　Menadione

分子式　$C_{11}H_8O_2$

分子量　172.18

CAS号　58-27-5

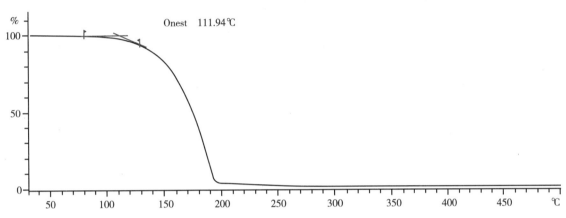

▲ 图1　甲萘醌 TG 图

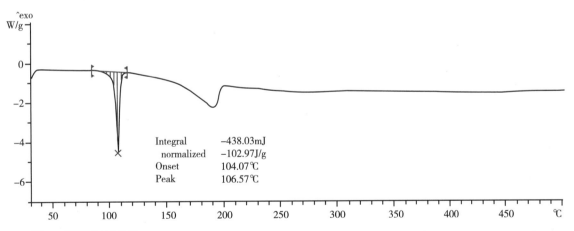

▲ 图2　甲萘醌 DSC 图

备注

1. **中文化学名**　2-甲基-1,4-萘二酮

2. **英文化学名**　2-methyl-1,4-naphthalenedione

3. **性状**　本品为淡黄色结晶性粉末；遇光易分解。

4. **溶解性**　本品在水中几乎不溶，在甲苯中易溶，在乙醇或甲醇中略溶。

5. **对照品编号与批号**　100029-200710

6. **结构类型**　萘醌类

利 血 平

英文名　Reserpine

分子式　$C_{33}H_{40}N_2O_9$

分子量　608.68

CAS号　50-55-5

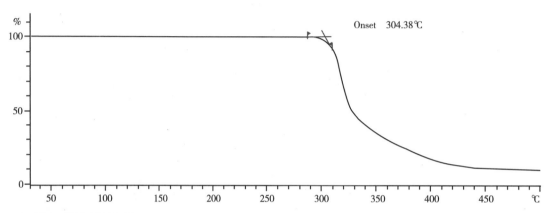

▲ 图1　利血平 TG 图

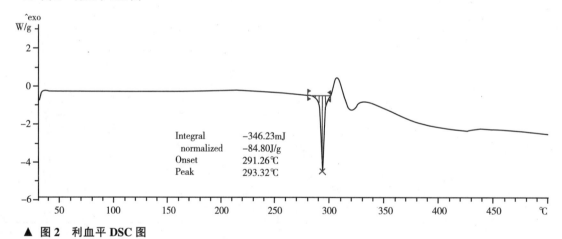

▲ 图2　利血平 DSC 图

备注

1. 中文化学名　18β-(3,4,5-三甲氧基苯甲酰氧基)-11,17α-二甲氧基-3β,20α-育亨烷-16β-甲酸甲酯

2. 英文化学名　(3β,16β,17α,18β,20α)-11,17-dimethoxy-18-[(3,4,5-trimethoxybenzoyl)oxy] yohimban-16-carboxylic acid methyl ester

3. 性状　本品为白色至淡黄褐色的结晶或结晶性粉末；无臭，几乎无味，遇光色渐变深。

4. 溶解性　本品在三氯甲烷中易溶，在丙酮中微溶，在水、甲醇、乙醇或乙醚中几乎不溶。

5. 对照品编号与批号　100041-201012

6. 结构类型　生物碱类

去乙酰毛花苷

英文名 Deslanoside

分子式 C_{47}H_{74}O_{19}

分子量 943.09

CAS号 17598-65-1

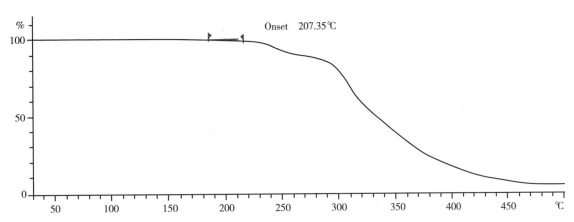

▲ **图1** 去乙酰毛花苷 **TG** 图

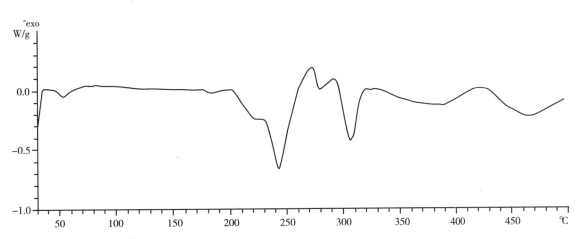

▲ **图2** 去乙酰毛花苷 **DSC** 图

备注

1. **性状** 本品为白色结晶性粉末；无臭，味苦；有引湿性。

2. **溶解性** 本品在甲醇中微溶，在乙醇中极微溶解，在水或三氯甲烷中几乎不溶。

3. **对照品编号与批号** 100056-201103

4. **结构类型** 强心苷类

洋地黄毒苷

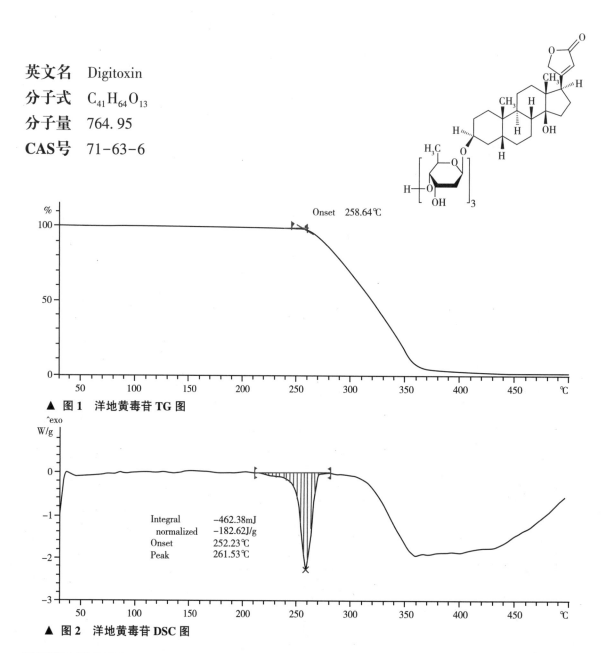

英文名 Digitoxin

分子式 $C_{41}H_{64}O_{13}$

分子量 764.95

CAS号 71-63-6

▲ 图1 洋地黄毒苷 TG 图

▲ 图2 洋地黄毒苷 DSC 图

备注

1. **中文化学名** 3β-[(O-2,6-二脱氧-β-D-核-己吡喃糖基-(1→4)-O-2,6-二脱氧-β-D-核-己吡喃糖基-(1→4)-2,6-二脱氧-β-D-核-己吡喃糖基)氧代]-14β-羟基-5β-心甾-20(22)烯内酯

2. **英文化学名** (3β,5β)-3-[(O-2,6-dideoxy-β-D-*ribo*-hexopyranosyl-(1→4)-O-2,6-dideoxy-β-D-*ribo*-hexopyranosyl-(1→4)-2,6-dideoxy-β-D-*ribo*-hexopyranosyl)oxy]-14-hydroxycard-20(22)-enolide

3. **性状** 本品为白色或类白色的结晶性粉末；无臭。

4. **对照品编号与批号** 100064-200703

5. **结构类型** 强心苷类

盐酸胺碘酮

英文名　Amiodarone Hydrochloride

分子式　$C_{25}H_{29}I_2NO_3 \cdot HCl$

分子量　681.77

CAS号　19774-82-4

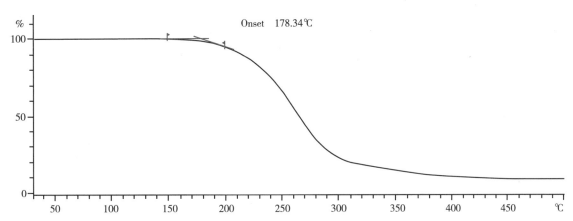

▲ 图1　盐酸胺碘酮 TG 图

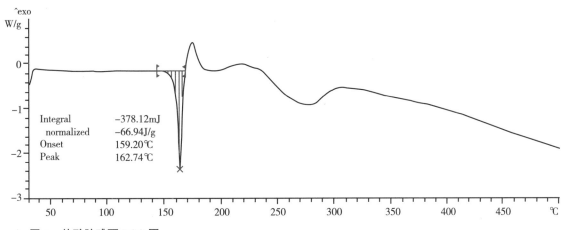

▲ 图2　盐酸胺碘酮 DSC 图

备注

1. **中文化学名**　（2-丁基-3-苯并呋喃基）［4-［2-（乙氨基）乙氧基］-3,5-二碘苯基］甲酮盐酸盐

2. **英文化学名**　2-butyl-3-benzofuranyl 4-［2-（diethylamino）ethoxy］-3,5-diiodophenyl ketone hydrochloride

3. **性状**　本品为白色至微黄色结晶性粉末；无臭，无味。

4. **溶解性**　本品在三氯甲烷中易溶，在乙醇中溶解，在丙酮中微溶，在水中几乎不溶。

5. **对照品编号与批号**　100065-201006

6. **结构类型**　呋喃类

盐酸苯海拉明

英文名 Diphenhydramine Hydrochloride

分子式 $C_{17}H_{21}NO \cdot HCl$

分子量 291.82

CAS号 147-24-0

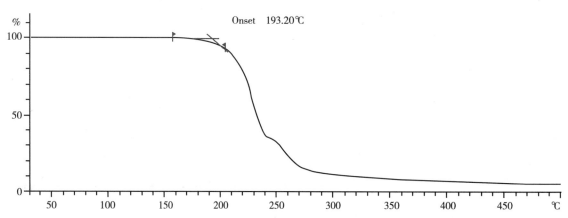

▲ 图1 盐酸苯海拉明 TG 图

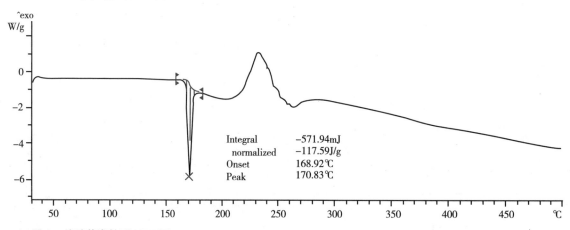

▲ 图2 盐酸苯海拉明 DSC 图

备注

1. **中文化学名** N,N-二甲基-2-(二苯基甲氧基)乙胺盐酸盐

2. **英文化学名** 2-diphenylmethoxy-N,N-dimethylethanamine

3. **性状** 本品为白色结晶性粉末；无臭，味苦，随后有麻痹感。

4. **溶解性** 本品在水中极易溶解，在乙醇或三氯甲烷中易溶，在丙酮中略溶，在乙醚中极微溶解。

5. **对照品编号与批号** 100066-200807

6. **结构类型** 芳基烷胺类

盐酸多巴胺

英文名 Dopamine Hydrochloride

分子式 $C_8H_{11}NO_2 \cdot HCl$

分子量 189.64

CAS号 62-31-7

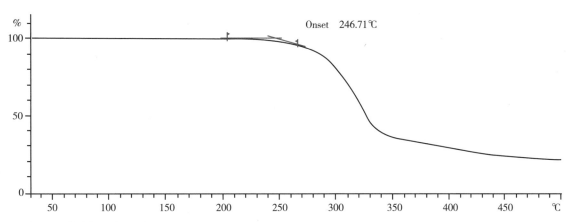

▲ 图1 盐酸多巴胺 TG 图

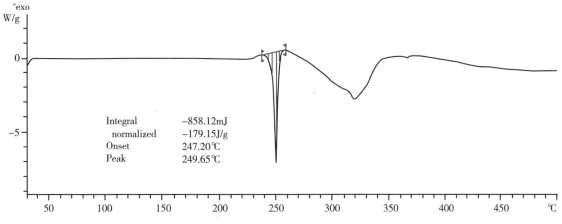

▲ 图2 盐酸多巴胺 DSC 图

备注

1. 中文化学名 4-(2-氨基乙基)-1,2-苯二酚盐酸盐

2. 英文化学名 4-(2-aminoethyl)-1,2-benzenediol hydrochloride

3. 性状 本品为白色或类白色有光泽的结晶或结晶性粉末；无臭，味微苦；露置空气中及遇光色渐变深。

4. 溶解性 本品在水中易溶，在无水乙醇中微溶，在二氯甲烷或乙醚中极微溶解。

5. 对照品编号与批号 100070-201006

6. 结构类型 苯酚类

盐酸可乐定

英文名 Clonidine Hydrochloride

分子式 $C_9H_9Cl_2N_3 \cdot HCl$

分子量 266.55

CAS号 4205-91-8

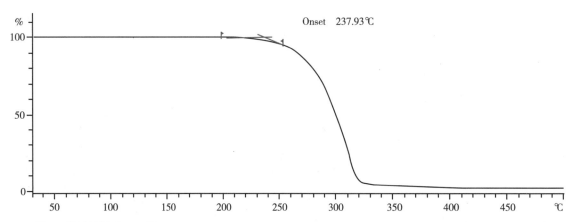

▲ 图1 盐酸可乐定 TG 图

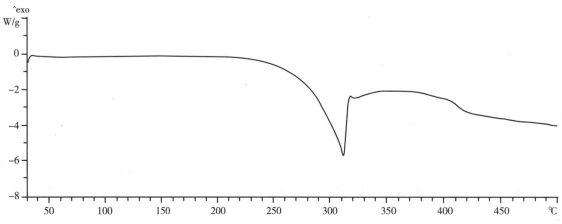

▲ 图2 盐酸可乐定 DSC 图

备注

1. **中文化学名** 2-[(2,6-二氯苯基)亚氨基]咪唑烷盐酸盐

2. **英文化学名** 2-(2,6-dichloroanilino)-2-imidazoline hydrochloride

3. **性状** 本品为白色结晶性粉末；无臭。

4. **溶解性** 本品在水或乙醇中溶解，在三氯甲烷中极微溶解，在乙醚中几乎不溶。

5. **对照品编号与批号** 100071-201106

6. **结构类型** 咪唑类

盐酸芬氟拉明

英文名 Fenfluramine Hydrochloride

分子式 $C_{12}H_{16}F_3N \cdot HCl$

分子量 267.72

CAS号 404-82-0

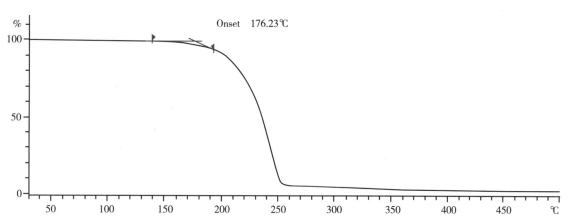

▲ 图1　盐酸芬氟拉明 TG 图

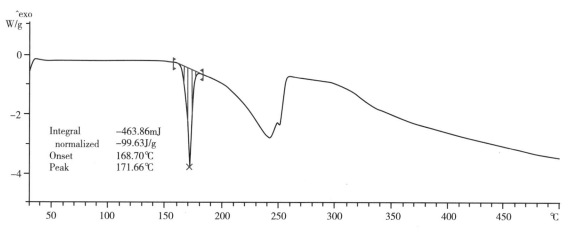

▲ 图2　盐酸芬氟拉明 DSC 图

备注

1. **中文化学名**　N-乙基-α-甲基-3-氟甲基苯乙基胺盐酸盐

2. **英文化学名**　N-ethyl-α-methyl-3-(trifluoromethyl)benzeneethanamine hydrochloride

3. **性状**　本品为白色结晶性粉末；无臭。

4. **对照品编号与批号**　100073-200002

5. **结构类型**　氟甲基苯胺盐

芦　丁

英文名　Rutin

分子式　$C_{27}H_{30}O_{16}$

分子量　610.52

CAS号　153-18-4

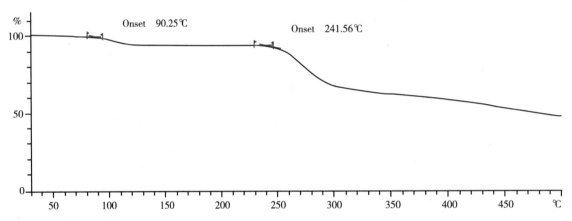

▲ **图 1　芦丁 TG 图**

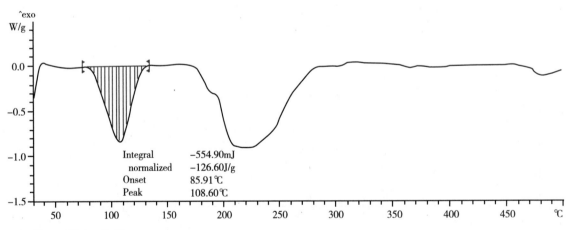

▲ **图 2　芦丁 DSC 图**

备注

1. **中文化学名**　2-(3,4-二羟苯基)-5,7-二羟基-4H-1,4-苯并吡喃-4-酮-3-基-6-O-α-L-吡喃鼠李糖基-β-D-葡萄糖苷

2. **英文化学名**　3-[[6-O-(6-deoxy-α-L-mannopyranosyl)-β-D-glucopyranosyl]oxy]-2-(3,4-dihydroxyphenyl)-5,7-dihydroxy-4H-1-benzopyran-4-one

3. **性状**　本品为黄色或黄绿色粉末，或极细针状结晶；无臭，无味；在空气中色渐变深。

4. **对照品编号与批号**　100080-200707

5. **结构类型**　芳基烷酸类

槲 皮 素

英文名　Quercetin

分子式　$C_{15}H_{10}O_7$

分子量　302.24

CAS号　117-39-5

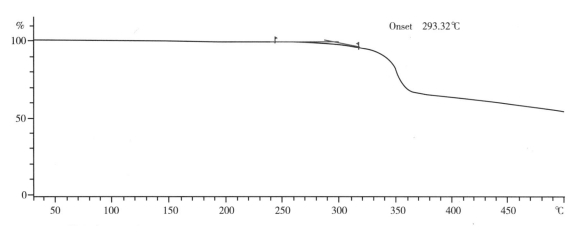

▲ 图1　槲皮素 TG 图

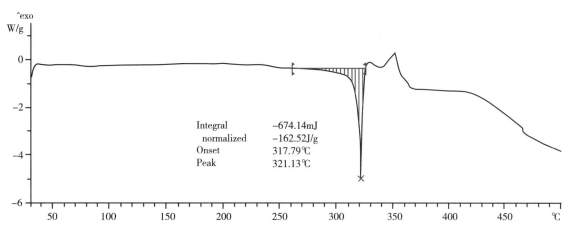

▲ 图2　槲皮素 DSC 图

备注

1. 中文化学名　2-(3,4-二羟苯基)-3,5,7-三羟基-4H-1-苯并吡喃-4-酮

2. 英文化学名　2-(3,4-dihydroxyphenyl)-3,5,7-trihydroxy-4H-1-benzopyran-4-one

3. 性状　本品为黄色粉末。

4. 对照品编号与批号　100081-200907

5. 结构类型　吡喃酮类

酒石酸美托洛尔

英文名 Metoprolol Tartrate

分子式 (C₁₅H₂₅NO₃)₂·C₄H₆O₆

分子量 684.81

CAS号 56392-17-7

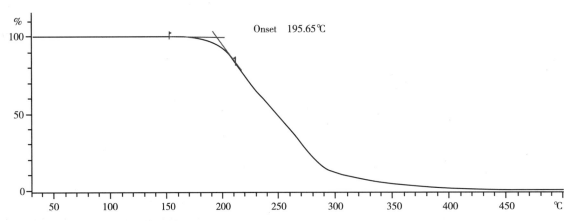

▲ 图1　酒石酸美托洛尔 TG 图

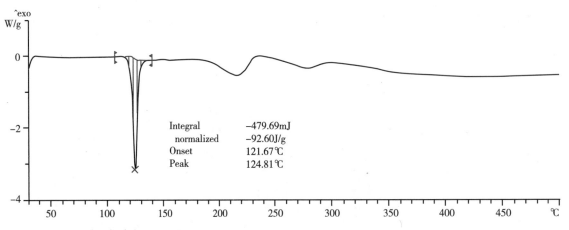

▲ 图2　酒石酸美托洛尔 DSC 图

备注

1. **中文化学名** （±）-1-异丙氨基-3-［对-（2-甲氧乙基）苯氧基］-2-丙醇-L-（+）-酒石酸盐

2. **英文化学名** bis［（2RS）-1-［4-（2-methoxyethyl）phenoxy］-3-［（1-methylethyl）amino］propan-2-ol］-（2R,3R）-2,3-dihydroxy butanedioate

3. **性状** 本品为白色或类白色的结晶性粉末；无臭，味苦。

4. **溶解性** 本品在水中极易溶解，在乙醇或三氯甲烷中易溶，在无水乙醇中略溶，在丙酮中极微溶解，在乙醚中几乎不溶；在冰醋酸中易溶。

5. **对照品编号与批号** 100084-201102

6. **结构类型** 洛尔类

甲磺酸酚妥拉明

英文名 Phentolamine Mesylate
分子式 C$_{17}$H$_{19}$N$_3$O · CH$_4$O$_3$S
分子量 377.46
CAS号 65-28-1

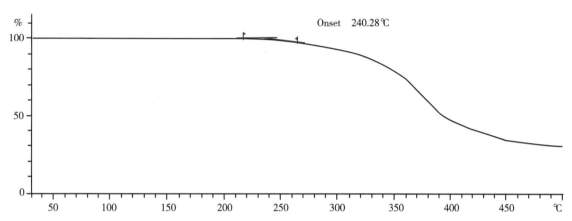

▲ 图1 甲磺酸酚妥拉明 TG 图

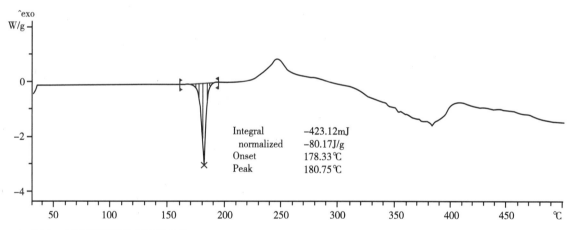

▲ 图2 甲磺酸酚妥拉明 DSC 图

备注

1. 中文化学名 3-[[(4,5-二氢-1*H*-咪唑-2-基)甲基](4-甲苯基)氨基]苯酚甲磺酸盐

2. 英文化学名 3-[[(4,5-dihydro-1*H*-imidazol-2-yl)methyl](4-methylphenyl)amino]phenol methanesulfonate

3. 性状 本品为白色或类白色的结晶性粉末;无臭,味苦。

4. 溶解性 本品在水或乙醇中易溶,在三氯甲烷中微溶。

5. 对照品编号与批号 100110-200602

6. 结构类型 拉明类(咪唑、苯酚)

盐酸萘甲唑啉

英文名 Naphazoline Hydrochloride

分子式 $C_{14}H_{14}N_2 \cdot HCl$

分子量 246.74

CAS号 550-99-2

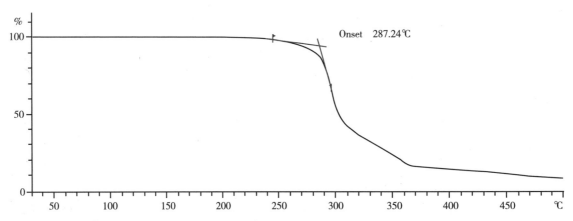

▲ 图1 盐酸萘甲唑啉 TG 图

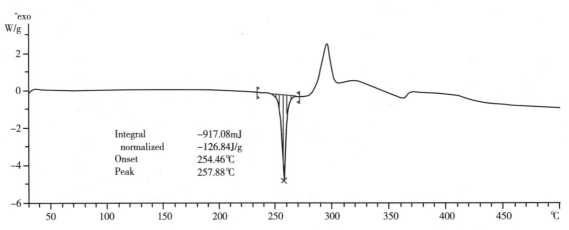

▲ 图2 盐酸萘甲唑啉 DSC 图

备注

1. **中文化学名** 4,5-二氢-2-(1-萘甲基)-1H-咪唑盐酸盐

2. **英文化学名** 2-(naphthalen-1-ylmethyl)-4,5-dihydro-1H-imidazole hydrochloride

3. **性状** 本品为白色或类白色结晶性粉末；无臭，味苦。

4. **溶解性** 本品在水中易溶，在乙醇中溶解，在三氯甲烷中极微溶解，在乙醚中不溶。

5. **对照品编号与批号** 100111-201104

6. **结构类型** 咪唑类

阿 替 洛 尔

英文名 Atenolol

分子式 $C_{14}H_{22}N_2O_3$

分子量 266.34

CAS号 29122-68-7

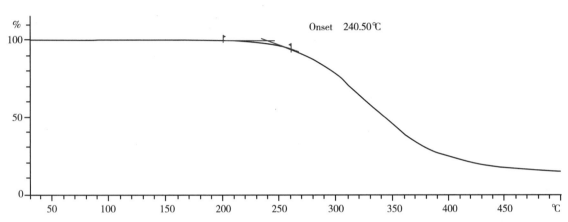

▲ 图1 阿替洛尔 TG 图

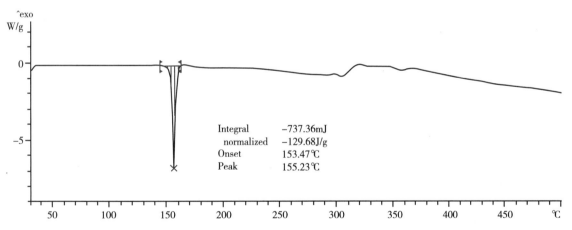

▲ 图2 阿替洛尔 DSC 图

备注

1. **中文化学名** 4-[3-(2-羟基-3-异丙氨基)丙氧基]苯乙酰胺

2. **英文化学名** 4-[2-hydroxy-3-[(1-methylethyl)amino]propoxy]benzene acetamide

3. **性状** 本品为白色粉末；无臭或微臭。

4. **溶解性** 本品在乙醇中溶解，在三氯甲烷或水中微溶，在乙醚中几乎不溶。

5. **对照品编号与批号** 100117-200504

6. **结构类型** 洛尔类

茶 碱

英文名　Theophylline

分子式　$C_7H_8N_4O_2$

分子量　180.17

CAS号　58-55-9

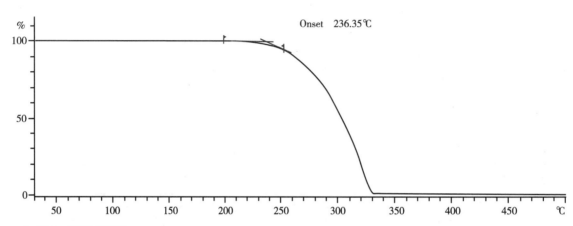

▲ 图1　茶碱 TG 图

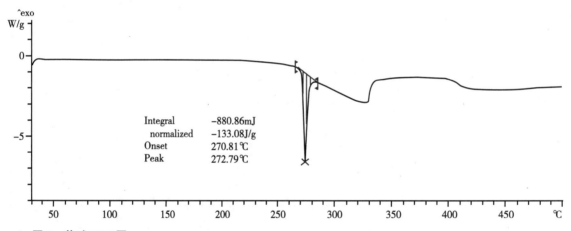

▲ 图2　茶碱 DSC 图

备注

1. 中文化学名　1,3-二甲基-3,7-二氢-1H-嘌呤-2,6-二酮

2. 英文化学名　3,7-dihydro-1,3-dimethyl-1H-purine-2,6-dione

3. 性状　本品为白色结晶性粉末；无臭，味苦。

4. 溶解性　本品在乙醇或三氯甲烷中微溶，在水中极微溶解，在乙醚中几乎不溶；在氢氧化钾溶液或氨溶液中易溶。

5. 对照品编号与批号　100121-201104

6. 结构类型　茶碱类

对羟基苯乙酰胺

英文名 *p*-Hydroxyphenylacetamide

分子式 C$_8$H$_9$NO$_2$

分子量 151.16

CAS号 17194-82-0

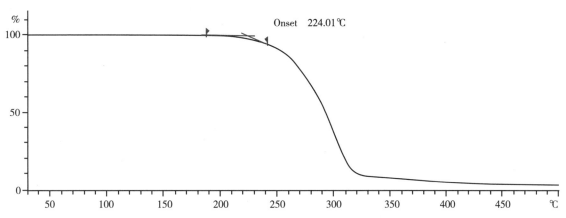

▲ 图1 对羟基苯乙酰胺 TG 图

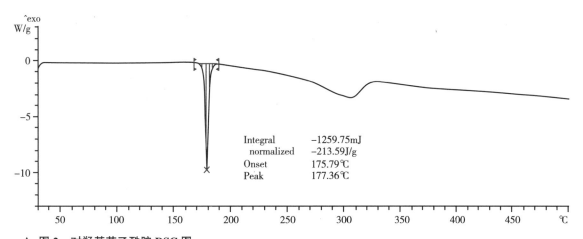

▲ 图2 对羟基苯乙酰胺 DSC 图

备注

1. **性状** 本品为白色至类白色粉末。

2. **对照品编号与批号** 100132-199702

3. **结构类型** 洛尔类

酚 磺 乙 胺

英文名　Etamsylate

分子式　$C_4H_{11}N \cdot C_6H_6O_5S$

分子量　263.31

CAS号　2624-44-4

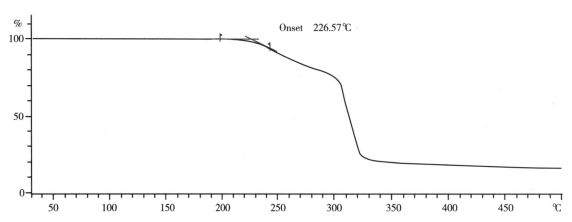

▲ 图1　酚磺乙胺 TG 图

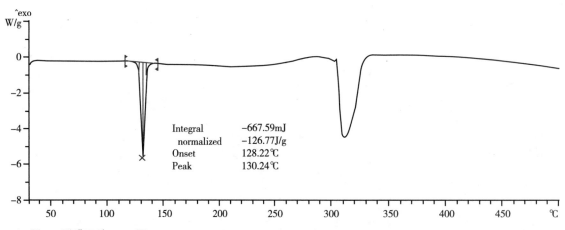

▲ 图2　酚磺乙胺 DSC 图

备注

1. 中文化学名　2,5-二羟基苯磺酸二乙胺盐

2. 英文化学名　2,5-dihydroxybenzenesulfonic acid compound with *N*-ethylethanamine

3. 性状　本品为白色结晶或结晶性粉末；无臭，味苦；有引湿性；遇光易变质。

4. 溶解性　本品在水中极易溶解，在甲醇中易溶，在无水乙醇中溶解，在二氯甲烷中几乎不溶。

5. 对照品编号与批号　100134-201103

6. 结构类型　苯酚类

格 列 本 脲

英文名　Glibenclamide

分子式　C₂₃H₂₈ClN₃O₅S

分子量　494.00

CAS号　10238-21-8

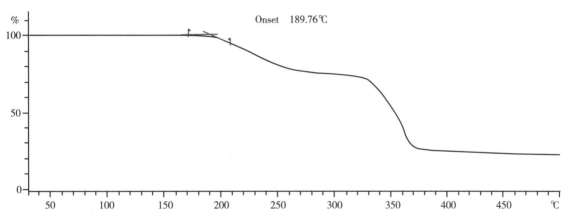

▲ 图1　格列本脲 TG 图

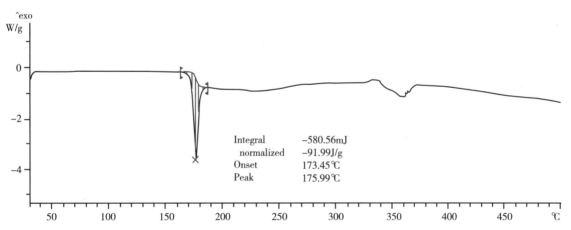

▲ 图2　格列本脲 DSC 图

备注

1. **性状**　本品为白色结晶性粉末；几乎无臭，无味。

2. **溶解性**　本品在三氯甲烷中略溶，在甲醇或乙醇中微溶，在水或乙醚中不溶。

3. **对照品编号与批号**　100135-200404

4. **结构类型**　磺酰脲类

格列本脲杂质 A

英文名 Glibenclamide Impurity A

分子式 C$_{16}$H$_{17}$ClN$_2$O$_4$S

分子量 368.84

CAS号 16673-34-0

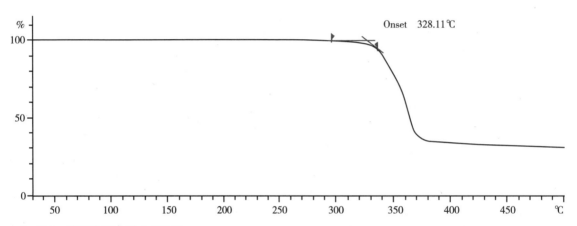

▲ 图1 格列本脲杂质 A TG 图

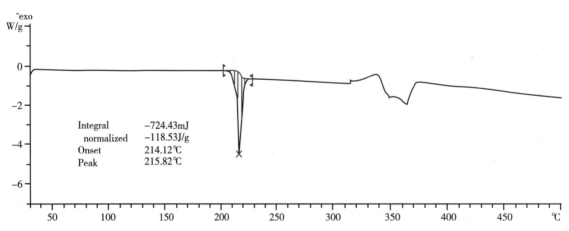

▲ 图2 格列本脲杂质 A DSC 图

备注

1. **中文化学名** 4-[2-(5-氯-2-甲氧基苯甲酰胺)乙基]-苯磺酰胺

2. **英文化学名** 4-[2-(5-chloro-2-methoxybenzamido)ethyl]phenylsulfonamide

3. **对照品编号与批号** 100149-200102

4. **结构类型** 磺酰脲类

格列本脲杂质 B

英文名　Glibenclamide Impurity B
分子式　$C_{19}H_{21}ClN_2O_6S$
分子量　440.90
CAS号　14511-59-2

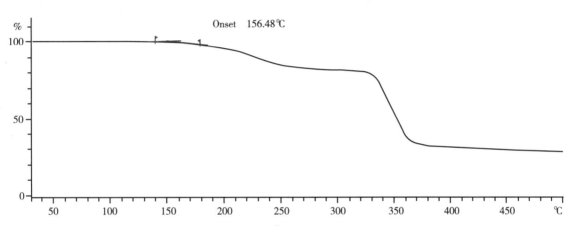

▲ **图1**　格列本脲杂质 B TG 图

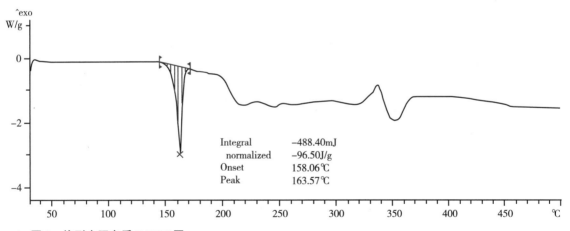

▲ **图2**　格列本脲杂质 B DSC 图

备注

1. **性状**　本品为白色结晶性粉末。

2. **对照品编号与批号**　100150-200603

3. **结构类型**　磺酰脲类

盐酸地尔硫䓬

英文名　Diltiazem Hydrochloride

分子式　$C_{22}H_{26}N_2O_4S \cdot HCl$

分子量　450.99

CAS号　33286-22-5

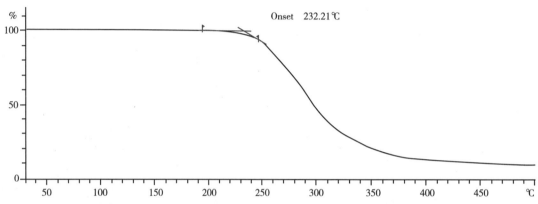

▲ 图1　盐酸地尔硫䓬 TG 图

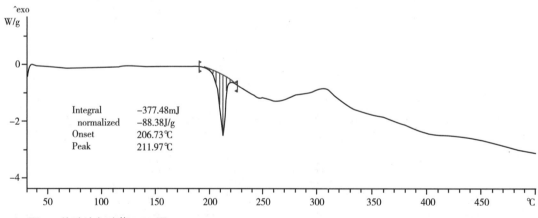

▲ 图2　盐酸地尔硫䓬 DSC 图

备注

1. **中文化学名**　顺-(+)-5-[(2-二甲氨基)乙基]-2-(4-甲氧基苯基)-3-乙酰氧基-2,3-二氢-1,5-苯并硫氮杂䓬-4(5H)酮盐酸盐

2. **英文化学名**　(2S-cis)-3-(acetyloxy)-5-[2-(dimethylamino)ethyl]-2,3-dihydro-2-(4-methoxyphenyl)-1,5-benzothiazepin-4(5H)-one hydrochloride

3. **性状**　本品为白色或类白色的结晶或结晶性粉末；无臭，味苦。

4. **溶解性**　本品在水、甲醇或三氯甲烷中易溶，在乙醚中不溶。

5. **对照品编号与批号**　100161-200503

6. **结构类型**　苯并氮杂䓬类

盐酸哌唑嗪

英文名　Prazosin Hydrochloride

分子式　$C_{19}H_{21}N_5O_4 \cdot HCl$

分子量　419.86

CAS号　19237-84-4

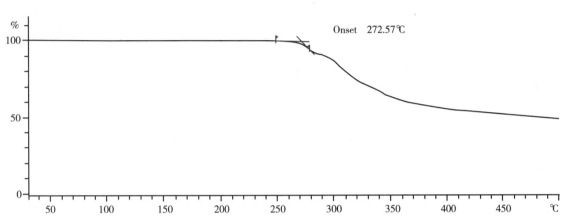

▲ 图1　盐酸哌唑嗪 TG 图

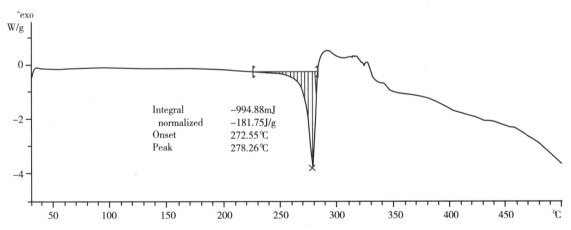

▲ 图2　盐酸哌唑嗪 DSC 图

备注

1. **性状**　本品为白色或类白色结晶性粉末；无臭，无味。

2. **对照品编号与批号**　100164-201003

3. **结构类型**　酰胺类

布 美 他 尼

英文名　Bumetanide

分子式　$C_{17}H_{20}N_2O_5S$

分子量　364.42

CAS号　28395-03-1

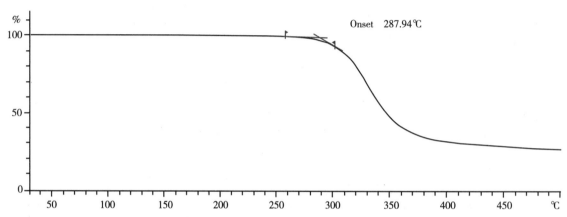

▲ 图1　布美他尼 TG 图

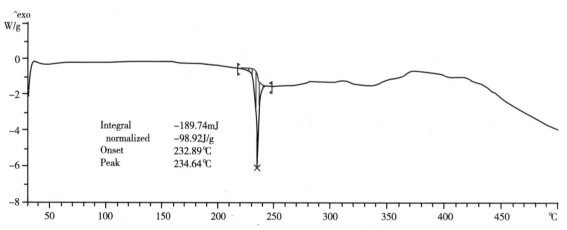

▲ 图2　布美他尼 DSC 图

备注

1. 中文化学名　3-丁氨基-4-苯氧基-5-磺酰基苯甲酸

2. 英文化学名　3-(butylamino)-4-phenoxy-5-sulfamoyl benzoic acid

3. 性状　本品为白色的结晶或结晶性粉末；无臭，味微苦。

4. 溶解性　本品在乙醇中溶解，在三氯甲烷中极微溶解，在水中不溶。

5. 对照品编号与批号　100173-201002

6. 结构类型　磺胺类

氨甲环酸

英文名　Tranexamic Acid
分子式　$C_8H_{15}NO_2$
分子量　157.21
CAS号　1197-18-8

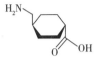

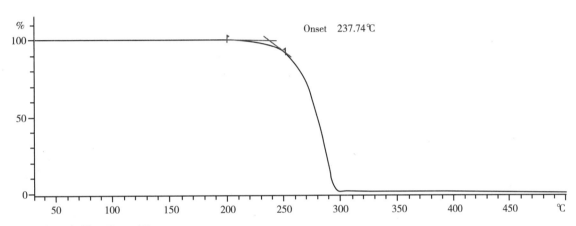

▲ 图1　氨甲环酸 TG 图

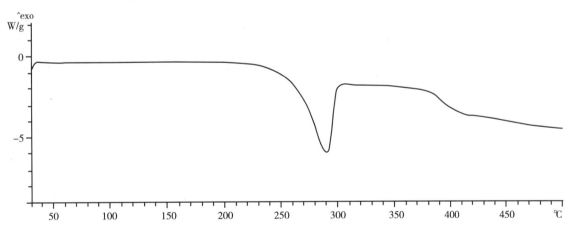

▲ 图2　氨甲环酸 DSC 图

备注

1. **性状**　本品为白色结晶性粉末；无臭，味微苦。

2. **对照品编号与批号**　100174-200402

3. **结构类型**　环烷酸

环 戊 噻 嗪

英文名 Cyclopenthiazide

分子式 $C_{13}H_{18}ClN_3O_4S_2$

分子量 379.89

CAS号 742-20-1

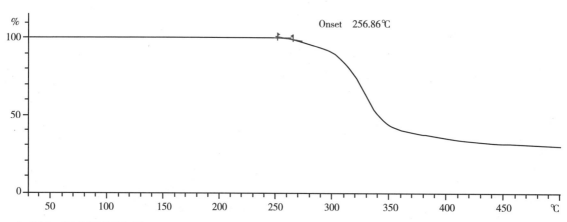

Onset 256.86℃

▲ 图1 环戊噻嗪 TG 图

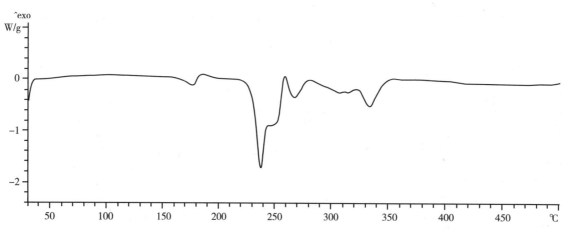

▲ 图2 环戊噻嗪 DSC 图

备注

1. **英文化学名** 6-chloro-3-(cyclopentylmethyl)-3,4-dihydro-2H-1,2,4-benzothiadiazine-7-sulfonamide-1,1-dioxide

2. **性状** 本品为白色或类白色结晶性粉末；无臭或几乎无臭。

3. **对照品编号与批号** 100188-199701

4. **结构类型** 磺胺类

甲 基 多 巴

英文名　Methyldopa

分子式　$C_{10}H_{13}NO_4 \cdot 3/2H_2O$

分子量　238.24

CAS号　41372-08-1

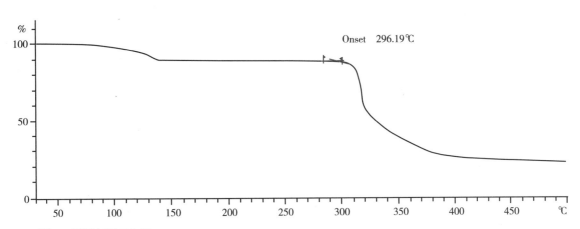

▲ 图1　甲基多巴 TG 图

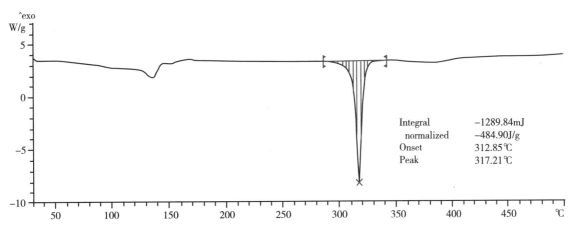

▲ 图2　甲基多巴 DSC 图

备注

1. **中文化学名**　L-3-(3,4-二羟基苯基)-2-甲基丙氨酸倍半水合物

2. **英文化学名**　L-3-(3,4-dihydroxyphenyl)-2-methylalanine sesquihydrate

3. **性状**　本品为白色或类白色结晶性粉末。

4. **对照品编号与批号**　100189-201102

5. **结构类型**　氨基酸类

螺 内 酯

英文名　Spironolactone

分子式　$C_{24}H_{32}O_4S$

分子量　416.57

CAS号　52-01-7

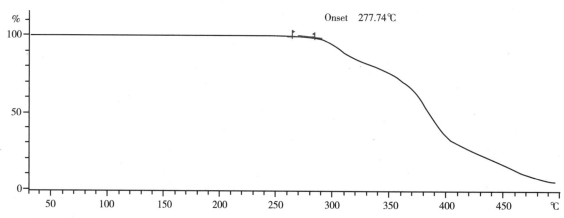

▲ 图1　螺内酯 TG 图

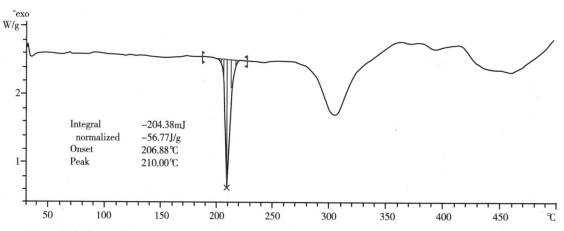

Integral　　　　−204.38mJ
　normalized　　−56.77J/g
Onset　　　　　206.88℃
Peak　　　　　210.00℃

▲ 图2　螺内酯 DSC 图

备注

1. **中文化学名**　17β-羟基-3-氧代-7α-（乙酰硫基）-17α-孕甾-4-烯-21-羧酸 γ-内酯

2. **英文化学名**　17β-hydroxy-7α-mercapto-3-oxo-17α-pregn-4-ene-21-carboxylic acid γ-lactone

3. **性状**　本品为白色或类白色的细微结晶性粉末；有轻微硫醇臭。

4. **溶解性**　本品在三氯甲烷中极易溶解，在苯或乙酸乙酯中易溶，在乙醇中溶解，在水中不溶。

5. **对照品编号与批号**　100193-201102

6. **结构类型**　螺内酯类

氯 噻 酮

英文名 Chlortalidone

分子式 C$_{14}$H$_{11}$ClN$_2$O$_4$S

分子量 338.77

CAS号 77-36-1

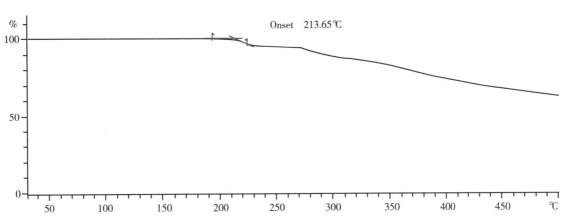

▲ 图1 氯噻酮 TG 图

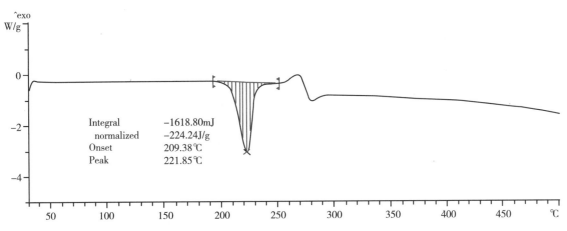

▲ 图2 氯噻酮 DSC 图

备注

1. 中文化学名 5-(2,3-二氢-1-羟基-3-氧代-1H-异氮杂茚-1-基)-2-氯苯磺酰胺

2. 英文化学名 2-chloro-5-(2,3-dihydro-1-hydroxy-3-oxo-1H-isoindol-1-yl)benzene sulfonamide

3. 性状 本品为白色或类白色结晶性粉末；无臭，无味。

4. 溶解性 本品在甲醇或丙酮中溶解，在乙醇中微溶，在水、三氯甲烷或乙醚中几乎不溶。

5. 对照品编号与批号 100195-199701

6. 结构类型 磺胺类

双 香 豆 素

英文名 Dicoumarol

分子式 $C_{19}H_{12}O_6$

分子量 336.29

CAS号 66-76-2

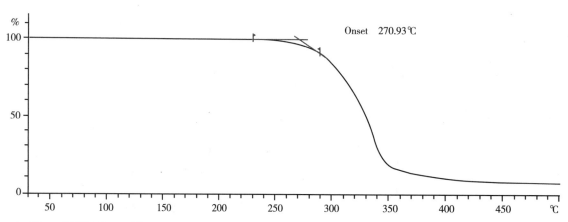

Onset 270.93℃

▲ 图1 双香豆素 TG 图

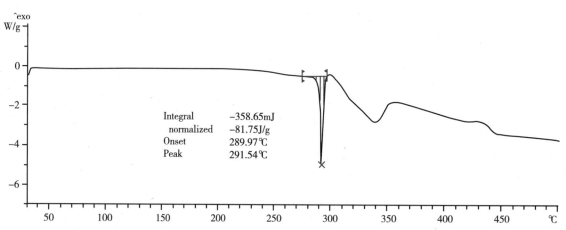

^exo

Integral −358.65mJ
normalized −81.75J/g
Onset 289.97℃
Peak 291.54℃

▲ 图2 双香豆素 DSC 图

备注

1. 中文化学名 3,3′-亚甲基双(4-羟基香豆素)

2. 英文化学名 3,3′-methylenebis(4-hydroxy-2H-1-benzopyran-2-one)

3. 性状 本品为白色或类白色结晶性粉末；微有佳香，味微苦。

4. 溶解性 本品在水、乙醇或乙醚中几乎不溶，在三氯甲烷极微溶，在强碱溶液中溶解。

5. 对照品编号与批号 100205-200701

6. 结构类型 香豆素类

苯 妥 英 钠

英文名 Phenytoin Sodium

分子式 $C_{15}H_{11}N_2NaO_2$

分子量 274.25

CAS号 630-93-3

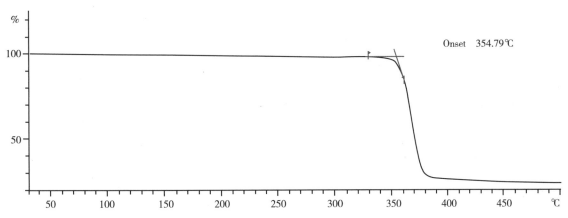

▲ **图1** 苯妥英钠 TG 图

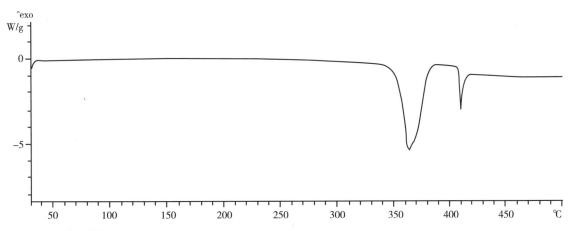

▲ **图2** 苯妥英钠 DSC 图

备注

1. **性状** 本品为白色粉末；无臭，味苦；微有引湿性；在空气中渐渐吸收二氧化碳，分解成苯妥英；水溶液显碱性反应，常因部分水解而发生浑浊。

2. **溶解性** 本品在水中易溶，在乙醇中溶解，在三氯甲烷或乙醚中几乎不溶。

3. **对照品编号与批号** 100210-201002

4. **结构类型** 酰脲类

乙 羟 茶 碱

英文名　Etofylline

分子式　$C_9H_{12}N_4O_3$

分子量　224.22

CAS号　519-37-9

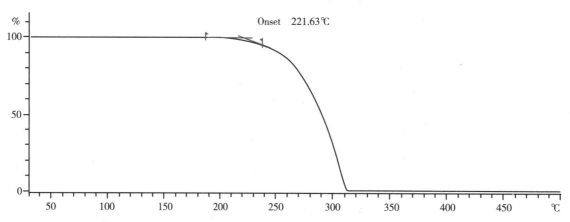

▲ **图1**　乙羟茶碱 **TG** 图

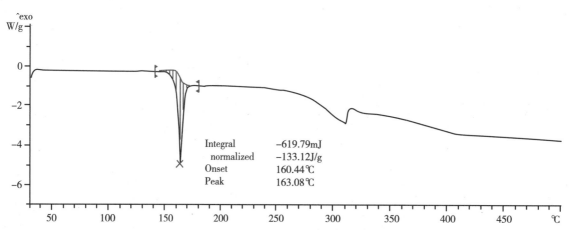

▲ **图2**　乙羟茶碱 **DSC** 图

备注

1. 中文化学名　3,7-二氢-7-(2-羟乙基)-1,3-二甲基-1*H*-嘌呤-2,6-二酮

2. 英文化学名　3,7-dihydro-7-(2-hydroxyethyl)-1,3-dimethyl-1*H*-purine-2,6-dione

3. 性状　本品为白色或类白色结晶性粉末；无臭，味苦。

4. 溶解性　本品在水中溶解，在甲醇和乙醇中微溶，在三氯甲烷中难溶，在乙醚中几乎不溶。

5. 对照品编号与批号　100215-200601

6. 结构类型　茶碱类

盐酸安他唑啉

英文名　Antazoline Hydrochloride

分子式　$C_{17}H_{19}N_3 \cdot HCl$

分子量　301.82

CAS号　2508-72-7

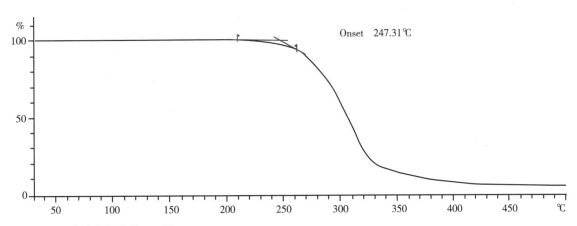

▲ **图1**　盐酸安他唑啉 **TG** 图

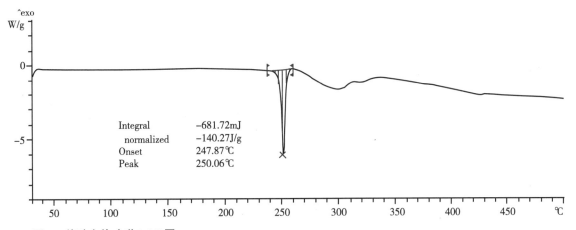

▲ **图2**　盐酸安他唑啉 **DSC** 图

备注

1. **中文化学名**　4,5-二氢-*N*-苯基-*N*-苯甲基-1*H*-咪唑-2-甲胺盐酸盐

2. **英文化学名**　4,5-dihydro-*N*-phenyl-*N*-(phenylmethyl)-1*H*-imidazole-2-methanamine hydrochloride

3. **性状**　本品为白色或类白色结晶性粉末；无臭或几乎无臭；味苦。

4. **溶解性**　本品在乙醇中溶解，在水中略溶，在三氯甲烷中微溶，在乙醚中几乎不溶。

5. **对照品编号与批号**　100216-200702

6. **结构类型**　咪唑类

盐酸美西律

英文名 Mexiletine Hydrochloride

分子式 $C_{11}H_{17}NO \cdot HCl$

分子量 215.72

CAS号 5370-01-4

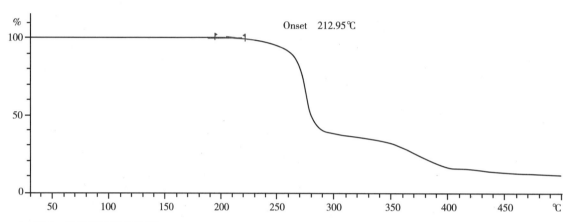

▲ 图1　盐酸美西律 TG 图

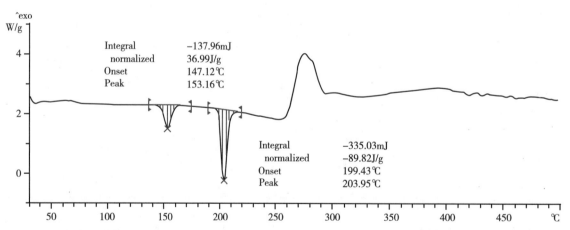

▲ 图2　盐酸美西律 DSC 图

备注

1. **性状**　本品为白色或类白色结晶性粉末；几乎无臭，味苦。

2. **溶解性**　本品在水或乙醇中易溶，在乙醚中几乎不溶。

3. **对照品编号与批号**　100218-199601

4. **结构类型**　芳基烷胺类

盐酸酚苄明

英文名 Phenoxybenzamine Hydrochloride

分子式 $C_{18}H_{22}ClNO \cdot HCl$

分子量 340.29

CAS号 63-92-3

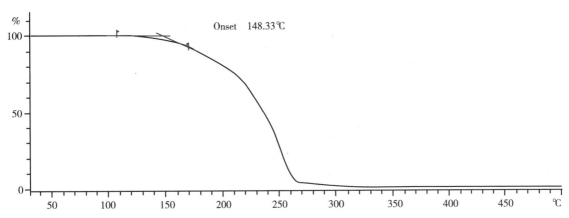

▲ 图1 盐酸酚苄明 TG 图

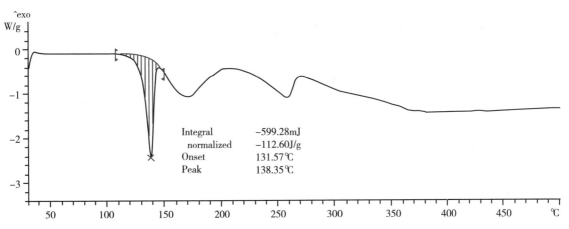

▲ 图2 盐酸酚苄明 DSC 图

备注

1. **性状** 本品为白色或类白色结晶性粉末；无臭，几乎无味。

2. **溶解性** 本品在乙醇或三氯甲烷中易溶，在水中极微溶解。

3. **对照品编号与批号** 100219-199902

4. **结构类型** 芳基烷胺类

氢　　醌

英文名　Hydroquinone

分子式　$C_6H_6O_2$

分子量　110.11

CAS号　123-31-9

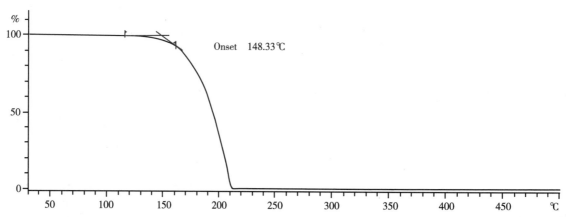

▲ 图1　氢醌 TG 图

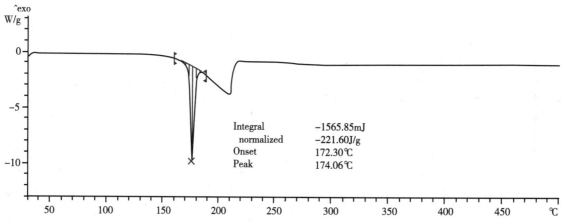

▲ 图2　氢醌 DSC 图

备注

1. **性状**　本品为白色、六边形棱柱状结晶。

2. **对照品编号与批号**　100221-200301

3. **结构类型**　苯酚类

米诺地尔

英文名　Minoxidil

分子式　$C_9H_{15}N_5O$

分子量　209.25

CAS号　38304-91-5

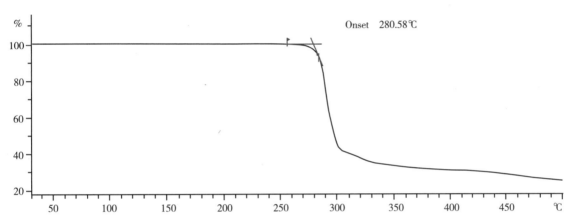

▲ 图1　米诺地尔 TG 图

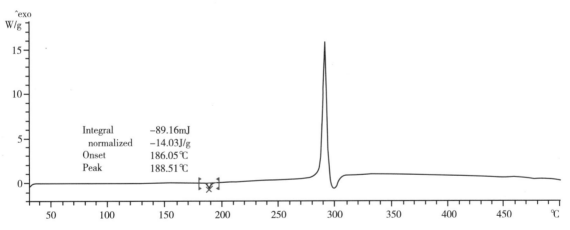

▲ 图2　米诺地尔 DSC 图

备注

1. 中文化学名　6-(1-哌啶基)-2,4-嘧啶二胺-3-氧化物

2. 英文化学名　6-(1-piperidinyl)-2,4-pyrimidinediamine-3-oxide

3. 性状　本品为白色或类白色结晶性粉末。

4. 溶解性　本品在乙醇中略溶，在三氯甲烷或水中微溶，在丙酮中极微溶解；在冰醋酸中溶解。

5. 对照品编号与批号　100238-199701

6. 结构类型　嘧啶类

双嘧达莫

英文名　Dipyridamole

分子式　$C_{24}H_{40}N_8O_4$

分子量　504.63

CAS号　58-32-2

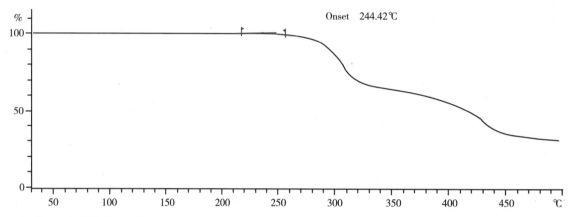

▲ 图1　双嘧达莫 TG 图

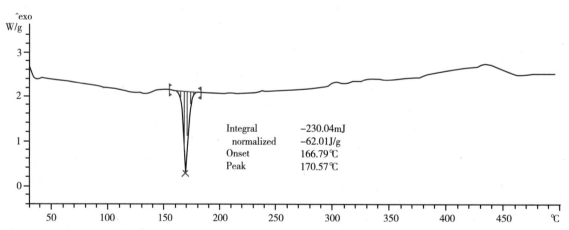

▲ 图2　双嘧达莫 DSC 图

备注

1. **中文化学名**　2,2′,2″,2‴-[(4,8-二哌啶基嘧啶并[5,4-d]嘧啶-2,6-二基)双次氮基]-四乙醇

2. **英文化学名**　2,2′,2″,2‴-[(4,8-di-1-piperidinylpyrimido[5,4-d]pyrimidine-2,6-diyl)dinitrilo] tetrakisethanol

3. **性状**　本品为黄色结晶性粉末；无臭；味微苦。

4. **溶解性**　本品在三氯甲烷中易溶，在乙醇中溶解，在丙酮中微溶，在水中几乎不溶；在稀酸中易溶。

5. **对照品编号与批号**　100244-200502

6. **结构类型**　嘧啶类

羧甲司坦

英文名 Carbocysteine

分子式 $C_5H_9NO_4S$

分子量 179.19

CAS号 638-23-3

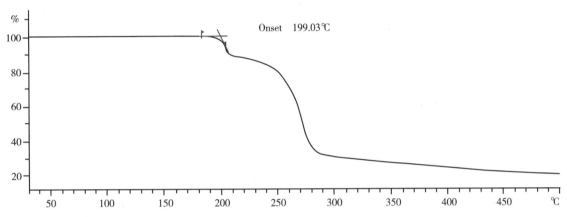

图1 羧甲司坦 TG 图

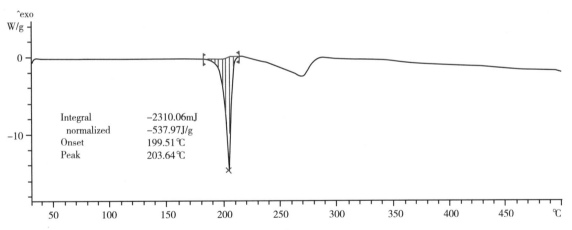

图2 羧甲司坦 DSC 图

备注

1. **中文化学名** *S*-(羧甲基)半胱氨酸

2. **英文化学名** *S*-(carboxymethyl)cysteine

3. **性状** 本品为白色结晶性粉末；无臭。

4. **溶解性** 本品在热水中略溶，在水中极微溶解，在乙醇或丙酮中不溶；在酸或碱溶液中易溶。

5. **对照品编号与批号** 100246-201002

6. **结构类型** 氨基酸类

硝酸异山梨酯

英文名 Isosorbide Dinitrate

分子式 C_6H_8N_2O_8

$分子式 \quad C_6H_8N_2O_8$

分子量 236.14

CAS号 87-33-2

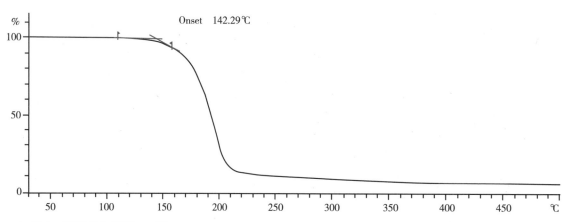

▲ 图1 硝酸异山梨酯 TG 图

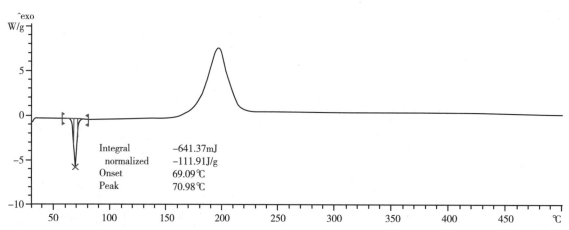

▲ 图2 硝酸异山梨酯 DSC 图

备注

1. 中文化学名 1,4:3,6-二脱水-D-山梨醇二硝酸酯

2. 英文化学名 1,4:3,6-dianhydro-D-glucitol dinitrate

3. 性状 本品为白色结晶性粉末；无臭；受热或受到撞击易发生爆炸。

4. 溶解性 本品在丙酮或三氯甲烷中易溶，在乙醇中略溶，在水中微溶。

5. 对照品编号与批号 100250-201004

6. 结构类型 硝酸酯类

亚 叶 酸 钙

英文名 Calcium Folinate

分子式 $C_{20}H_{21}CaN_7O_7 \cdot 5H_2O$

分子量 601.61

CAS号 1492-18-8（无水钠）

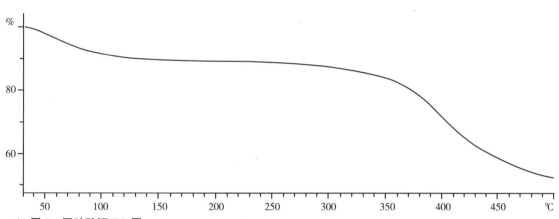

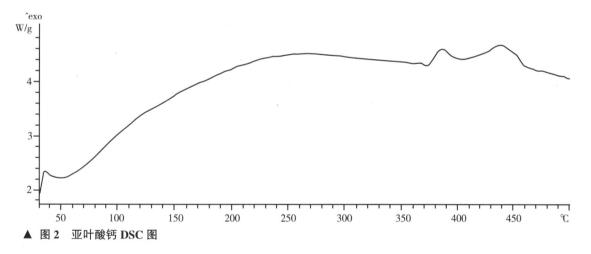

▲ 图1 亚叶酸钙 TG 图

▲ 图2 亚叶酸钙 DSC 图

备注

1. **中文化学名** N-[4-[(2-氨基-5-甲酰基-1,4,5,6,7,8-六氢-4-氧代-6-蝶啶基)甲基]氨基]苯甲酰基-L-谷氨酸钙盐五水合物

2. **英文化学名** (2S)-2-[[4-[[[(6RS)-2-amino-5-formyl-4-oxo-1,4,5,6,7,8-hexahydropteridin-6-yl]methyl]amino]benzoyl]amino]pentanedioate calcium

3. **性状** 本品为类白色至微黄色结晶或无定形粉末；无臭。

4. **溶解性** 本品在水中溶解，在乙醇或乙醚中几乎不溶；在0.1mol/L氢氧化钠溶液中溶解。

5. **对照品编号与批号** 100252-200703

6. **结构类型** 氨基酸类

吲达帕胺

英文名　Indapamide

分子式　$C_{16}H_{16}ClN_3O_3S$

分子量　365.83

CAS号　26807-65-8

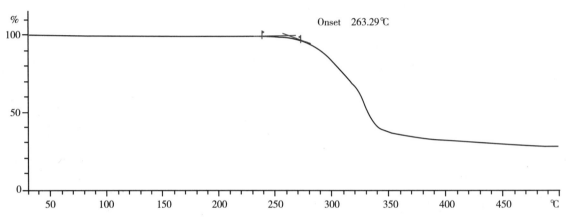

▲ 图1　吲达帕胺 TG 图

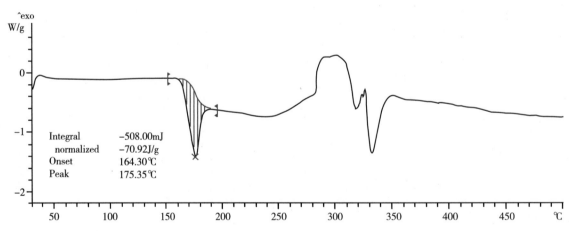

▲ 图2　吲达帕胺 DSC 图

备注

1. **中文化学名**　N-(2-甲基- 2,3-二氢-1H-吲哚基)3-氨磺酰基-4-氯-苯甲酰胺

2. **英文化学名**　3-(aminosulfonyl)-4-chloro-N-(2,3-dihydro-2-methyl-1H-indol-1-yl)benzamide

3. **性状**　本品为类白色针状结晶或结晶性粉末；无臭，无味。

4. **溶解性**　本品在丙酮、冰醋酸中易溶，在乙醇或乙酸乙酯中溶解，在三氯甲烷或乙醚中微溶，在水中几乎不溶；在稀盐酸中几乎不溶。

5. **对照品编号与批号**　100257-200903

6. **结构类型**　磺胺类

依他尼酸

英文名　Ethacrynic Acid

分子式　$C_{13}H_{12}Cl_2O_4$

分子量　303.14

CAS号　58-54-8

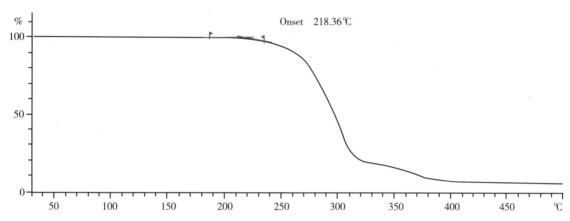

▲ 图1　依他尼酸 TG 图

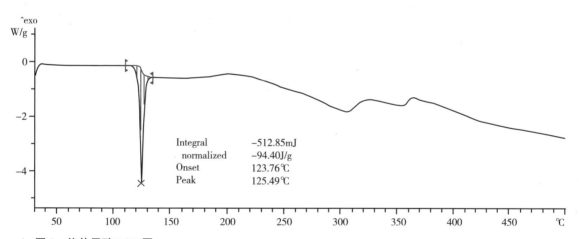

▲ 图2　依他尼酸 DSC 图

备注

1. **中文化学名**　2,3-二氯-4-(2-亚甲基丁酰)苯氧乙酸

2. **英文化学名**　[2,3-dichloro-4-(2-methylene-1-oxobutyl)phenoxy]acetic acid

3. **性状**　本品为白色结晶性粉末；无臭，味微苦涩。

4. **溶解性**　本品在乙醇或乙醚中易溶，在水中几乎不溶；在冰醋酸中易溶。

5. **对照品编号与批号**　100259-199701

6. **结构类型**　芳基烷酸类

盐酸去氧肾上腺素

英文名　Phenylephrine Hydrochloride

分子式　$C_9H_{13}NO_2 \cdot HCl$

分子量　203.67

CAS号　61-76-7

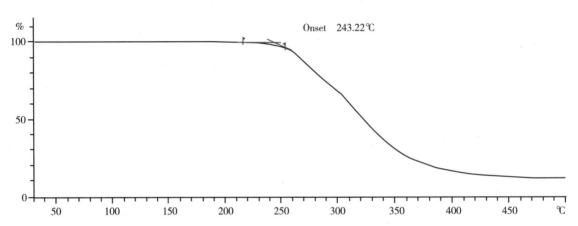

▲ 图1　盐酸去氧肾上腺素 TG 图

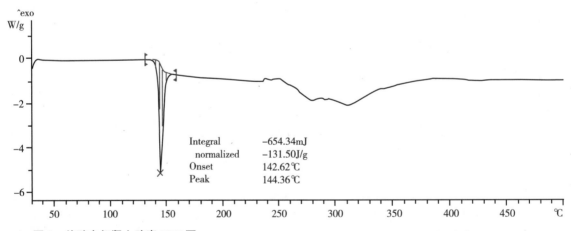

▲ 图2　盐酸去氧肾上腺素 DSC 图

备注

1. 中文化学名　(R)-(-)-α-[(甲氨基)甲基]-3-羟基苯甲醇盐酸盐

2. 英文化学名　(αR)-3-hydroxy-α-[(methylamino)methyl]benzenemethanol hydrochloride

3. 性状　本品为白色或类白色的结晶性粉末；无臭，味苦。

4. 溶解性　本品在水或乙醇中易溶，在三氯甲烷或乙醚中不溶。

5. 对照品编号与批号　100261-200802

6. 结构类型　肾上腺素类

盐酸肼屈嗪

英文名 Hydralazine Hydrochloride

分子式 $C_8H_8N_4 \cdot HCl$

分子量 196.64

CAS号 304-20-1

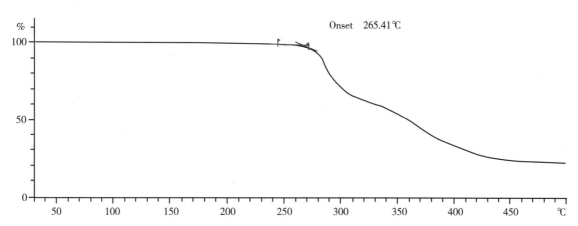

▲ 图1 盐酸肼屈嗪 TG 图

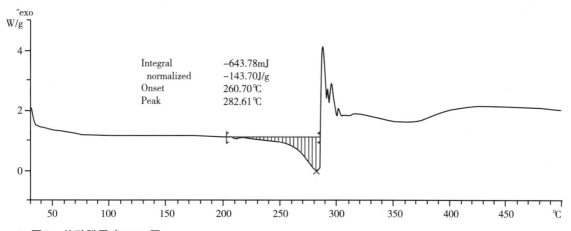

▲ 图2 盐酸肼屈嗪 DSC 图

备注

1. 中文化学名 1-肼基-2,3-二氮杂萘盐酸盐

2. 英文化学名 1-hydrazinophthalazine monohydrochloride

3. 性状 本品为白色至淡黄色结晶性粉末；无臭。

4. 溶解性 本品在水中溶解，在乙醇中微溶，在乙醚中极微溶解。

5. 对照品编号与批号 100263-200301

6. 结构类型 哒嗪类

格 列 齐 特

英文名 Gliclazide

分子式 C₁₅H₂₁N₃O₃S

分子量 323.41

CAS号 21187-98-4

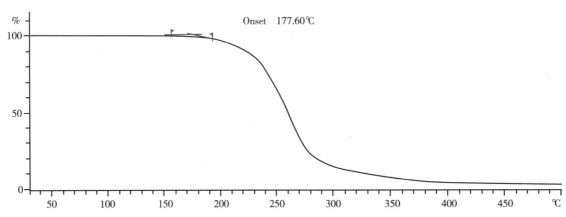

▲ 图1 格列齐特 TG 图

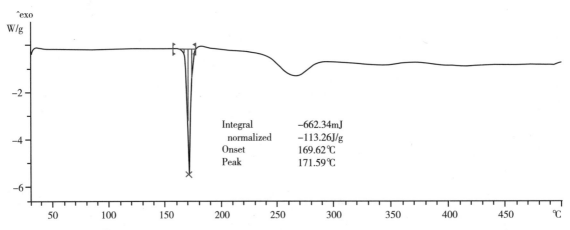

▲ 图2 格列齐特 DSC 图

备注

1. **中文化学名** 1-(3-氮杂双环[3.3.0]辛基)-3-对甲苯磺酰脲

2. **英文化学名** 1-(3-azabicyclo[3.3.0]oct-3-yl)-3-(*p*-tolylsulfonyl)urea

3. **性状** 本品为白色结晶或结晶性粉末；无臭，无味。

4. **溶解性** 本品在三氯甲烷中溶解，在甲醇中略溶，在乙醇中微溶，在水中不溶。

5. **对照品编号与批号** 100269-201004

6. **结构类型** 磺酰脲类

尼 莫 地 平

英文名　Nimodipine

分子式　$C_{21}H_{26}N_2O_7$

分子量　418.45

CAS号　66085-59-4

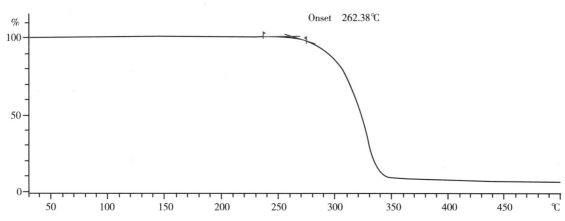

▲ 图1　尼莫地平 TG 图

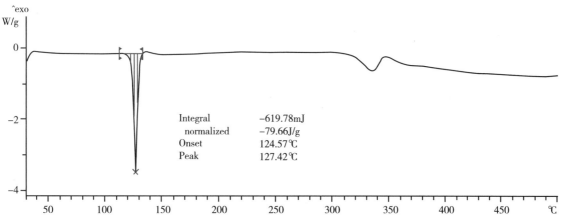

▲ 图2　尼莫地平 DSC 图

备注

1. **中文化学名**　2,6-二甲基-4-(3-硝基苯基)-1,4-二氢-3,5-吡啶二甲酸-2-甲氧乙酯异丙酯

2. **英文化学名**　2,6-dimethyl-4-(3′-nitrophenyl)-1,4-dihydropyridine-3,5-dicarboxylic acid 3-β-methoxyethyl ester 5-isopropyl ester

3. **性状**　本品为淡黄色结晶性粉末或粉末；无臭，无味；遇光不稳定。

4. **溶解性**　本品在丙酮、三氯甲烷或乙酸乙酯中易溶，在乙醇中溶解，在乙醚中微溶，在水中几乎不溶。

5. **对照品编号与批号**　100270-200002

6. **结构类型**　地平类（二氢吡啶类）

格 列 吡 嗪

英文名 Glipizide

分子式 $C_{21}H_{27}N_5O_4S$

分子量 445.54

CAS号 29094-61-9

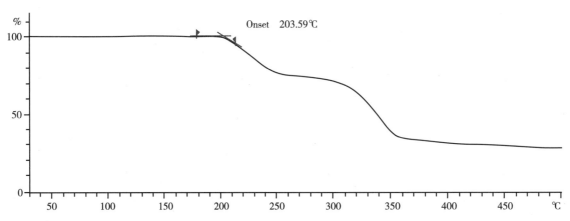

▲ 图1 格列吡嗪 TG 图

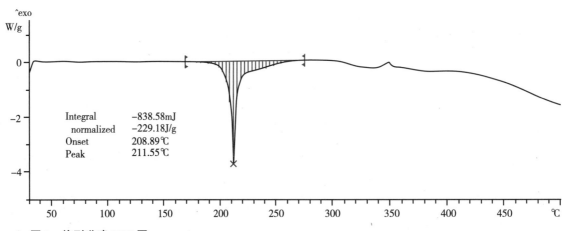

▲ 图2 格列吡嗪 DSC 图

备注

1. **中文化学名** 5-甲基-N-[2-[4-[[[(环己氨基)羰基]氨基]磺酰基]苯基]乙基]-吡嗪甲酰胺

2. **英文化学名** 1-cyclohexyl-3-[[p-[2-(5-methylpyrazinecarboxamido)ethyl]phenyl]sulfonyl]urea

3. **性状** 本品为白色或类白色的结晶性粉末；无臭；几乎无味。

4. **溶解性** 本品在二甲基甲酰胺中易溶，在丙酮、三氯甲烷、二氧六环或甲醇中微溶，在乙醇中极微溶解，在水中几乎不溶；在稀氢氧化钠溶液中易溶。

5. **对照品编号与批号** 100281-200602

6. **结构类型** 磺酰脲类

格列吡嗪杂质 I

英文名 Glipizide Impurity I

分子式 $C_{14}H_{16}N_4O_3S$

分子量 320.37

CAS号 33288-71-0

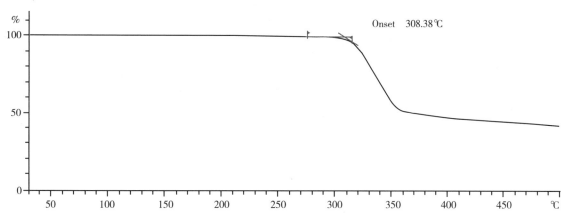

▲ **图1 格列吡嗪杂质 I TG 图**

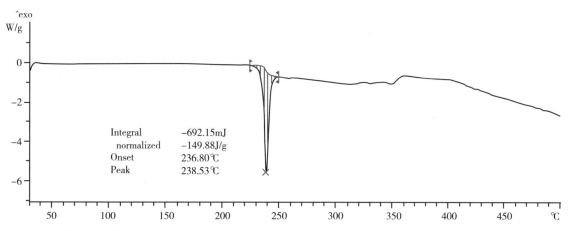

▲ **图2 格列吡嗪杂质 I DSC 图**

备注

1. 中文化学名 4-[2-(5-甲基吡嗪-2-甲酰胺基)乙基]苯磺酰胺

2. 英文化学名 4-[2-(5-methylpyrazin-2-carboxamido)ethyl] benzenesulphonamide

3. 性状 本品为类白色结晶性粉末。

4. 对照品编号与批号 100282-200001

5. 结构类型 磺酰脲类

吉非罗齐

英文名 Gemfibrozil

分子式 $C_{15}H_{22}O_3$

分子量 250.33

CAS号 25812-30-0

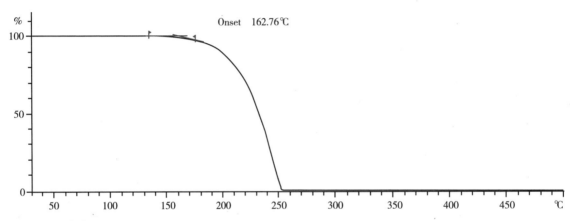

▲ 图1 吉非罗齐 TG 图

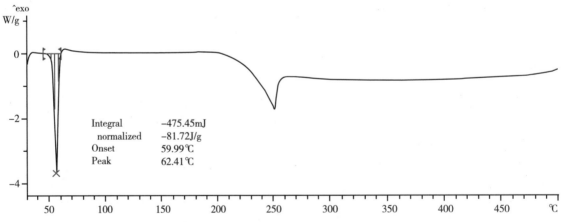

▲ 图2 吉非罗齐 DSC 图

备注

1. **中文化学名** 2,2-二甲基-5-(2,5-二甲苯基氧基)-戊酸

2. **英文化学名** 2,2-dimethyl-5-(2,5-xylyloxy)valeric acid

3. **性状** 本品为白色结晶性粉末；无臭，无味。

4. **溶解性** 本品在三氯甲烷中极易溶解，在甲醇、乙醇、丙酮或己烷中易溶，在水中不溶；在氢氧化钠试液中易溶。

5. **对照品编号与批号** 100284-200602

6. **结构类型** 芳基烷酸类

尿 素

英文名 Urea

分子式 CH_4N_2O

分子量 60.06

CAS号 57-13-6

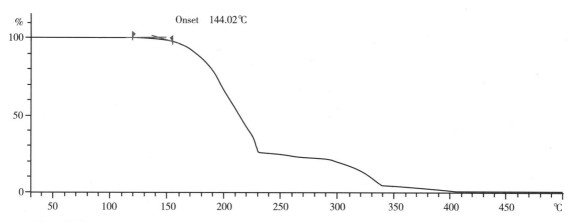

▲ 图1 尿素 TG 图

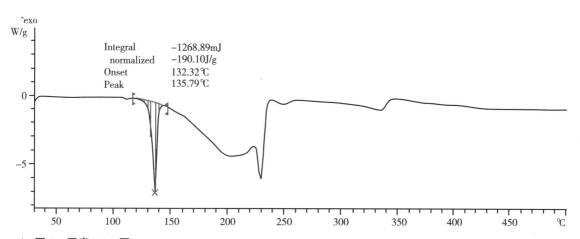

▲ 图2 尿素 DSC 图

备注

1. 性状 本品为无色棱柱状结晶或白色结晶性粉末。

2. 对照品编号与批号 100288-200201

3. 结构类型 脲类

氢 氯 噻 嗪

英文名 Hydrochlorothiazide

分子式 $C_7H_8ClN_3O_4S_2$

分子量 297.74

CAS号 58-93-5

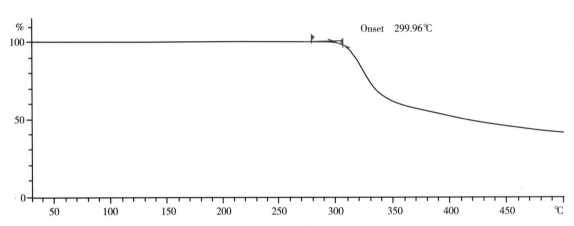

▲ 图1 氢氯噻嗪 TG 图

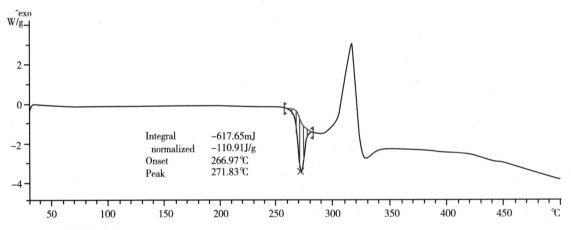

▲ 图2 氢氯噻嗪 DSC 图

备注

1. 中文化学名 6-氯-3,4-二氢-2*H*-1,2,4-苯并噻二嗪-7-磺酰胺-1,1-二氧化物

2. 英文化学名 6-chloro-3,4-dihydro-2*H*-1,2,4-benzothiadiazine-7-sulfonamide-1,1-dioxide

3. 性状 本品为白色结晶性粉末；无臭，味微苦。

4. 溶解性 本品在丙酮中溶解，在乙醇中微溶，在水、三氯甲烷或乙醚中不溶；在氢氧化钠试液中溶解。

5. 对照品编号与批号 100309-201103

6. 结构类型 磺胺类

盐酸阿米洛利

英文名 Amiloride Hydrochloride

分子式 $C_6H_8ClN_7O \cdot HCl \cdot 2H_2O$

分子量 302.12

CAS号 17440-83-4

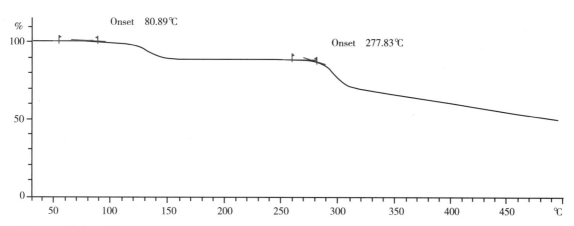

▲ 图1 盐酸阿米洛利 TG 图

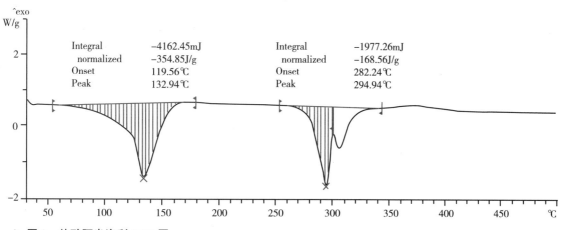

▲ 图2 盐酸阿米洛利 DSC 图

备注

1. 中文化学名 N-脒基-3,5-二氨基-6-氯吡嗪-2-甲酰胺盐酸盐二水合物

2. 英文化学名 N-amidino-3,5-diamino-6-chloropyrazinecarboxamide monohydrochloride dehydrate

3. 性状 本品为淡黄色或黄绿色粉末;无臭或几乎无臭,味苦。

4. 溶解性 本品在水中微溶,在乙醇中极微溶解,在三氯甲烷或乙醚中几乎不溶。

5. 对照品编号与批号 100310-200201

6. 结构类型 蝶啶衍生物(吡嗪类)

3,5-二氨基-6-氯吡嗪-2-羧酸甲酯

英文名　Methyl 3,5-Diamino-6-Chloropyrazine-2-Carboxylate

分子式　$C_6H_7ClN_4O_2$

分子量　202.60

CAS号　1458-01-1

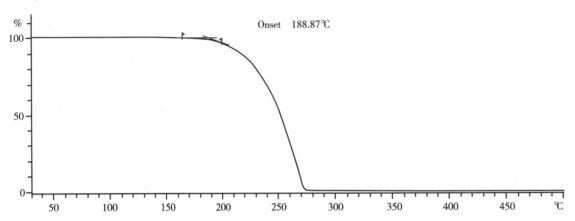

▲ 图1　3,5-二氨基-6-氯吡嗪-2-羧酸甲酯 TG 图

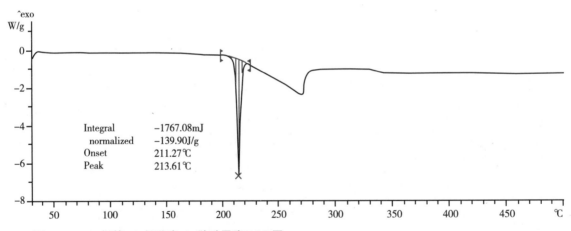

▲ 图2　3,5-二氨基-6-氯吡嗪-2-羧酸甲酯 DSC 图

备注

1. **性状**　本品为黄色结晶性粉末。

2. **对照品编号与批号**　100311-200201

3. **结构类型**　蝶啶衍生物（吡嗪类）

卡 托 普 利

英文名　Captopril

分子式　$C_9H_{15}NO_3S$

分子量　217.29

CAS号　62571-86-2

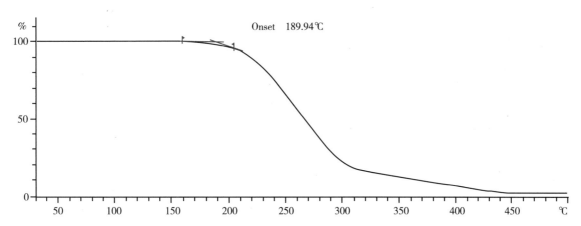

▲ 图1　卡托普利 TG 图

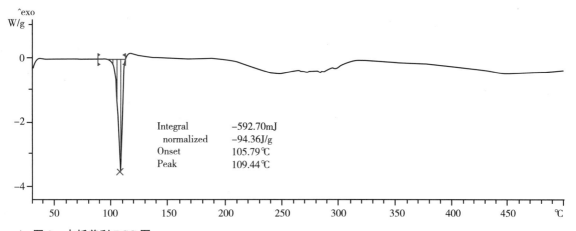

▲ 图2　卡托普利 DSC 图

备注

1. 中文化学名　1-(2S-2-甲基-3-巯基-1-氧代丙基)-L-脯氨酸

2. 英文化学名　1-[(2S)-3-mercapto-2-methyl-1-oxopropyl]-L-proline

3. 性状　本品为白色或类白色结晶性粉末;有类似蒜的特臭,味咸。

4. 溶解性　本品在甲醇、乙醇或三氯甲烷中易溶, 在水中溶解。

5. 对照品编号与批号　100318-200602

6. 结构类型　普利类

卡托普利二硫化合物

英文名 Captopril Disuphide

分子式 $C_{18}H_{28}N_2O_6S_2$

分子量 432.55

CAS号 64806-05-9

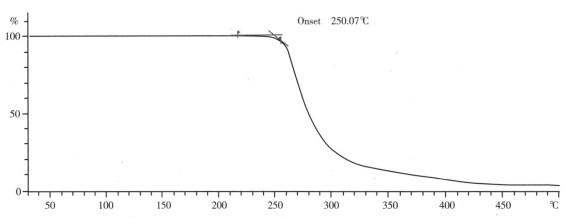

▲ 图1 卡托普利二硫化合物 TG 图

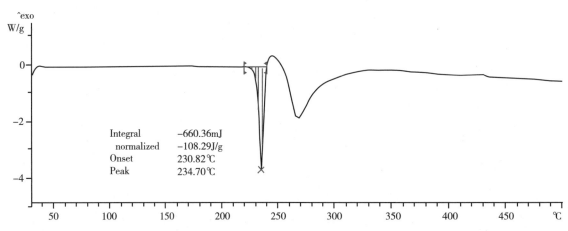

▲ 图2 卡托普利二硫化合物 DSC 图

备注

1. **中文化学名** 1-(3-巯基-2-D-甲基丙酰基)-L-脯氨酸

2. **英文化学名** $(2S,2'S)-1,1'-\{$disulfanediylbis$[(2S)-2$-methyl-1-oxo-3,1-propanediyl$]\}$di$(2$-pyrrolidinecarboxylic acid$)$

3. **性状** 本品为白色结晶性粉末。

4. **对照品编号与批号** 100319-200602

5. **结构类型** 普利类

硝 苯 地 平

英文名 Nifedipine

分子式 $C_{17}H_{18}N_2O_6$

分子量 346.34

CAS号 21829-25-4

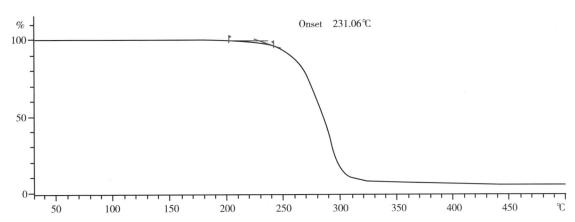

Onset 231.06℃

▲ **图 1** 硝苯地平 **TG** 图

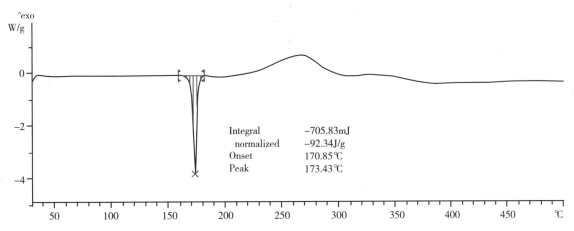

^exo

Integral	−705.83mJ
normalized	−92.34J/g
Onset	170.85℃
Peak	173.43℃

▲ **图 2** 硝苯地平 **DSC** 图

备注

1. **中文化学名** 2,6-二甲基-4-(2-硝基苯基)-1,4-二氢-3,5-吡啶二甲酸二甲酯

2. **英文化学名** 1,4-dihydro-2,6-dimethyl-4-(2-nitrophenyl)-3,5-pyridine dicarboxylic acid dimethyl ester

3. **性状** 本品为黄色结晶性粉末；无臭，无味；遇光不稳定。

4. **溶解性** 本品在丙酮或三氯甲烷中易溶，在乙醇中略溶，在水中几乎不溶。

5. **对照品编号与批号** 100338-201103

6. **结构类型** 地平类（二氢吡啶类）

硝苯地平杂质 I

英文名　Nifedipine Impurity Ⅰ
分子式　$C_{17}H_{16}N_2O_6$
分子量　344.32
CAS号　67035-22-7

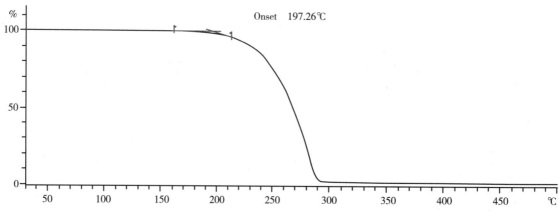

▲ 图1　硝苯地平杂质 Ⅰ TG 图

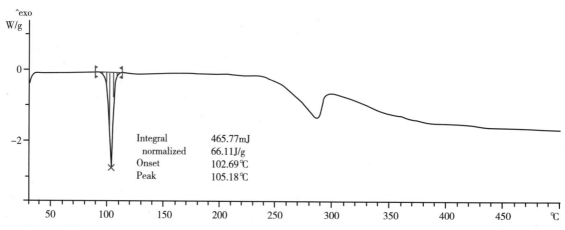

▲ 图2　硝苯地平杂质 Ⅰ DSC 图

备注

1. **中文化学名**　2,6-二甲基-4-(2-硝基苯基)-3,5-吡啶二甲酸二甲酯

2. **英文化学名**　dimethyl 4-(2-nitrophenyl)-2,6-dimethylpyridine-3,5-dicarboxylate

3. **性状**　淡蓝色结晶性粉末。

4. **对照品编号与批号**　100339-201103

5. **结构类型**　地平类（二氢吡啶类）

硝苯地平杂质II

英文名 Nifedipine Impurity II

分子式 C₁₇H₁₆N₂O₅

分子量 328.33

CAS号 50428-14-3

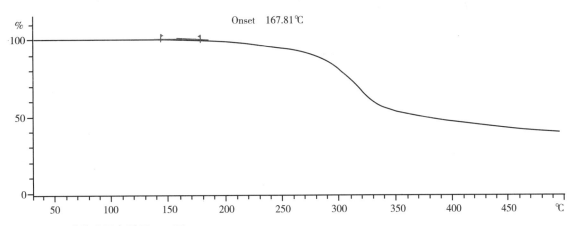

▲ **图1 硝苯地平杂质II TG 图**

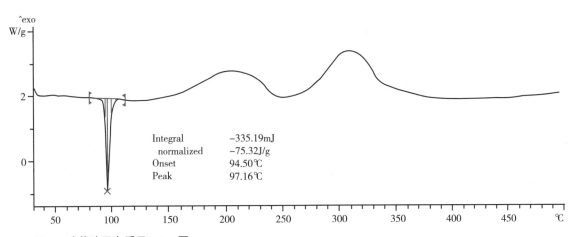

▲ **图2 硝苯地平杂质II DSC 图**

备注

1. 中文化学名 2,6-二甲基-4-(2-亚硝基苯基)-3,5-吡啶二甲酸二甲酯

2. 英文化学名 dimethyl 4-(2-nitrosophenyl)-2,6-dimethylpyridine-3,5-dicarboxylate

3. 性状 本品为黄色结晶性粉末。

4. 对照品编号与批号 100340-201103

5. 结构类型 地平类（二氢吡啶类）

黄豆苷元

英文名　Daidzein

分子式　$C_{15}H_{10}O_4$

分子量　254.24

CAS号　486-66-8

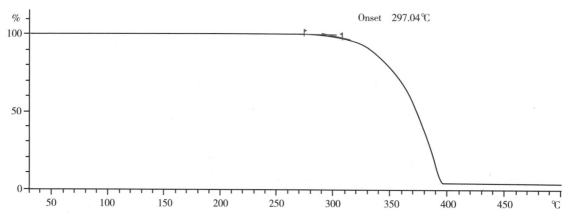

▲ 图1　黄豆苷元 TG 图

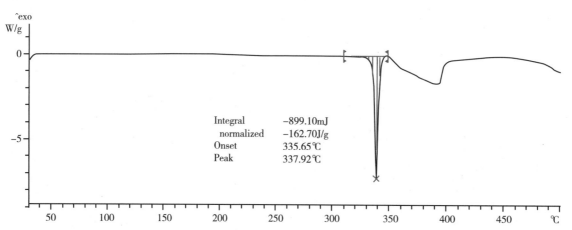

▲ 图2　黄豆苷元 DSC 图

备注

1. 中文化学名　7-羟基-3-(4-羟基苯基)-4H-1-苯并吡喃-4-酮

2. 英文化学名　7-hydroxy-3-(4-hydroxyphenyl)-4H-1-benzopyran-4-one

3. 性状　本品为类白色结晶性粉末；无臭、无味。

4. 对照品编号与批号　100347-200702

5. 结构类型　大豆素类

7-甲氧基-4′-羟基异黄酮

英文名　7-Methoxy-4′-Hydroxyisoflavone

分子式　$C_{16}H_{12}O_4$

分子量　268.27

CAS号　486-63-5

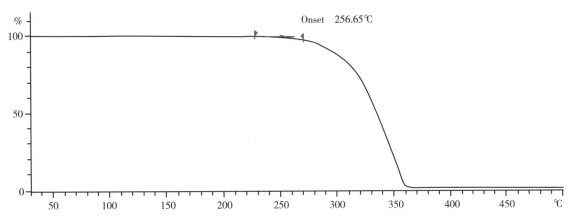

▲ 图 1　7-甲氧基-4′-羟基异黄酮 TG 图

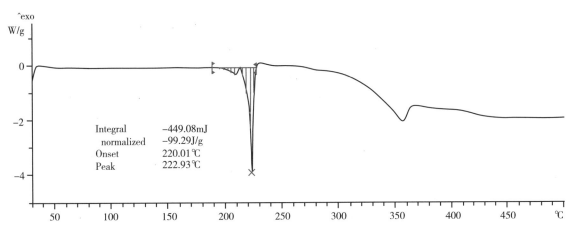

▲ 图 2　7-甲氧基-4′-羟基异黄酮 DSC 图

备注

1. **性状**　本品为类白色结晶性粉末。

2. **对照品编号与批号**　100348-200301

3. **结构类型**　黄酮类

萝 巴 新

英文名 Raubasine

分子式 $C_{21}H_{24}N_2O_3$

分子量 352.43

CAS号 483-04-5

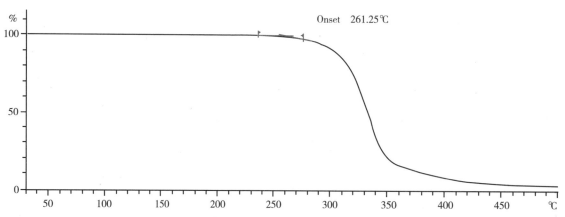

▲ 图1 萝巴新 TG 图

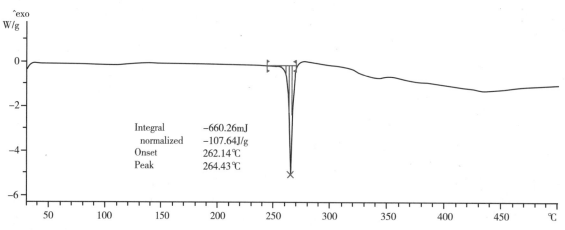

▲ 图2 萝巴新 DSC 图

备注

1. 中文化学名 （19α）-16,17-双脱氢-19-甲基噁育亨烷-16-羧酸甲酯

2. 英文化学名 （19α）-16,17-didehydro-19-methyloxayohimban-16-carboxylic acid methyl ester

3. 性状 本品为白色至微黄色粉末；无臭，无味。

4. 溶解性 本品在三氯甲烷中溶解，在甲醇、乙醇或丙酮中微溶，在水中几乎不溶。

5. 对照品编号与批号 100350-200501

6. 结构类型 芳基烷酸类

烟酸占替诺

英文名 Xanthinol Nicotinate

分子式 $C_{13}H_{21}N_5O_4 \cdot C_6H_5NO_2$

分子量 434.45

CAS号 437-74-1

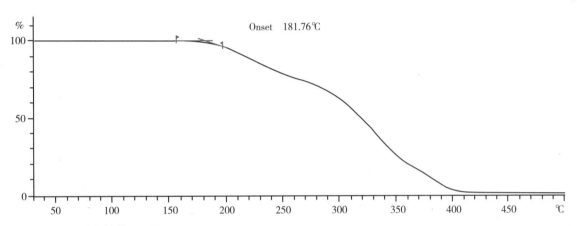

▲ 图1 烟酸占替诺 TG 图

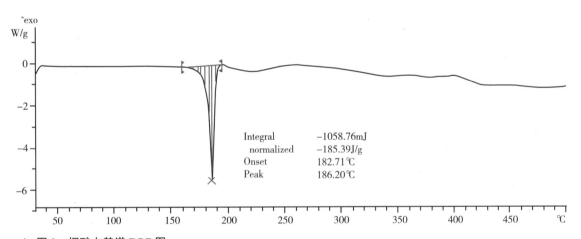

▲ 图2 烟酸占替诺 DSC 图

备注

1. **中文化学名** 7-[2-羟基-3-[(2-羟乙基)甲氨基]丙基]茶碱的烟酸盐

2. **英文化学名** 7-[2-hydroxy-3-[(2-hydroxyethyl)methylamino]propyl]theophylline nicotinate

3. **性状** 本品为白色结晶性粉末。

4. **溶解性** 本品在水中或冰醋酸中易溶，在无水乙醇或三氯甲烷中极微溶解。

5. **对照品编号与批号** 100356-201002

6. **结构类型** 茶碱类

西 洛 他 唑

英文名　Cilostazol

分子式　$C_{20}H_{27}N_5O_2$

分子量　369.46

CAS号　73963-72-1

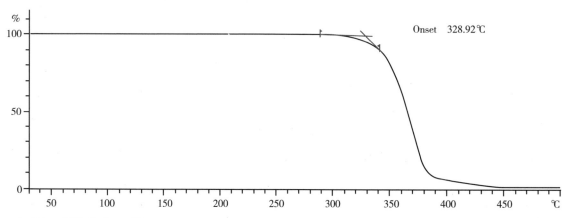

▲ 图1　西洛他唑 TG 图

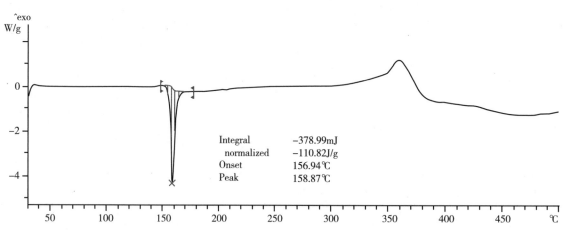

▲ 图2　西洛他唑 DSC 图

备注

1. **中文化学名**　6-[4-(1-环己基-1H-戊四唑-5-基)丁氧基]-3,4-二氢-2(1H)-喹诺酮

2. **英文化学名**　6-[4-(1-cyclohexyl-1H-tetrazol-5-yl)butoxy]-3,4-dihydro-2(1H)-quinolinone

3. **性状**　本品为白色至微黄色的结晶或结晶性粉末；无臭，无味。

4. **对照品编号与批号**　100363-201202

5. **结构类型**　喹诺酮类（四氮唑类）

桔 丙 酯

英文名　Propyl Gallate

分子式　$C_{10}H_{12}O_5$

分子量　212.20

CAS号　121-79-9

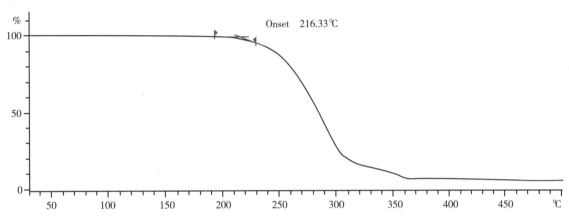

▲ 图1　桔丙酯 TG 图

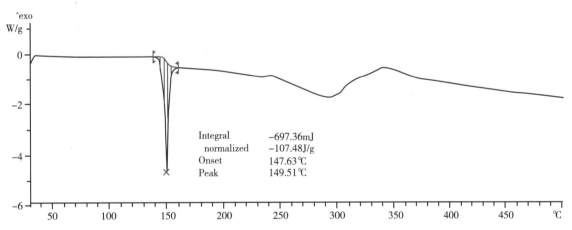

▲ 图2　桔丙酯 DSC 图

备注

1. 中文化学名　3,4,5-三羟基苯甲酸丙酯

2. 英文化学名　3,4,5-trihydroxybenzoic acid propyl ester

3. 性状　本品为白色结晶性粉末；无臭，味微苦。

4. 溶解性　本品在乙醇、乙醚中易溶，在热水中溶解，在水中微溶。

5. 对照品编号与批号　100407-200301

6. 结构类型　芳基烷酸类

曲 克 芦 丁

英文名 Troxerutin

分子式 $C_{33}H_{42}O_{19}$

分子量 742.69

CAS号 7085-55-4

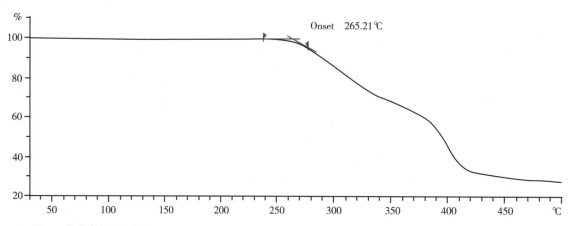

▲ 图1 曲克芦丁 TG 图

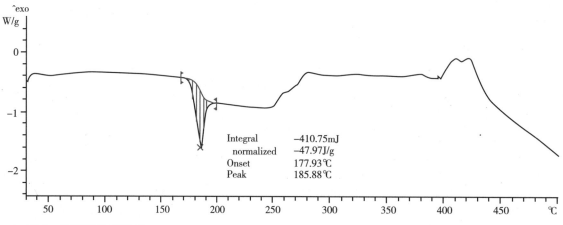

▲ 图2 曲克芦丁 DSC 图

备注

1. **性状** 本品为黄色、黄绿色或浅棕黄色结晶性粉末；无臭，味微咸；有引湿性。

2. **溶解性** 本品在水中易溶，在甲醇中微溶，在乙醇中极微溶解，在三氯甲烷中不溶。

3. **对照品编号与批号** 100416-201004

4. **结构类型** 芦丁类

二羟丙茶碱

英文名　Diprophylline

分子式　$C_{10}H_{14}N_4O_4$

分子量　254.25

CAS号　479-18-5

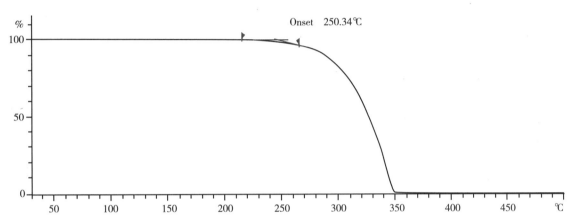

▲ 图1　二羟丙茶碱 TG 图

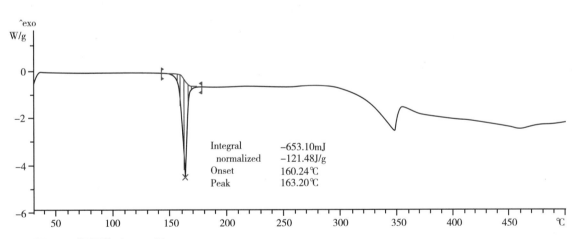

▲ 图2　二羟丙茶碱 DSC 图

备注

1. **中文化学名**　1,3-二甲基-7-(2,3-二羟丙基)-3,7-二氢-1H-嘌呤-2,6-二酮

2. **英文化学名**　7-[(2RS)-2,3-dihydroxypropyl]-1,3-dimethyl-3,7-dihydro-1H-purine-2,6-dione

3. **性状**　本品为白色粉末或颗粒；无臭，味苦。

4. **溶解性**　本品在水中易溶，在乙醇中微溶，在三氯甲烷或乙醚中极微溶解。

5. **对照品编号与批号**　100417-200501

6. **结构类型**　茶碱类

吗 多 明

英文名　Molsidomine

分子式　$C_9H_{14}N_4O_4$

分子量　242.24

CAS号　25717-80-0

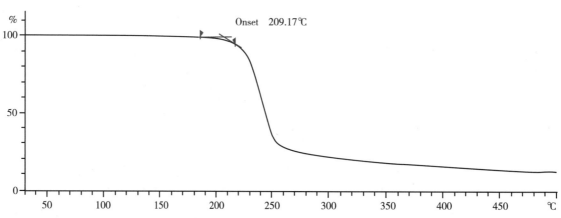

▲ 图1　吗多明 TG 图

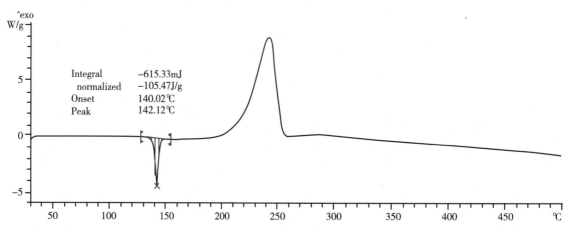

▲ 图2　吗多明 DSC 图

备注

1. **中文化学名**　N-乙酯基-3-（4-吗啉基）斯德酮亚胺

2. **英文化学名**　N-（ethoxycarbonyl）-3-（morpholin-4-yl）sydnonimine

3. **性状**　本品为白色结晶性粉末。

4. **溶解性**　本品在三氯甲烷中易溶，在乙醇中溶解，在水中略溶，在甲苯中微溶。

5. **对照品编号与批号**　100467-200701

6. **结构类型**　酰胺类

对 氯 苯 酚

英文名 Parachlorophenol

分子式 C_6H_5ClO

分子量 128.56

CAS号 106-48-9

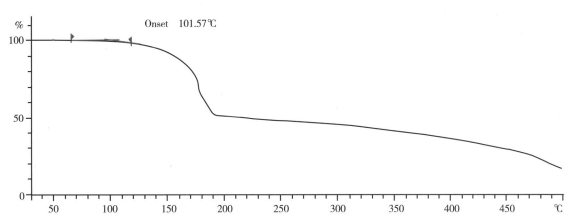

▲ **图1** 对氯苯酚 **TG** 图

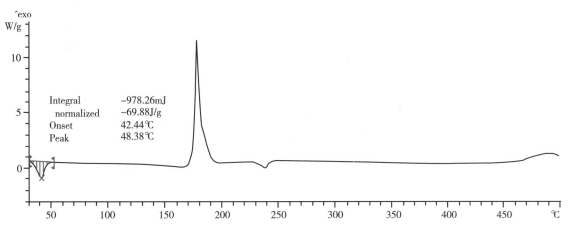

▲ **图2** 对氯苯酚 **DSC** 图

备注

1. 中文化学名 4-氯-1-羟基苯

2. 英文化学名 4-chloro-1-hydroxybenzene

3. 溶解性 本品溶于苯、乙醇和乙醚,极微溶于水。

4. 对照品编号与批号 100498-200301

5. 结构类型 苯酚类

硝 酸 钾

英文名　Potassium Nitrate

分子式　KNO_3

分子量　101.1

CAS号　7757-79-1

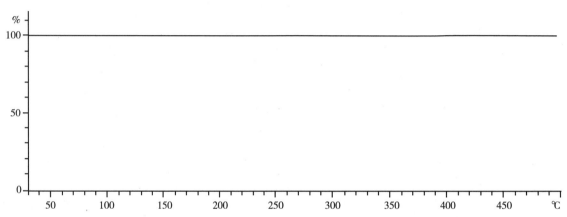

▲ **图1　硝酸钾 TG 图**

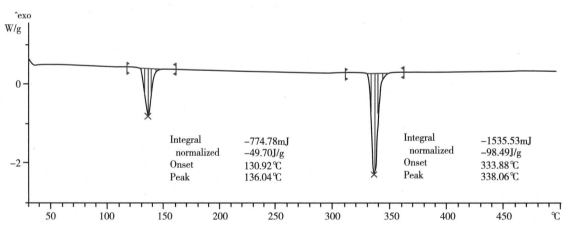

Integral	−774.78mJ
normalized	−49.70J/g
Onset	130.92℃
Peak	136.04℃

Integral	−1535.53mJ
normalized	−98.49J/g
Onset	333.88℃
Peak	338.06℃

▲ **图2　硝酸钾 DSC 图**

备注

1. 性状　本品为白色或类白色结晶性粉末或无色结晶。

2. 溶解性　本品在水中易溶，在沸水中极易溶解，在乙醇中几乎不溶。

3. 对照品编号与批号　100519-200301

4. 结构类型　无机盐类

愈创甘油醚

英文名　Guaifenesin

分子式　$C_{10}H_{14}O_4$

分子量　198.22

CAS号　93-14-1

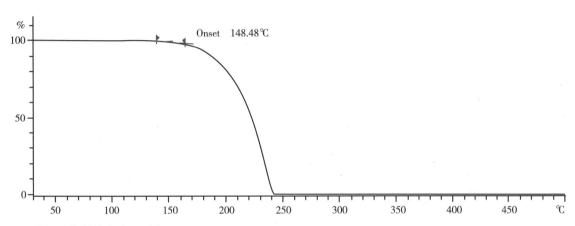

Onset　148.48℃

▲ 图1　愈创甘油醚 TG 图

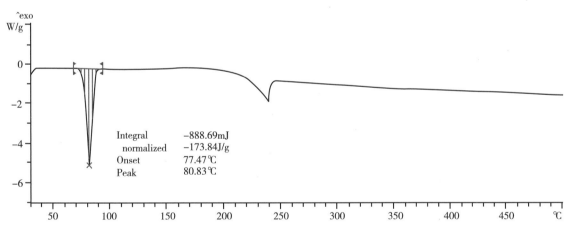

^exo

W/g

Integral　　　　　−888.69mJ
normalized　　　−173.84J/g
Onset　　　　　77.47℃
Peak　　　　　80.83℃

▲ 图2　愈创甘油醚 DSC 图

备注

1. 中文化学名　3-(邻甲氧基苯氧基)-1,2-丙二醇

2. 英文化学名　3-(2-methoxyphenoxy)-1,2-propanediol

3. 对照品编号与批号　100528-200902

4. 结构类型　醇类

果糖二磷酸钠

英文名 Frucrose Sodium Diphosphate

分子式 $C_6H_{11}Na_3O_{12}P_2 \cdot 8H_2O$

分子量 550.17

CAS号 81028-91-3

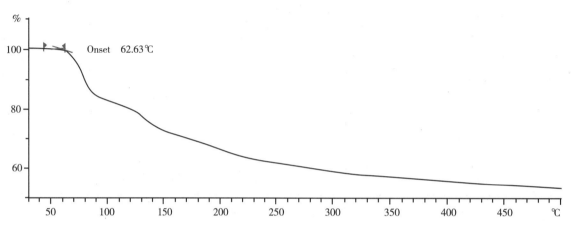

▲ **图1** 果糖二磷酸钠 TG 图

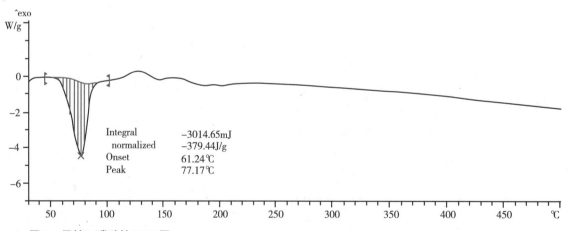

▲ **图2** 果糖二磷酸钠 DSC 图

备注

1. **中文化学名** 果糖-1,6-二磷酸三钠盐八水合物

2. **性状** 本品为白色或类白色结晶性粉末，微有特臭，味微咸。

3. **溶解性** 本品在水中易溶，在乙醚、乙醇或丙酮中几乎不溶。

4. **对照品编号与批号** 100539-200702

5. **结构类型** 糖苷类

盐酸噻氯匹定

英文名 Ticlopidine Hydrochloride

分子式 $C_{14}H_{14}ClNS \cdot HCl$

分子量 300.25

CAS号 53885-35-1

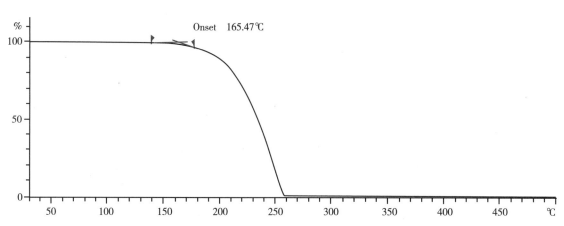

图1 盐酸噻氯匹定 TG 图

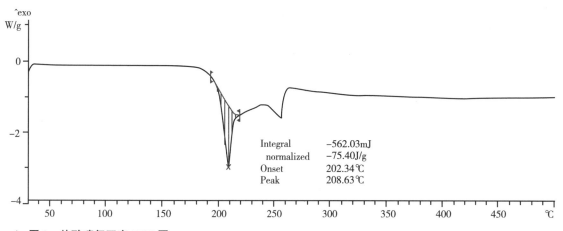

图2 盐酸噻氯匹定 DSC 图

备注

1. **中文化学名** 5-[(2-氯苯基)甲基]-4,5,6,7-四氢噻吩并[3,2-c]吡啶盐酸盐

2. **英文化学名** 5-(2-chlorobenzyl)-4,5,6,7-tetrahydrothieno[3,2-c]pyridine hydrochloride

3. **性状** 本品为白色或类白色结晶性粉末；无臭，味微咸。

4. **溶解性** 本品在甲醇或三氯甲烷中溶解，在水中略溶，在丙酮中极微溶解；在冰醋酸中易溶。

5. **对照品编号与批号** 100542-201002

6. **结构类型** 吡啶类

呋 塞 米

英文名 Furosemide

分子式 $C_{12}H_{11}ClN_2O_5S$

分子量 330.75

CAS号 54-31-9

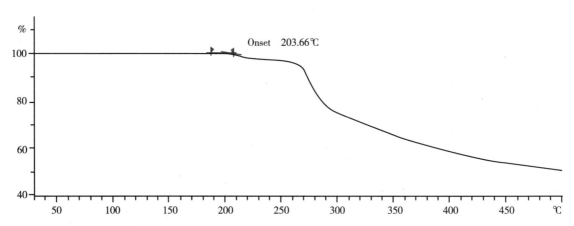

▲ 图1 呋塞米 TG 图

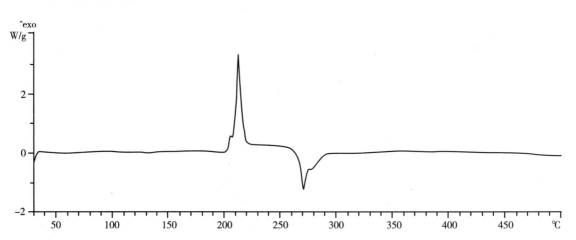

▲ 图2 呋塞米 DSC 图

备注

1. **中文化学名** 2-[(2-呋喃甲基)氨基]-5-(氨磺酰基)-4-氯苯甲酸

2. **英文化学名** 4-chloro-2-[(furan-2-ylmethyl)amino]-5-sulphamoylbenzoic acid

3. **性状** 本品为白色或类白色的结晶性粉末；无臭，几乎无味。

4. **溶解性** 本品在丙酮中溶解，在乙醇中略溶，在水中不溶。

5. **对照品编号与批号** 100544-201102

6. **结构类型** 磺胺类

奥 扎 格 雷

英文名　Ozagrel

分子式　$C_{13}H_{12}N_2O_2$

分子量　228.25

CAS号　82571-53-7

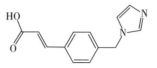

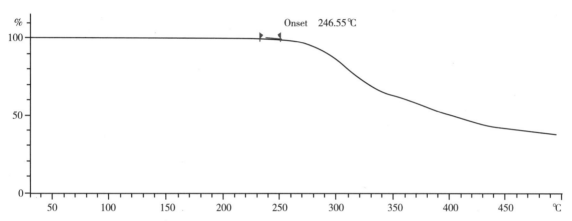

▲ 图1　奥扎格雷 TG 图

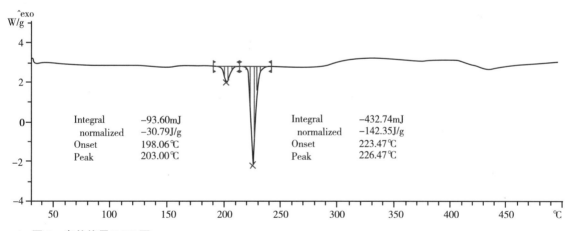

▲ 图2　奥扎格雷 DSC 图

备注

1. **性状**　本品为白色或类白色的结晶性粉末。

2. **溶解性**　本品在甲醇中微溶，在水中极微溶解，在三氯甲烷中几乎不溶，在氢氧化钠试液中溶解。

3. **对照品编号与批号**　100557-200902

4. **结构类型**　咪唑类

普罗布考

英文名　Probucol

分子式　$C_{31}H_{48}O_2S_2$

分子量　516.84

CAS号　23288-49-5

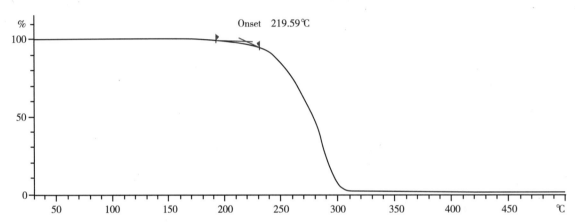

▲ 图1　普罗布考 TG 图

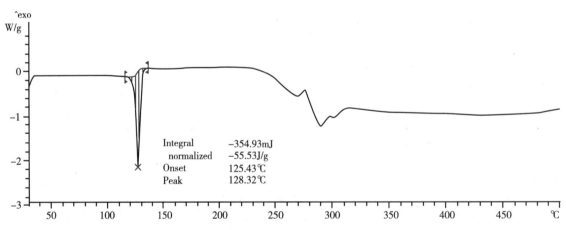

▲ 图2　普罗布考 DSC 图

备注

1. **性状**　本品为白色或类白色的结晶性粉末；有特臭。

2. **溶解性**　本品在三氯甲烷中极易溶解，在乙醇中溶解，在水中不溶。

3. **对照品编号与批号**　100560-200301

4. **结构类型**　苯酚类

甲磺酸多沙唑嗪

英文名 Doxazosin Mesylate

分子式 $C_{23}H_{25}N_5O_5 \cdot CH_4O_3S$

分子量 547.59

CAS号 77883-43-3

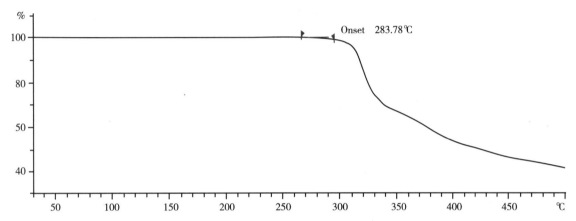

▲ 图1 甲磺酸多沙唑嗪 TG 图

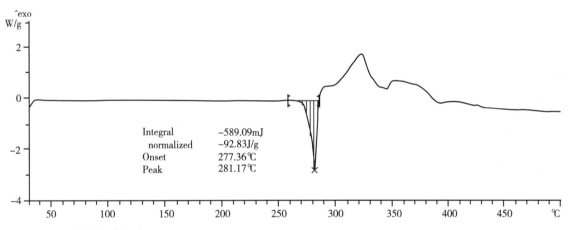

▲ 图2 甲磺酸多沙唑嗪 DSC 图

备注

1. **中文化学名** 1-(4-氨基-6,7-二甲氧基-2-喹唑啉基)-4-(1,4-苯并二噁烷-2-基羰基)哌嗪甲磺酸盐

2. **英文化学名** 1-(4-amino-6,7-dimethoxy-2-quinazolinyl)-4-[(2RS)-(2,3-dihydro-1,4-benzodioxin-2-yl)carbonyl]piperazine monomethanesulfonate

3. **性状** 本品为白色或类白色结晶性粉末；无臭，无味。

4. **溶解性** 本品在甲醇中微溶，在水中极微溶解。

5. **对照品编号与批号** 100566-200401

6. **结构类型** 酰胺类

盐酸喹那普利

英文名 Quinapril Hydrochloride

分子式 $C_{25}H_{30}N_2O_5 \cdot HCl$

分子量 474.98

CAS号 82586-55-8

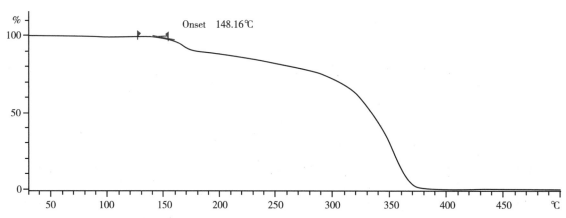

▲ 图1 盐酸喹那普利 TG 图

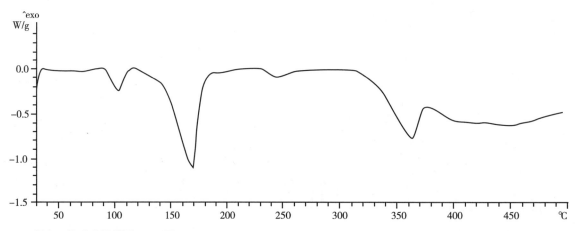

▲ 图2 盐酸喹那普利 DSC 图

备注

1. **性状** 本品为白色或类白色结晶性粉末；无臭，味苦；有引湿性。

2. **溶解性** 本品在甲醇中极易溶解，在三氯甲烷中易溶，在水中溶解，在乙酸乙酯或乙醚中几乎不溶；在 0.1mol/L 盐酸溶液中易溶。

3. **对照品编号与批号** 100568-200401

4. **结构类型** 普利类

羟苯磺酸钙

英文名　Calcium Dobesilate

分子式　$C_{12}H_{10}CaO_{10}S_2 \cdot H_2O$

分子量　436.42

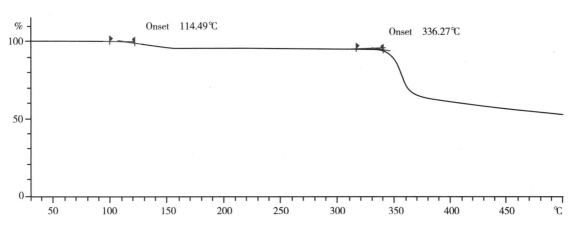

▲ **图1**　羟苯磺酸钙 TG 图

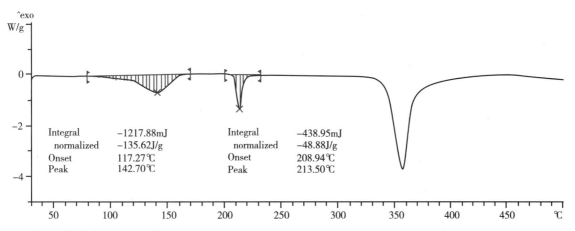

▲ **图2**　羟苯磺酸钙 DSC 图

备注

1. **中文化学名**　2,5-二羟基苯磺酸钙一水合物

2. **英文化学名**　calcium bis(2,5-dihydroxybenzenesulfonate)monohydrate

3. **性状**　本品为白色或类白色粉末；无臭，味苦；遇光易变质，有引湿性。

4. **溶解性**　本品极易溶于水，易溶于乙醇或丙酮，极微溶于三氯甲烷或乙醚。

5. **对照品编号与批号**　100573-201002

6. **结构类型**　苯酚类

尼索地平

英文名 Nisoldipine

分子式 C₂₀H₂₄N₂O₆

分子量 388.41

CAS号 63675-72-9

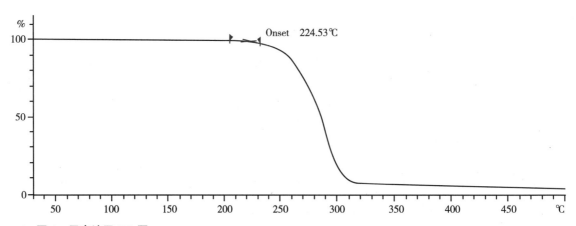

▲ 图1 尼索地平 TG 图

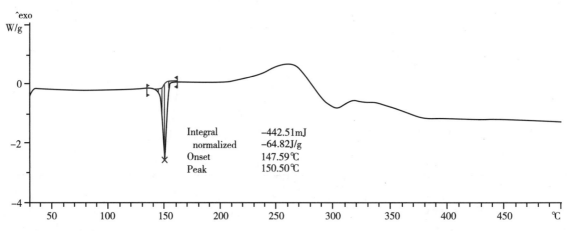

▲ 图2 尼索地平 DSC 图

备注

1. 性状 本品为黄色结晶性粉末；无臭，无味；遇光不稳定。

2. 溶解性 本品在丙酮或三氯甲烷中易溶，在乙醇中略溶，在水中几乎不溶。

3. 对照品编号与批号 100574-200401

4. 结构类型 地平类（二氢吡啶类）

尼群地平

英文名 Nitrendipine

分子式 $C_{18}H_{20}N_2O_6$

分子量 360.36

CAS号 39562-70-4

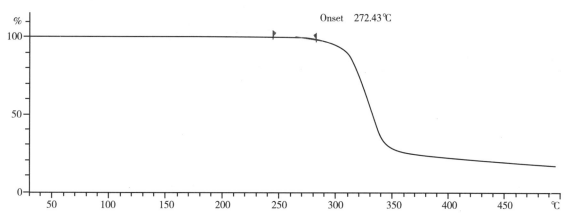

▲ 图1 尼群地平 TG 图

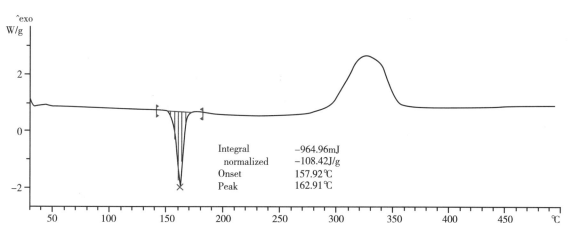

▲ 图2 尼群地平 DSC 图

备注

1. **中文化学名** 2,6-二甲基-4-(3-硝基苯基)-1,4-二氢-3,5-吡啶二甲酸甲乙酯

2. **英文化学名** 1,4-dihydro-2,6-dimethyl-4-(3-nitrophenyl)-3,5-pyridinedicarboxylicacidethy

3. **性状** 本品为黄色结晶或结晶性粉末；无臭，无味；遇光易变质。

4. **溶解性** 本品在丙酮或三氯甲烷中易溶，在甲醇或乙醇中略溶，在水中几乎不溶。

5. **对照品编号与批号** 100585-201104

6. **结构类型** 地平类（二氢吡啶类）

盐酸尼卡地平

英文名　Nicardipine Hydrochloride

分子式　$C_{26}H_{29}N_3O_6 \cdot HCl$

分子量　515.99

CAS号　54527-84-3

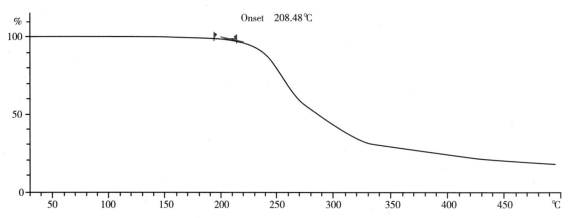

▲ 图1　盐酸尼卡地平 TG 图

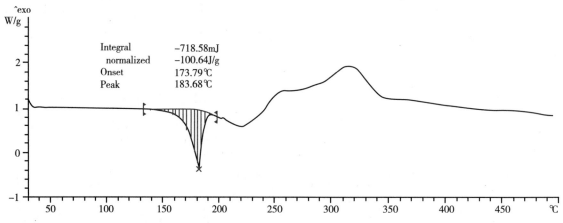

▲ 图2　盐酸尼卡地平 DSC 图

备注

1. **性状**　本品为淡黄色粉末或黄色结晶性粉末；无臭，几乎无味。

2. **溶解性**　本品在甲醇中溶解，在乙醇、三氯甲烷中略溶，在水或乙醚中几乎不溶；在冰醋酸中溶解。

3. **对照品编号与批号**　100586-201102

4. **结构类型**　地平类（二氢吡啶类）

醋 甲 唑 胺

英文名 Methazolamide

分子式 $C_5H_8N_4O_3S_2$

分子量 236.27

CAS号 554-57-4

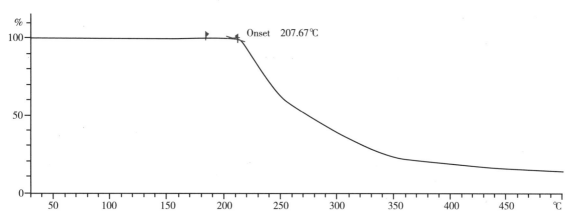

▲ 图1 醋甲唑胺 TG 图

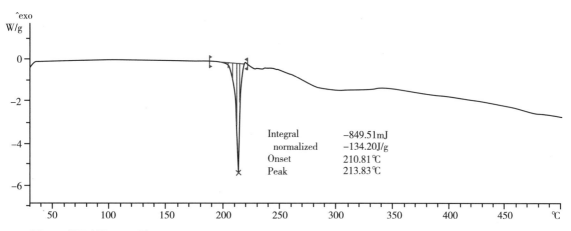

▲ 图2 醋甲唑胺 DSC 图

备注

1. **中文化学名** N-[5-(氨磺酰基)-3-甲基-1,3,4-噻二唑-2(3H)-亚基]-乙酰胺

2. **英文化学名** N-[5-(aminosulfonyl)-3-methyl-1,3,4-thiadiazol-2(3H)-ylidene]acetamide

3. **性状** 本品为白色结晶性粉末；无臭，味苦。

4. **溶解性** 本品在丙酮中略溶，在乙醇中微溶，在水中极微溶解，在10%氢氧化钠溶液中易溶。

5. **对照品编号与批号** 100589-200501

6. **结构类型** 磺酰胺类

己酮可可碱

英文名　Pentoxifylline

分子式　$C_{13}H_{18}N_4O_3$

分子量　278.31

CAS号　6493-05-6

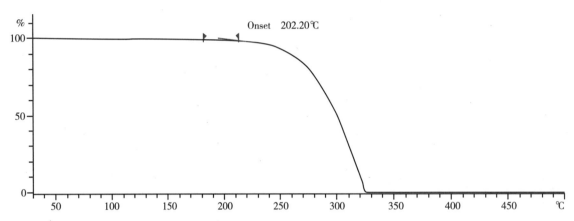

▲ 图1　己酮可可碱 TG 图

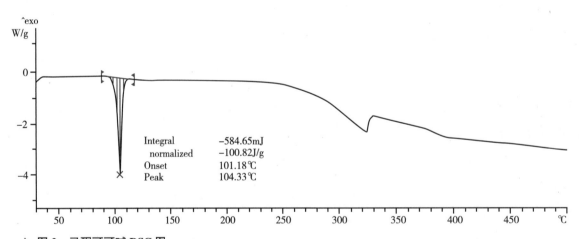

▲ 图2　己酮可可碱 DSC 图

备注

1. **中文化学名**　3,7-二氢-3,7-二甲基-1-(5-氧代己基)-1H-嘌呤-2,6-二酮

2. **英文化学名**　3,7-dihydro-3,7-dimethyl-1-(5-oxohexyl)-1H-purine-2,6-dione

3. **性状**　本品为白色粉末或颗粒；有微臭，味苦。

4. **溶解性**　本品在三氯甲烷中易溶，在水或乙醇中溶解，在乙醚中微溶。

5. **对照品编号与批号**　100591-200501

6. **结构类型**　茶碱类

异 丁 司 特

英文名　Ibudilast

分子式　$C_{14}H_{18}N_2O$

分子量　230.30

CAS号　50847-11-5

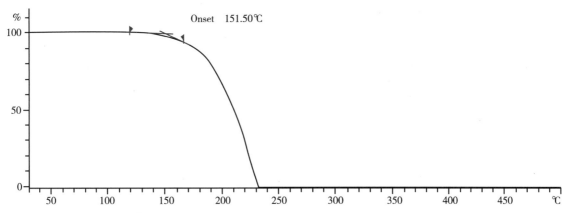

▲ 图1　异丁司特 TG 图

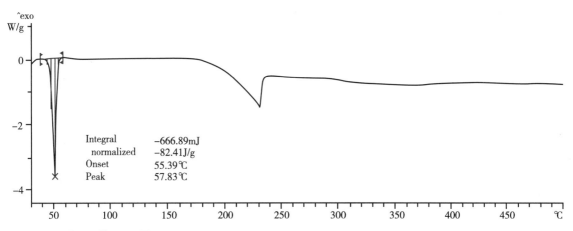

▲ 图2　异丁司特 DSC 图

备注

1. 中文化学名　2-甲基-1-[2-(1-甲基乙基)吡唑啉[1,5-a]吡啶-3-基]-1-丙酮

2. 英文化学名　2-methyl-1-[2-(1-methylethyl)pyrazolo[1,5-a]pyridin-3-yl]-1-propanone

3. 对照品编号与批号　100593-200401

4. 结构类型　吡啶酮类

洛 伐 他 汀

英文名　Lovastatin
分子式　$C_{24}H_{36}O_5$
分子量　404.54
CAS号　75330-75-5

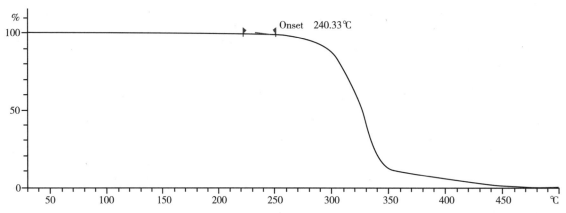

▲ 图1　洛伐他汀 TG 图

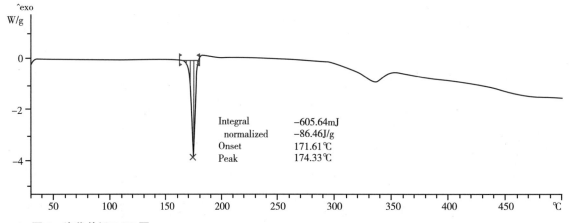

▲ 图2　洛伐他汀 DSC 图

备注

1. **性状**　本品为白色或类白色结晶性粉末；无臭，味苦。

2. **溶解性**　本品在三氯甲烷中易溶，在丙酮中溶解，在乙醇、乙酸乙酯或乙腈中略溶，在水中不溶。

3. **对照品编号与批号**　100600-201003

4. **结构类型**　他汀类

辛 伐 他 汀

英文名 Simvastatin

分子式 C₂₅H₃₈O₅

分子量 418.56

CAS号 79902-63-9

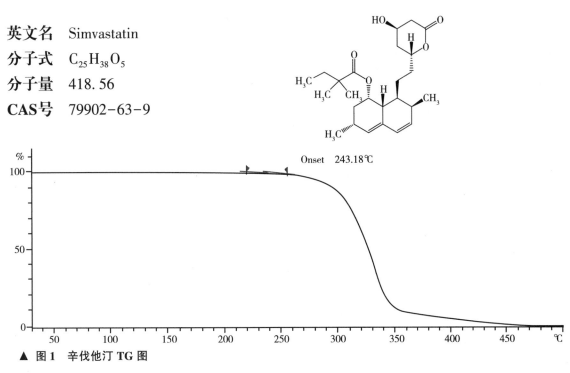

▲ 图1 辛伐他汀 TG 图

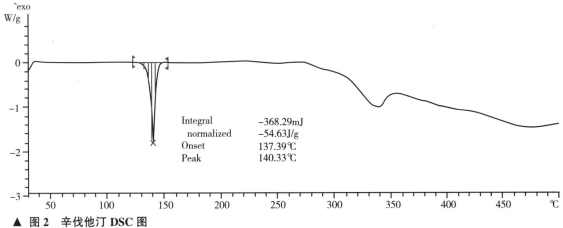

▲ 图2 辛伐他汀 DSC 图

备注

1. **中文化学名** (1S,2S,6S,8S,8aR)-1,2,6,7,8,8a-六氢-3,7-二甲基-8-[2-[(2R,4R)-四氢-4-羟基-6-氧代-2H-吡喃-2-基]乙基]-1-萘酚-2,2-二甲基丁酸酯

2. **英文化学名** (1S,3R,7S,8S,8aR)-1,2,3,7,8,8a-hexahydro-3,7-dimethyl-8-[2-[(2R,4R)-tetrahydro-4-hydroxy-6-oxo-2H-pyran-2-yl]ethyl]-1-naphthalenyly-2,2-dimethyl butanoate

3. **性状** 本品为白色或类白色粉末或结晶性粉末。

4. **溶解性** 本品在乙腈、乙醇或甲醇中易溶，在水中不溶。

5. **对照品编号与批号** 100601-201003

6. **结构类型** 他汀类

托 拉 塞 米

英文名 Torasemide

分子式 C$_{16}$H$_{20}$N$_4$O$_3$S

分子量 348.42

CAS号 56211-40-6

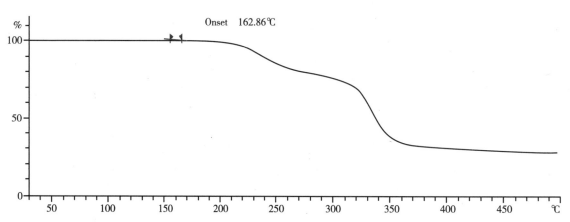

▲ 图1 托拉塞米 TG 图

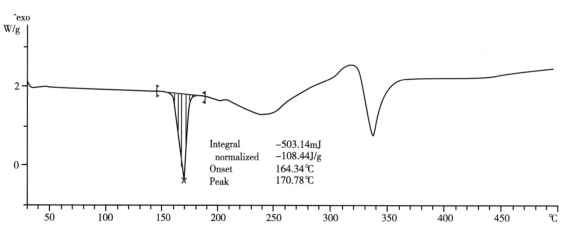

▲ 图2 托拉塞米 DSC 图

备注

1. 中文化学名 1-[4-(3-甲基苯基)氨基吡啶-3-基]磺酰-3-异丙基脲

2. 英文化学名 1-[4-(3-methylphenyl)aminopyridin-3-yl]sulfonyl-3-propan-2-yl-urea

3. 性状 本品为白色或类白色结晶性粉末；无臭，无味。

4. 对照品编号与批号 100605-200401

5. 结构类型 酰脲类

萘哌地尔

英文名　Naftopidil

分子式　$C_{24}H_{28}N_2O_3$

分子量　392.49

CAS号　57149-07-2

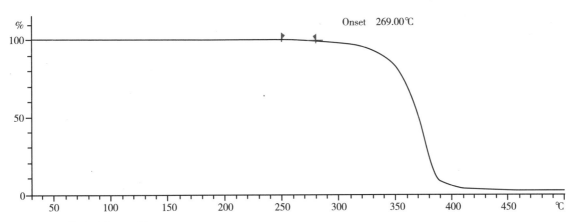

Onset　269.00℃

▲ 图1　萘哌地尔 TG 图

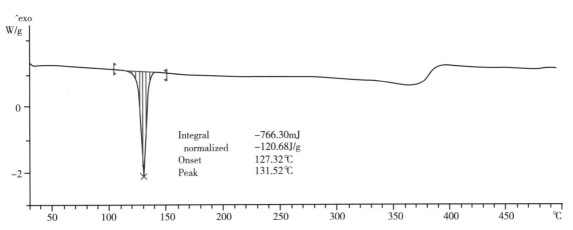

Integral	−766.30mJ
normalized	−120.68J/g
Onset	127.32℃
Peak	131.52℃

▲ 图2　萘哌地尔 DSC 图

备注

1. 中文化学名　（±）-1-［4-（2-甲氧基苯基）-1-哌嗪基］-3-（1-萘氧基）-2-丙醇

2. 英文化学名　4-（2-methoxyphenyl）-α-［（1-naphthalenyloxy）methyl］-1-piperazine ethanol

3. 性状　本品为白色或类白色结晶性粉末；无臭或有轻微特殊香气，无味。

4. 对照品编号与批号　100606-200301

5. 结构类型　哌嗪类

盐酸法舒地尔

英文名 Fasudil Hydrochloride

分子式 $C_{14}H_{17}N_3O_2S \cdot HCl$

分子量 327.83

CAS号 105628-07-7

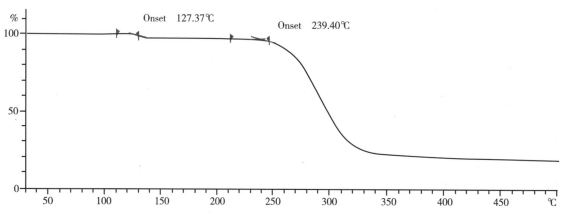

▲ 图1 盐酸法舒地尔 TG 图

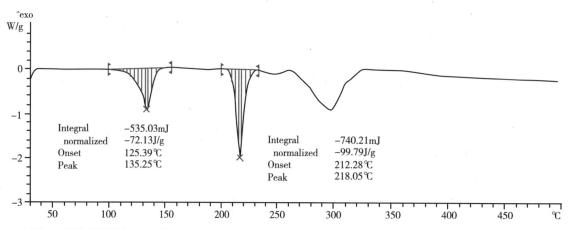

▲ 图2 盐酸法舒地尔 DSC 图

备注

1. 中文化学名 六氢-1-(5-异喹啉磺酰基)-1*H*-1,4-二氮杂䓬盐酸盐

2. 英文化学名 hexahydro-1-(5-isoquinolinylsulfonyl)-1*H*-1,4-diazepine hydrochloride

3. 性状 本品为白色或类白色结晶性粉末。

4. 对照品编号与批号 100614-200401

5. 结构类型 磺胺类

依 帕 司 他

英文名　Epalrestat

分子式　C₁₅H₁₃NO₃S₂

分子量　319.40

CAS号　82159-09-9

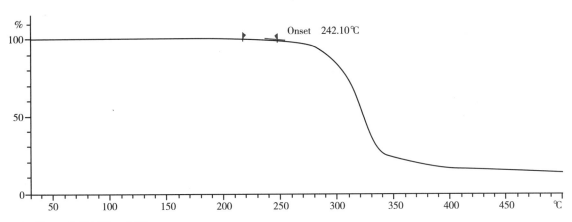

▲ 图1　依帕司他 TG 图

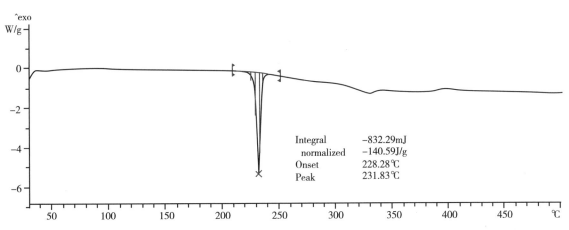

▲ 图2　依帕司他 DSC 图

备注

1. **中文化学名**　(5Z)-5-[(2E)-2-甲基-3-苯基-2-亚丙烯基]-4-氧代-2-硫酮-3-噻唑烷乙酸

2. **英文化学名**　(5Z)-5-[(2E)-2-methyl-3-phenyl-2-propenylidene]-4-oxo-2-thioxo-3-thiazolidine acetic acid

3. **性状**　本品为黄色至橙红色结晶性粉末，无臭，味微苦。

4. **对照品编号与批号**　100618-200401

5. **结构类型**　噻唑烷酸类

乌 拉 地 尔

英文名 Urapidil

分子式 C₂₀H₂₉N₅O₃

分子量 387.47

CAS号 34661-75-1

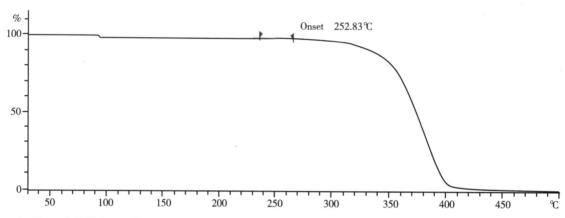

▲ **图1** 乌拉地尔 TG 图

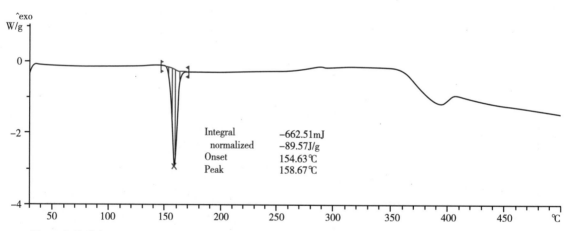

▲ **图2** 乌拉地尔 DSC 图

备注

1. 中文化学名 6-[3-[4-(2-甲氧基苯基)-1-哌嗪基]-丙基氨基]-1,3-二甲基-2,4(1H,3H)-嘧啶二酮

2. 英文化学名 6-[[3-[4-(2-methoxyphenyl)-1-piperazinyl]propyl]amino]-1,3-dimethyl-2,4(1H,3H)-pyrimidinedione

3. 性状 本品为白色结晶或结晶性粉末。

4. 对照品编号与批号 100626-200702

5. 结构类型 嘧啶类

盐酸吡格列酮

英文名　Pioglitazone Hydrochloride

分子式　$C_{19}H_{20}N_2O_3S \cdot HCl$

分子量　392.89

CAS号　112529-15-4

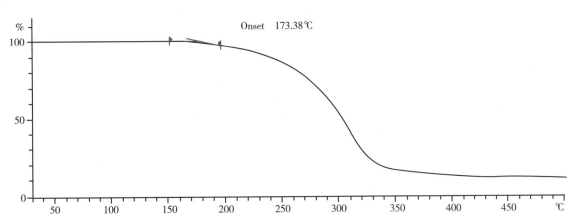

▲ 图1　盐酸吡格列酮 TG 图

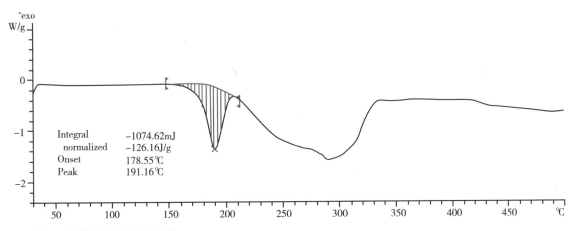

▲ 图2　盐酸吡格列酮 DSC 图

备注

1. **中文化学名**　5-[4-[2-(5-乙基-2-吡啶)-乙氧基]-苯基]-2,4-噻唑烷二酮盐酸盐

2. **英文化学名**　5-[[4-[2-(5-ethyl-2-pyridinyl)ethoxy]phenyl]methyl]-2,4-thiazolidinedione hydrochloride

3. **性状**　本品为白色或类白色结晶性粉末，无臭。

4. **对照品编号与批号**　100634-200401

5. **结构类型**　噻唑烷二酮类（列酮类）

碘普罗胺

英文名　Iopromide

分子式　$C_{18}H_{24}I_3N_3O_8$

分子量　791.11

CAS号　73334-07-3

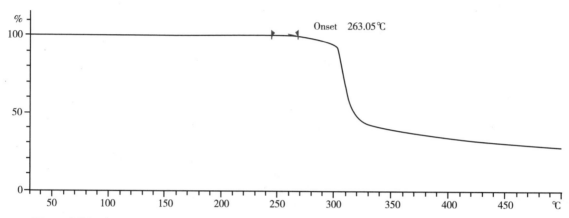

▲ 图1　碘普罗胺 TG 图

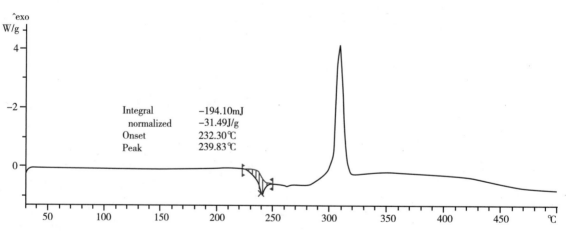

▲ 图2　碘普罗胺 DSC 图

备注

1. **性状**　本品为白色至微黄色粉末，有引湿性。

2. **溶解性**　本品在水中易溶，在乙醇、丙酮、乙醚中不溶。

3. **对照品编号与批号**　100642-200601

4. **结构类型**　酰胺类

氨 丁 三 醇

英文名　Tromethamine

分子式　$C_4H_{11}NO_3$

分子量　121.13

CAS号　77-86-1

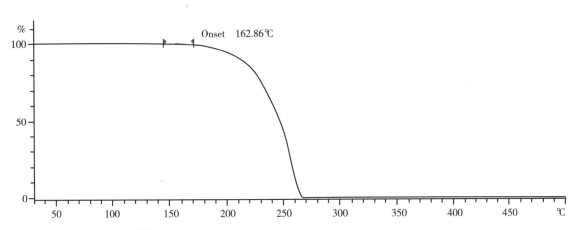

▲ **图 1**　氨丁三醇 TG 图

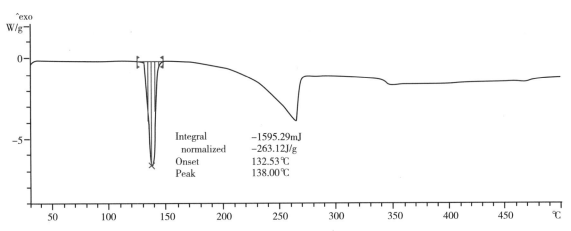

▲ **图 2**　氨丁三醇 DSC 图

备注

1. 中文化学名　2-氨基-2-羟甲基-1,3-丙二醇

2. 英文化学名　2-amino-2-hydroxymethyl-1,3-propanediol

3. 性状　本品为白色结晶；无臭，味微甜而带苦。

4. 溶解性　本品在水中易溶，在乙醇中溶解。

5. 对照品编号与批号　100643-200501

6. 结构类型　醇类

盐酸莫索尼定

英文名 Moxonidine Hydrochloride

分子式 $C_9H_{12}ClN_5O \cdot HCl \cdot H_2O$

分子量 296.16

CAS号 75438-58-3

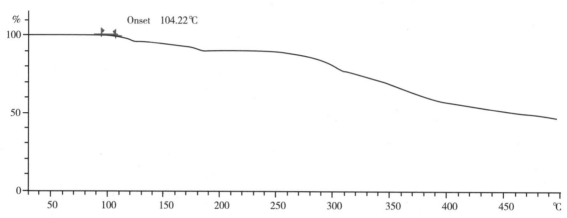

▲ 图1 盐酸莫索尼定 TG 图

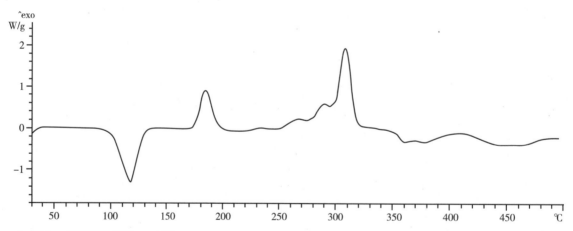

▲ 图2 盐酸莫索尼定 DSC 图

备注

1. **中文化学名** 4-氯-5-(2-咪唑啉-2-氨基)-6-甲氧基-2-甲基嘧啶盐酸盐一水合物

2. **英文化学名** 4-chloro-6-methoxy-2-methyl-5-(2-imidazolin-2-yl) aminopyrimidine hydrochloride monohydrate

3. **性状** 本品为白色结晶性粉末；无臭，味苦。

4. **对照品编号与批号** 100647-200401

5. **结构类型** 嘧啶类

盐酸替罗非班消旋体

英文名 Racemic Tirofiban Hydrochloride

分子式 $C_{22}H_{36}N_2O_5S \cdot HCl \cdot H_2O$

分子量 495.07

CAS号 150915-40-5

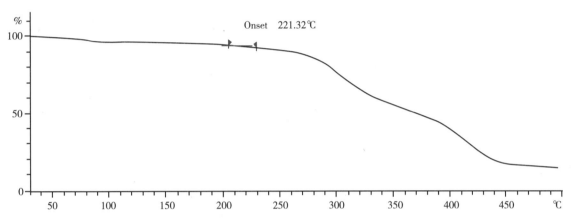

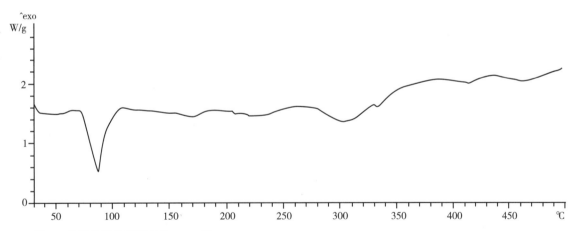

▲ **图1** 盐酸替罗非班消旋体 **TG** 图

▲ **图2** 盐酸替罗非班消旋体 **DSC** 图

备注

1. **性状** 本品为类白色粉末，无臭。

2. **溶解性** 本品在乙醇中易溶，在水、0.1mol/L 盐酸溶液和 0.1mol/L 氢氧化钠溶液中微溶，在乙酸乙酯和三氯甲烷中几乎不溶。

3. **对照品编号与批号** 100648-200401

4. **结构类型** 磺胺类

盐酸丙哌维林

英文名 Propiverine Hydrochloride

分子式 $C_{23}H_{29}NO_3 \cdot HCl$

分子量 403.94

CAS号 54556-98-8

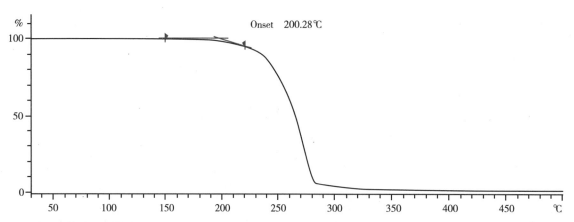

Onset 200.28℃

▲ **图1** 盐酸丙哌维林 TG 图

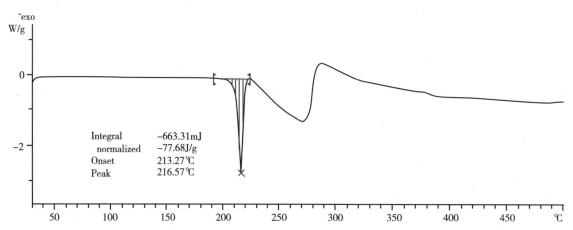

Integral	−663.31mJ
normalized	−77.68J/g
Onset	213.27℃
Peak	216.57℃

▲ **图2** 盐酸丙哌维林 DSC 图

备注

1. **中文化学名** 1-甲基-4-哌啶基二苯基丙氧乙酸酯盐酸盐

2. **英文化学名** 1-methyl-4-piperidyl diphenylpropoxyacetate hydrochloride

3. **性状** 本品为白色针状结晶或结晶性粉末，无臭。

4. **对照品编号与批号** 100649-200401

5. **结构类型** 哌啶类

缬 沙 坦

英文名 Valsartan

分子式 C₂₄H₂₉N₅O₃

分子量 435.52

CAS号 137862-53-4

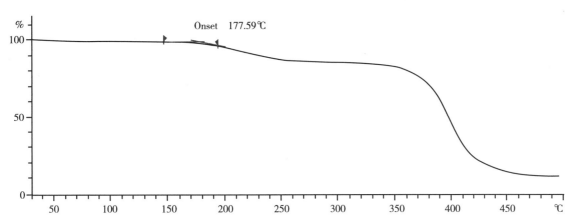

▲ **图1** 缬沙坦 TG 图

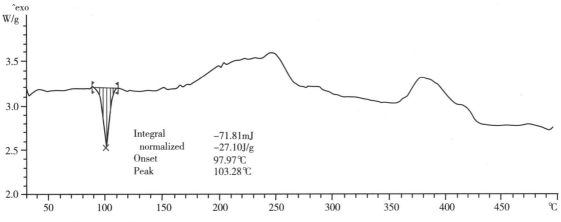

▲ **图2** 缬沙坦 DSC 图

备注

1. **中文化学名** N-戊酰基-N-〔〔2′-(1H-四氮唑-5-基)〔1,1′-联苯〕-4-基〕甲基〕-L-缬氨酸

2. **英文化学名** N-(1-oxopentyl)-N-〔〔2′-(1H-tetrazol-5-yl)〔1,1′-biphenyl〕-4-yl〕methyl〕-L-valine

3. **性状** 本品为白色结晶或白色、类白色粉末；有引湿性。

4. **溶解性** 本品在乙醇中极易溶解，在甲醇中易溶，在乙酸乙酯中略溶，在水中几乎不溶。

5. **对照品编号与批号** 100651-200902

6. **结构类型** 沙坦类

格 列 美 脲

英文名 Glimepiride

分子式 C$_{24}$H$_{34}$N$_4$O$_5$S

分子量 490.62

CAS号 93479-97-1

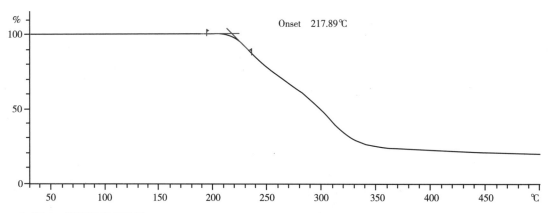

▲ 图1 格列美脲 TG 图

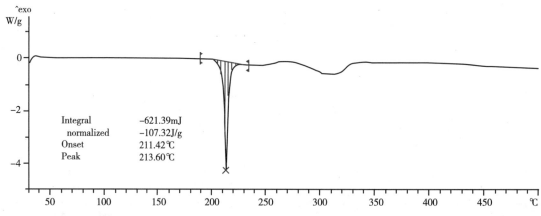

▲ 图2 格列美脲 DSC 图

备注

1. **中文化学名** 1-[[4-[2-(3-乙基-4-甲基-2-氧代-3-吡咯啉-1-甲酰胺基)-乙基]-苯基]磺酰基]-3-反式-(4-甲基环己基)脲

2. **英文化学名** 1-[[4-[2-(3-ethyl-4-methyl-2-oxo-3-pyrroline-1-carboxamido)-ethyl]phenyl]sulphonyl]-3-*trans*-(4-methylcyclohexyl)urea

3. **性状** 本品为白色结晶性粉末。

4. **溶解性** 本品在三氯甲烷中溶解,在甲醇或乙醇中极微溶解,在水或乙醚中不溶。

5. **对照品编号与批号** 100674-201102

6. **结构类型** 磺酰脲类

坎地沙坦酯

英文名	Candesartan Cilexetil
分子式	$C_{33}H_{34}N_6O_6$
分子量	610.66
CAS号	145040-37-5

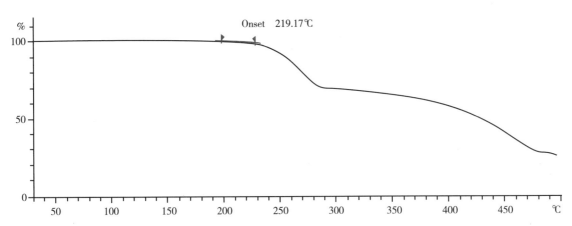

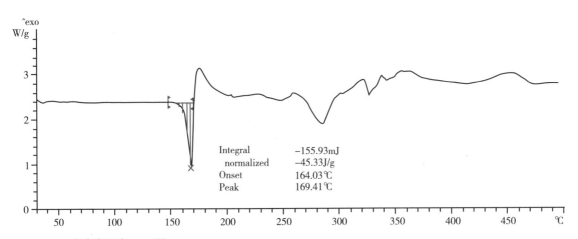

▲ 图1　坎地沙坦酯 **TG** 图

▲ 图2　坎地沙坦酯 **DSC** 图

备注

1. **性状**　本品为白色或类白色粉末。

2. **溶解性**　本品在三氯甲烷中易溶，在无水乙醇中略溶，在乙腈中微溶，在水中几乎不溶。

3. **对照品编号与批号**　100685-200401

4. **结构类型**　沙坦类

2-单硝酸异山梨酯

英文名 Isosorbide 2-Nitrate

分子式 $C_6H_9NO_6$

分子量 191.14

CAS号 16106-20-0

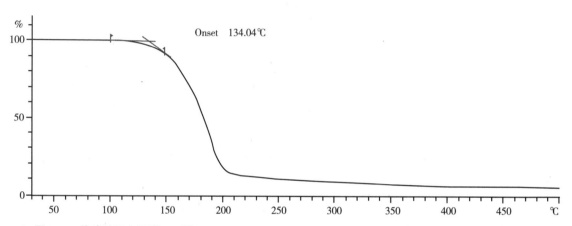

▲ 图1 2-单硝酸异山梨酯 TG 图

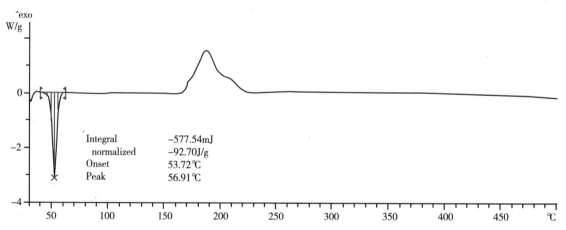

▲ 图2 2-单硝酸异山梨酯 DSC 图

备注

1. 中文化学名 1,4:3,6-二脱水-D-山梨醇-2-单硝酸酯

2. 英文化学名 1,4:3,6-dianhydro-D-glucitol-2-nitrate

3. 性状 本品为白色针状结晶或结晶性粉末；无臭。

4. 对照品编号与批号 100695-201202

5. 结构类型 硝酸酯类

马来酸依那普利

英文名 Enalapril Maleate

分子式 $C_{20}H_{28}N_2O_5 \cdot C_4H_4O_4$

分子量 492.52

CAS号 76095-16-4

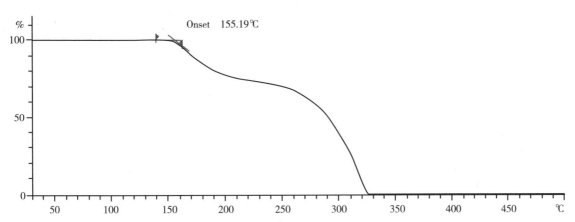

▲ **图1 马来酸依那普利 TG 图**

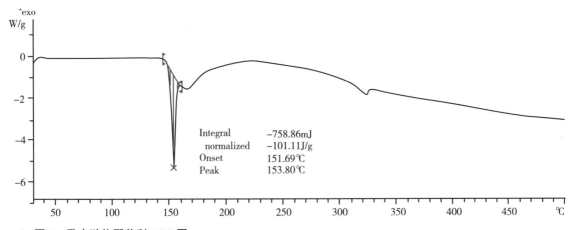

▲ **图2 马来酸依那普利 DSC 图**

备注

1. **中文化学名** N-[(S)-1-乙氧羰基-3-苯丙基]-L-丙氨酰-L-脯氨酸顺丁烯二酸盐

2. **英文化学名** 1-[N-[(S)-1-carboxy-3-phenylpropyl]-L-alanyl]-L-proline-1'-ethyl ester maleate（1∶1）

3. **性状** 本品为白色或类白色结晶性粉末；无臭，微有引湿性。

4. **溶解性** 本品在甲醇中易溶，在水中略溶，在乙醇或丙酮中微溶，在三氯甲烷中几乎不溶。

5. **对照品编号与批号** 100705-200902

6. **结构类型** 普利类

马来酸氨氯地平

英文名　Amlodipine Maleate

分子式　$C_{20}H_{25}ClN_2O_5 \cdot C_4H_4O_4$

分子量　524.96

CAS号　88150-47-4

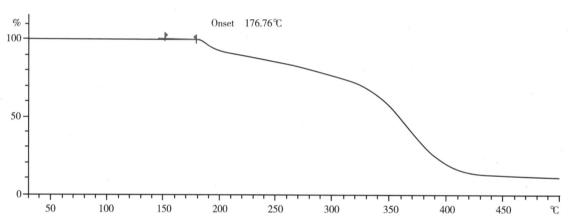

▲ 图1　马来酸氨氯地平 TG 图

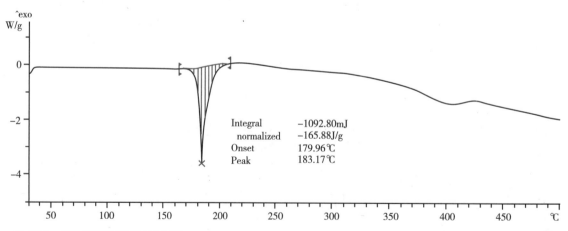

▲ 图2　马来酸氨氯地平 DSC 图

备注

1. **性状**　本品为类白色或微黄色结晶性粉末；无臭，味微苦。

2. **溶解性**　本品在冰醋酸中易溶，在甲醇中溶解，在水或丙酮中微溶，在三氯甲烷或乙酸乙酯中不溶。

3. **对照品编号与批号**　100712-200401

4. **结构类型**　地平类（二氢吡啶类）

非 洛 地 平

英文名 Felodipine

分子式 $C_{18}H_{19}Cl_2NO_4$

分子量 384.25

CAS号 72509-76-3

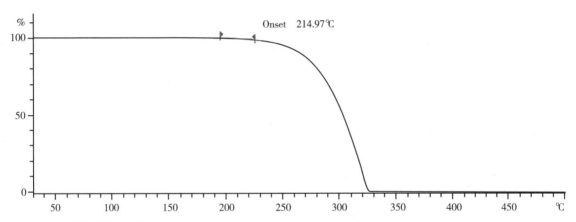

▲ 图1 非洛地平 TG 图

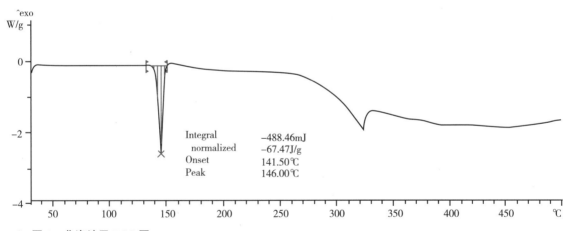

▲ 图2 非洛地平 DSC 图

备注

1. **中文化学名** （±）-2,6-二甲基-4-（2,3-二氯苯基）-1,4-二氢-3,5-吡啶二甲酸甲酯乙酯

2. **英文化学名** （±）-ethylmethyl-4-（2,3-dichlorophenyl）-1,4-dihydro-2,6-dimethyl-3,5-pyridine dicarboxylate

3. **性状** 本品为白色至淡黄色结晶或结晶性粉末；无臭，无味；遇光不稳定。

4. **溶解性** 本品在丙酮、甲醇或乙醇中易溶，在水中几乎不溶。

5. **对照品编号与批号** 100717-201002

6. **结构类型** 地平类（二氢吡啶类）

卡 维 地 洛

英文名　Carvedilol
分子式　$C_{24}H_{26}N_2O_4$
分子量　406.48
CAS号　72956-09-3

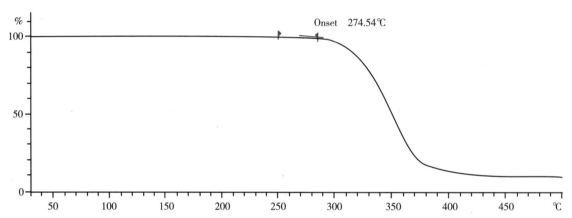

▲ 图 1　卡维地洛 TG 图

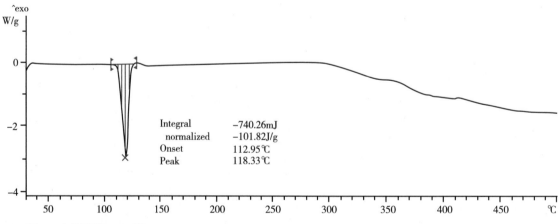

▲ 图 2　卡维地洛 DSC 图

备注

1. **中文化学名**　（±）-1-（9H-咔唑-4-氧基）-3-［2-（2-甲氧基苯氧基）乙基氨基］-2-丙醇

2. **英文化学名**　（±）-1-（9H-carbazol-4-yloxy）-3-［［2-（2-methoxyphenoxy）ethyl］amino］-2-propanol

3. **性状**　本品为白色或类白色结晶性粉末；无臭。

4. **溶解性**　本品在三氯甲烷中溶解，在甲醇或乙酸乙酯中略溶，在水中不溶，在冰醋酸中易溶。

5. **对照品编号与批号**　100730-200401

6. **结构类型**　肾上腺素类

苯 扎 贝 特

英文名　Bezafibrate

分子式　$C_{19}H_{20}ClNO_4$

分子量　361.82

CAS号　41859-67-0

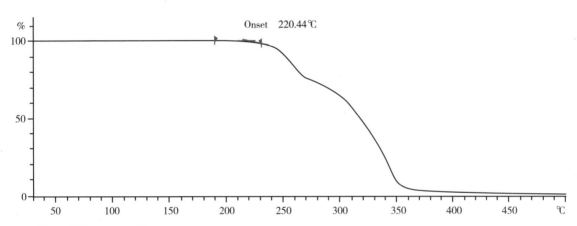

▲ 图1　苯扎贝特 TG 图

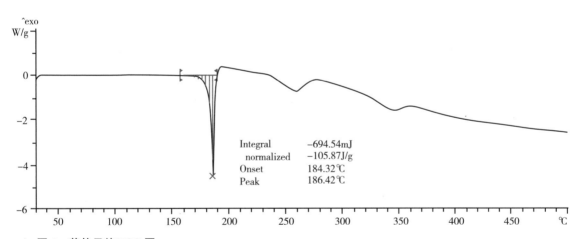

▲ 图2　苯扎贝特 DSC 图

备注

1. **中文化学名**　2-[4-[2-(4-氯苯甲酰氨基)乙基]苯氧基]-2-甲基丙酸

2. **英文化学名**　2-[4-[2-[(4-chlorobenzoyl)amino]ethyl]phenoxy]-2-methylpropanoic acid

3. **性状**　本品为白色或类白色结晶或结晶性粉末；无臭。

4. **溶解性**　本品在甲醇中溶解，在乙醇中略溶，在水中几乎不溶。

5. **对照品编号与批号**　100732-200501

6. **结构类型**　酰胺类

拉西地平

英文名　Lacidipine

分子式　$C_{26}H_{33}NO_6$

分子量　455.54

CAS号　103890-78-4

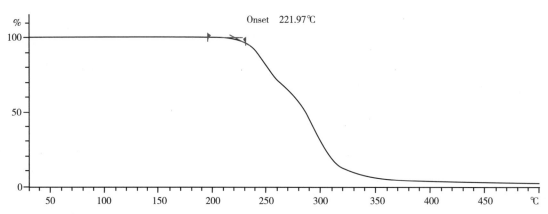

▲ 图1　拉西地平 TG 图

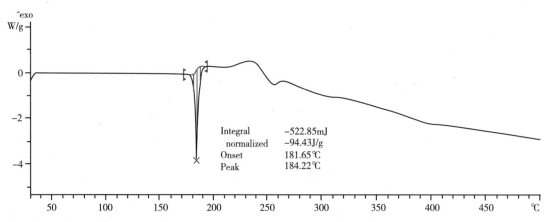

▲ 图2　拉西地平 DSC 图

备注

1. **中文化学名**　(*E*)-4-[2-[3-(羧叔丁基)-3-氧代-1-丙烯基]苯基]-1,4-二氢-2,6-二甲基-3,5-吡啶-二甲酸二乙酯

2. **英文化学名**　(*E*)-4-[2-[3-(1,1-dimethylethoxy)-3-oxo-1-propenyl]phenyl]-1,4-dihydro-2,6-dimethyl-3,5-pyridinedicarboxylic acid diethyl ester

3. **性状**　本品为白色或类白色结晶性粉末；无臭无味，遇光不稳定。

4. **溶解性**　本品在乙酸乙酯中易溶，在丙酮中溶解，在甲醇或乙醇中略溶，在水中几乎不溶。

5. **对照品编号与批号**　100741-200802

6. **结构类型**　地平类（二氢吡啶类）

尼 麦 角 林

英文名　Nicergoline

分子式　$C_{24}H_{26}BrN_3O_3$

分子量　484.39

CAS号　27848-84-6

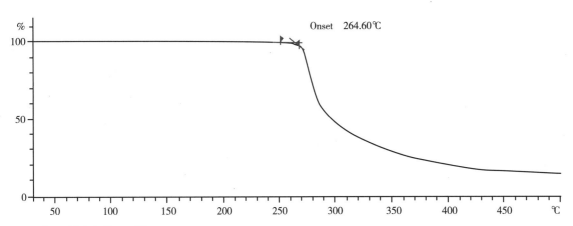

▲ 图1　尼麦角林 TG 图

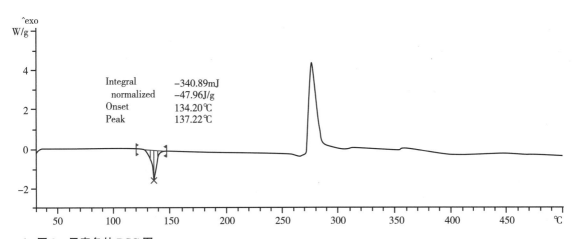

▲ 图2　尼麦角林 DSC 图

备注

1. 中文化学名　(8β)-10-甲氧基-1,6-二甲基麦角林-8-甲醇基-5-溴-3-吡啶羧酸酯

2. 英文化学名　(8β)-10-methoxy-1,6-dimethylergoline-8-methanol-5-bromo-3-pyridinecarboxylate

3. 性状　本品为白色或微黄色结晶性粉末。

4. 对照品编号与批号　100742-200501

5. 结构类型　麦角林类

长 春 胺

英文名 Vincamine

分子式 $C_{21}H_{26}N_2O_3$

分子量 354.44

CAS号 1617-90-9

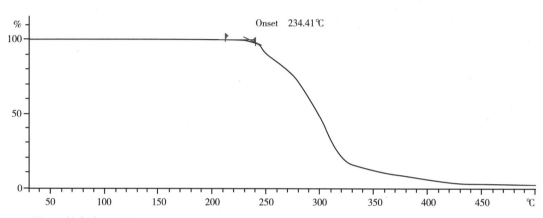

▲ 图1 长春胺 TG 图

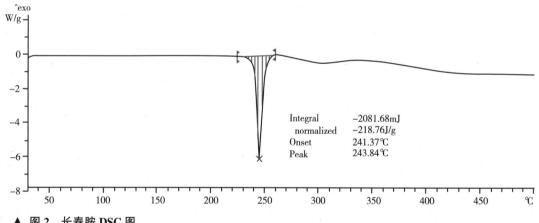

▲ 图2 长春胺 DSC 图

备注

1. **中文化学名** 13*a*-乙基-2,3,5,6,12,13,13*a*,13*b*-八氢-12-氢氧-1*H*-吲哚[3,2,1-脱]吡啶并[3,2,1-*ij*][1,5]萘啶-12-羧酸甲酯

2. **英文化学名** 13*a*-ethyl-2,3,5,6,12,13,13*a*,13*b*-octahydro-12-hydroxy-1*H*-indolo[3,2,1-*de*]pyrido[3,2,1-*ij*][1,5]naphthyridine-12-carboxylic acid methyl ester

3. **性状** 本品为白色结晶性粉末，无味。

4. **溶解性** 本品在三氯甲烷中溶解，在乙醚或乙醇中微溶，在水中几乎不溶。

5. **对照品编号与批号** 100747-200501

6. **结构类型** 生物碱类

阿 昔 莫 司

英文名　Acipimox

分子式　$C_6H_6N_2O_3$

分子量　154.12

CAS号　51037-30-0

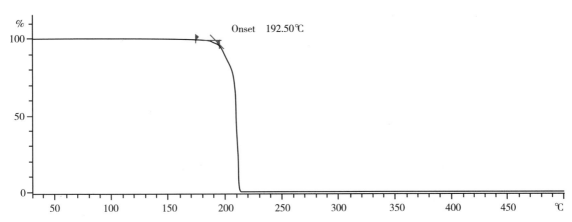

▲ 图1　阿昔莫司 TG 图

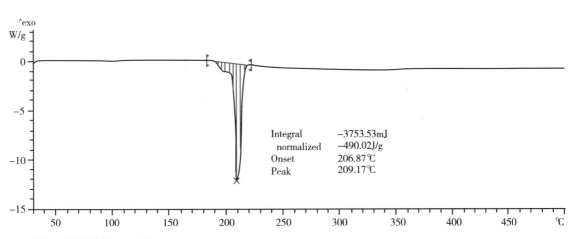

▲ 图2　阿昔莫司 DSC 图

备注

1. **性状**　本品为白色或类白色粉末。

2. **溶解性**　本品在水中略溶，在乙醇、甲醇、丙酮或三氯甲烷中微溶。

3. **对照品编号与批号**　100750-200601

4. **结构类型**　吡嗪羧酸类（烟酸衍生物）

瑞格列奈

英文名　Repaglinide

分子式　$C_{27}H_{36}N_2O_4$

分子量　452.59

CAS号　135062-02-1

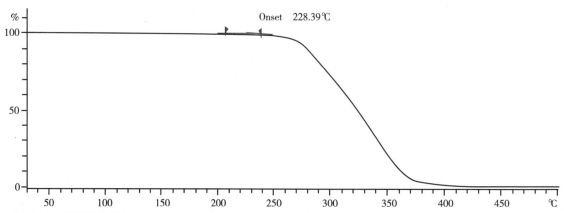

▲ 图1　瑞格列奈 TG 图

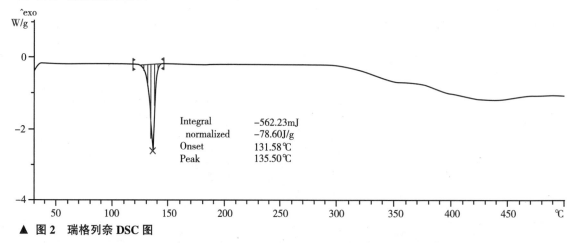

▲ 图2　瑞格列奈 DSC 图

备注

1. **中文化学名**　(*S*)-2-乙氧基-4-[2-[[甲基-1-[2-(1-哌啶基)苯基]丁基]氨基]-2-氧代乙基]苯甲酸

2. **英文化学名**　(*S*)-2-ethoxy-4-[2-[methyl-1-[2-[(1-piperidinyl)phenyl]butyl]amino]-2-oxoethyl]benzoic acid

3. **性状**　本品为白色或类白色结晶性粉末；无臭。

4. **溶解性**　本品在三氯甲烷中易溶，在乙醇或丙酮中略溶，在水中几乎不溶；在0.1mol/L盐酸溶液中微溶。

5. **对照品编号与批号**　100753-201102

6. **结构类型**　酰胺类

贝那普利拉

英文名　Benazeprilat

分子式　$C_{22}H_{24}N_2O_5$

分子量　396.44

CAS号　86541-78-8

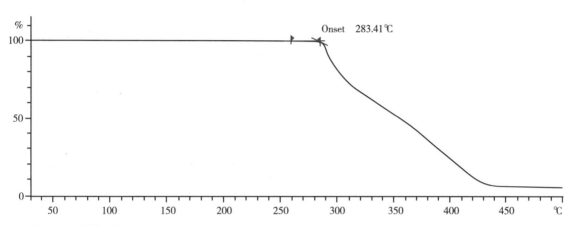

▲ 图1　贝那普利拉 TG 图

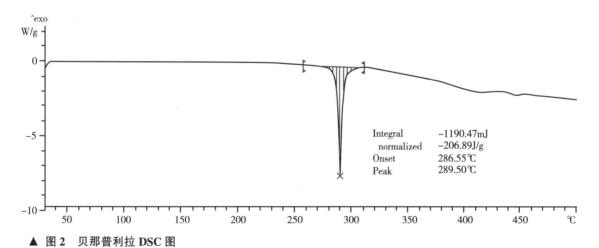

▲ 图2　贝那普利拉 DSC 图

备注

1. **性状**　本品为白色结晶性粉末。

2. **对照品编号与批号**　100771-201001

3. **结构类型**　普利类

格列美脲杂质 I

英文名　Glimepiride Impurity Ⅰ
分子式　$C_{19}H_{25}N_3O_6S$
分子量　423.48
CAS号　318515-70-7

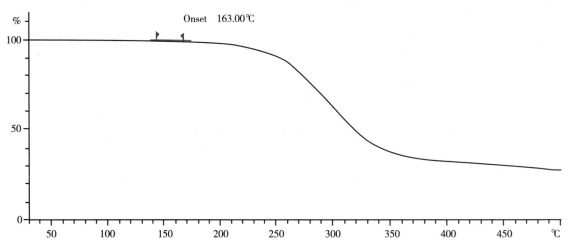

▲ 图1　格列美脲杂质 Ⅰ　TG 图

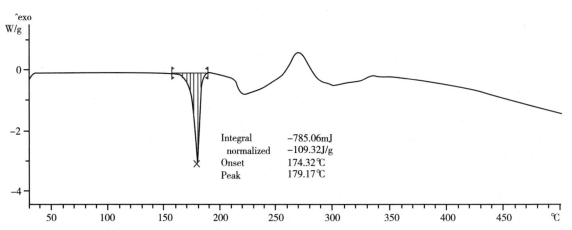

▲ 图2　格列美脲杂质 Ⅰ　DSC 图

备注

1. **中文化学名**　4-[2-(3-乙基-4-甲基-2-氧-3-吡咯啉-1-甲基酰胺基)乙基]苯磺酰胺甲酸乙酯

2. **英文化学名**　carbamic acid, *N*-[[4-[2-[[(3-ethyl-2,5-dihydro-4-methyl-2-oxo-1*H*-pyrrol-1-yl)carbonyl]amino]ethyl]phenyl]sulfonyl], ethyl ester

3. **性状**　本品为白色结晶性粉末。

4. **对照品编号与批号**　100781-200501

5. **结构类型**　磺酰脲类

盐酸普萘洛尔

英文名 Propranolol Hydrochloride

分子式 $C_{16}H_{21}NO_2 \cdot HCl$

分子量 295.80

CAS号 318-98-9

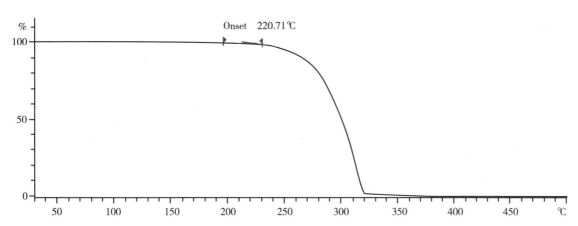

▲ 图1 盐酸普萘洛尔 TG 图

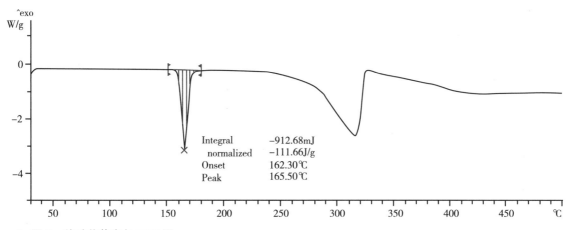

▲ 图2 盐酸普萘洛尔 DSC 图

备注

1. **性状** 本品为白色或类白色的结晶性粉末；无臭，味微甜后苦。

2. **溶解性** 本品在水或乙醇中溶解，在三氯甲烷中微溶。

3. **对照品编号与批号** 100783-200401

4. **结构类型** 洛尔类

托拉塞米杂质 A

英文名　Torasemide Impurity A

分子式　$C_{12}H_{13}N_3O_2S$

分子量　263.32

CAS号　72811-73-5

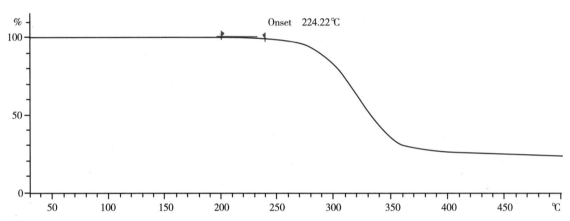

▲ 图1　托拉塞米杂质 A TG 图

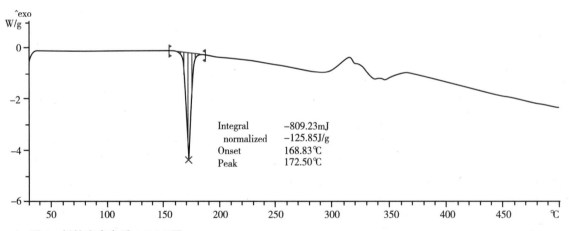

▲ 图2　托拉塞米杂质 A DSC 图

备注

1. **中文化学名**　4-(3′-甲基苯氨基)-3-吡啶磺酰胺

2. **英文化学名**　4-(3′-methylphenyl)amino-3-pyridine sulfonamine

3. **性状**　本品为白色粉末。

4. **对照品编号与批号**　100786-200501

5. **结构类型**　磺酰胺类

二乙酰氨乙酸乙二胺

英文名　Ethylenediamine Diaceturate

分子式　$C_{10}H_{22}N_4O_6$

分子量　294.30

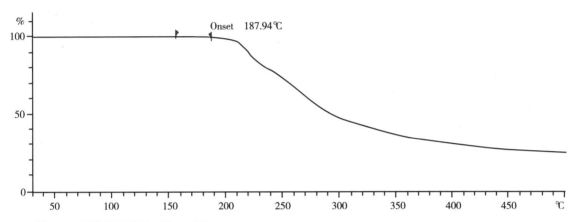

▲ 图1　二乙酰氨乙酸乙二胺 TG 图

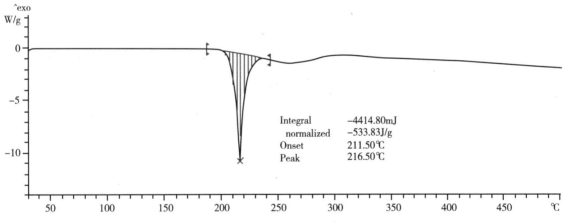

▲ 图2　二乙酰氨乙酸乙二胺 DSC 图

备注

1. **性状**　本品为白色粉末；微臭，味涩微酸。

2. **溶解性**　本品在水中易溶，在乙醇、三氯甲烷、乙醚或丙酮中几乎不溶。

3. **对照品编号与批号**　100795-200401

4. **结构类型**　酰胺类

氟伐他汀钠

英文名 Fluvastatin Sodium

分子式 C₂₄H₂₅FNNaO₄

$C_{24}H_{25}FNNaO_4$

分子量 433.45

CAS号 93957-55-2

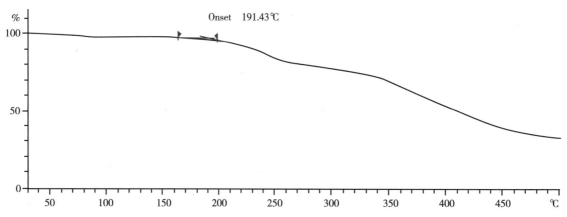

▲ 图1 氟伐他汀钠 TG 图

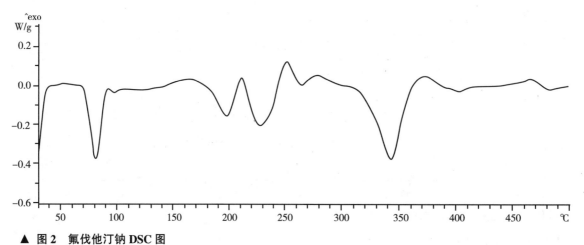

▲ 图2 氟伐他汀钠 DSC 图

备注

1. **性状** 本品为浅黄色结晶性粉末。

2. **溶解性** 本品在水、甲醇或乙醇中易溶。

3. **对照品编号与批号** 100800-200701

4. **结构类型** 他汀类

盐酸塞利洛尔

英文名　Celiprolol Hydrochloride

分子式　$C_{20}H_{33}N_3O_4 \cdot HCl$

分子量　415.95

CAS号　57470-78-7

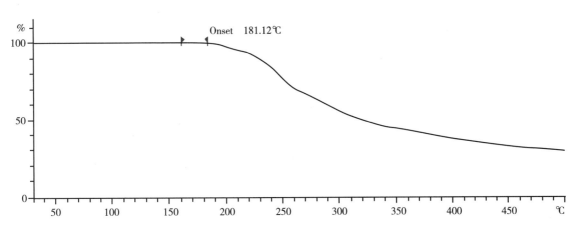

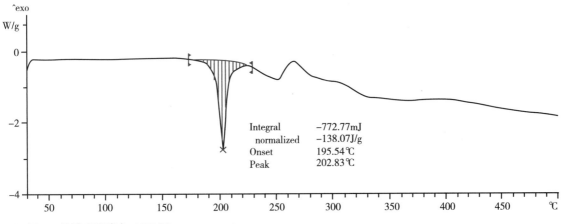

▲ 图1　盐酸塞利洛尔 TG 图

▲ 图2　盐酸塞利洛尔 DSC 图

备注

1. **中文化学名**　3-[3-乙酰基-4-(3-特丁氨基-2-羟基)丙氧基]苯基-1,1-二乙基脲盐酸盐

2. **英文化学名**　3-[3-acetyl-4-(3-*tert*-butylamino-2-hydroxy)propoxy]phenyl-1,1-diethylurea hydrochloride

3. **性状**　本品为白色或类白色结晶性粉末；无臭；味苦。

4. **溶解性**　本品在水或甲醇中易溶，在无水乙醇中略溶，在丙酮中几乎不溶。

5. **对照品编号与批号**　100807-200501

6. **结构类型**　洛尔类

阿 卡 波 糖

英文名 Acarbose

分子式 $C_{25}H_{43}NO_{18}$

分子量 645.63

CAS号 56180-94-0

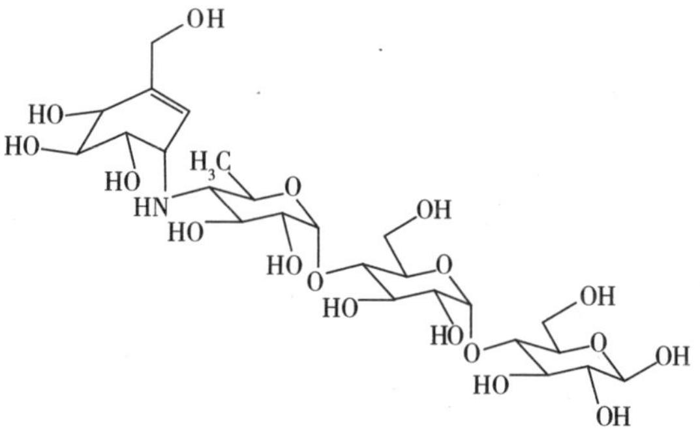

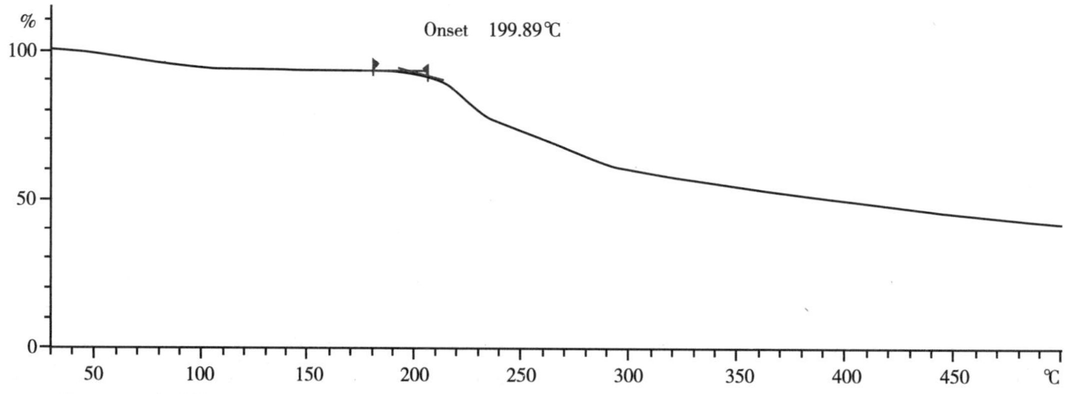

▲ **图1 阿卡波糖 TG 图**

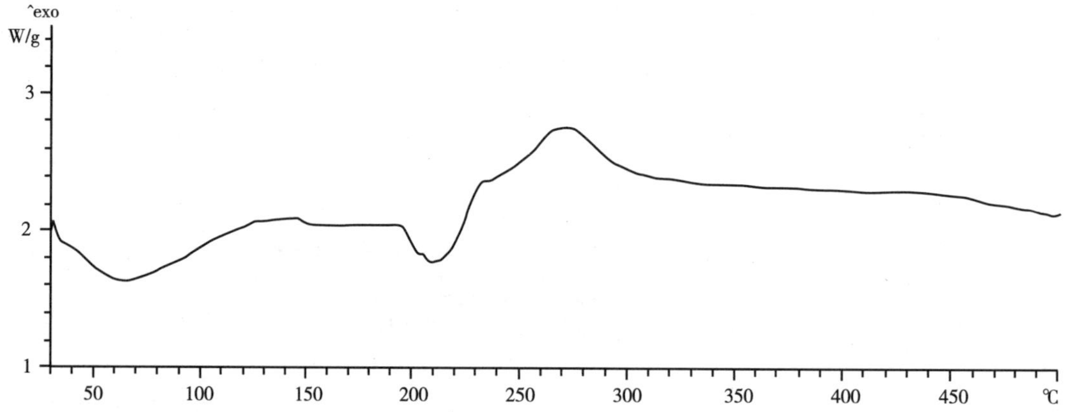

▲ **图2 阿卡波糖 DSC 图**

备注

1. **中文化学名** O-4,6-双去氧-4-[[(1S,4R,5S,6S)-4,5,6-三羟基-3-(羟基甲基)环己烯-2-基]氨基]-α-D-吡喃葡萄糖基-(1→4)-O-α-D-吡喃葡萄糖基(1→4)-D-吡喃葡萄糖

2. **英文化学名** O-4,6-dideoxy-4-[[[1S-(1α,4α,5β,6α)]-4,5,6-trihydroxy-3-(hydroxymethyl)-2-cyclohexen-1-yl]amino]-α-D-glucopyranosyl-(1→4)-O-α-D-glucopyranosyl-(1→4)-D-glucose

3. **性状** 本品为白色或类白色无定性粉末。

4. **溶解性** 本品在水中极易溶解，在甲醇中溶解，在乙醇中极微溶解，在丙酮、乙腈中不溶。

5. **对照品编号与批号** 100808-200902

6. **结构类型** 糖苷类

赖 诺 普 利

英文名　Lisinopril

分子式　$C_{21}H_{31}N_3O_5 \cdot 2H_2O$

分子量　441.52

CAS号　83915-83-7

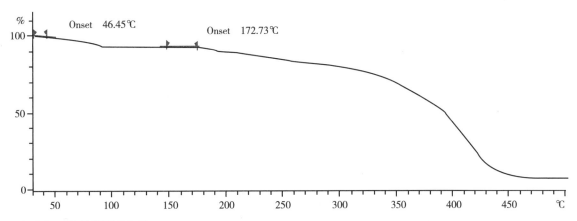

图 1　赖诺普利 TG 图

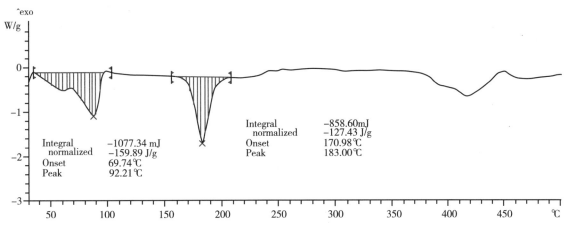

▲ 图 2　赖诺普利 DSC 图

备注

1. **中文化学名**　1-[N^2-[(S)-1-羧基-3-苯基丙基]-L-赖氨酰]-L-脯氨酸二水合物

2. **英文化学名**　1-[N^2-[(S)-1-carboxy-3-phenylpropyl]-L-lysyl]-L-proline dihydrate

3. **性状**　本品为白色或类白色结晶性粉末；无臭，微有引湿性。

4. **溶解性**　本品在水中溶解，在甲醇中略溶，在乙醇或三氯甲烷中几乎不溶。

5. **对照品编号与批号**　100814-200701

6. **结构类型**　普利类

阿魏酸哌嗪

英文名 Piperazine Ferulate

分子式 $C_4H_{10}N_2 \cdot 2C_{10}H_{10}O_4$

分子量 474.51

CAS号 96585-18-1

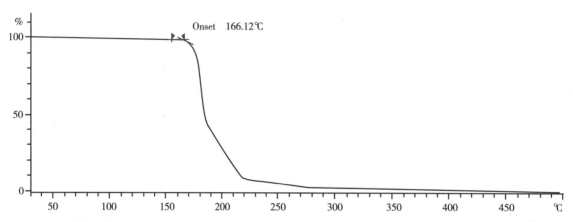

▲ **图1** 阿魏酸哌嗪 TG 图

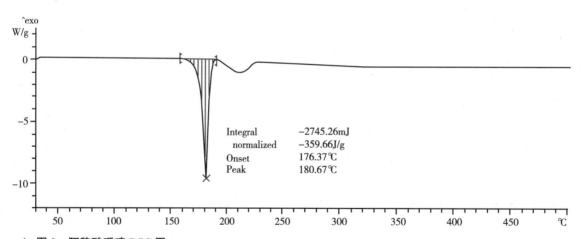

▲ **图2** 阿魏酸哌嗪 DSC 图

备注

1. **中文化学名** 3-甲氧基-4-羟基桂皮酸哌嗪

2. **英文化学名** 3-methoxy-4-hydroxy cinnamic acid piperazine

3. **性状** 本品为白色或类白色片状结晶或结晶性粉末；无臭，味微涩。

4. **溶解性** 本品在水中微溶，在乙醇中极微溶解，在三氯甲烷中几乎不溶。

5. **对照品编号与批号** 100834-200701

6. **结构类型** 哌嗪类

缬沙坦异构体

英文名 Valsartan Enantiomer

分子式 $C_{24}H_{29}N_5O_3$

分子量 435.52

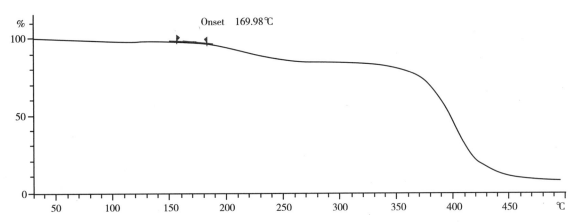

▲ 图1 缬沙坦异构体 TG 图

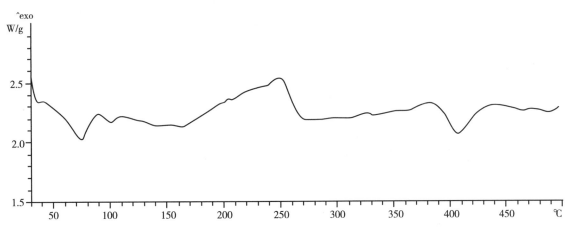

▲ 图2 缬沙坦异构体 DSC 图

备注

1. **性状** 本品为白色粉末。

2. **对照品编号与批号** 100836-201001

3. **结构类型** 沙坦类

磷酸川芎嗪

英文名　Ligustrazine Phosphate

分子式　$C_8H_{12}N_2 \cdot H_3PO_4 \cdot H_2O$

分子量　252.20

CAS号　1124-11-4

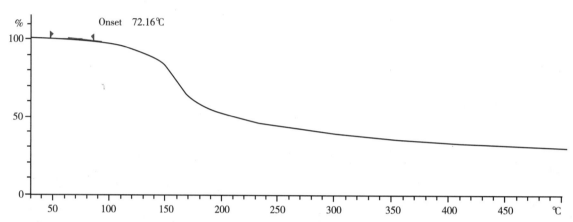

▲ **图1**　磷酸川芎嗪 TG 图

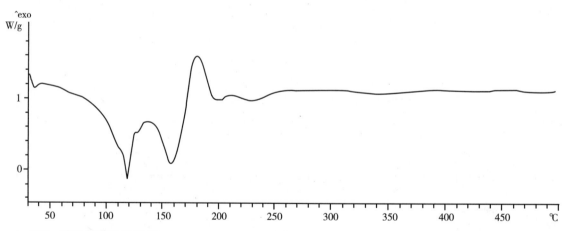

▲ **图2**　磷酸川芎嗪 DSC 图

备注

1. 中文化学名　2,3,5,6-四甲基哌嗪磷酸盐一水合物

2. 英文化学名　2,3,5,6-tetramethyl-piperazine phosphate monohydrate

3. 性状　本品为白色或类白色结晶或结晶性粉末；微臭，味苦。

4. 溶解性　本品在水或乙醇中溶解，在三氯甲烷中不溶。

5. 对照品编号与批号　100845-201002

6. 结构类型　哌嗪类

异喹啉物

英文名 Gliquidone Sulphonamide

分子式 C₂₀H₂₂N₂O₅S

$$\text{分子式} \quad C_{20}H_{22}N_2O_5S$$

分子量 402.46

CAS号 33456-68-7

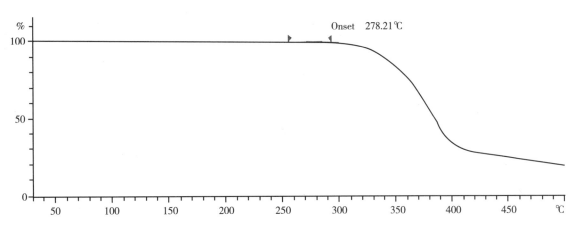

▲ 图1 异喹啉物 TG 图

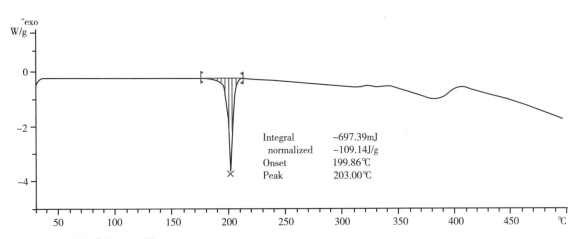

▲ 图2 异喹啉物 DSC 图

备注

1. 中文化学名 1,2,3,4-四氢-2-(4-磺胺基苯基)-4,4-二甲基-7-甲氧基-1,3-二酮-异喹啉

2. 英文化学名 1,2,3,4-tetrahydro-2-(4-sulfonamide phenyl)-4,4-dimethyl-7-methoxyl-1,3-dione-isoquinolins

3. 性状 本品为白色结晶性粉末。

4. 对照品编号与批号 100846-200501

5. 结构类型 磺胺类

磷酸吡哆醛丁咯地尔

英文名 Buflomedil Pyridoxal Phosphate

分子式 $C_{25}H_{35}N_2O_{10}P$

分子量 554.53

CAS号 104018-07-7

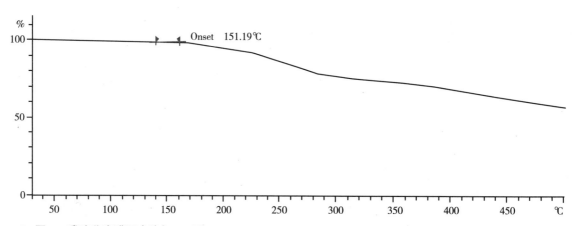

▲ 图1 磷酸吡哆醛丁咯地尔 TG 图

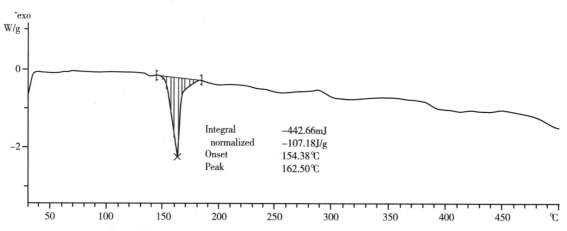

▲ 图2 磷酸吡哆醛丁咯地尔 DSC 图

备注

1. **性状** 本品为白色结晶性粉末。

2. **对照品编号与批号** 100854-200701

3. **结构类型** 吡啶类

磷酸吡哆醛

英文名 Pyridoxal Phosphate Monohydrate

分子式 $C_8H_{10}NO_6P \cdot H_2O$

分子量 265.15

CAS号 54-97-7

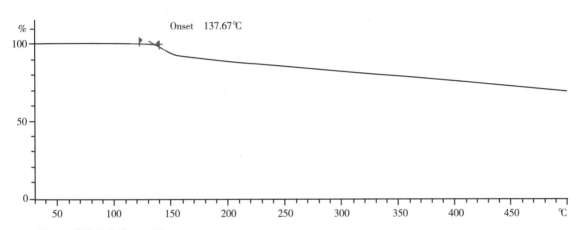

▲ 图1 磷酸吡哆醛 TG 图

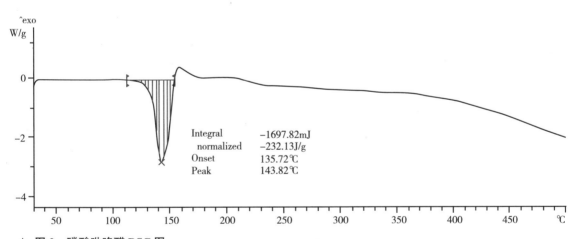

▲ 图2 磷酸吡哆醛 DSC 图

备注

1. **中文化学名** 3-羟基-2-甲基-5-[(磷酰氧基)-甲基]-4-吡啶甲醛

2. **英文化学名** 3-hydroxy-2-methyl-5-[(phosphonooxy)methyl]-4-pyridinecarboxaldehyde

3. **性状** 本品为类白色或淡黄色结晶性粉末；无臭。

4. **溶解性** 本品在水中微溶，在乙醇、丙酮、乙醚和三氯甲烷中不溶。

5. **对照品编号与批号** 100855-200701

6. **结构类型** 吡啶类

醋 谷 胺

英文名 Aceglutamide

分子式 $C_7H_{12}N_2O_4$

分子量 188.18

CAS号 2490-97-3

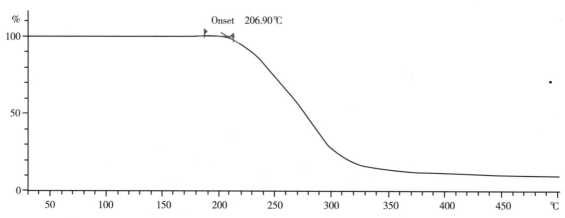

▲ 图1 醋谷胺 TG 图

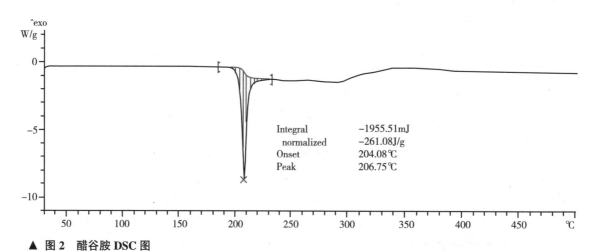

▲ 图2 醋谷胺 DSC 图

备注

1. **性状** 本品为白色结晶性粉末。

2. **溶解性** 本品在水中溶解，在乙醇中微溶。

3. **对照品编号与批号** 100859-200501

4. **结构类型** 酰胺类

消旋瑞格列奈

英文名 Racemic Repaglinide

分子式 $C_{27}H_{36}N_2O_4$

分子量 452.59

CAS号 108157-53-5

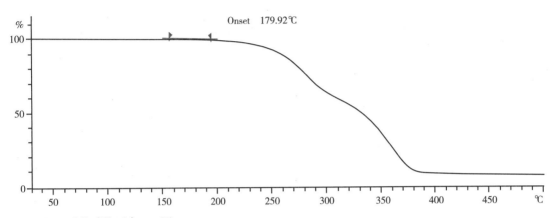

▲ 图1 消旋瑞格列奈 **TG** 图

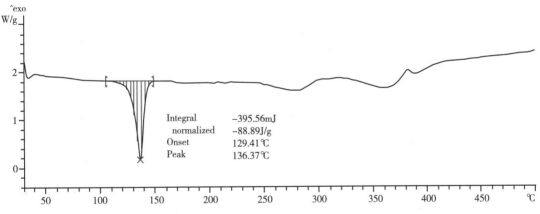

▲ 图2 消旋瑞格列奈 **DSC** 图

备注

1. **中文化学名** (R,S)-2-乙氧基-4-[2-[[甲基-1-[2-(1-哌啶基)苯基]丁基]氨基]-2-氧代乙基]苯甲酸

2. **英文化学名** 2-ethoxy-4-[2-[[$(1R,S)$-3-methyl-1-[2-(1-piperidinyl)phenyl]butyl]amino]-2-oxoethyl]benzoic acid

3. **性状** 本品为白色或类白色结晶性粉末；无臭。

4. **溶解性** 本品在三氯甲烷中易溶，在乙醇或丙酮中略溶，在水中几乎不溶；在0.1mol/L盐酸溶液中微溶。

5. **对照品编号与批号** 100863-201101

6. **结构类型** 酰胺类

奥美沙坦酯

英文名　Olmesartan Medoxomil

分子式　C₂₉H₃₀N₆O₆

分子量　558.59

CAS号　144689-63-4

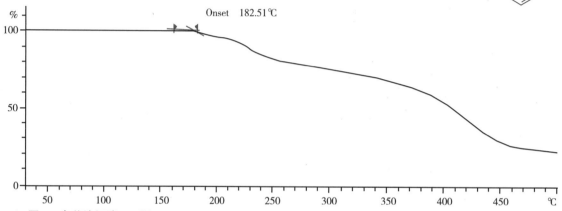

▲ 图1　奥美沙坦酯 TG 图

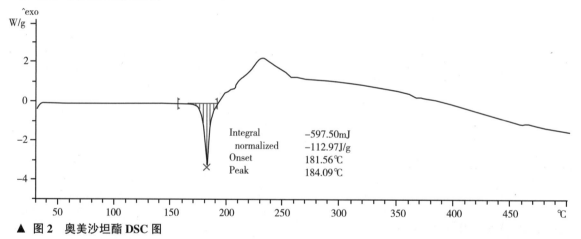

▲ 图2　奥美沙坦酯 DSC 图

备注

1. **中文化学名**　4-(1-羟基-1-甲基乙基)-2-丙基-1-［4-［2-(四唑-5-基)苯基]苯基]甲基咪唑-5-羧酸(5-甲基-2-氧代-1,3-二氧杂环戊烯-4-基)甲基酯

2. **英文化学名**　4-(1-hydroxy-1-methylethyl)-2-propyl-1-［4-［2-(tetrazol-5-yl)phenyl]phenyl] methylimidazole-5-carboxylic acid (5-methyl-2-oxo-1,3-dioxol-4-yl) methyl ester

3. **性状**　本品为白色结晶性粉末。

4. **溶解性**　本品在冰醋酸、二甲基亚砜中溶解，在乙腈中略溶，在甲醇、乙醇、乙酸乙酯中微溶，在水中几乎不溶。

5. **对照品编号与批号**　100864-200601

6. **结构类型**　沙坦类

酒石酸罗格列酮

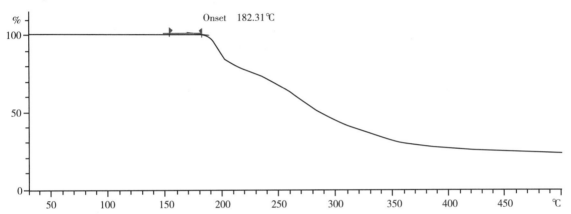

英文名　Rosiglitazone Tartrate

分子式　$C_{18}H_{19}N_3O_3S \cdot C_4H_6O_6$

分子量　507.51

CAS号　397263-86-4

▲ **图1**　酒石酸罗格列酮 TG 图

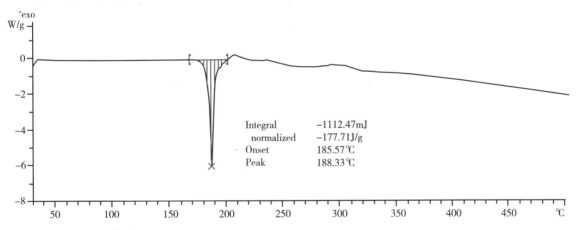

Integral　　　　−1112.47mJ
normalized　−177.71J/g
Onset　　　　185.57℃
Peak　　　　188.33℃

▲ **图2**　酒石酸罗格列酮 DSC 图

备注

1. **中文化学名**　（±）-5-［［4-［2-（甲基-2-吡啶氨基）乙氧基］苯基］甲基］-2,4-噻唑烷二酮-L-（+）-酒石酸盐

2. **英文化学名**　（±）-5-［［4-［2-（methyl-2-pyridinylamino）ethoxy］-phenyl］methy］-2,4-thiazolidine-dione-L-（+）-tartrate

3. **性状**　本品为白色或类白色结晶性粉末。

4. **溶解性**　本品在冰醋酸中略溶，在水中微溶，在甲醇或丙酮中极微溶解，在乙醇中几乎不溶，在 0.1mol/L 盐酸中略溶。

5. **对照品编号与批号**　100883-200601

6. **结构类型**　噻唑烷二酮类（列酮类）

盐酸曲美他嗪

英文名 Trimetazidine Hydrochloride

分子式 $C_{14}H_{22}N_2O_3 \cdot 2HCl$

分子量 339.26

CAS号 13171-25-0

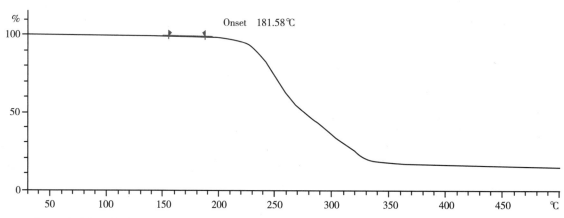

▲ 图1 盐酸曲美他嗪 TG 图

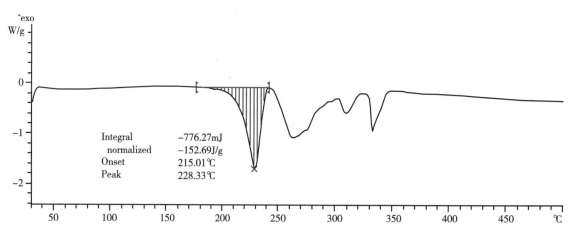

▲ 图2 盐酸曲美他嗪 DSC 图

备注

1. **中文化学名** 1-(2,3,4-三甲氧基苄基)哌嗪二盐酸盐

2. **英文化学名** 1-[(2,3,4-trimethoxyphenyl)methyl]piperazine dihydrochloride

3. **性状** 本品为白色结晶性粉末。

4. **溶解性** 本品在水和甲酸中极易溶解，在甲醇中略溶，在乙醇中微溶。

5. **对照品编号与批号** 100889-200901

6. **结构类型** 哌嗪类

盐酸苯乙双胍

英文名　Phenformin Hydrochloride

分子式　$C_{10}H_{15}N_5 \cdot HCl$

分子量　241.73

CAS号　834-28-6

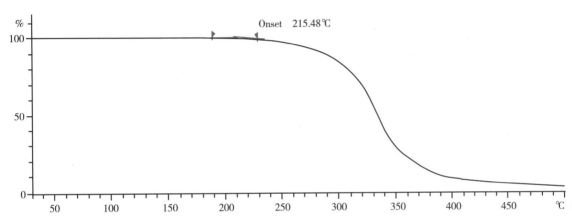

▲ 图1　盐酸苯乙双胍 TG 图

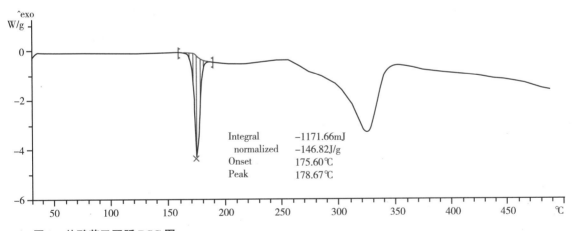

▲ 图2　盐酸苯乙双胍 DSC 图

备注

1. **中文化学名**　1-(2-苯乙基)双胍盐酸盐

2. **英文化学名**　N-(2-phenylethyl)imidodicarbonimidic diamide hydrochloride

3. **性状**　本品为白色结晶或结晶性粉末；无臭，味苦。

4. **溶解性**　本品在水中易溶，在乙醇中溶解，在三氯甲烷或乙醚中几乎不溶。

5. **对照品编号与批号**　100922-201001

6. **结构类型**　胍类

福辛普利钠

英文名　Fosinopril Sodium

分子式　$C_{30}H_{45}NNaO_7P$

分子量　585.64

CAS号　88889-14-9

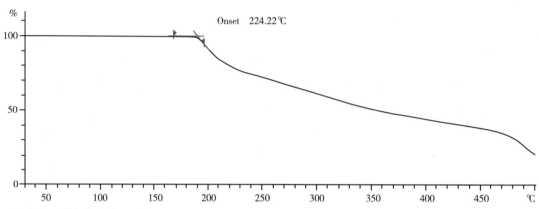

▲ 图1　福辛普利钠 TG 图

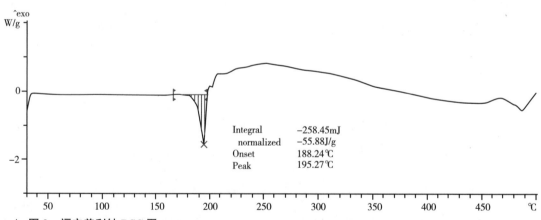

▲ 图2　福辛普利钠 DSC 图

备注

1. **中文化学名**　4S-4-环己基-1-[(R)-[(1S)-2-甲基-1-(1-氧代丙氧基)丙氧基](4-苯丁基)膦酰]乙酰-L-脯氨酸钠

2. **英文化学名**　(4S)-4-cyclohexyl-1-[[(R)-[(1S)-2-methyl-1-(1-oxopropoxy)propoxy](4-phenylbutyl)phosphinyl]acetyl]-L-proline sodium salt

3. **性状**　本品为白色或类白色结晶性粉末。

4. **溶解性**　本品在水中极易溶解，在无水乙醇中微溶，在正己烷中几乎不溶。

5. **对照品编号与批号**　100942-200701

6. **结构类型**　普利类

长 春 西 汀

英文名 Vinpocetine

分子式 $C_{22}H_{26}N_2O_2$

分子量 350.45

CAS号 42971-09-5

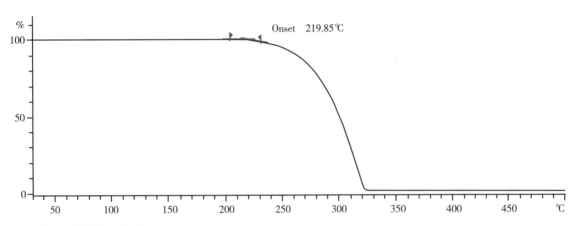

▲ 图1 长春西汀 TG 图

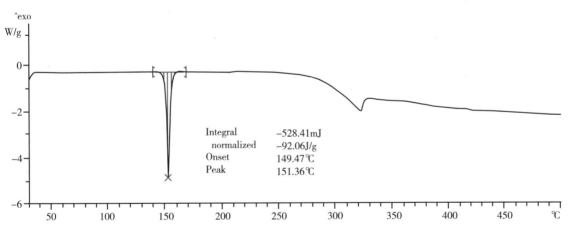

▲ 图2 长春西汀 DSC 图

备注

1. **性状** 本品为白色或淡黄色结晶性粉末。

2. **溶解性** 本品溶于二氯甲烷，微溶于无水乙醇，几乎不溶于水。

3. **对照品编号与批号** 100947-201102

4. **结构类型** 西汀类

碘 海 醇

英文名　Iohexol

分子式　$C_{19}H_{26}I_3N_3O_9$

分子量　821.14

CAS号　66108-95-0

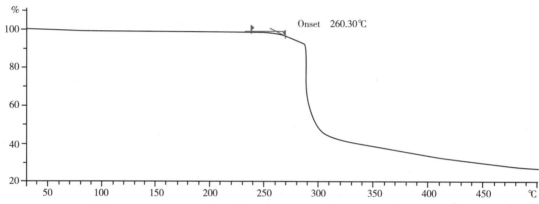

▲ 图1　碘海醇 TG 图

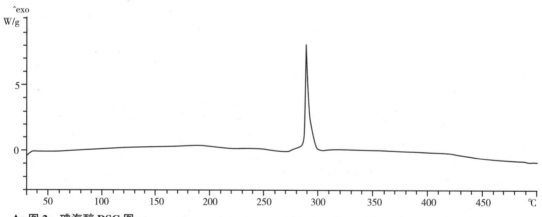

▲ 图2　碘海醇 DSC 图

备注

1. **中文化学名**　5-[乙酰基(2,3-二羟丙基)胺基]-N,N'-双(2,3-二羟丙基)-2,4,6-三碘-1,3-苯二甲酰胺

2. **英文化学名**　5-[acetyl(2,3-dihydroxypropyl)amino]-N,N'-bis(2,3-dihydroxypropyl)-2,4,6-triiodo-1,3-benzenedicarboxamide

3. **性状**　本品为白色或类白色粉末或结晶性粉末；无臭；有引湿性。

4. **溶解性**　本品在水或甲醇中极易溶解，在三氯甲烷或乙醚中几乎不溶。

5. **对照品编号与批号**　100949-201001

6. **结构类型**　酰胺类

福辛普利拉

英文名 Fosinoprilat

分子式 C₂₃H₃₄NO₅P

分子量 435.50

CAS号 95399-71-6

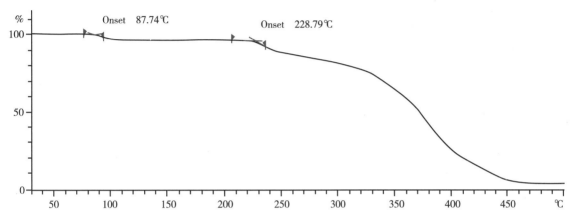

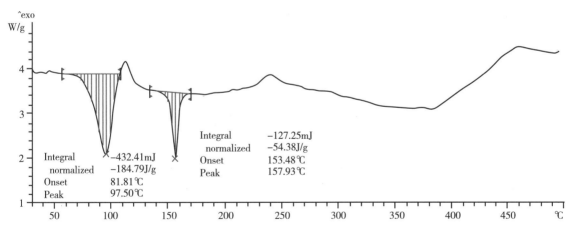

▲ **图1** 福辛普利拉 **TG** 图

▲ **图2** 福辛普利拉 **DSC** 图

备注

1. 中文化学名 反-4-环己烷-1-[[羟基(4-苯基)氧膦基]乙酰]-L-脯氨酸钠

2. 英文化学名 *trans*-4-cyclohexyl-1-[[hydroxy(4-phenyl)phosphinyl]acethl]-L-proline

3. 性状 本品为白色粉末。

4. 对照品编号与批号 100951-200801

5. 结构类型 普利类

马来酸罗格列酮

英文名 Rosiglitazone Maleate

分子式 $C_{18}H_{19}N_3O_3S \cdot C_4H_4O_4$

分子量 473.51

CAS号 155141-29-0

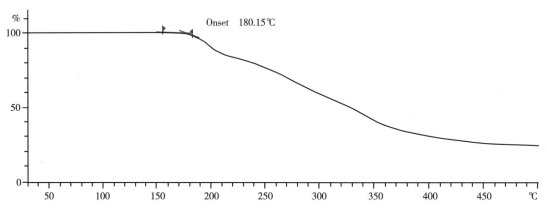

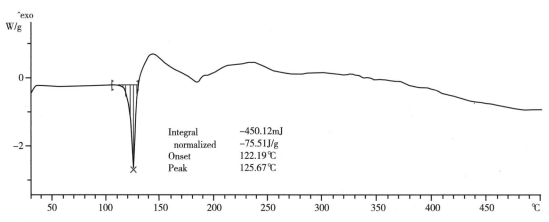

▲ **图1** 马来酸罗格列酮 TG 图

▲ **图2** 马来酸罗格列酮 DSC 图

备注

1. **中文化学名** （±）-5-[[4-[2-（甲基-2-吡啶氨基）乙氧基]苯基]甲基]-2,4-噻唑烷二酮-顺丁烯二酸盐

2. **英文化学名** 5-[[4-[2-(methyl-2-pyridinylamino)ethoxy]phenyl]methyl]-2,4-thiazolidinedion maleate

3. **性状** 本品为白色或类白色粉末。

4. **溶解性** 本品在水中微溶，在甲醇中溶解。

5. **对照品编号与批号** 100952-200701

6. **结构类型** 噻唑烷二酮类（列酮类）

西 尼 地 平

英文名　Cilnidipine

分子式　$C_{27}H_{28}N_2O_7$

分子量　492.52

CAS号　132203-70-4

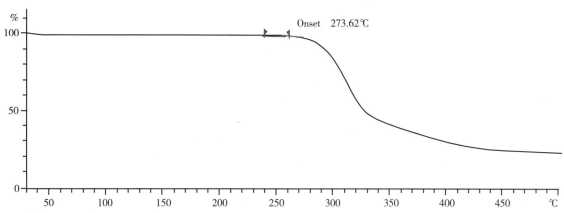

▲ **图1　西尼地平 TG 图**

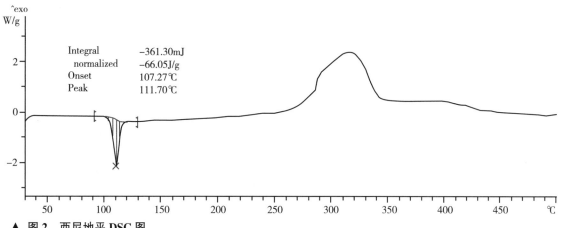

▲ **图2　西尼地平 DSC 图**

备注

1. **中文化学名**　1,4-二氢-2,6-二甲基-4-(3-硝基苯基)-3,5-吡啶二羧酸-2-甲氧基乙酯肉桂醇酯

2. **英文化学名**　1,4-dihydro-2,6-dimethyl-4-(3-nitrophenyl)-3,5-pyridinedicarboxylic acid-2-methoxyethyl(2E)-3-phenyl-2-propenyl ester

3. **性状**　本品为淡黄色粉末。

4. **对照品编号与批号**　100993-200701

5. **结构类型**　地平类（二氢吡啶类）

尼群地平杂质 A

英文名　Nitrendipine Impurity A
分子式　$C_{18}H_{18}N_2O_6$
分子量　358.34
CAS号　89267-41-4

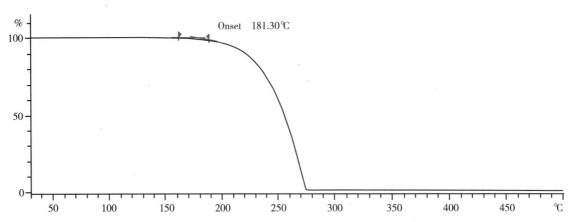

▲ 图1　尼群地平杂质 A TG 图

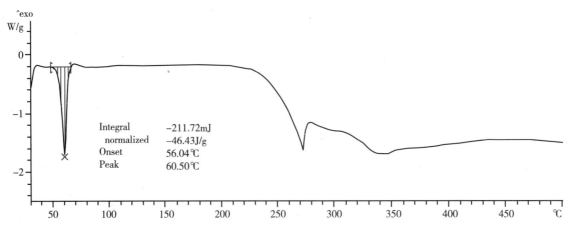

▲ 图2　尼群地平杂质 A DSC 图

备注

1. **中文化学名**　2,6-二甲基-4-(3-硝基苯基)-3,5-吡啶二甲酸甲酯乙酯

2. **英文化学名**　3,5-pyridinedicarboxylic acid, 2,6-dimethyl-4-(3-nitrophenyl)-3-ethyl-5-methyl ester

3. **性状**　本品为白色结晶性粉末。

4. **对照品编号与批号**　101020-200801

5. **结构类型**　地平类（二氢吡啶类）

碘海醇杂质 I

英文名 Iohexol Impurity I

分子式 $C_{14}H_{18}I_3N_3O_6$

分子量 705.02

CAS号 76801-93-9

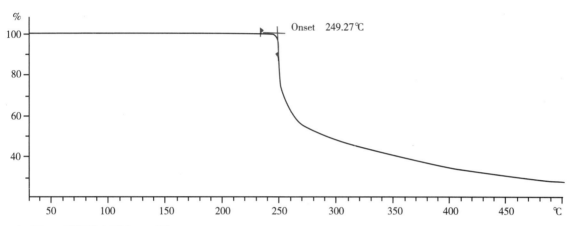

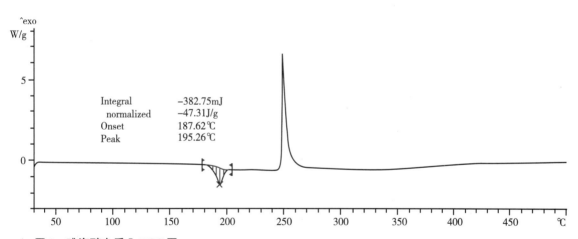

▲ 图1 碘海醇杂质 I TG 图

▲ 图2 碘海醇杂质 I DSC 图

备注

1. 中文化学名 5-氨基-N,N'-双(2,3-二羟丙基)-2,4,6-三碘-1,3-苯二甲酰胺

2. 英文化学名 5-amino-N,N'-bis(2,3-dihydropropyl)-2,4,6-triiodo-1,3-benzene dicarboxamide

3. 性状 本品为类白色或浅褐色粉末。

4. 对照品编号与批号 101039-201001

5. 结构类型 酰胺类

米 力 农

英文名　Milrinone

分子式　$C_{12}H_9N_3O$

分子量　211.22

CAS号　78415-72-2

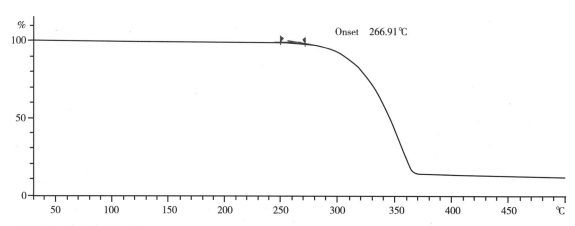

▲ 图1　米力农 TG 图

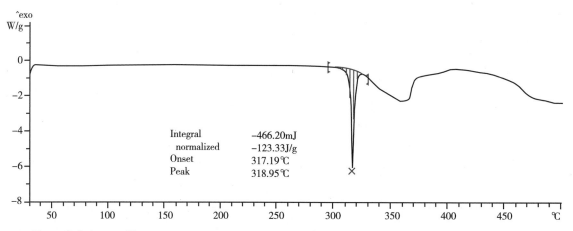

▲ 图2　米力农 DSC 图

备注

1. **中文化学名**　2-甲基-6-氧-1,6-二氢-(3,4'-双吡啶)-5-甲腈

2. **英文化学名**　1,6-dihydro-2-methyl-6-oxo-(3,4'-bipyridine)-5-carbonitrile

3. **性状**　本品为类白色结晶性粉末;无臭。

4. **溶解性**　本品在水或乙醇中几乎不溶,在稀盐酸中略溶。

5. **对照品编号与批号**　101065-201001

6. **结构类型**　吡啶类

米力农杂质 A

英文名 Milrinone Impurity A

分子式 $C_{12}H_{11}N_3O_2$

分子量 229.23

CAS号 80047-24-1

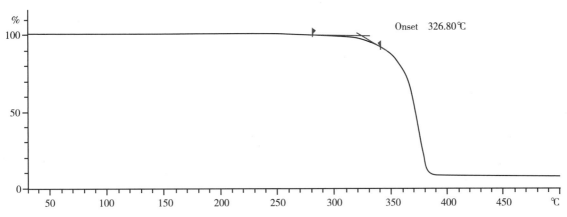

▲ 图1　米力农杂质 A TG 图

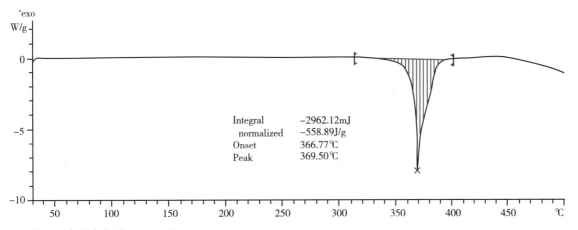

▲ 图2　米力农杂质 A DSC 图

备注

1. **中文化学名**　1,6-二氢-2-甲基-6-氧代-(3,4′-二吡啶)-5-酰胺

2. **英文化学名**　1,6-dihydro-2-methyl-6-oxo-(3,4′-bipyridine)-5-carboxamide

3. **性状**　本品为类白色结晶性粉末。

4. **对照品编号与批号**　101066-201001

5. **结构类型**　吡啶类

尼可地尔

英文名　Nicorandil

分子式　$C_8H_9N_3O_4$

分子量　211.18

CAS号　65141-46-0

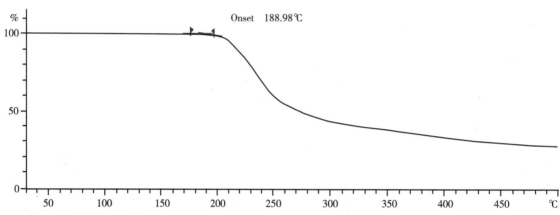

▲ 图1　尼可地尔 TG 图

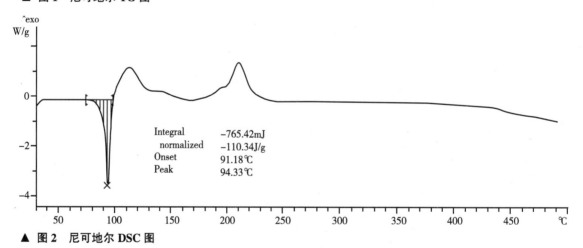

▲ 图2　尼可地尔 DSC 图

备注

1. **中文化学名**　N-(2-硝氧乙基)-3-吡啶间酰胺

2. **英文化学名**　N-[2-(nitrooxy)ethyl]-3-pyridine carboxamide

3. **性状**　本品为白色或类白色针状结晶或结晶性粉末；无臭或微有特臭，味苦。

4. **溶解性**　本品在甲醇、乙醇、丙酮、冰醋酸及稀乙醇中易溶，在三氯甲烷中溶解，在水中略溶，在乙醚中几乎不溶。

5. **对照品编号与批号**　101079-201001

6. **结构类型**　酰胺类

环 扁 桃 酯

英文名 Cyclandelate

分子式 $C_{17}H_{24}O_3$

分子量 276.37

CAS号 456-59-7

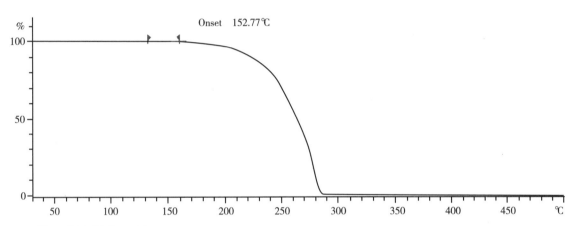

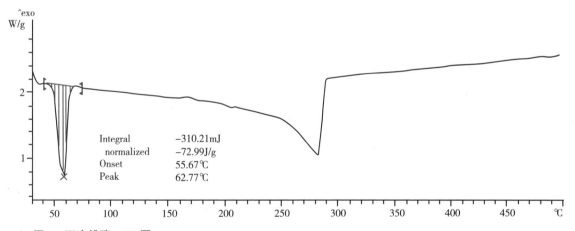

▲ 图1 环扁桃酯 TG 图

▲ 图2 环扁桃酯 DSC 图

备注

1. 中文化学名 3,3,5-三甲基环己醇-α-苯基-α-羟基乙酸酯

2. 英文化学名 3,3,5-trimethylcyclohexanol-α-phenyl-α-hydroxy acetate

3. 性状 本品为白色或类白色的无定形粉末；有特臭，味苦。

4. 溶解性 本品在乙醇或丙酮中极易溶解，在水中几乎不溶。

5. 对照品编号与批号 101118-201001

6. 结构类型 芳基烷酸类

非诺贝特杂质 I

英文名　Fenofibrate Impurity I

分子式　$C_{13}H_9ClO_2$

分子量　232.66

CAS号　42019-78-3

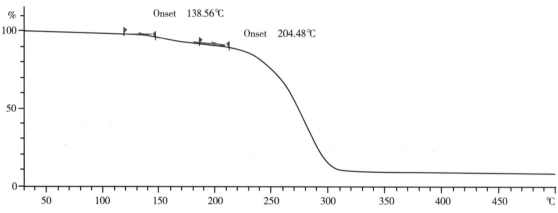

▲ **图1**　非诺贝特杂质 I　TG 图

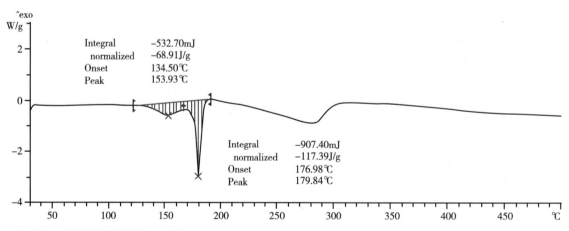

▲ **图2**　非诺贝特杂质 I　DSC 图

备注

1. 中文化学名　4-氯-4′-羟基二苯甲酮

2. 英文化学名　4-chloro-4′-hydrobenzophenone

3. 性状　本品为橘红色粉末。

4. 对照品编号与批号　101121-201001

5. 结构类型　苯酚类

非诺贝特杂质 II

英文名 Fenofibrate Impurity II

分子式 C₁₇H₁₅ClO₄

分子量 318.75

CAS号 42017-89-0

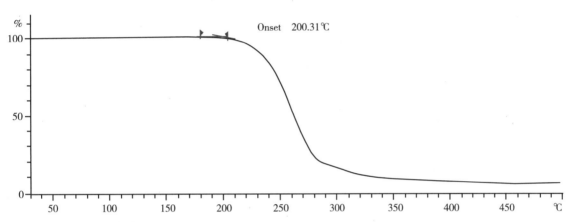

▲ **图 1** 非诺贝特杂质 II TG 图

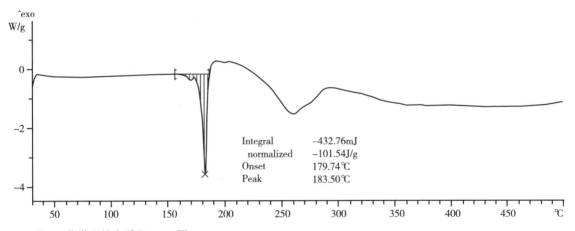

▲ **图 2** 非诺贝特杂质 II DSC 图

备注

1. **中文化学名** 2-[4-(4-氯苯甲酰)-苯氧基]-2-甲基丙酸

2. **英文化学名** 2-[4-(4-chlorobenzoyl)phenoxy]-2-methylpropanoic acid

3. **性状** 本品为浅黄色粉末。

4. **对照品编号与批号** 101122-201001

5. **结构类型** 芳基烷酸类

氯 噻 嗪

英文名　Chlorothiazide

分子式　C$_7$H$_6$ClN$_3$O$_4$S$_2$

分子量　295.7

CAS号　58-94-6

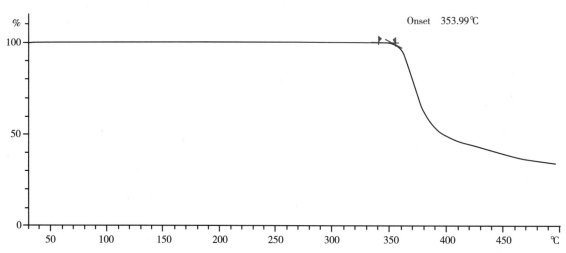

▲ 图1　氯噻嗪 TG 图

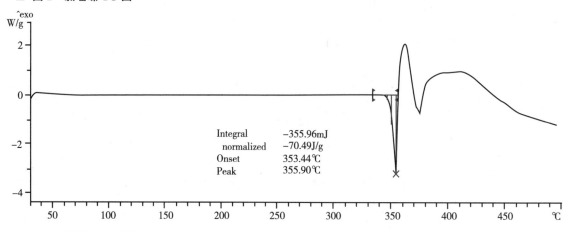

▲ 图2　氯噻嗪 DSC 图

备注

1. **中文化学名**　6-氯-2H-1,2,4-苯并噻二嗪-7-磺酰胺-1,1-二氧化物

2. **英文化学名**　6-chloro-2H-1,2,4-benzothiadiazine-7-sulphonamide-1,1-dioxide

3. **性状**　本品为无色针状结晶。

4. **溶解性**　本品溶于 DMSO 或 DMF，微溶于甲醇或吡啶，极微溶于水，不溶于乙醚、三氯甲烷或苯。

5. **对照品编号与批号**　101129-201001

6. **结构类型**　磺胺类

盐酸阿米洛利杂质

英文名 Amiloride Hydrochloride Impurity

分子式 $C_6H_8ClN_3O_4S_2$

分子量 285.73

CAS号 121-30-2

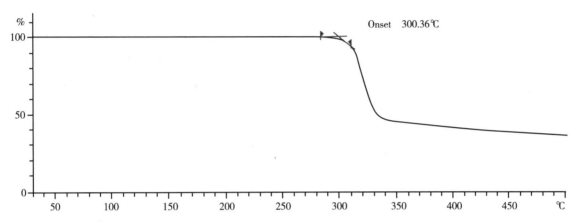

▲ **图 1** 盐酸阿米洛利杂质 **TG** 图

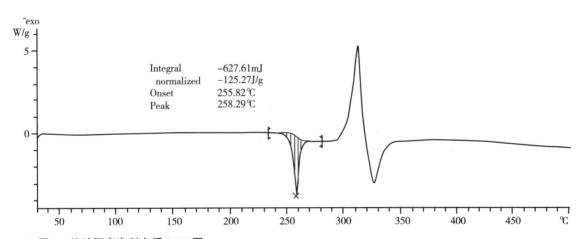

▲ **图 2** 盐酸阿米洛利杂质 **DSC** 图

备注

1. **中文化学名** 4-氨基-6-氯-1,3-苯二磺酰胺

2. **英文化学名** 4-amino-6-chloro-1,3-benzenedisulfonamide

3. **对照品编号与批号** 101131-201001

4. **结构类型** 磺酰胺类

尼索地平杂质 I

英文名　Nisoldipine Impurity Ⅰ

分子式　$C_{20}H_{22}N_2O_6$

分子量　386.40

CAS号　103026-83-1

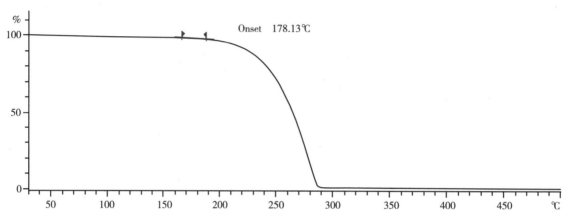

▲ 图1　尼索地平杂质 I TG 图

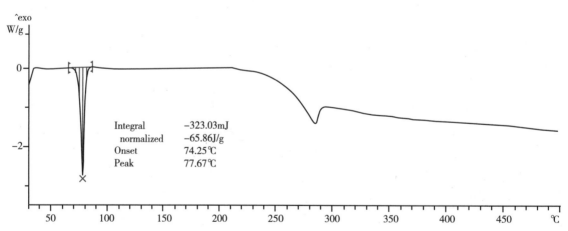

▲ 图2　尼索地平杂质 I DSC 图

备注

1. 中文化学名　2,6-二甲基-4-(2-硝基苯基)-3,5-吡啶二羧酸甲酸甲酯异丁酯

2. 英文化学名　3,5-pyridinedicarboxylic acid, 2,6-dimethyl-4-(2-nitrophenyl)-3-methyl-5-(2-methylpropyl)ester

3. 性状　本品为淡黄色结晶性粉末。

4. 对照品编号与批号　101157-201101

5. 结构类型　地平类（二氢吡啶类）

尼索地平杂质 II

英文名 Nisoldipine Impurity II

分子式 C₂₀H₂₂N₂O₅

分子量 370.41

CAS号 87375-91-5

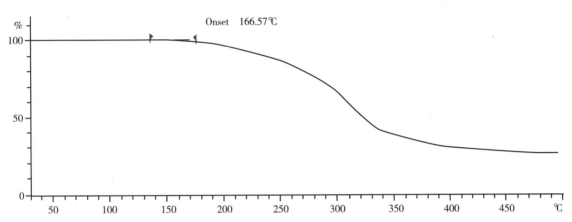

▲ 图1 尼索地平杂质 II TG 图

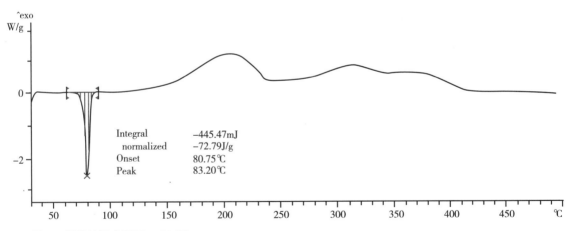

▲ 图2 尼索地平杂质 II DSC 图

备注

1. **中文化学名** 2,6-二甲基-4-(2-亚硝基苯基)-3,5-吡啶二羧酸甲酸甲酯异丁酯

2. **英文化学名** 3,5-pyridinedicarboxylic acid, 2,6-dimethyl-4-(2-nitrosophenyl)-3-methyl-5-(2-methylpropyl)ester

3. **性状** 本品为蓝色结晶性粉末。

4. **对照品编号与批号** 101158-201001

5. **结构类型** 吡啶类

N-（4-氯苯甲酰基）酪胺

英文名　*N*-（4-Chlorobenzoyl）Tyramine

分子式　$C_{15}H_{14}ClNO_2$

分子量　275.73

CAS号　41859-57-8

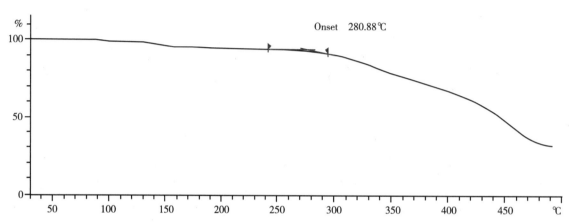

▲ 图1　*N*-（4-氯苯甲酰基）酪胺 TG 图

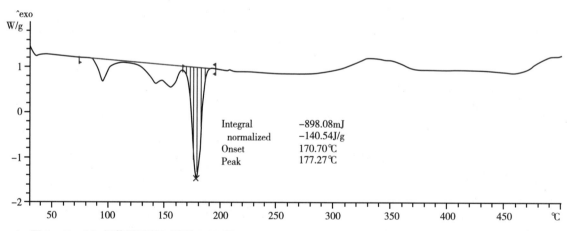

▲ 图2　*N*-（4-氯苯甲酰基）酪胺 DSC 图

备注

1. **中文化学名**　4-氯-*N*-[2-(4-羟基苯基)乙基]苯甲酰胺

2. **英文化学名**　4-chloro-*N*-[2-(4-hydroxyphenyl)ethyl]benzamide

3. **性状**　本品为白色结晶性粉末。

4. **对照品编号与批号**　101169-201001

5. **结构类型**　酰胺类

非洛地平杂质 I

英文名 Felodipine Impurity I
分子式 C₁₈H₁₇Cl₂NO₄
分子量 382.24
CAS号 96382-71-7

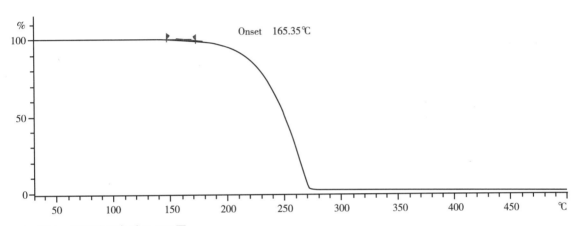

▲ 图1 非洛地平杂质 I TG 图

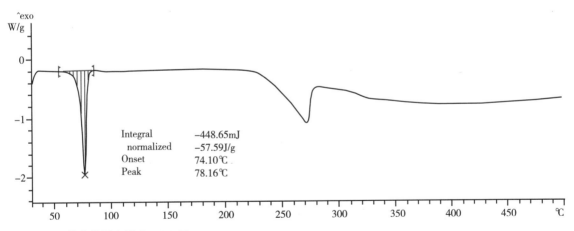

▲ 图2 非洛地平杂质 I DSC 图

备注

1. **中文化学名** 2,6-二甲基-4-(2,3-二氯苯基)-3,5-吡啶二甲酸甲酯乙酯

2. **英文化学名** 2,6-dimethyl-4-(2,3-dichlorophenyl)-3,5-pyridine dicarboxylate ester

3. **性状** 本品为白色结晶性粉末。

4. **对照品编号与批号** 101173-201001

5. **结构类型** 地平类（二氢吡啶类）

盐酸多巴酚丁胺

英文名 Dobutamine Hydrochloride

分子式 $C_{18}H_{23}NO_3 \cdot HCl$

分子量 337.85

CAS号 49745-95-1

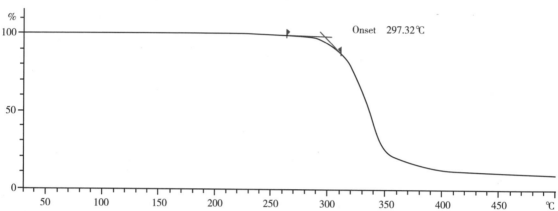

▲ 图1 盐酸多巴酚丁胺 TG 图

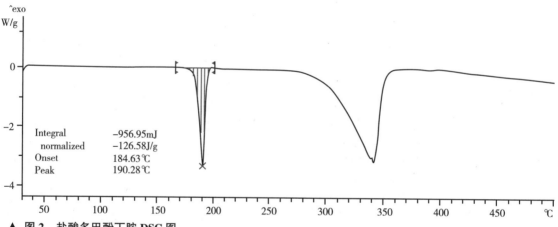

▲ 图2 盐酸多巴酚丁胺 DSC 图

备注

1. 中文化学名 4-[2-[[1-甲基-3-(羟苯基)丙基]氨基]乙基]-1,2-苯二酚盐酸盐

2. 英文化学名 4-[2-[[3-(4-hydroxyphenyl)-1-methylpropyl]amino]ethyl]benzene-1,2-diol hydrochloride

3. 性状 本品为白色或类白色结晶性粉末；几乎无臭，味微苦；露置空气中及遇光色渐变深。

4. 溶解性 本品在水或无水乙醇中略溶，在三氯甲烷中几乎不溶。

5. 对照品编号与批号 101185-201001

6. 结构类型 苯酚类

盐酸多巴酚丁胺杂质

英文名　Dobutamine Hydrochloride Impurity

分子式　$C_{10}H_{12}O_2$

分子量　164.20

CAS号　5471-51-2

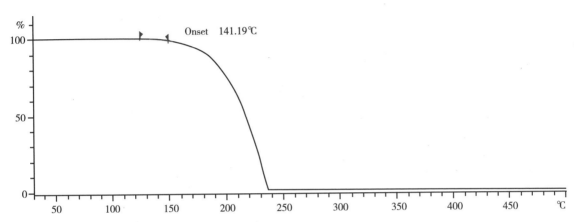

▲ 图1　盐酸多巴酚丁胺杂质 TG 图

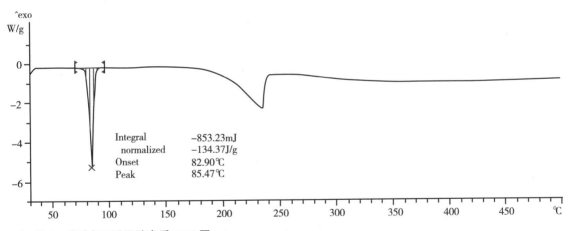

▲ 图2　盐酸多巴酚丁胺杂质 DSC 图

备注

1. 中文化学名　4-(4-羟苯基)-2-丁酮

2. 英文化学名　4-(4-hydroxyphenyl)-2-butanone

3. 性状　本品为白色结晶。

4. 对照品编号与批号　101186-201001

5. 结构类型　苯酚类

苯 妥 英

英文名 Phenytoin

分子式 $C_{15}H_{12}N_2O_2$

分子量 252.27

CAS号 57-41-0

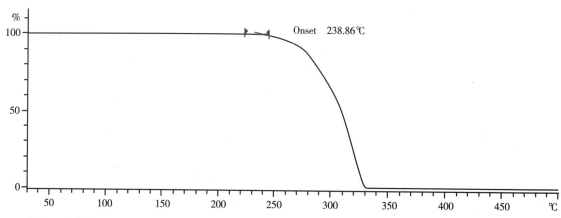

▲ 图1 苯妥英 TG 图

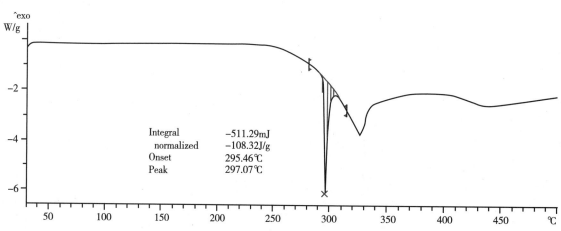

▲ 图2 苯妥英 DSC 图

备注

1. 中文化学名 5,5-二苯基乙内酰脲

2. 英文化学名 5,5-diphenylimidazolidine-2,4-dione

3. 性状 本品为白色粉末。

4. 溶解性 本品于水中不溶，1g 本品溶于 60ml 乙醇或 30ml 丙酮中。

5. 对照品编号与批号 101187-201001

6. 结构类型 酰脲类

盐酸普罗帕酮

英文名	Propafenone Hydrochloride
分子式	$C_{21}H_{27}NO_3 \cdot HCl$
分子量	377.91
CAS号	34183-22-7

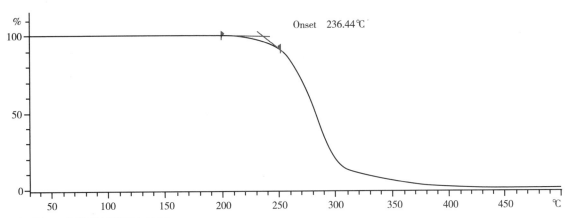

▲ **图 1** 盐酸普罗帕酮 **TG** 图

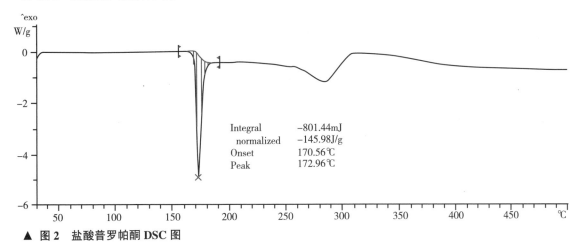

▲ **图 2** 盐酸普罗帕酮 **DSC** 图

备注

1. **中文化学名** 3-苯基-1-[2-[3-(丙氨基)2-羟基丙氧基]苯基]-1-丙酮盐酸盐

2. **英文化学名** 1-[2-[(2RS)-2-hydroxy-3-(propylamino)propyloxy]phenyl]-3-phenylpropan-1-one monohydrochloride

3. **性状** 本品为白色结晶性粉末；无臭，味苦。

4. **溶解性** 本品在乙醇、三氯甲烷或冰醋酸中微溶，在水中极微溶解。

5. **对照品编号与批号** 101190-201101

6. **结构类型** 芳基烷酸类

格列齐特杂质 I

英文名 Gliclazide Impurity I

分子式 $C_{15}H_{21}N_3O_3S$

分子量 323.41

CAS号 1076198-18-9

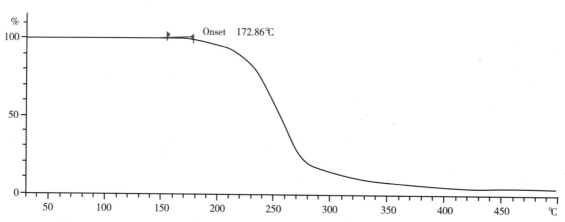

▲ 图1 格列齐特杂质 I TG 图

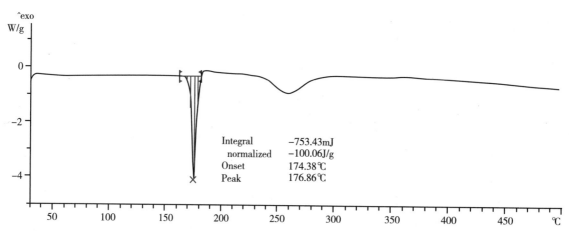

▲ 图2 格列齐特杂质 I DSC 图

备注

1. **中文化学名** 1-(3-氮杂双环[3.3.0]辛基)-3-邻甲苯磺酰脲

2. **英文化学名** N-[[(hexahydrocyclopenta [c] pyrrol-2(1H)-yl) amino] carbonyl]-2-methylbenzene-sulfonamide

3. **性状** 本品为白色或类白色结晶性粉末。

4. **对照品编号与批号** 101191-201101

5. **结构类型** 磺酰脲类

碘海醇杂质 II

英文名 Iohexol Impurity II

分子式 C$_{16}$H$_{20}$I$_3$N$_3$O$_7$

分子量 747.06

CAS号 31127-80-7

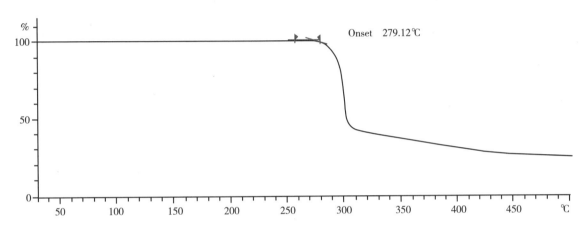

Onset 279.12℃

▲ 图 1 碘海醇杂质 II TG 图

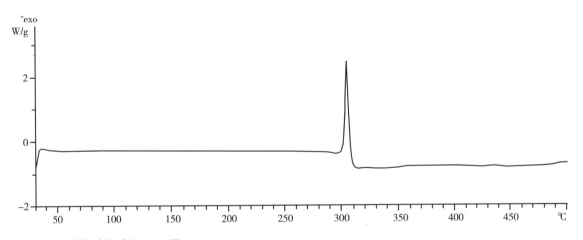

▲ 图 2 碘海醇杂质 II DSC 图

备注

1. 中文化学名 5-乙酰胺基-N,N'-双(2,3-二羟丙基)-2,4,6-三碘-1,3-苯二甲酰胺

2. 英文化学名 5-(acetylamino)-N,N'-bis(2,3-dihydroxypropyl)-2,4,6-triiodobenzene-1,3-dicarboxamide

3. 性状 本品为白色粉末或颗粒。

4. 对照品编号与批号 101196-201001

5. 结构类型 酰胺类

坎 利 酮

英文名 Canrenone

分子式 $C_{22}H_{28}O_3$

分子量 340.46

CAS号 976-71-6

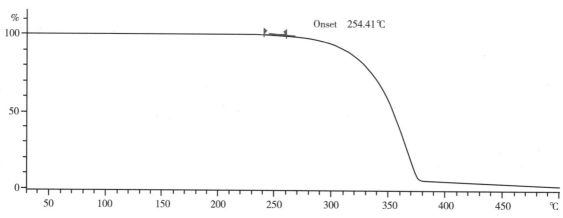

▲ 图1 坎利酮 **TG** 图

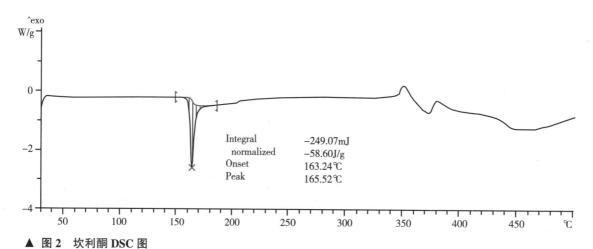

▲ 图2 坎利酮 **DSC** 图

备注

1. **性状** 本品为白色粉末。

2. **对照品编号与批号** 101202-201001

3. **结构类型** 酮类

神经相关

普鲁卡因杂质 A

英文名　Procain Impurity A

分子式　$C_7H_7NO_2$

分子量　137.14

CAS号　150-13-0

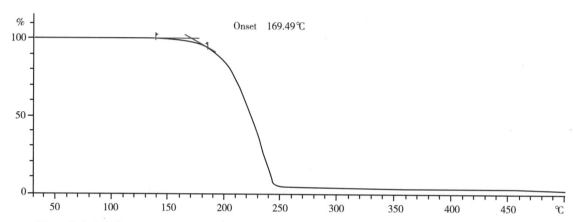

Onset　169.49℃

▲ **图1**　普鲁卡因杂质 A TG 图

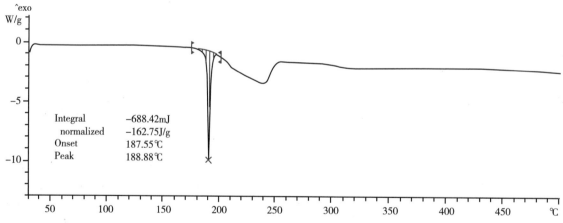

Integral	−688.42mJ
normalized	−162.75J/g
Onset	187.55℃
Peak	188.88℃

▲ **图2**　普鲁卡因杂质 A DSC 图

备注

1. **中文化学名**　对氨基苯甲酸

2. **英文化学名**　*p*-aminobenzoic acid

3. **性状**　本品为白色或微黄色结晶性粉末。

4. **对照品编号与批号**　100017-200509

5. **结构类型**　氨基苯酸类

硫酸阿托品

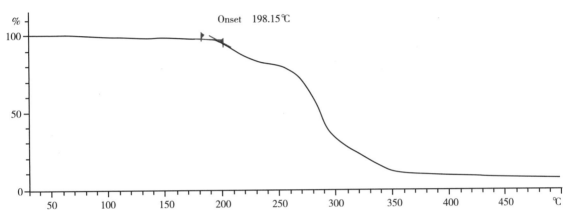

英文名　Atropine Sulfate

分子式　$(C_{17}H_{23}NO_3)_2 \cdot H_2SO_4 \cdot H_2O$

分子量　694.84

CAS号　5908-99-6

Onset　198.15℃

▲ 图1　硫酸阿托品 TG 图

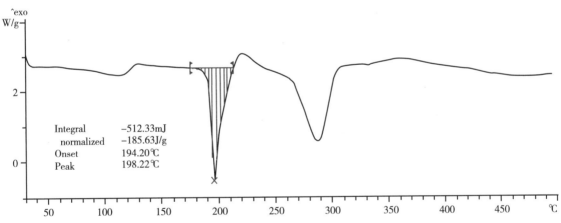

Integral　　　　−512.33mJ
　normalized　　−185.63J/g
Onset　　　　　194.20℃
Peak　　　　　 198.22℃

▲ 图2　硫酸阿托品 DSC 图

备注

1. **中文化学名**　（±）-α-（羟甲基）苯乙酸 8-甲基-8-氮杂双环［3.2.1］-3-辛酯硫酸盐一水合物

2. **英文化学名**　α-（hydroxymethyl）benzeneacetic acid 8-methyl-8-azabicyclo［3.2.1］oct-3-yl ester monohydrate

3. **性状**　本品为无色结晶或白色结晶性粉末；无臭。

4. **溶解性**　本品在水中极易溶解，在乙醇中易溶。

5. **对照品编号与批号**　100040-201011

6. **结构类型**　托烷生物碱类

氯 普 噻 吨

英文名 Chlorprothixene

分子式 $C_{18}H_{18}ClNS$

分子量 315.87

CAS号 113-59-7

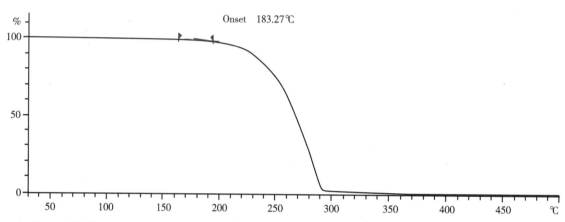

Onset 183.27℃

▲ 图1 氯普噻吨 TG 图

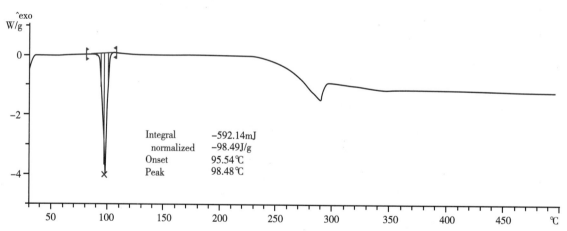

^exo

Integral −592.14mJ
normalized −98.49J/g
Onset 95.54℃
Peak 98.48℃

▲ 图2 氯普噻吨 DSC 图

备注

1. 性状 本品为淡黄色结晶性粉末；无臭，无味。

2. 溶解性 本品在三氯甲烷中易溶，在水中不溶。

3. 对照品编号与批号 100043−199701

4. 结构类型 噻吨类

氢溴酸东莨菪碱

英文名　Scopolamine Hydrobromide

分子式　$C_{17}H_{21}NO_4 \cdot HBr \cdot 3H_2O$

分子量　438.32

CAS号　6533-68-2

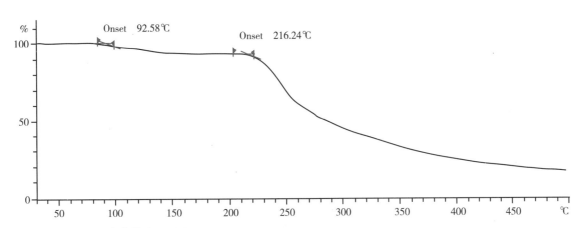

▲ **图1　氢溴酸东莨菪碱 TG 图**

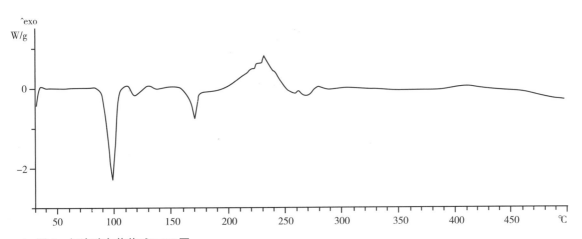

▲ **图2　氢溴酸东莨菪碱 DSC 图**

备注

1. **中文化学名**　6β,7β-环氧-1αH,5αH-托烷-3α-醇 (－)托品酸酯氢溴酸盐三水合物

2. **英文化学名**　6β,7β-epoxy-1αH,5αH-tropan-3α-ol (－)-tropate hydrobromide trihydrate

3. **性状**　本品为无色结晶或白色结晶性粉末；无臭；微有风化性。

4. **溶解性**　本品在水中易溶，在乙醇中略溶，在三氯甲烷中极微溶解，在乙醚中不溶。

5. **对照品编号与批号**　100049-201009

6. **结构类型**　托烷生物碱类

氢溴酸加兰他敏

英文名 Galantamine Hydrobromide

分子式 $C_{17}H_{21}NO_3 \cdot HBr$

分子量 368.27

CAS号 1953-04-4

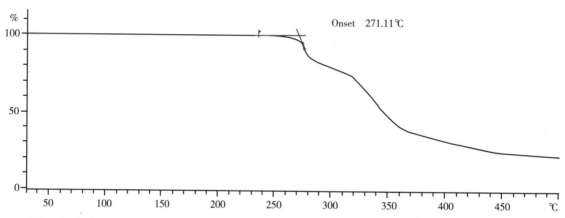

▲ 图1 氢溴酸加兰他敏 TG 图

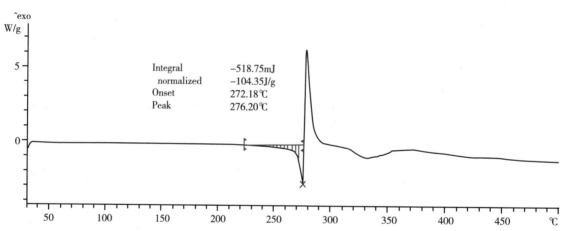

▲ 图2 氢溴酸加兰他敏 DSC 图

备注

1. **性状** 本品为白色或类白色的结晶性粉末；无臭，味苦。

2. **溶解性** 本品在水中溶解，在乙醇中微溶，在丙酮、三氯甲烷、乙醚中不溶。

3. **对照品编号与批号** 100050-200802

4. **结构类型** 苯并氮杂䓬类

氢溴酸山莨菪碱

英文名 Anisodamine Hydrobromide

分子式 C₁₇H₂₃NO₄·HBr

分子量 386.29

CAS号 55449-49-5

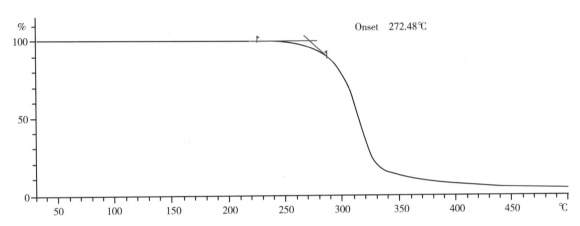

▲ **图1** 氢溴酸山莨菪碱 TG 图

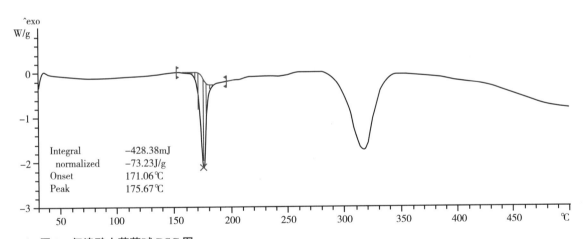

▲ **图2** 氢溴酸山莨菪碱 DSC 图

备注

1. **性状** 本品为白色结晶或结晶性粉末；无臭。

2. **溶解性** 本品在水中极易溶解，在乙醇中易溶，在丙酮中微溶。

3. **对照品编号与批号** 100051-201105

4. **结构类型** 托烷生物碱类

盐酸苯海索

英文名 Trihexyphenidyl Hydrochloride

分子式 $C_{20}H_{31}NO \cdot HCl$

分子量 337.93

CAS号 52-49-3

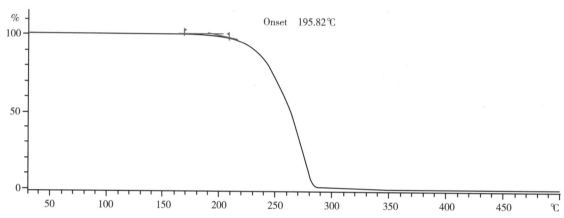

▲ 图1 盐酸苯海索 TG 图

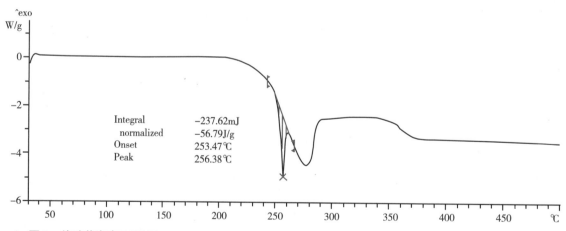

▲ 图2 盐酸苯海索 DSC 图

备注

1. **中文化学名** (±)-α-环己基-α-苯基-1-哌啶丙醇盐酸盐

2. **英文化学名** α-cyclohexyl-α-phenyl-1-piperidinepropanol hydrochloride

3. **性状** 本品为白色轻质结晶性粉末；无臭，味微苦，后有刺痛麻痹感。

4. **对照品编号与批号** 100067-201003

5. **结构类型** 哌啶类

匹 莫 林

英文名 Pemoline

分子式 $C_9H_8N_2O_2$

分子量 176.17

CAS号 2152-34-3

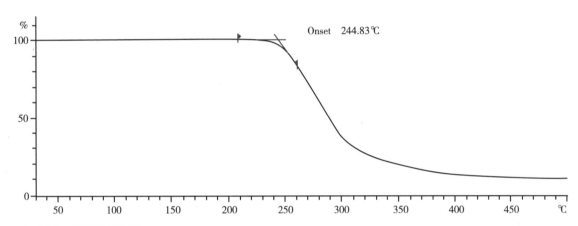

▲ 图1 匹莫林 **TG** 图

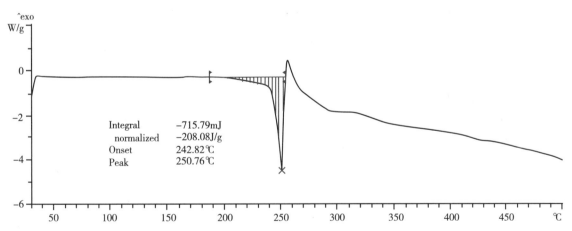

▲ 图2 匹莫林 **DSC** 图

备注

1. **中文化学名** 2-亚胺基-5-苯基-4(5H)-噁唑烷酮

2. **英文化学名** 2-amino-5-phenyl-4(5H)-oxazolone

3. **性状** 本品为白色结晶性粉末，无臭，无味。

4. **对照品编号与批号** 100083-200402

5. **结构类型** 苯并噁唑类

咖 啡 因

英文名　Caffeine

分子式　$C_8H_{10}N_4O_2$

分子量　194.19

CAS号　58-08-2

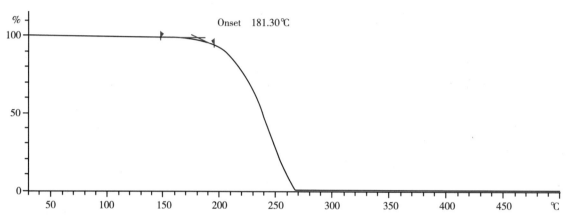

▲ 图1　咖啡因 TG 图

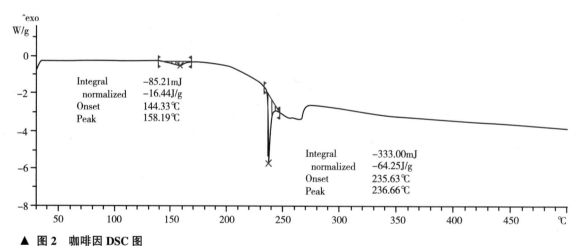

▲ 图2　咖啡因 DSC 图

备注

1. 中文化学名　1,3,7-三甲基-3,7-二氢-1*H*-嘌呤-2,6-二酮

2. 英文化学名　1,3,7-trimethyl-3,7-dihydro-1*H*-purine-2,6-dione

3. 性状　本品为白色或带极微黄绿色、有丝光的针状结晶；无臭，味苦；有风化性。

4. 溶解性　本品在热水或三氯甲烷中易溶，在水、乙醇或丙酮中略溶，在乙醚中极微溶解。

5. 对照品编号与批号　100101-198403

6. 结构类型　嘌呤类衍生物

茶苯海明

英文名 Dimenhydrinate

分子式 C₁₇H₂₁NO·C₇H₇ClN₄O₂

$C_{17}H_{21}NO \cdot C_7H_7ClN_4O_2$

分子量 469.97

CAS号 523-87-5

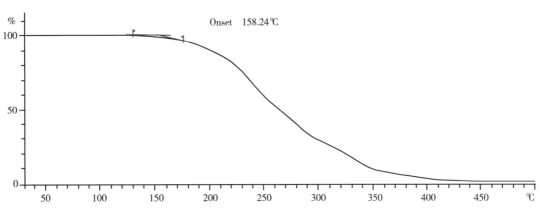

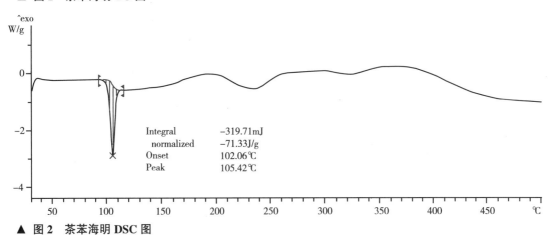

▲ 图1 茶苯海明 TG 图

▲ 图2 茶苯海明 DSC 图

备注

1. **中文化学名** 1,3-二甲基-8-氯-3,7-二氢-1*H*-嘌呤-2,6-二酮和 *N*,*N*-二甲基-2-(二苯基甲氧基)乙胺(1:1)

2. **英文化学名** 8-chloro-3,7-dihydro-1,3-dimethyl-1*H*-purine-2,6-dione compound with 2-(diphenylmethoxy)-*N*,*N*-dimethyl ethanamine (1:1)

3. **性状** 本品为白色结晶性粉末;无臭。

4. **溶解性** 本品在乙醇或三氯甲烷中易溶,在水或乙醚中微溶。

5. **对照品编号与批号** 100120-200403

6. **结构类型** 嘌呤类

丁溴东莨菪碱

英文名　Scopolamine Butylbromide

分子式　$C_{21}H_{30}BrNO_4$

分子量　440.38

CAS号　149-64-4

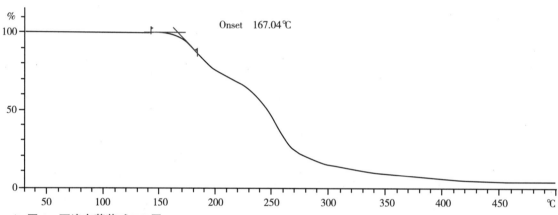

▲ 图1　丁溴东莨菪碱 TG 图

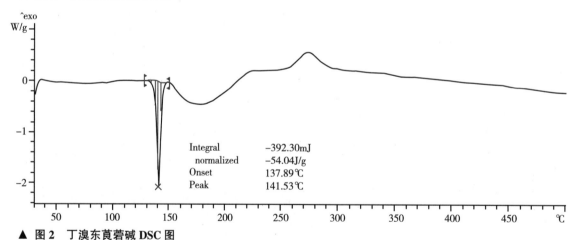

▲ 图2　丁溴东莨菪碱 DSC 图

备注

1. 中文化学名　溴化 6β,7β-环氧-3α-羟基-8-丁基-1αH,5αH-托烷(-)-托品酸酯

2. 英文化学名　(1S,2S,4R,5R,7S)-9-butyl-7-[(2S)-3-hydroxy-2-phenyl-propanoyloxy]-9-methyl-3-oxa-9-azoniatricyclo[3.3.1.0²,⁴]nonane bromide

3. 性状　本品为白色或类白色结晶性粉末；无臭或几乎无臭。

4. 溶解性　本品在水或三氯甲烷中易溶，在乙醇中略溶。

5. 对照品编号与批号　100130-201103

6. 结构类型　托烷生物碱类

奋 乃 静

英文名 Perphenazine

分子式 $C_{21}H_{26}ClN_3OS$

分子量 403.97

CAS号 58-39-9

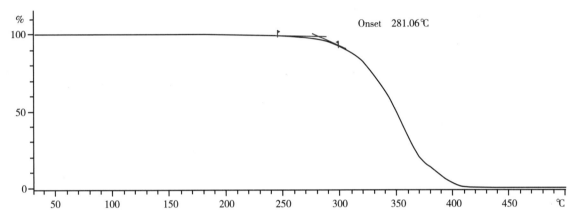

▲ 图1 奋乃静 TG 图

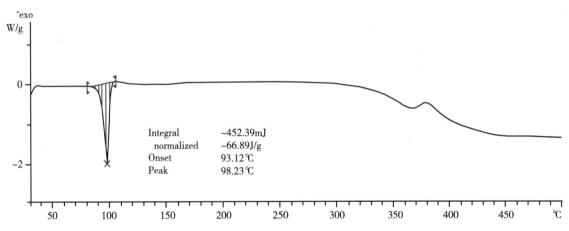

▲ 图2 奋乃静 DSC 图

备注

1. 中文化学名 4-[3-(2-氯吩噻嗪-10-基)丙基]-1-哌嗪乙醇

2. 英文化学名 4-[3-(2-chloro-10H-phenothiazin-10-yl)propyl]-1-piperazine ethanol

3. 性状 本品为白色至淡黄色的结晶性粉末；几乎无臭，味微苦。

4. 对照品编号与批号 100133-200602

5. 结构类型 吩噻嗪类

卡 马 西 平

英文名　Carbamazepine

分子式　$C_{15}H_{12}N_2O$

分子量　236.27

CAS号　298-46-4

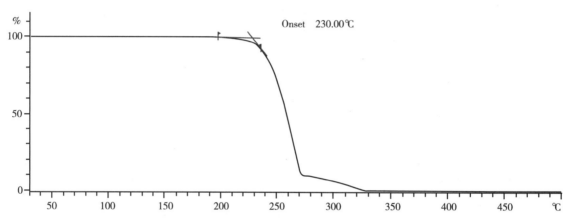

▲ 图1　卡马西平 TG 图

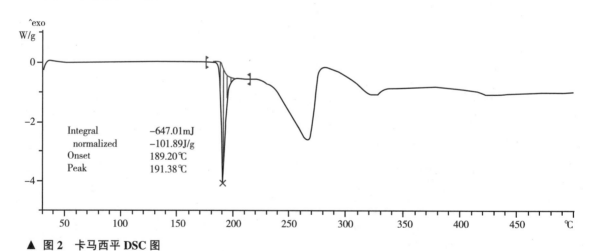

▲ 图2　卡马西平 DSC 图

备注

1. 中文化学名　5H-二苯并[b,f]氮杂䓬-5-甲酰胺

2. 英文化学名　5H-dibenz[b,f]azepine-5-carboxamide

3. 性状　本品为白色或类白色的结晶性粉末；几乎无臭。

4. 溶解性　本品在三氯甲烷中易溶，在乙醇中溶解，在水或乙醚中几乎不溶。

5. 对照品编号与批号　100142-201105

6. 结构类型　苯并氮杂䓬类

苯丙氨酯

英文名 Phenprobamate

分子式 $C_{10}H_{13}NO_2$

分子量 179.22

CAS号 673-31-4

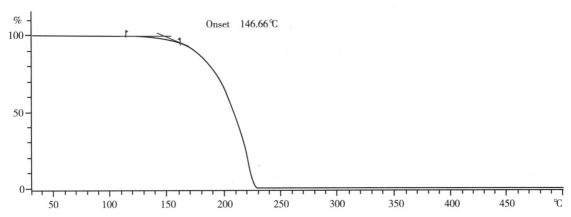

图 1　苯丙氨酯 TG 图

Onset　146.66℃

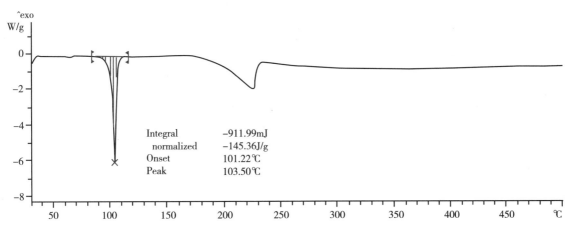

图 2　苯丙氨酯 DSC 图

Integral　　　　−911.99mJ
　normalized　　−145.36J/g
Onset　　　　　101.22℃
Peak　　　　　　103.50℃

备注

1. **性状** 本品为白色有光泽的结晶性粉末。

2. **对照品编号与批号** 100145−199501

3. **结构类型** 酰化苯胺类

氯化琥珀胆碱

英文名 Suxamethonium Chloride

分子式 $C_{14}H_{30}Cl_2N_2O_4 \cdot 2H_2O$

分子量 397.34

CAS号 6101-15-1

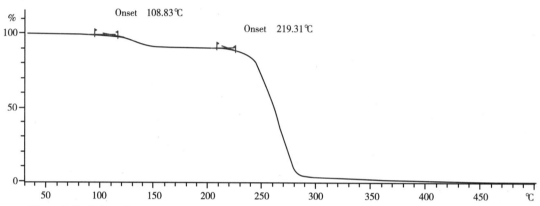

▲ 图1 氯化琥珀胆碱 TG 图

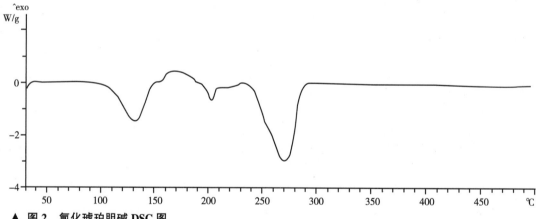

▲ 图2 氯化琥珀胆碱 DSC 图

备注

1. **中文化学名** 二氯化 2,2′-[(1,4-二氧代-1,4-亚丁基)双(氧)]双[N,N,N-三甲基乙铵]二水合物

2. **英文化学名** 2,2′-[(1,4-dioxo-1,4-butanediyl)bis(oxy)]bis[N,N,N-trimethylethanaminium] dichloride dihydrate

3. **性状** 本品为白色或几乎白色的结晶性粉末；无臭，味咸。

4. **溶解性** 本品在水中极易溶解，在乙醇或三氯甲烷中微溶，在乙醚中不溶。

5. **对照品编号与批号** 100148-201002

6. **结构类型** 胆碱类

盐酸苄丝肼

英文名 Benserazide Hydrochloride

分子式 $C_{10}H_{15}N_3O_5 \cdot HCl$

分子量 293.70

CAS号 14919-77-8

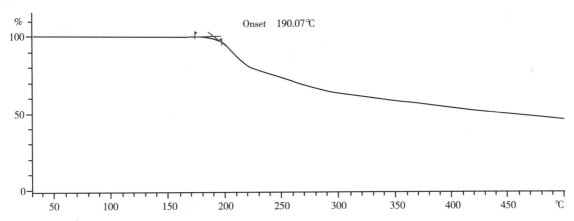

▲ 图1　盐酸苄丝肼 TG 图

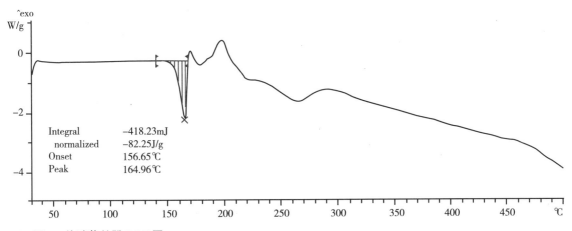

▲ 图2　盐酸苄丝肼 DSC 图

备注

1. 性状　本品为白色或类白色结晶性粉末；有引湿性；遇光色变深。

2. 溶解性　本品在水中易溶，在甲醇中略溶，在乙醇或丙酮中不溶。

3. 对照品编号与批号　100159-201004

4. 结构类型　氨基酸类

盐酸丙米嗪

英文名　Imipramine Hydrochloride

分子式　$C_{19}H_{24}N_2 \cdot HCl$

分子量　316.88

CAS号　113-52-0

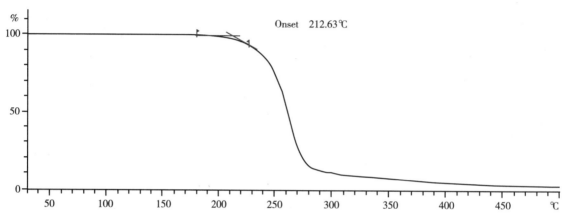

▲ 图1　盐酸丙米嗪 TG 图

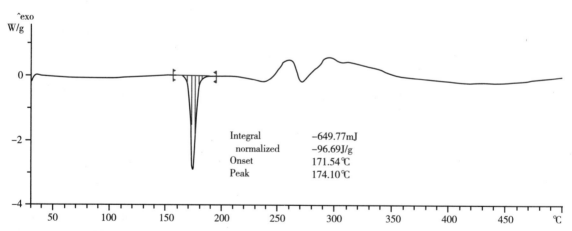

▲ 图2　盐酸丙米嗪 DSC 图

备注

1. **中文化学名**　N,N-二甲基-10,11-二氢-5H-二苯并[b,f]氮杂䓬-5-丙胺盐酸盐

2. **英文化学名**　3-(10,11-dihydro-5H-dibenzo[b,f]azepin-5-yl)-N,N-dimethylpropan-1-amine hydrochloride

3. **性状**　本品为白色或类白色的粉末。

4. **对照品编号与批号**　100160-201103

5. **结构类型**　苯并氮杂䓬类

盐酸氟奋乃静

英文名 Fluphenazine Hydrochloride

分子式 $C_{22}H_{26}F_3N_3OS \cdot 2HCl$

分子量 510.44

CAS号 146-56-5

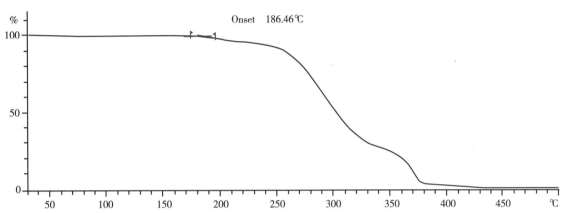

▲ **图1 盐酸氟奋乃静 TG 图**

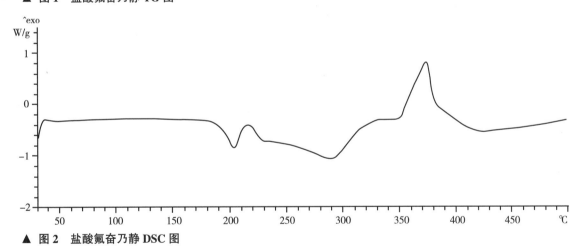

▲ **图2 盐酸氟奋乃静 DSC 图**

备注

1. 中文化学名 4-[3-[2-(三氟甲基)-10H-吩噻嗪-10-基]丙基]-1-哌嗪乙醇二盐酸盐

2. 英文化学名 4-[3-[2-(trifluoromethyl)-10H-phenothiazin-10-yl]propyl]-1-piperazineethanol dihydrochloride

3. 性状 本品为白色或类白色的结晶性粉末；无臭，味微苦；遇光易变色。

4. 溶解性 本品在水中易溶，在乙醇中略溶，在丙酮中极微溶，在乙醚中不溶。

5. 对照品编号与批号 100162-201003

6. 结构类型 吩噻嗪类

舒 必 利

英文名　Sulpiride

分子式　$C_{15}H_{23}N_3O_4S$

分子量　341.43

CAS号　15676-16-1

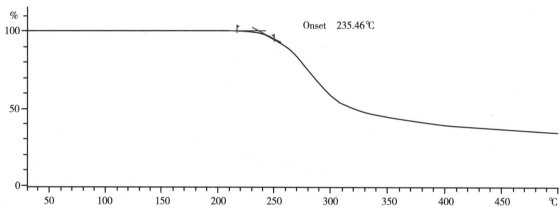

▲ 图1　舒必利 TG 图

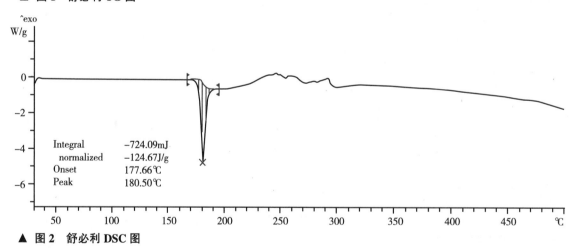

▲ 图2　舒必利 DSC 图

备注

1. **中文化学名**　N-[（1-乙基-2-吡咯烷基）甲基]-2-甲氧基-5-（氨基磺酰基）苯甲酰胺

2. **英文化学名**　N-[（1-ethyl-2-pyrrolidinyl）methyl]-5-sulfamoyl-o-anisamide

3. **性状**　本品为白色或类白色结晶性粉末；无臭，味微苦。

4. **溶解性**　本品在乙醇或丙酮中微溶，在三氯甲烷中极微溶解，在水中几乎不溶；在氢氧化钠溶液中极易溶解。

5. **对照品编号与批号**　100203-200503

6. **结构类型**　酰化苯胺类

溴甲贝那替嗪

英文名　Methylbenactyzii Bromide
分子式　$C_{21}H_{28}NO_3Br$
分子量　422.36
CAS号　3166-62-9

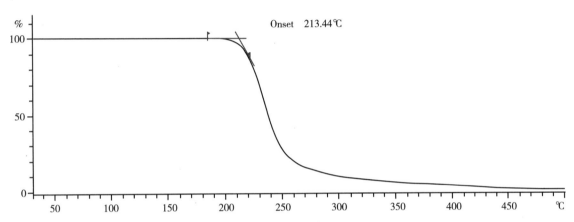

▲ 图1　溴甲贝那替嗪 TG 图

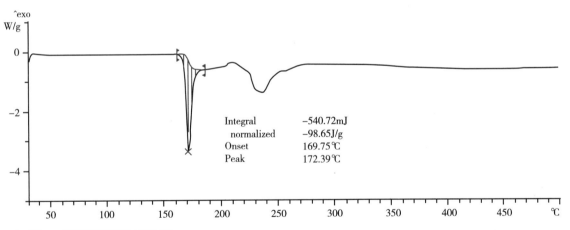

▲ 图2　溴甲贝那替嗪 DSC 图

备注

1. 对照品编号与批号　100212-199701

2. 结构类型　羧酸类

盐酸氯丙那林

英文名 Clorprenaline Hydrochloride

分子式 $C_{11}H_{16}ClNO \cdot HCl$

分子量 250.16

CAS号 6933-90-0

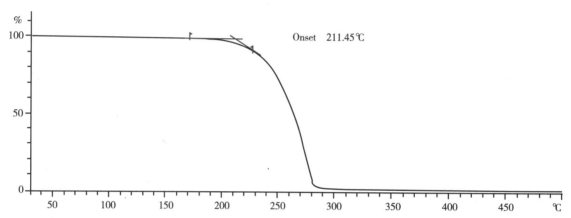

▲ 图1 盐酸氯丙那林 TG 图

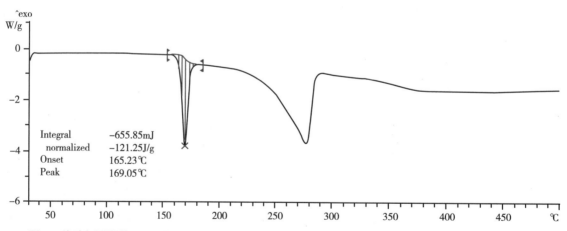

▲ 图2 盐酸氯丙那林 DSC 图

备注

1. **中文化学名** （±）-α-[[（1-甲基乙基）氨基]甲基]-2-氯苯甲醇盐酸盐

2. **英文化学名** （±）-1-O-chlorophenyl-2-isopropylaminoethanol hydrochloride

3. **性状** 本品为白色或类白色结晶性粉末；无臭，味苦。

4. **溶解性** 本品在水或乙醇中易溶，在三氯甲烷中溶解，在丙酮中微溶，在乙醚中不溶。

5. **对照品编号与批号** 100220-200802

6. **结构类型** 芳基烷酸类

富马酸氯马斯汀

英文名 Clemastine Fumarate

分子式 $C_{21}H_{26}ClNO \cdot C_4H_4O_4$

分子量 459.97

CAS号 14976-57-9

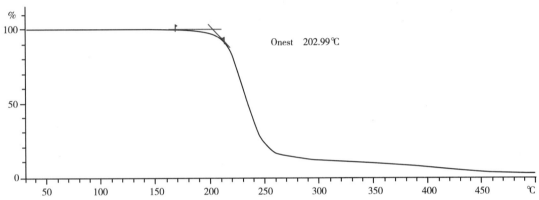

▲ 图1 富马酸氯马斯汀 TG 图

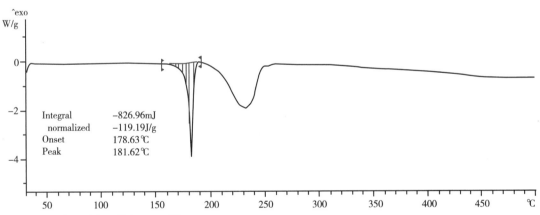

▲ 图2 富马酸氯马斯汀 DSC 图

备注

1. **中文化学名** [R-(R,R)]-1-甲基-2-[2-[1-(4-氯苯基)-1-苯乙氧基]乙基]吡咯烷(E)-2-丁烯二酸盐

2. **英文化学名** (2R)-2-[2-[(1R)-1-(4-chlorophenyl)-1-phenylethoxy]ethyl]-1-methylpyrrolidine hydrogen fumarate

3. **性状** 本品为白色或类白色结晶性粉末；无臭，味微苦。

4. **溶解性** 本品在甲醇中微溶，在水或三氯甲烷中极微溶解。

5. **对照品编号与批号** 100229-200803

6. **结构类型** 他汀类

盐酸士的宁

英文名　Strychnine Hydrochloride

分子式　$C_{21}H_{22}N_2O_2 \cdot HCl$

分子量　370.87

CAS号　1421-86-9

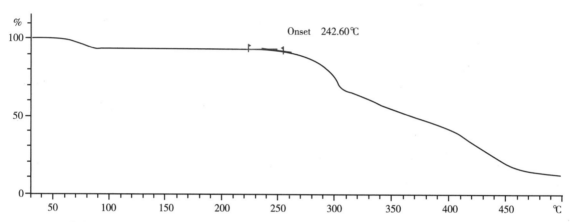

▲ 图1　盐酸士的宁 TG 图

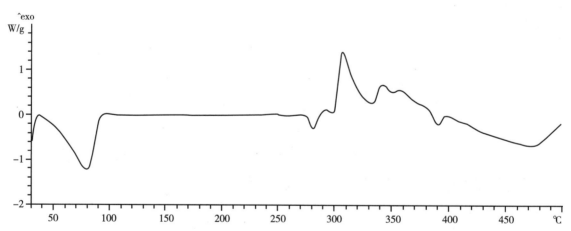

▲ 图2　盐酸士的宁 DSC 图

备注

1. 中文化学名　士的宁定-10-酮盐酸盐

2. 英文化学名　strychnidin-10-one hydrochloride

3. 性状　本品为无色或白色结晶性粉末。

4. 对照品编号与批号　100240-200701

5. 结构类型　托烷生物碱类

石 杉 碱 甲

英文名　Huperzine A
分子式　$C_{15}H_{18}N_2O$
分子量　242.32
CAS号　102518-79-6

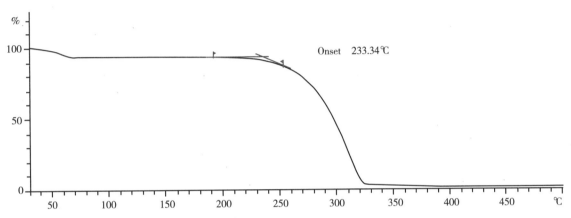

▲ **图1　石杉碱甲 TG 图**

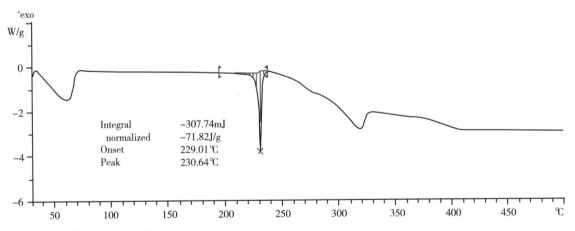

▲ **图2　石杉碱甲 DSC 图**

备注

1. **性状**　本品为白色或类白色的结晶性粉末；无臭，味微苦；有引湿性。

2. **溶解性**　本品在甲醇中易溶，在乙醇中溶解，在水中不溶；在 0.01mol/L 盐酸溶液中微溶。

3. **对照品编号与批号**　100243-200401

4. **结构类型**　托烷生物碱类

消旋山莨菪碱

英文名　Raceanisodamine

分子式　$C_{17}H_{23}NO_4$

分子量　305.38

CAS号　17659-49-3

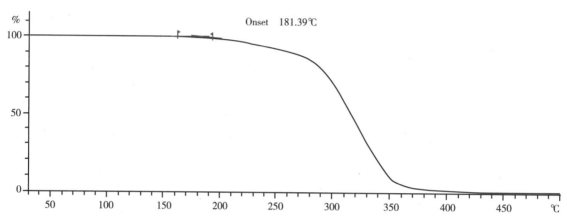

▲ 图1　消旋山莨菪碱 TG 图

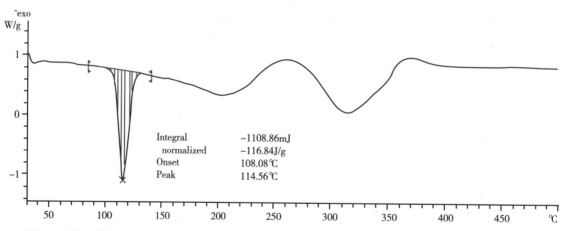

▲ 图2　消旋山莨菪碱 DSC 图

备注

1. **性状**　本品为白色结晶或结晶性粉末，无臭，味苦。

2. **溶解性**　本品在乙醇中易溶，在水中溶解；在 0.01mol/L 盐酸溶液中溶解。

3. **对照品编号与批号**　100249-200902

4. **结构类型**　托烷生物碱类

盐酸马普替林

英文名 Maprotiline Hydrochloride

分子式 $C_{20}H_{23}N \cdot HCl$

分子量 313.86

CAS号 10347-81-6

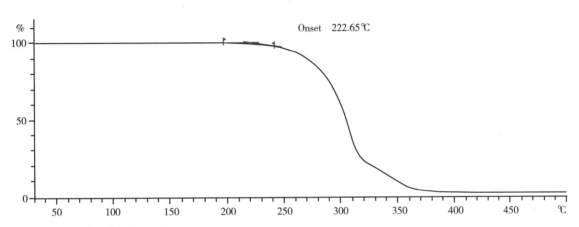

▲ 图1 盐酸马普替林 TG 图

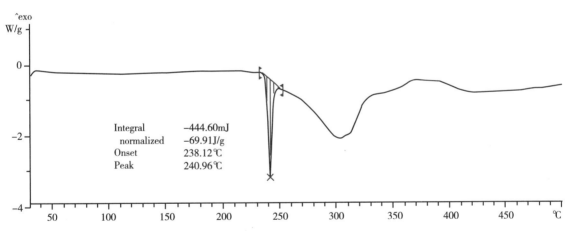

▲ 图2 盐酸马普替林 DSC 图

备注

1. 中文化学名 N-甲基-9,10-桥亚乙基蒽-9(10H)-丙胺盐酸盐

2. 英文化学名 N-methyl-9,10-ethanoanthracene-9(10H)-propanamine hydrochloride

3. 性状 本品为白色或类白色结晶性粉末；无臭，味苦。

4. 溶解性 本品在甲醇或三氯甲烷中易溶，在水中微溶，在正庚烷中不溶。

5. 对照品编号与批号 100260-200902

6. 结构类型 芳基烷胺类

盐酸去氯羟嗪

英文名　Decloxizine Hydrochloride

分子式　$C_{21}H_{28}N_2O_2 \cdot 2HCl$

分子量　413.38

CAS号　13073-96-6

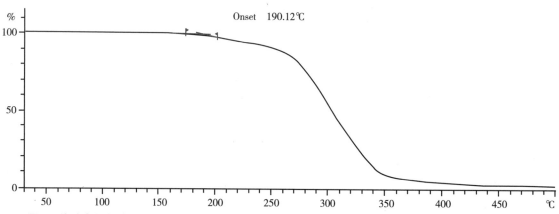

▲ 图1　盐酸去氯羟嗪 TG 图

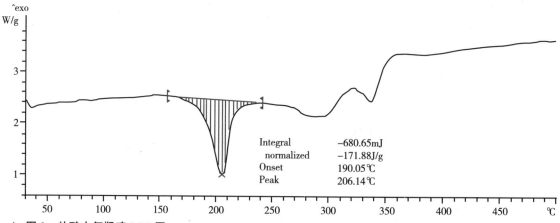

▲ 图2　盐酸去氯羟嗪 DSC 图

备注

1. **中文化学名**　2-[2-[4-(二苯基甲基)-1-哌嗪基]乙氧基]乙醇二盐酸盐

2. **英文化学名**　1-benzhydryl-4-[2-(2-hydroxyethoxy)ethyl]piperazine dihydrochloride

3. **性状**　本品为白色至微黄色粉末；无臭，味苦；有引湿性。

4. **溶解性**　本品在水中极易溶解，在乙醇中易溶，在三氯甲烷中略溶，在丙酮中极微溶解，在乙醚中不溶。

5. **对照品编号与批号**　100262-200301

6. **结构类型**　苯并哌嗪类

盐 酸 羟 嗪

英文名　Hydroxyzine Hydrochloride

分子式　$C_{21}H_{27}ClN_2O_2 \cdot 2HCl$

分子量　447.83

CAS号　2192-20-3

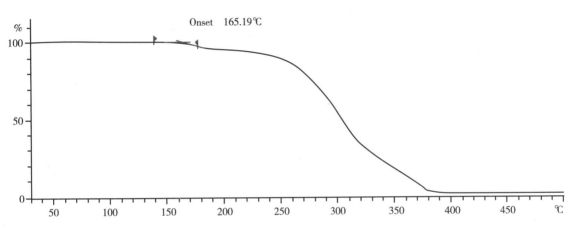

▲ **图1**　盐酸羟嗪 TG 图

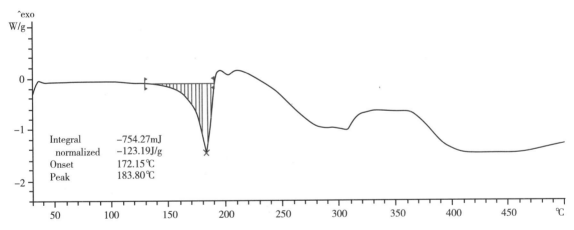

▲ **图2**　盐酸羟嗪 DSC 图

备注

1. **中文化学名**　2-[2-[4-(4-氯苯基)苯甲基-1-哌嗪基]乙氧基]-乙醇二盐酸盐

2. **英文化学名**　2-[2-[4-[(4-chlorophenyl)phenylmethyl]-1-piperazinyl]ethoxy]ethanol dihydrochloride

3. **性状**　本品为白色或类白色粉末；无臭；有引湿性。

4. **对照品编号与批号**　100266-200201

5. **结构类型**　哌嗪类

硫酸特布他林

英文名 Terbutaline Sulfate

分子式 $(C_{12}H_{19}NO_3)_2 \cdot H_2SO_4$

分子量 548.65

CAS号 23031-32-5

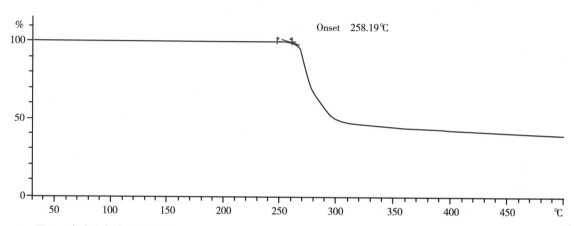

▲ **图1** 硫酸特布他林 TG 图

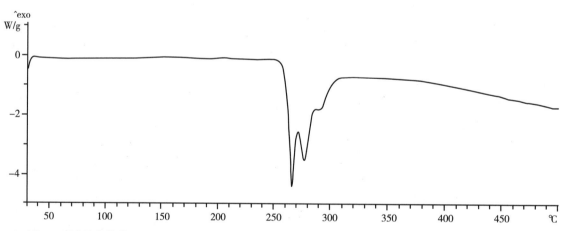

▲ **图2** 硫酸特布他林 DSC 图

备注

1. **性状** 本品为白色或类白色的结晶性粉末；无臭，或微有醋酸味；遇光后渐变色。

2. **溶解性** 本品在水中易溶，在甲醇中微溶，在三氯甲烷中几乎不溶。

3. **对照品编号与批号** 100273-199701

4. **结构类型** 芳基烷酸类

特 非 那 定

英文名　Terfenadine

分子式　$C_{32}H_{41}NO_2$

分子量　471.67

CAS号　50679-08-8

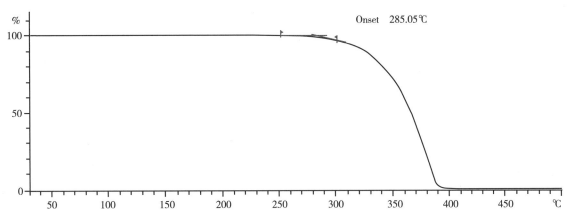

▲ 图1　特非那定 TG 图

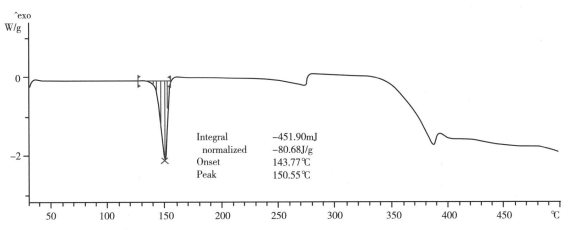

▲ 图2　特非那定 DSC 图

备注

1. **中文化学名**　α-[4-(1,1-二甲基乙基)苯基]-4-(羟基二苯甲基)-1-哌啶丁醇

2. **英文化学名**　α-[4-(1,1-dimethylethyl)phenyl]-4-(hydroxydiphenylmethyl)-1-piperidinebutanol

3. **性状**　本品为白色结晶性粉末；无臭，无味。

4. **溶解性**　本品在三氯甲烷中易溶，在丙酮中溶解，在甲醇或乙醇中略溶，在水中几乎不溶。

5. **对照品编号与批号**　100292-200201

6. **结构类型**　哌啶类

α-细辛脑

英文名　α-Asarone

分子式　$C_{12}H_{16}O_3$

分子量　208.25

CAS号　2883-98-9

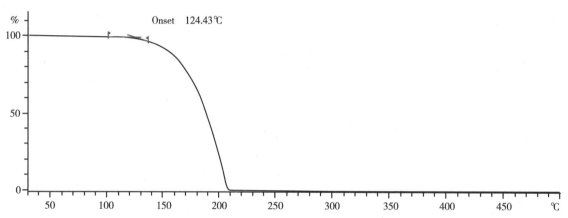

▲ 图1　α-细辛脑 TG 图

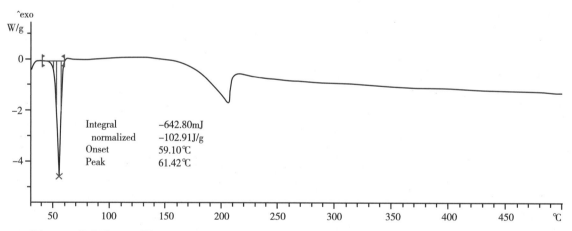

▲ 图2　α-细辛脑 DSC 图

备注

1. 中文化学名　2,4,5-三甲氧基-1-丙烯苯

2. 英文化学名　2,4,5-trimethoxy-1-propenylbenzene

3. 性状　本品为白色或类白色的针状结晶或结晶性粉末；无臭，无味。

4. 对照品编号与批号　100298-201002

5. 结构类型　甲氧基苯

盐酸二氧丙嗪

英文名 Dioxopromethazine Hydrochloride

分子式 $C_{17}H_{20}N_2O_2S \cdot HCl$

分子量 352.88

CAS号 15374-15-9

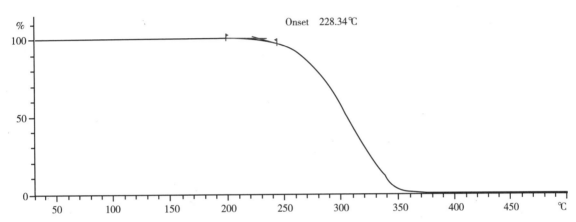

▲ 图1 盐酸二氧丙嗪 TG 图

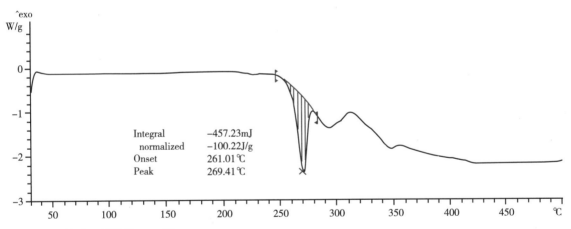

▲ 图2 盐酸二氧丙嗪 DSC 图

备注

1. **性状** 本品为白色至微黄色的粉末或结晶性粉末；无臭，味苦。

2. **溶解性** 本品在水中溶解，在乙醇中极微溶解。

3. **对照品编号与批号** 100299-200001

4. **结构类型** 苯并噻嗪类

苯 噻 啶

英文名 Pizotifen

分子式 $C_{19}H_{21}NS$

分子量 295.44

CAS号 15574-96-6

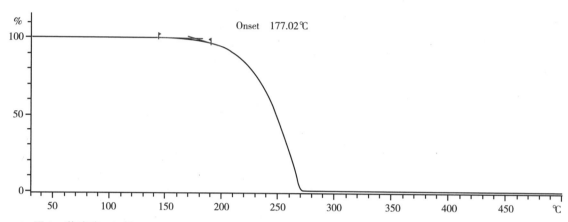

▲ 图1 苯噻啶 TG 图

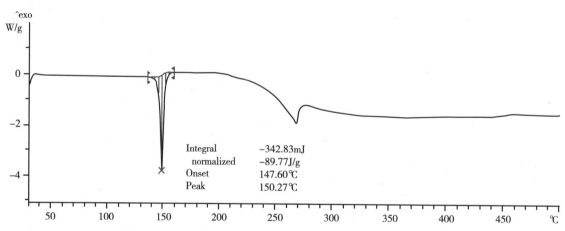

▲ 图2 苯噻啶 DSC 图

备注

1. **性状** 本品为类白色结晶性粉末；无臭，味苦。

2. **溶解性** 本品在三氯甲烷中易溶，在乙醇中略溶，在水中不溶。

3. **对照品编号与批号** 100312-200001

4. **结构类型** 苯并噻啶类

氟 哌 啶 醇

英文名 Haloperidol

分子式 $C_{21}H_{23}ClFNO_2$

分子量 375.87

CAS号 52-86-8

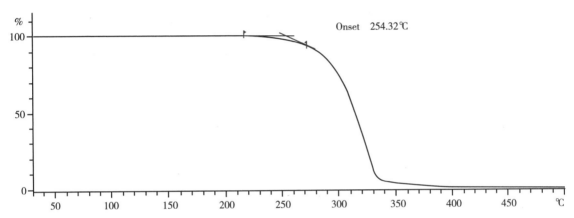

▲ **图1** 氟哌啶醇 TG 图

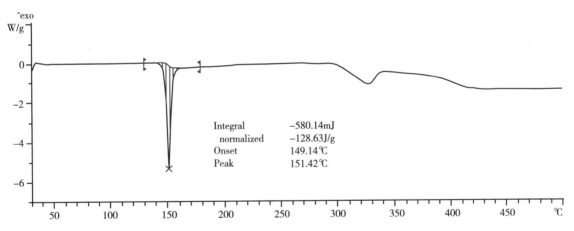

Integral −580.14mJ
normalized −128.63J/g
Onset 149.14℃
Peak 151.42℃

▲ **图2** 氟哌啶醇 DSC 图

备注

1. **中文化学名** 1-(4-氟苯基)-4-[4-(4-氯苯基)-4-羟基-1-哌啶基]-1-丁酮

2. **英文化学名** 1-(4-fluorophenyl)-4-[4-(4-chlorophenyl)-4-hydroxy-1-piperidinyl]-1-butanone

3. **性状** 本品白色或类白色的结晶性粉末。

4. **对照品编号与批号** 100313-200301

5. **结构类型** 哌啶类

氯 氮 平

英文名　Clozapine

分子式　$C_{18}H_{19}ClN_4$

分子量　326.84

CAS号　5786-21-0

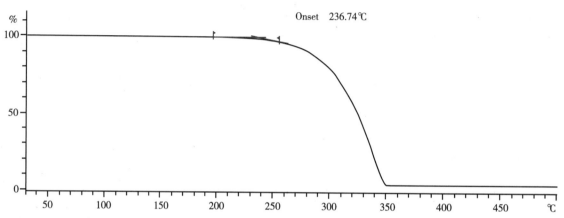

▲ 图1　氯氮平 TG 图

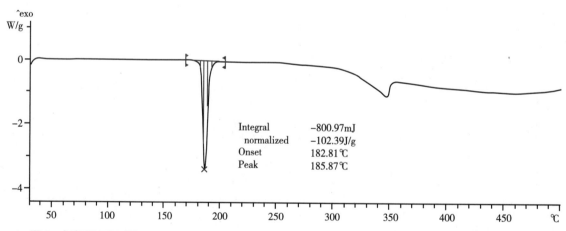

▲ 图2　氯氮平 DSC 图

备注

1. **中文化学名**　8-氯-11-(4-甲基-1-哌嗪基)-5H-二苯并[b,e][1,4]二氮杂䓬

2. **英文化学名**　8-chloro-11-(4-methyl-1-piperazinyl)-5H-dibenzo[b,e][1,4]diazepine

3. **性状**　本品为淡黄色结晶性粉末；无臭，无味。

4. **溶解性**　本品在三氯甲烷中易溶，在乙醇中溶解，在水中几乎不溶。

5. **对照品编号与批号**　100323-201002

6. **结构类型**　苯并氮杂䓬类

硫酸沙丁胺醇

英文名 Salbutamol Sulfate

分子式 $(C_{13}H_{21}NO_3)_2 \cdot H_2SO_4$

分子量 576.70

CAS号 51022-70-9

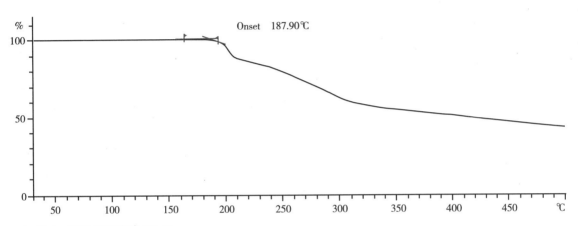

▲ 图1 硫酸沙丁胺醇 **TG** 图

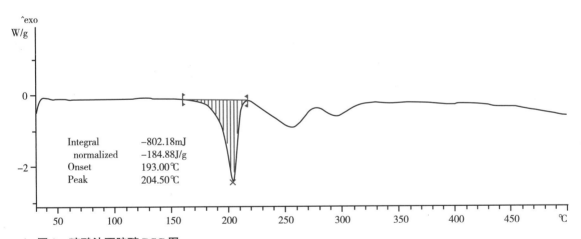

▲ 图2 硫酸沙丁胺醇 **DSC** 图

备注

1. **性状** 本品为白色或类白色的粉末；无臭，味微苦。

2. **溶解性** 本品在水中易溶，在乙醇中极微溶解，在三氯甲烷或乙醚中几乎不溶。

3. **对照品编号与批号** 100328-200703

4. **结构类型** 芳基烷酸类

扑 米 酮

英文名 Primidone
分子式 $C_{12}H_{14}N_2O_2$
分子量 218.26
CAS号 125-33-7

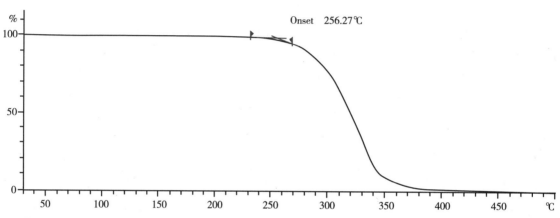

▲ 图1 扑米酮 TG 图

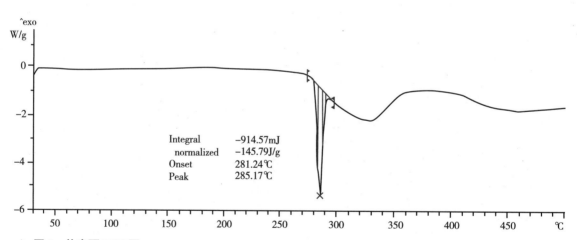

▲ 图2 扑米酮 DSC 图

备注

1. 中文化学名 5-乙基-5-苯基-二氢-4,6(1H,5H)-嘧啶二酮

2. 英文化学名 5-ethyldihydro-5-phenyl-4,6(1H,5H)-pyrimidinedione

3. 性状 本品为白色结晶性粉末；无臭，味微苦。

4. 对照品编号与批号 100331-201002

5. 结构类型 嘧啶酮类

盐酸利多卡因

英文名　Lidocaine Hydrochloride

分子式　$C_{14}H_{22}N_2O \cdot HCl \cdot H_2O$

分子量　288.82

CAS号　6108-05-0

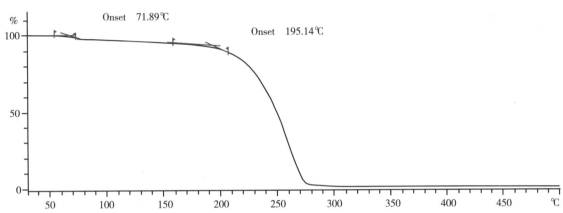

图1　盐酸利多卡因 TG 图

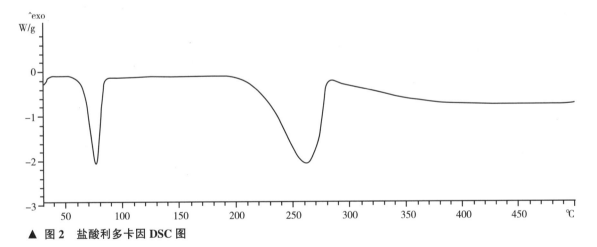

▲ 图2　盐酸利多卡因 DSC 图

备注

1. **中文化学名**　N-(2,6-二甲苯基)-2-(二乙氨基)乙酰胺盐一水合物

2. **英文化学名**　2-(diethylamino)-N-(2,6-dimethylphenyl)acetamide monohydrochloride monohydrate

3. **性状**　本品为白色结晶性粉末；无臭，味苦，继有麻木感。

4. **溶解性**　本品在水或乙醇中易溶，在三氯甲烷中溶解，在乙醚中不溶。

5. **对照品编号与批号**　100341-201003

6. **结构类型**　酰化苯胺类

利 多 卡 因

英文名 Lidocaine

分子式 C$_{14}$H$_{22}$N$_2$O

分子量 234.34

CAS号 137-58-6

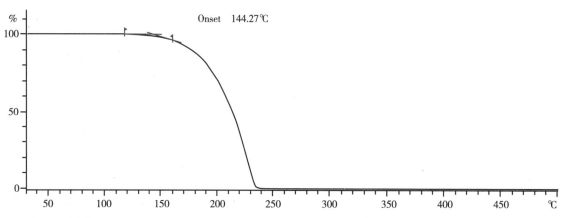

▲ 图 1　利多卡因 TG 图

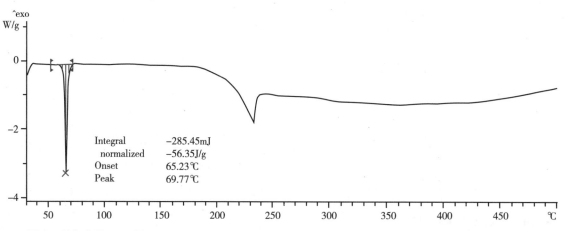

▲ 图 2　利多卡因 DSC 图

备注

1. 中文化学名　*N*-(2,6-二甲苯基)-2-(二乙氨基)乙酰胺

2. 英文化学名　2-(diethylamino)-*N*-(2,6-dimethylphenyl)acetamide

3. 性状　本品为白色或类白色结晶性粉末。

4. 对照品编号与批号　100342-201003

5. 结构类型　酰化苯胺类

盐酸硫利达嗪

英文名 Thioridazine Hydrochloride

分子式 $C_{21}H_{26}N_2S_2 \cdot HCl$

分子量 407.04

CAS号 130-61-0

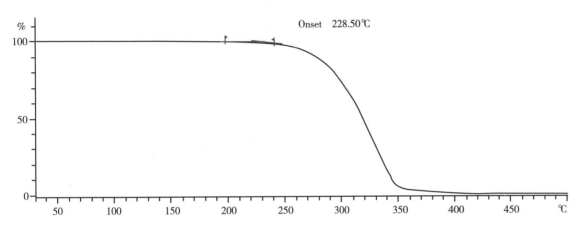

▲ **图1** 盐酸硫利达嗪 **TG** 图

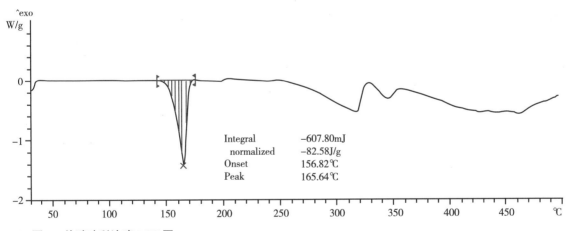

▲ **图2** 盐酸硫利达嗪 **DSC** 图

备注

1. **中文化学名** 10-[2-(1-甲基-2-哌啶基)乙基]-2-甲基硫代吩噻嗪盐酸盐

2. **英文化学名** 10-[2-(1-methyl-2-piperidinyl)ethyl]-2-(methylthio)-10*H*-phenothiazine monohydrochloride

3. **性状** 本品为白色或类白色的结晶性粉末；微臭。

4. **溶解性** 本品在三氯甲烷中易溶，在乙醇或水中溶解，在乙醚中几乎不溶。

5. **对照品编号与批号** 100344-200001

6. **结构类型** 吩噻嗪类

二甲磺酸阿米三嗪

英文名 Almitrine Dimesylate

分子式 $C_{26}H_{29}F_2N_7 \cdot 2CH_3SO_3H$

分子量 669.76

CAS号 29608-49-9

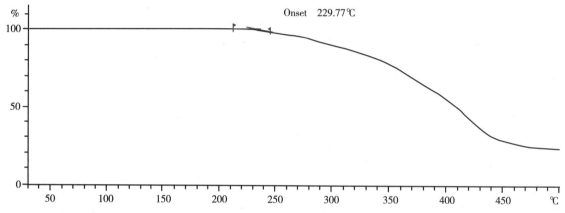

▲ 图1 二甲磺酸阿米三嗪 TG 图

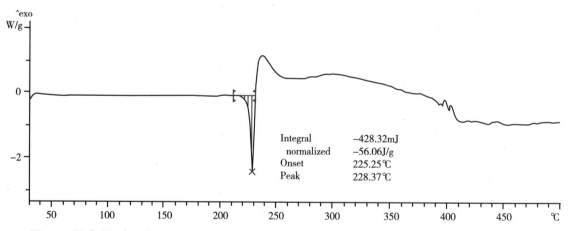

▲ 图2 二甲磺酸阿米三嗪 DSC 图

备注

1. **中文化学名** 2,4-双(烯丙氨基)-6-[4-双-(对氟苯基)甲基]-1-哌嗪基-S-三嗪二甲磺酸盐

2. **英文化学名** 2,4-bis(allylamino)-6-[4-[bis(p-fluorophenyl)methyl]-1-piperazinyl]-S-triazine dimethane sulfonate

3. **性状** 本品为白色或类白色结晶性粉末；无臭，无味。

4. **溶解性** 本品在甲醇或三氯甲烷中易溶，在乙醇中溶解，在丙酮中微溶，在水中不溶。

5. **对照品编号与批号** 100349-200501

6. **结构类型** 哌嗪类（三氮嗪类）

氯 唑 沙 宗

英文名 Chlorzoxazone

分子式 C_7H_4ClNO_2

分子量 169.57

CAS号 95-25-0

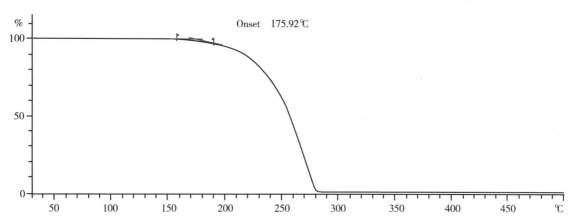

▲ **图1 氯唑沙宗 TG 图**

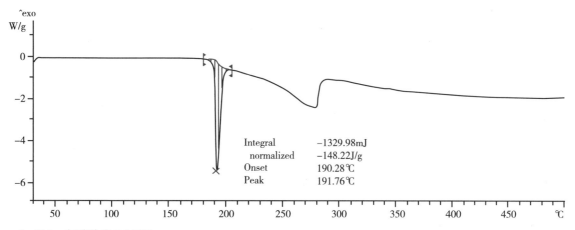

▲ **图2 氯唑沙宗 DSC 图**

备注

1. 中文化学名 5-氯-2-苯并噁唑酮

2. 英文化学名 5-chloro-2-benzoxazolone

3. 性状 本品为白色或类白色结晶或结晶性粉末；无臭，无味。

4. 对照品编号与批号 100364-200301

5. 结构类型 苯并噁唑类

维 生 素 B₂

英文名 Vitamin B_2

分子式 $C_{17}H_{20}N_4O_6$

分子量 376.37

CAS号 83-88-5

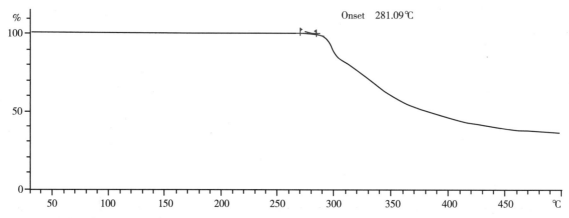

▲ 图1 维生素 B_2 TG 图

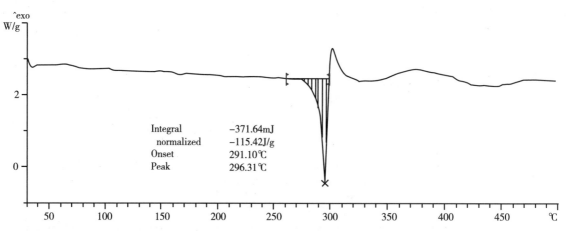

▲ 图2 维生素 B_2 DSC 图

备注

1. **中文化学名** 7,8-二甲基-10-[(2S,3S,4R)-2,3,4,5-四羟基戊基]-3,10-二氢苯并蝶啶-2,4-二酮

2. **英文化学名** 7,8-dimethyl-10-[(2S,3S,4R)-2,3,4,5-tetrahydroxypentyl]benzo[g]pteridine-2,4(3H,10H)-dione

3. **性状** 本品为橙黄色结晶性粉末；微臭，味微苦；溶液易变质，在碱性溶液中或遇光变质更快。

4. **溶解性** 本品在水、乙醇、三氯甲烷或乙醚中几乎不溶；在稀氢氧化钠溶液中溶解。

5. **对照品编号与批号** 100369-201103

泛 酸 钙

英文名　Calcium Pantothenate

分子式　$C_{18}H_{32}CaN_2O_{10}$

分子量　476.54

CAS号　137-08-6

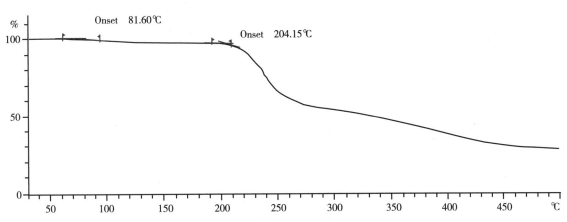

▲ **图1**　泛酸钙 **TG** 图

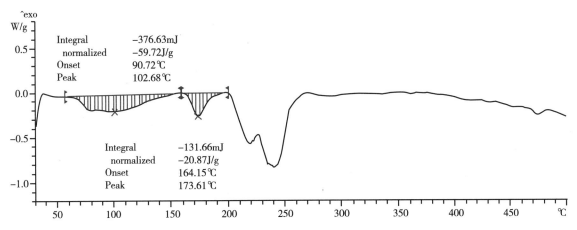

▲ **图2**　泛酸钙 **DSC** 图

备注

1. 性状　本品为白色粉末；无臭，味微苦；有引湿性。

2. 溶解性　本品在水中易溶，在乙醇中极微溶解，在三氯甲烷或乙醚中几乎不溶。

3. 对照品编号与批号　100370-200301

4. 结构类型　氨基酸类

美索巴莫

英文名　Methocarbamol

分子式　$C_{11}H_{15}NO_5$

分子量　241.24

CAS号　532-03-6

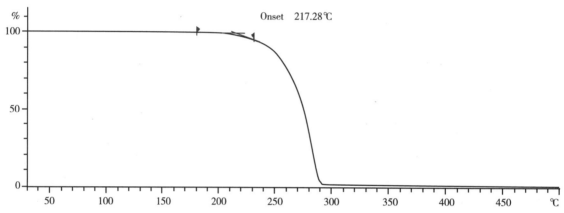

▲ 图1　美索巴莫 TG 图

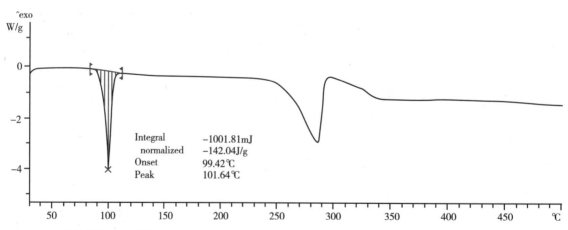

▲ 图2　美索巴莫 DSC 图

备注

1. **中文化学名**　（±）-3-（邻-甲氧苯氧基）-1,2-丙二醇-1-氨基甲酸酯

2. **英文化学名**　（±）-3-（o-methoxyphenoxy）-1,2-propanediol-1-carbamate

3. **性状**　本品为白色或类白色结晶性粉末。

4. **溶解性**　本品在甲醇、乙醇中溶解，在三氯甲烷中略溶，在水中微溶，在正己烷中不溶。

5. **对照品编号与批号**　100428-200401

6. **结构类型**　酰化苯胺类

罗 通 定

英文名 Rotundine

分子式 $C_{21}H_{25}NO_4$

分子量 355.43

CAS号 10097-84-4

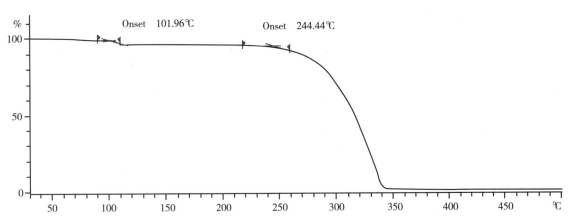

▲ 图1 罗通定 TG 图

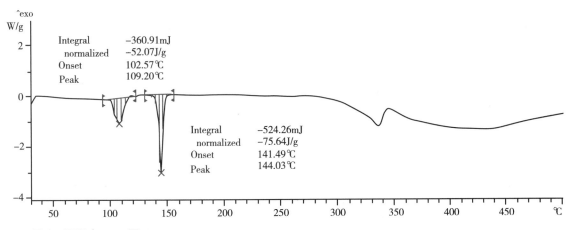

▲ 图2 罗通定 DSC 图

备注

1. **中文化学名** 5,8,13,13a-四氢-2,3,9,10-四甲氧基-6H-二苯并[a,g]喹嗪

2. **英文化学名** 5,8,13,13a-tetrahydro-2,3,9,10-tetramethoxy-6H-dibenzo[a,g] quinolizine

3. **性状** 本品为白色至微黄色的结晶；无臭，无味；遇光受热易变黄。

4. **溶解性** 本品在三氯甲烷中溶解，在乙醇或乙醚中略溶，在水中不溶，在稀硫酸中易溶。

5. **对照品编号与批号** 100452-200301

6. **结构类型** 苯并喹嗪类

苯佐卡因

英文名　Benzocaine

分子式　$C_9H_{11}NO_2$

分子量　165.19

CAS号　94-09-7

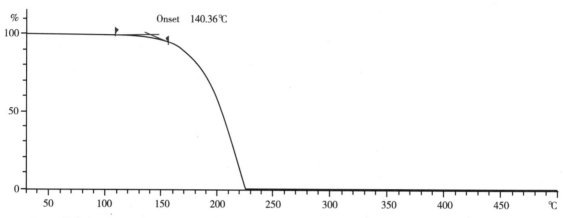

▲ 图1　苯佐卡因 TG 图

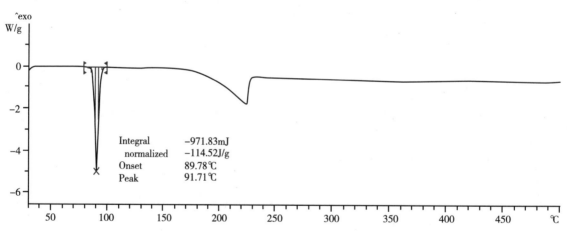

▲ 图2　苯佐卡因 DSC 图

备注

1. 中文化学名　对氨基苯甲酸乙酯

2. 英文化学名　4-aminobenzoic acid ethyl ester

3. 性状　本品为白色结晶性粉末；无臭，味微苦，随后有麻痹感；遇光色渐变黄。

4. 溶解性　本品在乙醇、三氯甲烷或乙醚中易溶，在脂肪油中略溶，在水中极微溶解。

5. 对照品编号与批号　100454-200501

6. 结构类型　酰化苯胺类

盐酸丁卡因

英文名　Tetracaine Hydrochloride

分子式　$C_{15}H_{24}N_2O_2 \cdot HCl$

分子量　300.83

CAS号　136-47-0

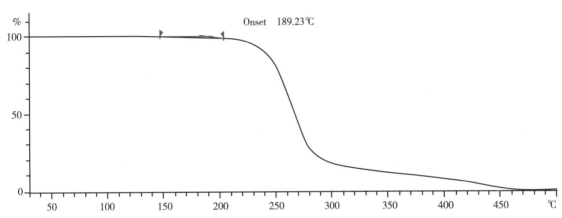

▲ **图1　盐酸丁卡因 TG 图**

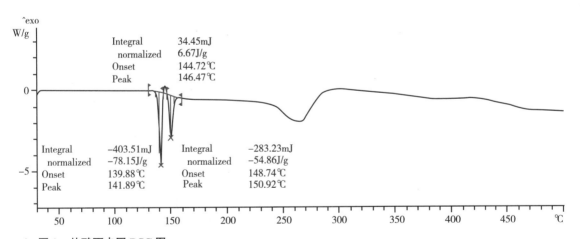

▲ **图2　盐酸丁卡因 DSC 图**

备注

1. **中文化学名**　4-(丁氨基)-苯甲酸-2-(二甲氨基)乙酯盐酸盐

2. **英文化学名**　2-(dimethylamino)ethyl-4-(N-butylamino)benzoate hydrochloride

3. **性状**　本品为白色结晶或结晶性粉末；无臭，味微苦，有麻舌感。

4. **溶解性**　本品在水中易溶，在乙醇中溶解，在乙醚中不溶。

5. **对照品编号与批号**　100456-200301

6. **结构类型**　酰化苯胺类

硫必利杂质 B

英文名 Tiapride Impurity B

分子式 $C_{10}H_{12}O_5S$

分子量 244.26

CAS号 63484-12-8

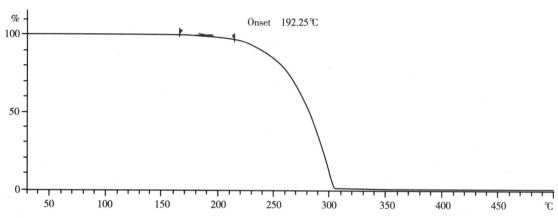

▲ 图1 硫必利杂质 B TG 图

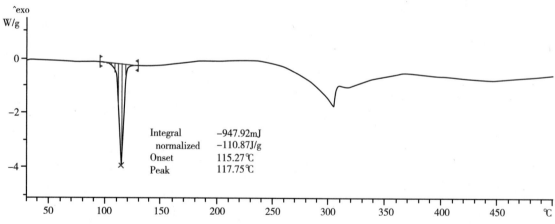

▲ 图2 硫必利杂质 B DSC 图

备注

1. 中文化学名 2-甲氧基-5-甲砜基苯甲酸甲酯

2. 英文化学名 2-methoxyl-5-methylsulfonyl methyl benzoate

3. 对照品编号与批号 100458-200401

4. 结构类型 酰化苯胺类

盐酸硫必利

英文名　Tiapride Hydrochloride

分子式　$C_{15}H_{24}N_2O_4S \cdot HCl$

分子量　364.89

CAS号　51012-33-0

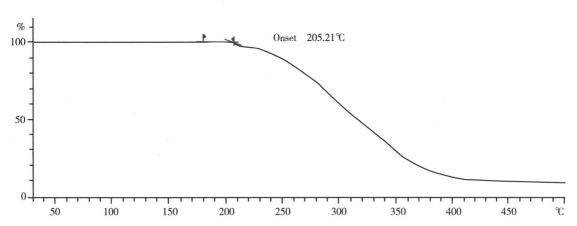

▲ 图1　盐酸硫必利 TG 图

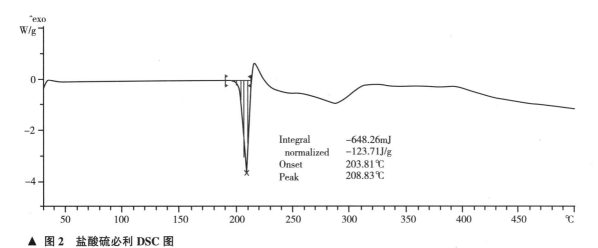

▲ 图2　盐酸硫必利 DSC 图

备注

1. 中文化学名　N-[2-(二乙基氨基)乙基]-2-甲氧基-5-(甲基磺酰基)苯甲酰胺盐酸盐

2. 英文化学名　N-[2-(diethylamino)ethyl]-2-methoxy-5-(methylsulphonyl)benzamide hydrochloride

3. 对照品编号与批号　100459-200401

4. 结构类型　酰化苯胺类

盐酸氯丙嗪

英文名　Chlorpromazine Hydrochloride

分子式　$C_{17}H_{19}ClN_2S \cdot HCl$

分子量　355.33

CAS号　69-09-0

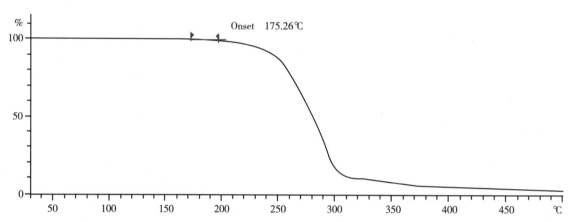

▲ **图1　盐酸氯丙嗪 TG 图**

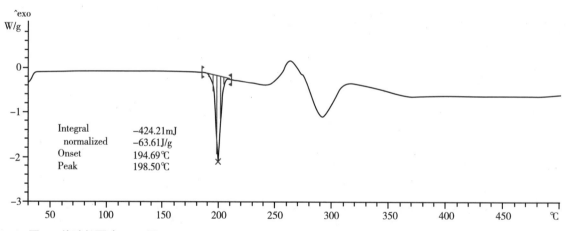

▲ **图2　盐酸氯丙嗪 DSC 图**

备注

1. **中文化学名**　N,N-二甲基-2-氯-10H-吩噻嗪-10-丙胺盐酸盐

2. **英文化学名**　3-(2-chloro-10H-phenothiazin-10-yl)-N,N-dimethylpropan-1-amine hydrochloride

3. **性状**　本品为白色或乳白色结晶性粉末；有微臭，味极苦；有引湿性；遇光渐变色；水溶液显酸性反应。

4. **溶解性**　本品在水、乙醇或三氯甲烷中易溶，在乙醚或苯中不溶。

5. **对照品编号与批号**　100460-200501

6. **结构类型**　吩噻嗪类

盐酸贝那替秦

英文名 Benactyzine Hydrochloride

分子式 $C_{20}H_{25}NO_3 \cdot HCl$

分子量 363.88

CAS号 57-37-4

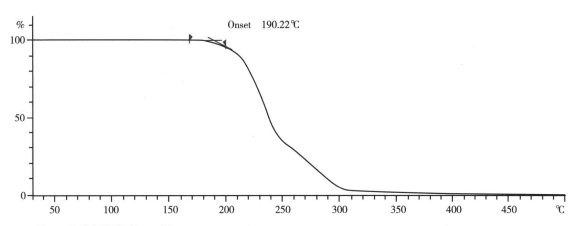

▲ **图1** 盐酸贝那替秦 **TG** 图

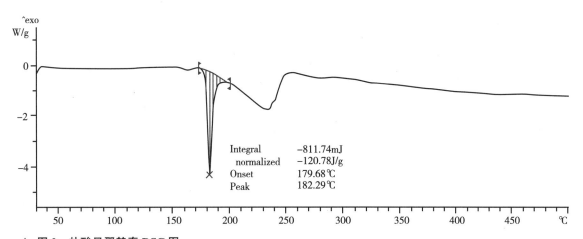

▲ **图2** 盐酸贝那替秦 **DSC** 图

备注

1. 中文化学名 2-二乙基氨基乙基二苯基羟乙酸酯盐酸盐

2. 英文化学名 2-(diphenyl-hydroxyacetoxy)ethyl-diethylammonium hydrochloride

3. 对照品编号与批号 100505-200601

4. 结构类型 酰化苯胺类

盐酸氟西汀

英文名 Fluoxetine Hydrochloride

分子式 $C_{17}H_{18}F_3NO \cdot HCl$

分子量 345.79

CAS号 59333-67-4

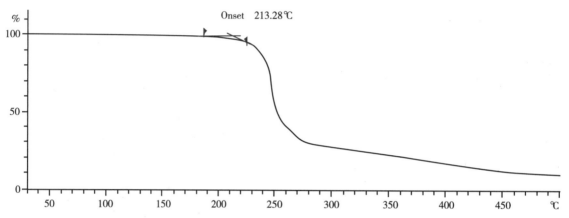

▲ 图1 盐酸氟西汀 TG 图

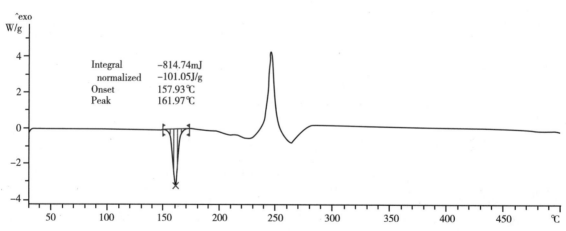

▲ 图2 盐酸氟西汀 DSC 图

备注

1. **中文化学名** N-甲基-3-(对三氟甲基苯氧基)-3-苯基丙胺盐酸盐

2. **英文化学名** N-methyl-3-(p-trifluoromethylphenoxy)-3-phenylpropylamine hydrochloride

3. **对照品编号与批号** 100513-200401

4. **结构类型** 西汀类

盐酸阿米替林

英文名　Amitriptyline Hydrochloride

分子式　$C_{20}H_{23}N \cdot HCl$

分子量　313.86

CAS号　549-18-8

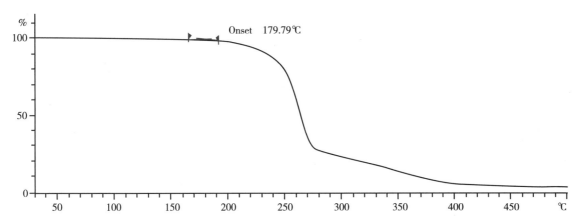

▲ 图1　盐酸阿米替林 TG 图

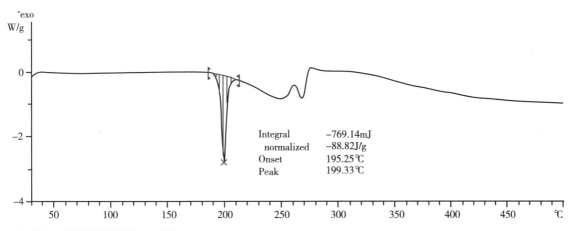

▲ 图2　盐酸阿米替林 DSC 图

备注

1. **中文化学名**　N,N-二甲基-3-[10,11-二氢-5H-二苯并[a,d]环庚三烯-5-亚基]-1-丙胺盐酸盐

2. **英文化学名**　3-[10,11-dihydro-5H-dibenzo[a,d]cyclohepten-5-ylidene]-N,N-dimethyl propanamine hydrochloride

3. **性状**　本品为无色结晶或白色、类白色粉末；无臭或几乎无臭，味苦，有灼热感，随后有麻木感。

4. **溶解性**　本品在水、甲醇、乙醇或三氯甲烷中易溶，在乙醚中几乎不溶。

5. **对照品编号与批号**　100518-201002

6. **结构类型**　苯并氮杂䓬类

盐酸文拉法辛

英文名　Venlafaxine Hydrochloride

分子式　$C_{17}H_{27}NO_2 \cdot HCl$

分子量　313.86

CAS号　99300-78-4

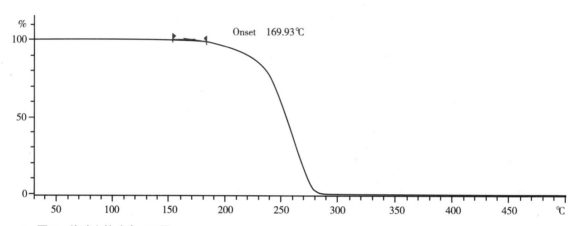

▲ 图1　盐酸文拉法辛 TG 图

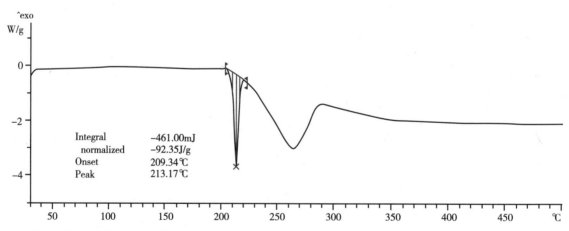

▲ 图2　盐酸文拉法辛 DSC 图

备注

1. 中文化学名　（±）-1-[2-（二甲胺基）-1-（4-甲氧苯基）乙基]环己醇盐酸盐

2. 英文化学名　1-[（1RS）-2-（dimethylamino）-1-（4-methoxyphenyl）ethyl]cyclohexanol hydrochloride

3. 对照品编号与批号　100543-200401

4. 结构类型　酰化苯胺类

甲磺酸罗哌卡因

英文名　Ropivacaine Mesylate

分子式　$C_{17}H_{26}N_2O \cdot CH_4O_3S$

分子量　370.51

CAS号　854056-07-8

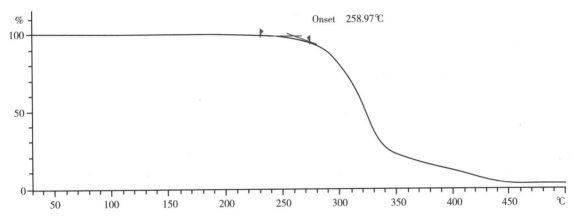

▲ 图1　甲磺酸罗哌卡因 TG 图

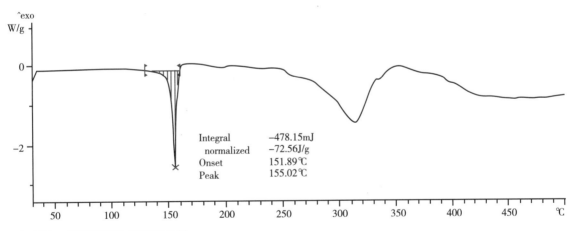

▲ 图2　甲磺酸罗哌卡因 DSC 图

备注

1. 中文化学名　N-(2,6-二甲基苯基)-1-正丙基哌啶-2-甲酰胺甲磺酸盐

2. 英文化学名　(2S)-N-(2,6-dimethylphenyl)-1-propyl-2-piperidinecarboxamide monomethanesulfonate

3. 性状　本品为白色至类白色结晶性粉末。

4. 对照品编号与批号　100548-200401

5. 结构类型　酰化苯胺类

甲硫酸新斯的明

英文名　Neostigmine Methylsulfate

分子式　$C_{12}H_{19}N_2O_2 \cdot CH_3O_4S$

分子量　334.39

CAS号　51-60-5

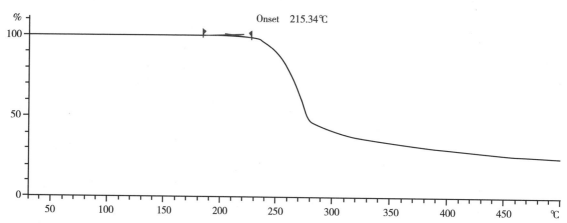

▲ 图1　甲硫酸新斯的明 TG 图

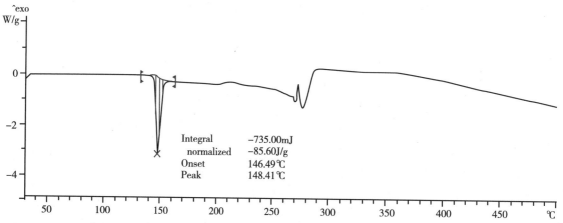

▲ 图2　甲硫酸新斯的明 DSC 图

备注

1. 中文化学名　N,N,N-三甲基-3-[(二甲氨基)甲酰氧基]苯铵甲基硫酸盐

2. 英文化学名　3-[(dimethylcarbamoyl)oxy]-N,N,N-trimethylanilinium methyl sulphate

3. 对照品编号与批号　100550-200401

4. 结构类型　酰化苯胺类

盐酸奥昔布宁

英文名　Oxybutynin Hydrochloride

分子式　$C_{22}H_{31}NO_3 \cdot HCl$

分子量　393.95

CAS号　1508-65-2

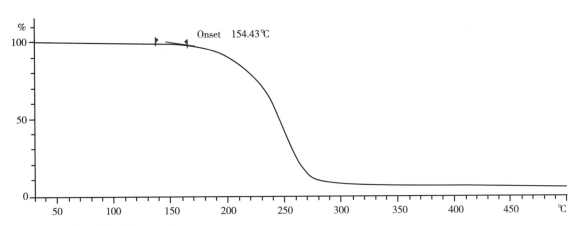

▲ 图1　盐酸奥昔布宁 TG 图

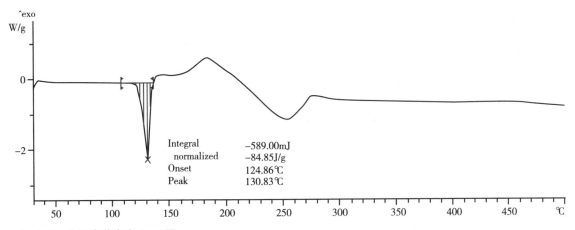

▲ 图2　盐酸奥昔布宁 DSC 图

备注

1. **中文化学名**　α-环己基-α-羟基-苯乙酸-4-二乙氨基-2-丁炔酯盐酸盐

2. **英文化学名**　4-(diethylamino)but-2-ynyl (RS)-2-cyclohexyl-2-hydroxy-2-phenylacetate hydrochloride

3. **性状**　本品为白色结晶或结晶性粉末；无臭。

4. **溶解性**　本品在甲醇或三氯甲烷中易溶，在水中溶解，在正己烷中几乎不溶；在冰醋酸中溶解。

5. **对照品编号与批号**　100556-200901

6. **结构类型**　酰化苯胺类

利 培 酮

英文名　Risperidone

分子式　$C_{23}H_{27}FN_4O_2$

分子量　410.5

CAS号　106266-06-2

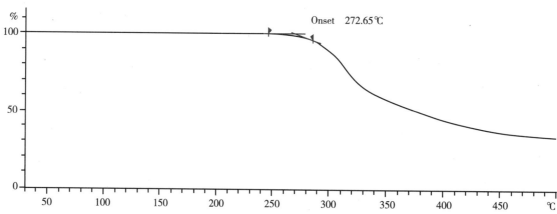

▲ 图1　利培酮 TG 图

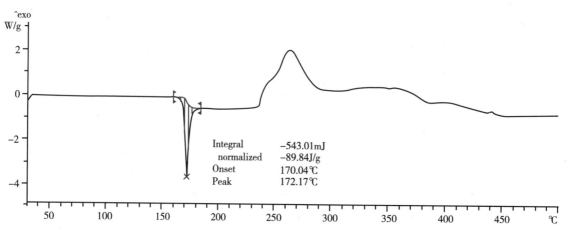

▲ 图2　利培酮 DSC 图

备注

1. 中文化学名　3-[2-[4-(6-氟-1,2-苯并异噁唑-3-基)-1-哌啶]乙基]-6,7,8,9-四氢-2-甲基-4H-吡啶并[1,2-a]嘧啶-4-酮

2. 英文化学名　3-[2-[4-(6-fluoro-1,2-benzisoxazol-3-yl)piperidin-1-yl]ethyl]-2-methyl-6,7,8,9- tetrahydro-4H-pyrido[1,2-α]pyrimidin-4-one

3. 对照品编号与批号　100570-201102

4. 结构类型　苯并噁唑类

吗 氯 贝 胺

英文名 Moclobemide

分子式 C₁₃H₁₇ClN₂O₂

分子量 268.74

CAS号 71320-77-9

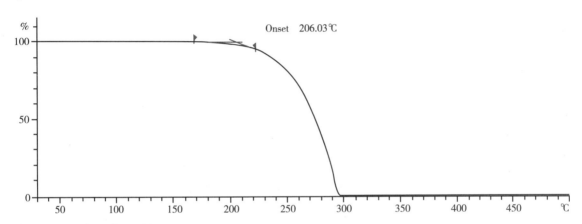

▲ 图1 吗氯贝胺 TG 图

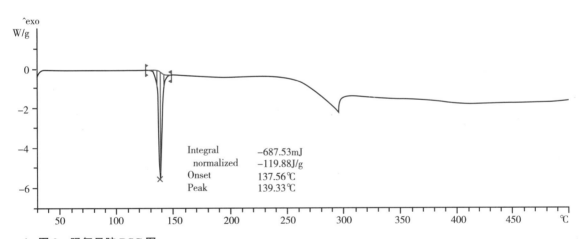

▲ 图2 吗氯贝胺 DSC 图

备注

1. **中文化学名** 4-氯-N-[2-(4-吗啉基乙基)]苯甲酰胺

2. **英文化学名** *p*-chloro-*N*-(2-morpholinoethyl) benzamide

3. **性状** 本品为白色或类白色结晶或结晶性粉末；无臭，味微苦。

4. **溶解性** 本品在甲醇、乙醇或三氯甲烷中易溶，在丙酮中溶解，在水中微溶，在冰醋酸中易溶。

5. **对照品编号与批号** 100583-200401

6. **结构类型** 酰化苯胺类

琥珀酸舒马普坦

英文名 Sumatriptan Succinate

分子式 $C_{14}H_{21}N_3O_2S \cdot C_4H_6O_4$

分子量 413.49

CAS号 103628-48-4

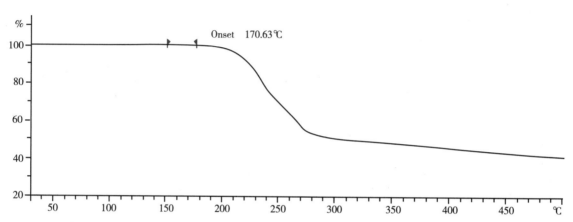

▲ **图1** 琥珀酸舒马普坦 TG 图

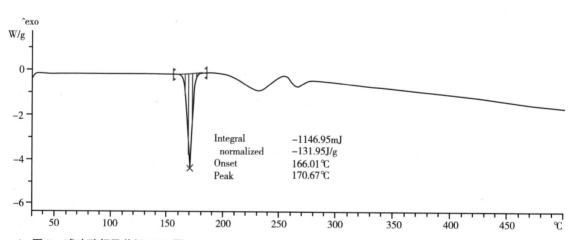

▲ **图2** 琥珀酸舒马普坦 DSC 图

备注

1. **中文化学名** 3-[2-(二甲胺基)乙基]-N-甲基-1H-吲哚-5-基甲基磺酰胺琥珀酸盐

2. **英文化学名** 3-[2-(dimethylamino)ethyl]-N-methyl-1H-indole-5-methanesulfonamide

3. **性状** 本品为白色至类白色粉末。

4. **溶解性** 本品在水中易溶，在甲醇中微溶，在二氯甲烷中几乎不溶。

5. **对照品编号与批号** 100603-200401

6. **结构类型** 酰化苯胺类

盐酸西布曲明

英文名 Sibutramine Hydrochloride

分子式 $C_{17}H_{26}ClN \cdot HCl \cdot H_2O$

分子量 334.32

CAS号 125494-59-9

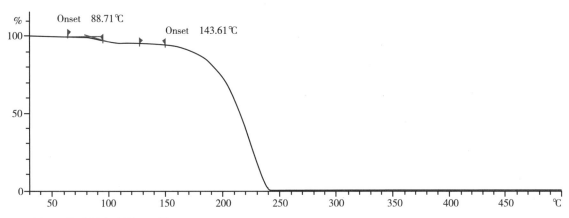

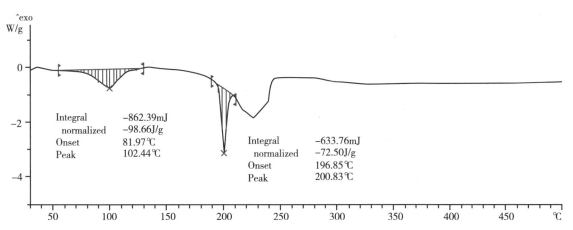

▲ 图1 盐酸西布曲明 TG 图

▲ 图2 盐酸西布曲明 DSC 图

备注

1. **中文化学名** 1-(4-氯苯基)-N,N-二甲基-α-(2-甲基)环氧丁烷甲烷胺盐酸盐一水合物

2. **英文化学名** 1-(4-chlorophenyl)-N,N-dimethyl-α-(2-methylpropyl)cyclobutane methanamine hydrochloride monohydrate

3. **性状** 本品为白色或类白色结晶性粉末,无臭,味微苦。

4. **对照品编号与批号** 100624-200401

5. **结构类型** 烷胺类

盐酸替扎尼定

英文名　Tizanidine Hydrochloride

分子式　$C_9H_8ClN_5S \cdot HCl$

分子量　290.17

CAS号　64461-82-1

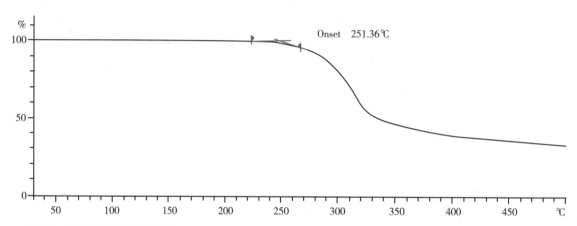

▲ 图1　盐酸替扎尼定 TG 图

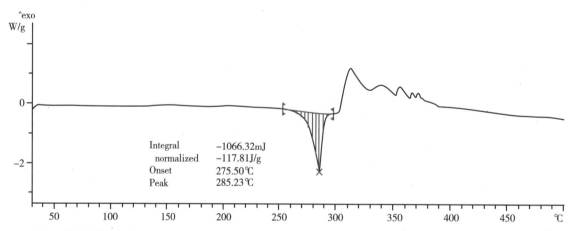

▲ 图2　盐酸替扎尼定 DSC 图

备注

1. 中文化学名　5-氯-N-(4,5-二氢-1H-咪唑-2-基)-2,1,3-苯并噻二唑-4-胺盐酸盐

2. 英文化学名　5-chloro-4-[(4,5-dihydro-1H-imidazol-2-yl)amino]-2,1,3-benzothiadiazole hydrochloride

3. 性状　本品为类白色或浅黄色结晶性粉末；无臭，味微甜。

4. 对照品编号与批号　100644-200401

5. 结构类型　噻唑类

奥 卡 西 平

英文名　Oxcarbazepine

分子式　$C_{15}H_{12}N_2O_2$

分子量　252.27

CAS号　28721-07-5

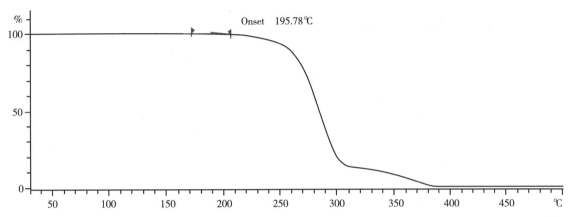

▲ 图1　奥卡西平 TG 图

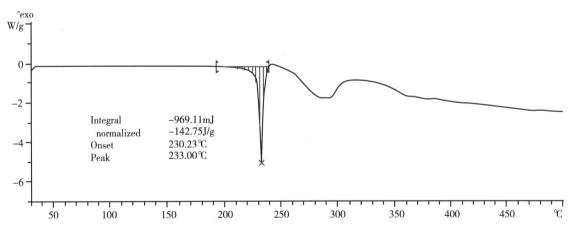

▲ 图2　奥卡西平 DSC 图

备注

1. **中文化学名**　10,11-二氢-10-氧代-5H-二苯并[b,f]氮杂䓬-5-甲酰胺

2. **英文化学名**　10,11-dihydro-10-oxo-5H-dibenz[b,f]azepine-5-carboxamide

3. **性状**　本品为白色结晶性粉末。

4. **对照品编号与批号**　100657-200401

5. **结构类型**　苯并氮杂䓬类

利 鲁 唑

英文名　Riluzole

分子式　$C_8H_5F_3N_2OS$

分子量　234.20

CAS号　1744-22-5

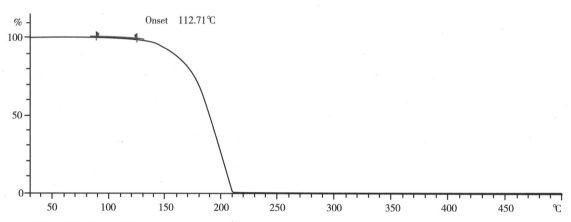

▲ 图1　利鲁唑 TG 图

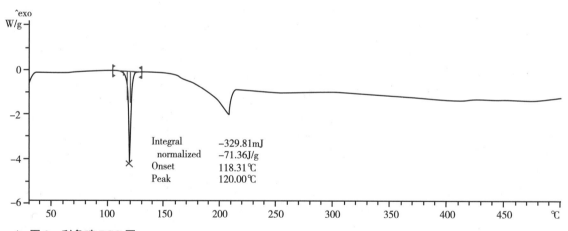

▲ 图2　利鲁唑 DSC 图

备注

1. 中文化学名　2-氨基-6-三氟甲氧基苯并噻唑

2. 英文化学名　2-amino-6-(trifluoromethoxy) benzothiazole

3. 性状　本品为白色或微黄色结晶或结晶性粉末；无臭。

4. 溶解性　本品在三氯甲烷或丙酮中极易溶解，在甲醇、乙醇、乙腈或冰醋酸中易溶，在
　　　　　0.1mol/L 盐酸溶液中微溶，在水或 0.1mol/L 氢氧化钠溶液中几乎不溶。

5. 对照品编号与批号　100684-200401

6. 结构类型　噻唑类

盐酸二甲弗林

英文名　Dimefline Hydrochloride

分子式　$C_{20}H_{21}NO_3 \cdot HCl$

分子量　359.85

CAS号　2740-04-7

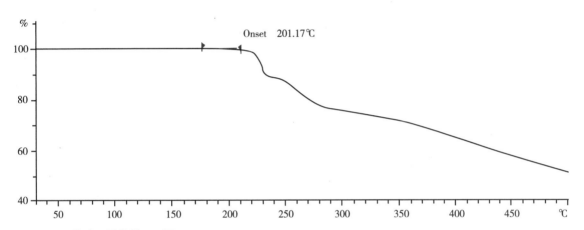

▲ 图1　盐酸二甲弗林 TG 图

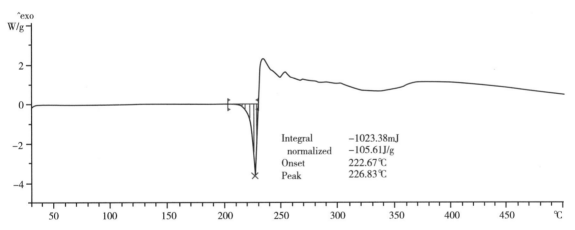

▲ 图2　盐酸二甲弗林 DSC 图

备注

1. 中文化学名　3-甲基-7-甲氧基-2-苯基-8-[（二甲氨基）甲基]-4H-1-苯并吡喃-4-酮盐酸盐

2. 英文化学名　8-[（dimethylamino）methyl]-7-methoxy-3-methyl-2-phenyl-4H-1-benzopyran-4-one hydrochloride

3. 性状　本品为白色结晶性粉末；几乎无臭；味极苦。

4. 对照品编号与批号　100687-200401

5. 结构类型　吡喃酮类

佐米曲普坦

英文名　Zolmitriptan
分子式　$C_{16}H_{21}N_3O_2$
分子量　287.36
CAS号　139264-17-8

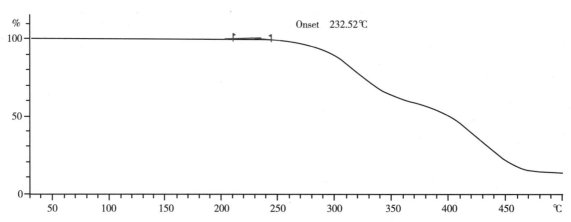

▲ 图1　佐米曲普坦 TG 图

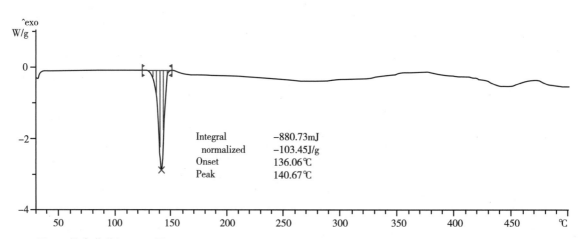

▲ 图2　佐米曲普坦 DSC 图

备注

1. **中文化学名**　(S)-4-[3-[2-(二甲胺基)乙基]-1H-吲哚-5-甲基]-2-唑烷酮

2. **英文化学名**　(4S)-4-[[3-[2-(dimethylamino)ethyl]-1H-indol-5-yl]methyl]-2-oxazolidinone

3. **性状**　本品为白色或类白色结晶性粉末。

4. **对照品编号与批号**　100698-200501

5. **结构类型**　吲哚类

富马酸比索洛尔

英文名 Bisoprolol Fumarate

分子式 $(C_{18}H_{31}NO_4)_2 \cdot C_4H_4O_4$

分子量 766.96

CAS号 104344-23-2

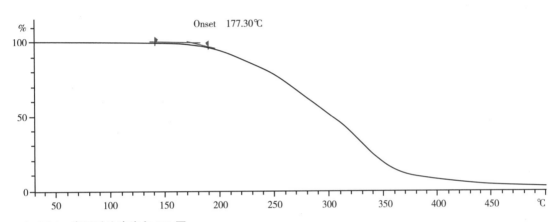

▲ 图1 富马酸比索洛尔 TG 图

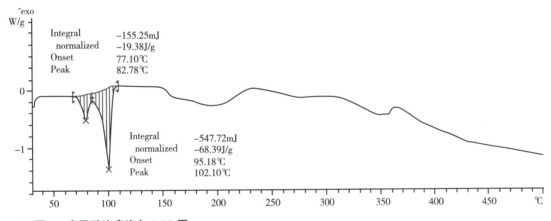

▲ 图2 富马酸比索洛尔 DSC 图

备注

1. **中文化学名** (±)-1-[4-[[2-(1-甲基乙氧基)乙氧基]甲基]-苯氧基]-3-[(1-甲基乙基)胺基]-2-丙醇富马酸盐

2. **英文化学名** (±)-1-[4-[[2-(1-methylethoxy)ethoxy]methyl]phenoxy]-3-[(1-methylethyl)amino]-2-propanol, fumarate (2:1)

3. **性状** 本品为白色粉末；无臭。

4. **溶解性** 本品在水中极易溶解，在乙醇中易溶，在丙酮中微溶，在乙醚中不溶。

5. **对照品编号与批号** 100711-200401

6. **结构类型** 酰化苯胺类

丁二酸洛沙平

英文名 Loxapine Succinate

分子式 $C_{18}H_{18}ClN_3O \cdot C_4H_6O_4$

分子量 445.90

CAS号 27833-64-3

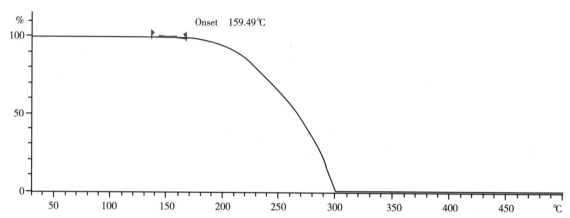

▲ 图1 丁二酸洛沙平 TG 图

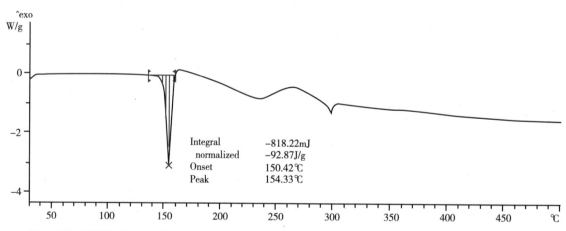

▲ 图2 丁二酸洛沙平 DSC 图

备注

1. **中文化学名** 2-氯-11-(4-甲基-1-哌嗪基)二苯并[b,f][1,4]氧氮杂丁二酸盐(1:1)

2. **英文化学名** 2-chloro-11-(4-methyl-1-piperazinyl)dibenz[b,f][1,4]oxazepine succinate (1:1)

3. **性状** 本品为白色粉末。

4. **对照品编号与批号** 100724-200401

5. **结构类型** 苯并氮杂䓬类

氟马西尼

英文名 Flumazenil

分子式 $C_{15}H_{14}FN_3O_3$

分子量 303.29

CAS号 78755-81-4

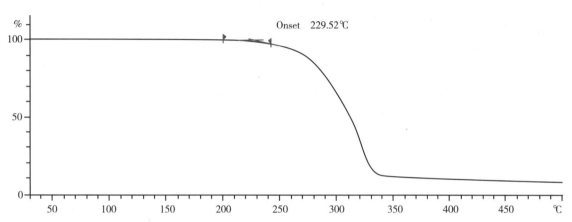

▲ 图1 氟马西尼 TG 图

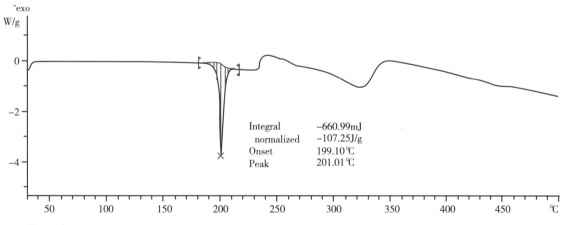

▲ 图2 氟马西尼 DSC 图

备注

1. **中文化学名** 8-氟-5,6-二氢-5-甲基-6-氧代-4*H*-咪唑并-[1,5-*a*][1,4]苯并二氮䓬-3-甲酸乙酯

2. **英文化学名** ethyl 8-fluoro-5,6-dihydro-5-methyl-6-oxo-4*H*-imidazo[1,5-*a*][1,4]benzodiazepine-3-carboxylate

3. **性状** 本品为白色或类白色结晶性粉末；无臭，无味。

4. **溶解性** 本品在三氯甲烷或冰醋酸中易溶，在甲醇中略溶，在水中几乎不溶。

5. **对照品编号与批号** 100727-200601

6. **结构类型** 苯并氮杂䓬类

西替利嗪杂质 A

英文名　Citirizine Impurity A

分子式　$C_{17}H_{19}ClN_2$

分子量　286.80

CAS号　303-26-4

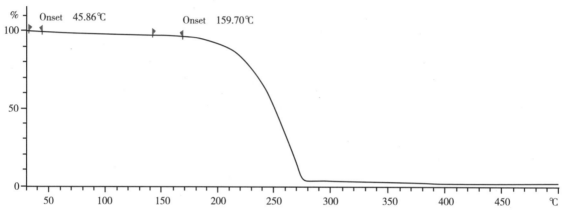

▲ 图1　西替利嗪杂质 A TG 图

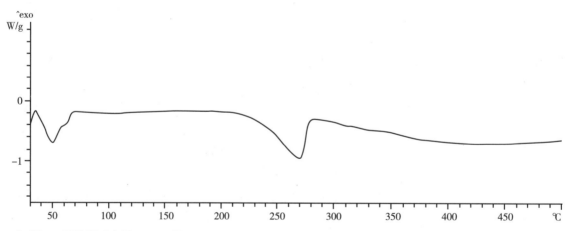

▲ 图2　西替利嗪杂质 A DSC 图

备注

1. **中文化学名**　1-[(4-氯苯)苯甲基]哌嗪

2. **英文化学名**　1-(4-chlorobenzhydryl)piperazine

3. **性状**　本品为淡黄色粉末。

4. **对照品编号与批号**　100756-200401

5. **结构类型**　哌嗪类

阿 立 哌 唑

英文名 Aripiprazole

分子式 $C_{23}H_{27}Cl_2N_3O_2$

分子量 448.39

CAS号 129722-12-9

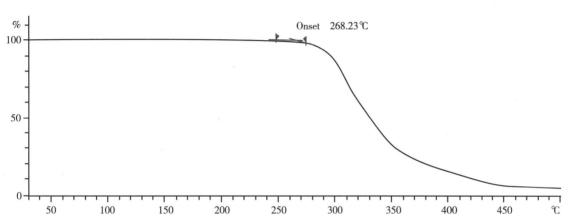

▲ 图1 阿立哌唑 TG 图

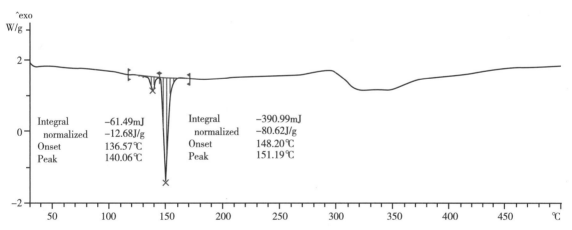

▲ 图2 阿立哌唑 DSC 图

备注

1. **性状** 本品为白色或类白色结晶性粉末；无臭。

2. **溶解性** 本品在三氯甲烷中易溶，在甲醇或丙酮中微溶，在乙腈或无水乙醇中极微溶解，在水、0.1mol/L 盐酸溶液或 0.1mol/L 氢氧化钠溶液中不溶。

3. **对照品编号与批号** 100776-200501

4. **结构类型** 哌唑类

氢溴酸西酞普兰

英文名　Citalopram Hydrobromide

分子式　$C_{20}H_{21}FN_2O \cdot HBr$

分子量　405.30

CAS号　59729-32-7

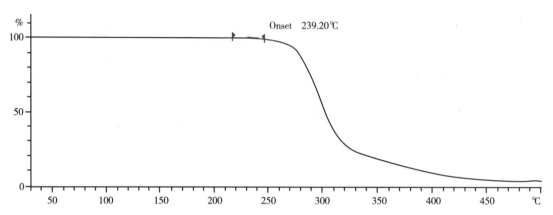

▲ 图1　氢溴酸西酞普兰 TG 图

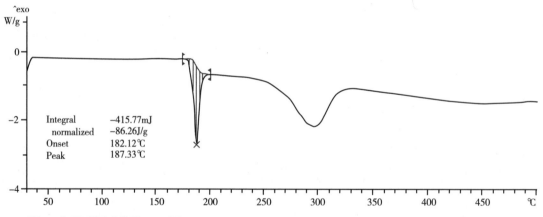

▲ 图2　氢溴酸西酞普兰 DSC 图

备注

1. 中文化学名　（±）-1-[3-（二甲氨基）丙基]-1-（4-氟苯基）-1,3-二氢-5-氰基-异苯并呋喃氢溴酸盐

2. 英文化学名　（±）-1-[3-（dimethylamino）propyl]-1-（4-fluorophenyl）-1,3-dihydro-5-isobenzo-furancarbonitrile monohydrobromide

3. 性状　本品为白色或类白色结晶性粉末；无臭，味苦。

4. 溶解性　本品在热水中极易溶解，在三氯甲烷或甲醇中易溶，在无水乙醇或水中略溶，在无水乙醚中几乎不溶。

5. 对照品编号与批号　100790-200501

6. 结构类型　酰化苯胺类

马来酸氟伏沙明

英文名 Fluvoxamine Maleate

分子式 $C_{15}H_{21}F_3N_2O_2 \cdot C_4H_4O_4$

分子量 434.41

CAS号 61718-82-9

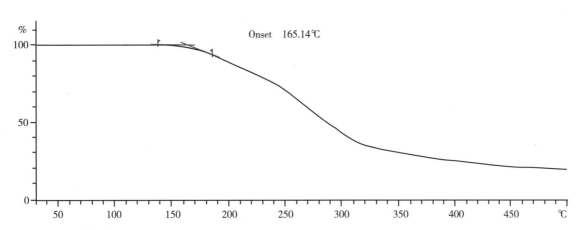

▲ 图1 马来酸氟伏沙明 TG 图

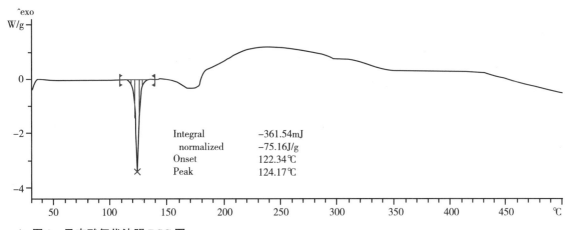

▲ 图2 马来酸氟伏沙明 DSC 图

备注

1. **中文化学名** 2-[[[(1E)-5-甲氧基-1-[4-(三氟甲基)苯基]亚戊基]氨基]氧基]乙胺马来酸盐(1:1)

2. **英文化学名** 2-[[[(1E)-5-methoxy-1-[4-(trifluoromethyl)phenyl]pentylidene]amino]oxy]ethanamine(Z)-butenedioate

3. **性状** 本品为白色结晶性粉末。

4. **对照品编号与批号** 100792-200601

5. **结构类型** 酰化苯胺类

苯甲酸利扎曲坦

英文名 Rizatriptan Benzoate

分子式 $C_{15}H_{19}N_5 \cdot C_6H_5COOH$

分子量 391.47

CAS号 145202-66-0

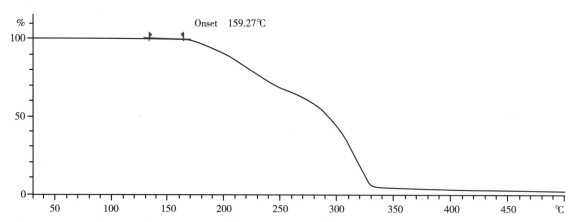

▲ 图1 苯甲酸利扎曲坦 TG 图

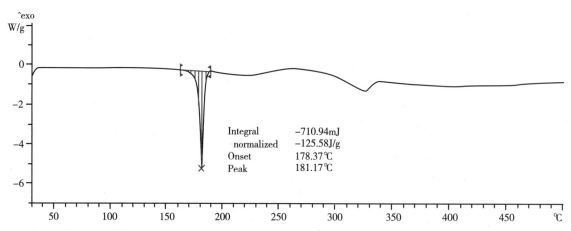

▲ 图2 苯甲酸利扎曲坦 DSC 图

备注

1. **中文化学名** N,N-二甲基-2-[5-(1,2,4-三唑-1-基甲基)-1H-吲哚-3-基]乙胺苯甲酸盐

2. **英文化学名** N,N-dimethyl-2-[5-(1,2,4-triazol-1-ylmethyl)-1H-indol-3-yl]ethylamine monobenzoate

3. **性状** 本品为白色或类白色结晶性粉末。

4. **溶解性** 本品在水或甲醇中溶解，在乙醇中略溶，在乙酸乙酯中极微溶，在0.1mol/L盐酸溶液中微溶。

5. **对照品编号与批号** 100793-200501

6. **结构类型** 吲哚类

盐酸米安色林

英文名 Mianserin Hydrochloride
分子式 $C_{18}H_{20}N_2 \cdot HCl$
分子量 300.83
CAS号 21535-47-7

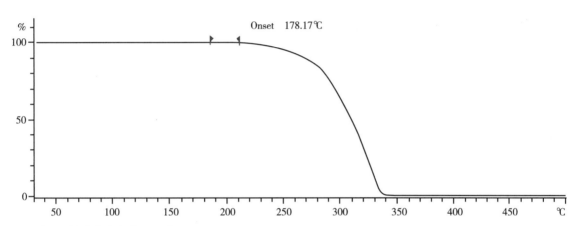

▲ 图1 盐酸米安色林 TG 图

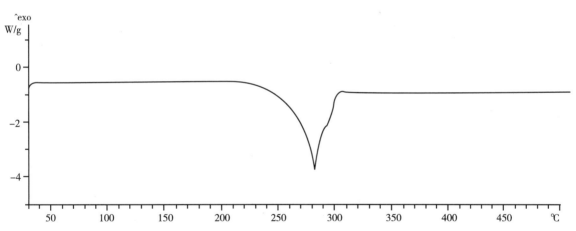

▲ 图2 盐酸米安色林 DSC 图

备注

1. **性状** 本品为类白色结晶性粉末。

2. **溶解性** 本品在三氯甲烷中溶解，在水中略溶，在乙醇中微溶。

3. **对照品编号与批号** 100812-200501

4. **结构类型** 苯并氮杂䓬类

维库溴铵

英文名　Vecuronium Bromide

分子式　$C_{34}H_{57}BrN_2O_4$

分子量　637.74

CAS号　50700-72-6

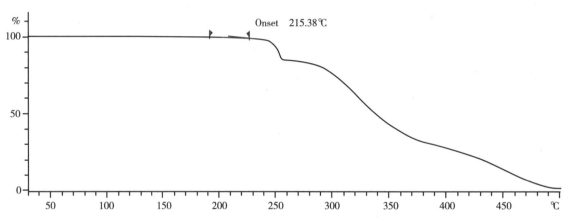

▲ 图1　维库溴铵 TG 图

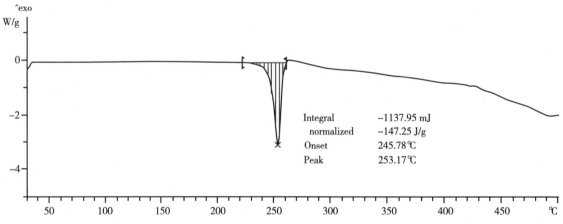

▲ 图2　维库溴铵 DSC 图

备注

1. 中文化学名　溴化 1-[3α,17β-二乙酰氧基-2β-(1-哌啶基)-5α-雄甾烷-16β-基]-1-甲基哌啶

2. 英文化学名　1-[3α,17β-bis(acetyloxy)-2β-(piperidin-1-yl)-5α-androstan-16β-yl]-1-methyl-piperidinium bromide

3. 性状　本品为白色或类白色粉末；无臭，味苦，有引湿性。

4. 溶解性　本品在乙醇中极易溶解，在水中略溶，在乙醚中几乎不溶，在稀盐酸中极易溶解。

5. 对照品编号与批号　100813-200501

6. 结构类型　雄甾烷类

富马酸喹硫平

英文名 Quetiapine Fumarate

分子式 $C_{21}H_{25}N_3O_2S \cdot 1/2C_4H_4O_4$

分子量 441.54

CAS号 111974-72-2

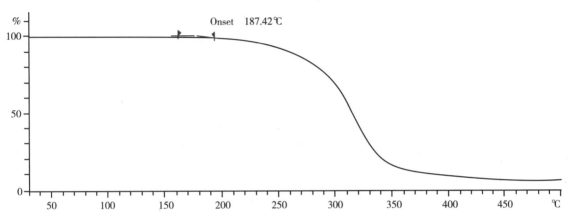

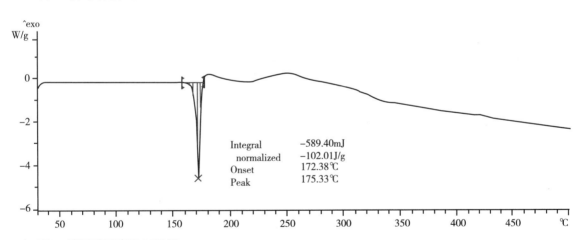

▲ 图1 富马酸喹硫平 TG 图

Onset 187.42℃

▲ 图2 富马酸喹硫平 DSC 图

Integral   −589.40mJ
  normalized   −102.01J/g
Onset   172.38℃
Peak   175.33℃

备注

1. **性状** 本品为类白色或微黄色结晶性粉末；无臭，无味。

2. **溶解性** 本品在甲醇或乙醇中微溶，在水中几乎不溶，在冰醋酸中溶解。

3. **对照品编号与批号** 100815-200501

4. **结构类型** 苯并氮杂䓬类

盐酸地芬尼多

英文名 Difenidol Hydrochloride

分子式 $C_{21}H_{27}NO \cdot HCl$

分子量 345.91

CAS号 3254-89-5

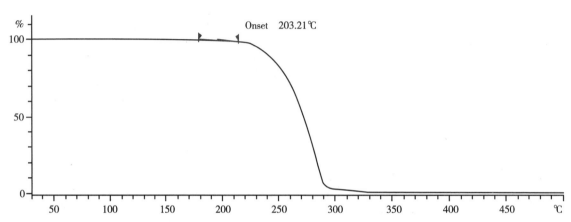

▲ 图1 盐酸地芬尼多 TG 图

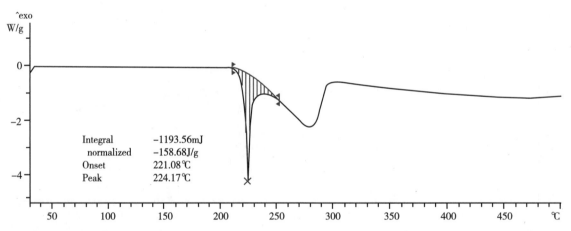

▲ 图2 盐酸地芬尼多 DSC 图

备注

1. 中文化学名 α,α-二苯基-1-哌啶丁醇盐酸盐

2. 英文化学名 α,α-diphenyl-1-piperidine butanol hydrochloride

3. 性状 本品为白色结晶性粉末；无臭，味涩。

4. 溶解性 本品在甲醇中易溶，在乙醇中溶解，在水或三氯甲烷中略溶。

5. 对照品编号与批号 100841-201102

6. 结构类型 哌啶类

盐酸氯米帕明

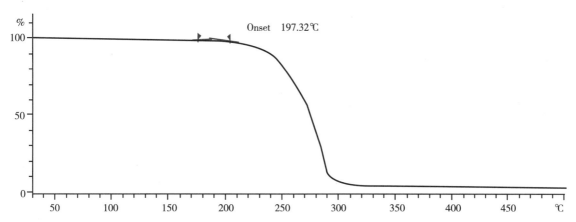

英文名 Clomipramine Hydrochloride

分子式 $C_{19}H_{23}ClN_2 \cdot HCl$

分子量 351.31

CAS号 17321-77-6

图1 盐酸氯米帕明 TG 图

▲ 图1　盐酸氯米帕明 TG 图

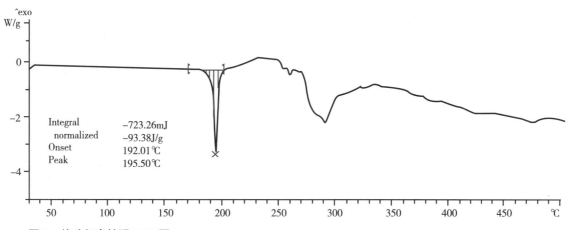

▲ 图2　盐酸氯米帕明 DSC 图

备注

1. **中文化学名** N,N-二甲基-10,11-二氢-3-氯-5H-二苯并[b,f]氮杂䓬-5-丙胺盐酸盐

2. **英文化学名** N,N-dimethyl-10,11-dihydro-3-chloro-5H-dibenz[b,f]azepine-5-propylamine hydrochloride

3. **性状** 本品为白色至微黄色结晶性粉末；无臭，味苦；遇光色渐变黄。

4. **溶解性** 本品在三氯甲烷或冰醋酸中极易溶解，在水或乙醇中易溶，在丙酮中微溶，在乙醚中几乎不溶。

5. **对照品编号与批号** 100843-200501

6. **结构类型** 苯并氮杂䓬类

盐酸非索非那定

英文名　Fexofenadine Hydrochloride

分子式　$C_{32}H_{39}NO_4 \cdot HCl$

分子量　538.12

CAS号　153439-40-8

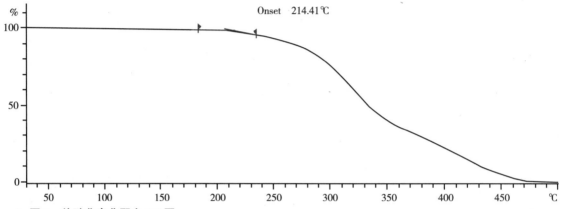

▲ 图1　盐酸非索非那定 TG 图

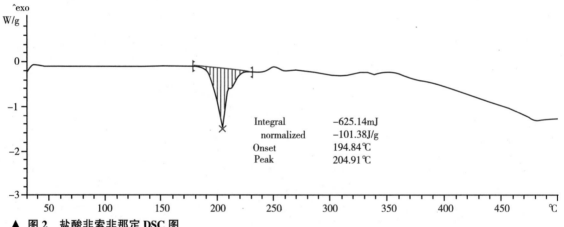

▲ 图2　盐酸非索非那定 DSC 图

备注

1. **中文化学名**　(±)-4-[4-[4-(羟基二苯基甲基)-1-哌啶基]-1-羟基丁基]-α,α-二甲基苯乙酸盐酸盐

2. **英文化学名**　(±)-4-[4-[4-(hydroxy-diphenylmethyl)-1-piperidinyl]-1-hydroxybutyl]-α,α-dimethyl acid hydrochloride

3. **性状**　本品为白色结晶性粉末。

4. **溶解性**　本品在甲醇中易溶，在冰醋酸、乙醇或正己烷中溶解，在水或乙腈中微溶，在三氯甲烷或丙酮中几乎不溶。

5. **对照品编号与批号**　100852-200601

6. **结构类型**　芳基烷酸类

佐 匹 克 隆

英文名　Zopiclone

分子式　$C_{17}H_{17}ClN_6O_3$

分子量　388.81

CAS号　43200-80-2

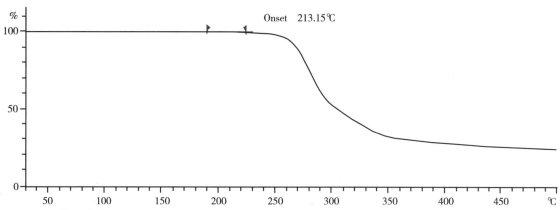

▲ 图1　佐匹克隆 TG 图

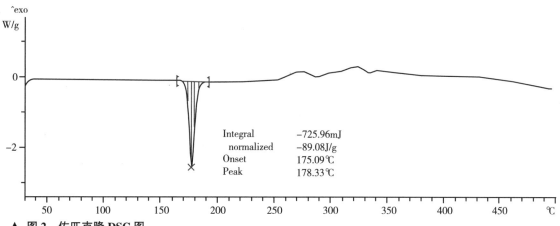

▲ 图2　佐匹克隆 DSC 图

备注

1. **中文化学名**　6-(5-氯吡啶-2-基)-7-[(4-甲基哌嗪-1-基)羰氧基]-5,6-二氢吡咯并[3,4-b]吡嗪-5-酮

2. **英文化学名**　6-(5-chloro-2-yl)-7-[(4-methyl-piperazin-1-yl)carbonyloxy]-5,6-dihydro-pyrrolo[3,4-b]pyrazin-5-one

3. **性状**　本品为白色结晶性粉末。

4. **溶解性**　本品在三氯甲烷或二氯乙烷中易溶，在甲醇或二甲基甲酰胺中略溶，在乙醇中微溶，在水中几乎不溶。

5. **对照品编号与批号**　100870-200801

6. **结构类型**　吡咯酮类

右佐匹克隆

英文名	*Zopiclone R-Isomer*
分子式	$C_{17}H_{17}ClN_6O_3$
分子量	388.81
CAS号	138729-47-2

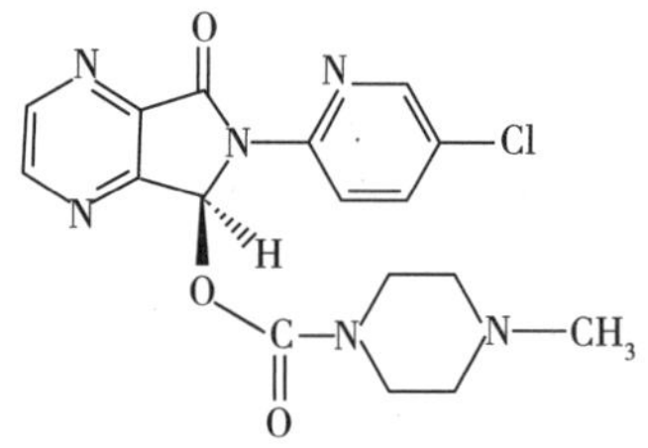

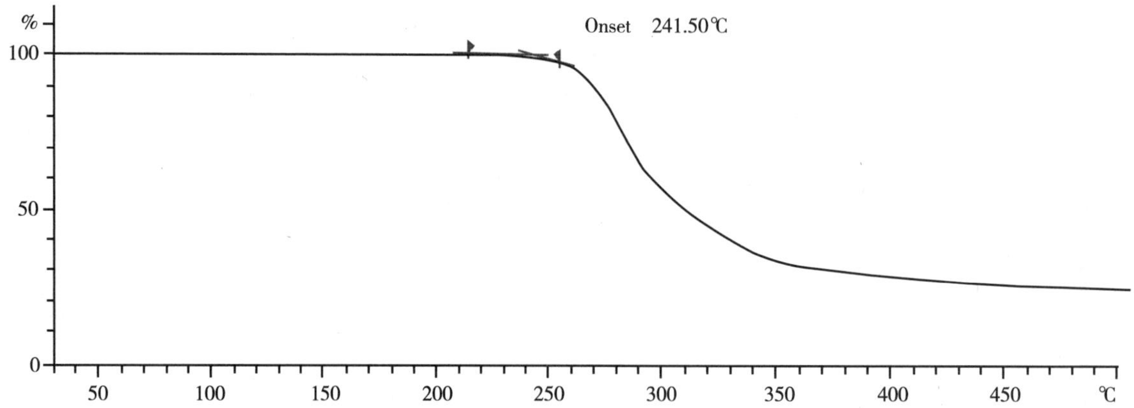

▲ 图1 右佐匹克隆 **TG** 图

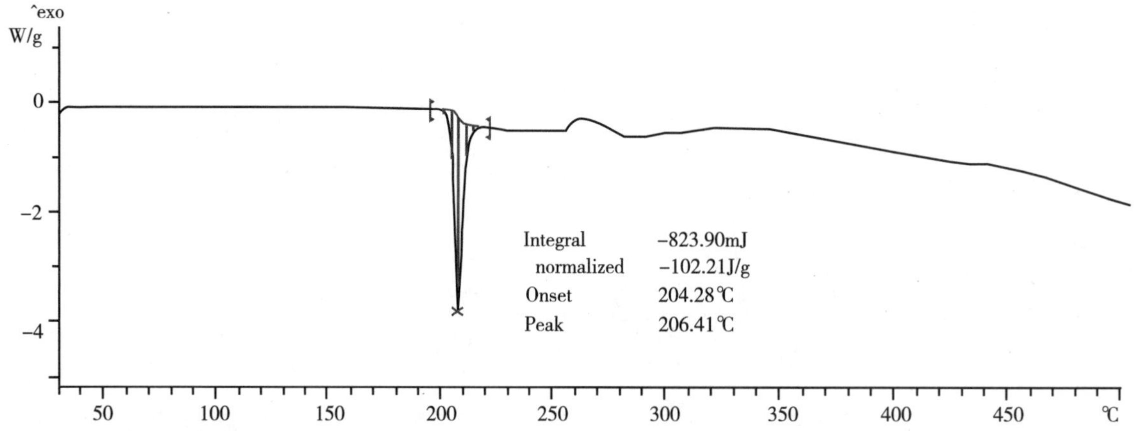

▲ 图2 右佐匹克隆 **DSC** 图

备注

1. **中文化学名** （+）-6-（5-氯-吡啶-2-基）-7-［（4-甲基哌嗪-1-基）羰氧基］-5,6-二氢吡咯［3,4-*b*］吡嗪-5-酮

2. **英文化学名** （+）-6-（5-chloropyridin-2-yl）-7-［（4-methyl-piperazin-1-yl）carbonyloxy］-5,6-dihydro-pyrrolo［3,4-*b*］pyrazin-5-one

3. **性状** 本品为白色结晶性粉末。

4. **溶解性** 本品在三氯甲烷中易溶，在甲醇或丙酮中微溶，在乙醇中极微溶解，在水中几乎不溶，在0.1mol/L盐酸溶液中溶解。

5. **对照品编号与批号** 100871-200801

6. **结构类型** 吡咯酮类

肌　　酐

英文名　Creatinine
分子式　$C_4H_7N_3O$
分子量　113.12
CAS号　60-27-5

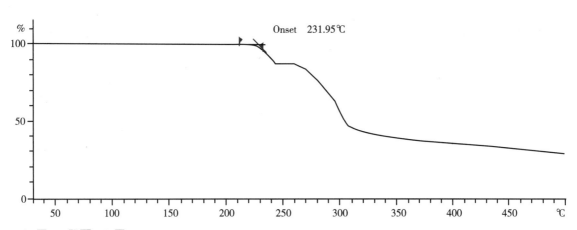

▲ 图1　肌酐 TG 图

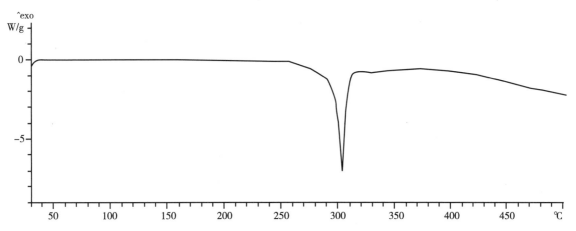

▲ 图2　肌酐 DSC 图

备注

1. **中文化学名**　2-氨基-1,5-二氢-1-甲基-4*H*-咪唑啉-4-酮

2. **英文化学名**　2-amino-1,5-dihydro-1-methyl-4*H*-imidazol-4-one

3. **性状**　本品为白色至淡黄色结晶性粉末。

4. **对照品编号与批号**　100877-200901

5. **结构类型**　咪唑酮类

2,3,4-三甲氧基苯甲醛

英文名 2,3,4-Trimethoxybenzaldehyde

分子式 $C_{10}H_{12}O_4$

分子量 196.20

CAS号 2103-57-3

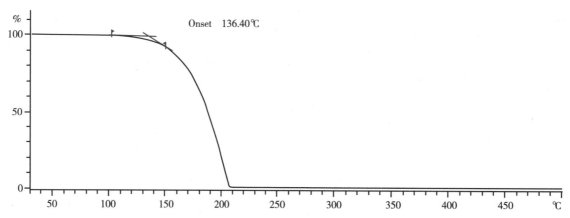

▲ 图1 2,3,4-三甲氧基苯甲醛 TG 图

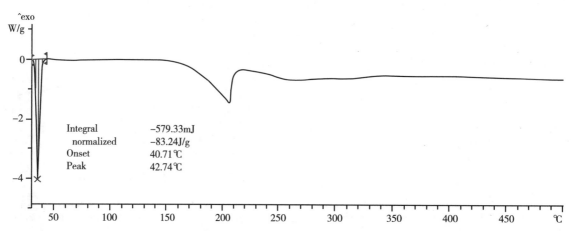

▲ 图2 2,3,4-三甲氧基苯甲醛 DSC 图

备注

1. 性状 本品为白色结晶性粉末。

2. 对照品编号与批号 100892-200901

3. 结构类型 醛类

巴　氯　芬

英文名　Baclofen
分子式　$C_{10}H_{12}ClNO_2$
分子量　213.66
CAS号　1134-47-0

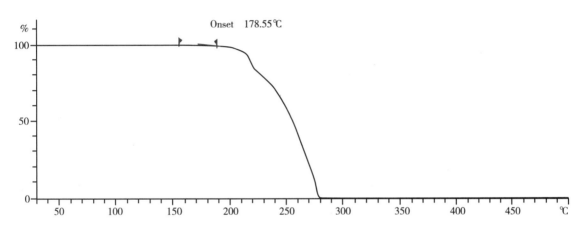

▲ 图1　巴氯芬 TG 图

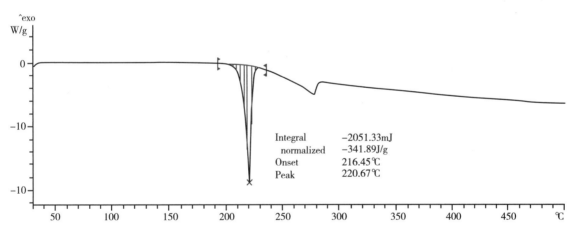

▲ 图2　巴氯芬 DSC 图

备注

1. **中文化学名**　β-(氨基甲基)-4-氯-氢化肉桂酸

2. **英文化学名**　β-(aminomethyl)-4-chlorobenzenepropanoic acid

3. **性状**　本品为白色或类白色结晶性粉末；无臭，几乎无味。

4. **溶解性**　本品在水中微溶，在甲醇中极微溶，在三氯甲烷中不溶；在稀酸或稀碱中略溶。

5. **对照品编号与批号**　100928-200701

6. **结构类型**　氨基酸类

巴氯芬杂质 A

英文名　Baclofen Impurity A

分子式　$C_{10}H_{10}ClNO$

分子量　195.65

CAS号　22518-27-0

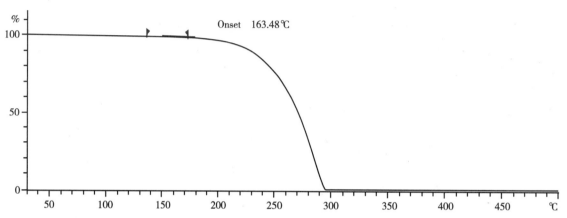

▲ 图1　巴氯芬杂质 A TG 图

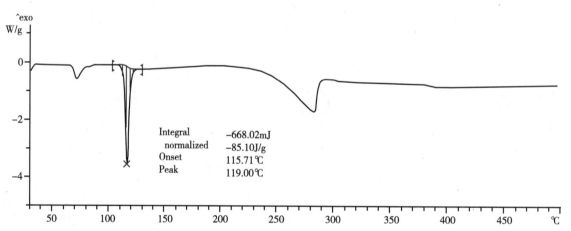

▲ 图2　巴氯芬杂质 A DSC 图

备注

1. **中文化学名**　4-(4'-氯苯基)-2-吡咯烷酮

2. **英文化学名**　4-(4'-chlorophenyl)pyrrolidin-2-one

3. **性状**　本品为白色结晶性粉末。

4. **对照品编号与批号**　100929-200701

5. **结构类型**　吡咯酮类

盐酸氯普鲁卡因

英文名 Chloroprocaine Hydrochloride

分子式 $C_{13}H_{19}ClN_2O_2 \cdot HCl$

分子量 307.22

CAS号 3858-89-7

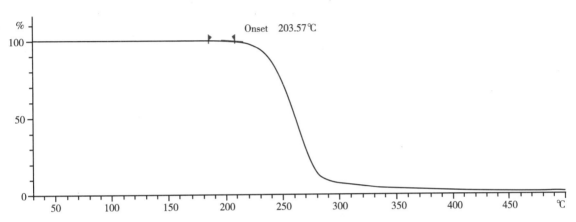

▲ 图1 盐酸氯普鲁卡因 TG 图

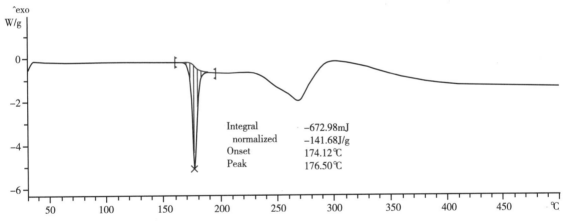

▲ 图2 盐酸氯普鲁卡因 DSC 图

备注

1. **中文化学名** 4-氨基-2-氯苯甲酸-2-(二乙氨基)乙酯盐酸盐

2. **英文化学名** 4-amino-2-chlorobenzoic acid-2-(diethylamino)ethyl ester monohydrochloride

3. **对照品编号与批号** 100984-200801

4. **结构类型** 酰化苯胺类

盐酸氯普卡因杂质 A

英文名 Chloroprocaine Hydrochloride Impurity A

分子式 C₇H₆ClNO₂

分子量 171.58

CAS号 2457-76-3

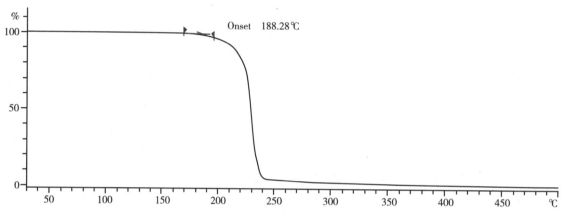

▲ 图1 盐酸氯普卡因杂质 A TG 图

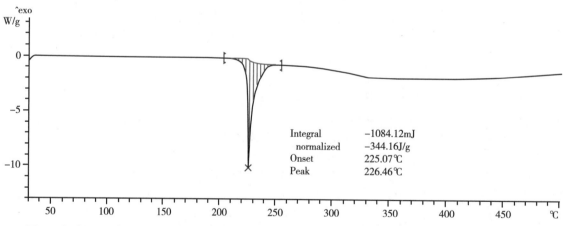

▲ 图2 盐酸氯普卡因杂质 A DSC 图

备注

1. **中文化学名** 2-氯-4-氨基苯甲酸

2. **英文化学名** 4-amino-2-chlorobenzoic acid

3. **对照品编号与批号** 100985-200801

4. **结构类型** 氨基苯酸类

盐酸乙哌立松

英文名　Eperison Hydrochloride

分子式　$C_{17}H_{25}NO \cdot HCl$

分子量　295.85

CAS号　56839-43-1

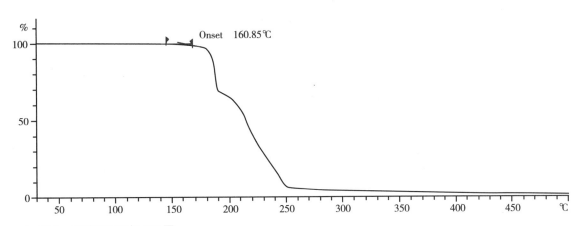

▲ 图1　盐酸乙哌立松 TG 图

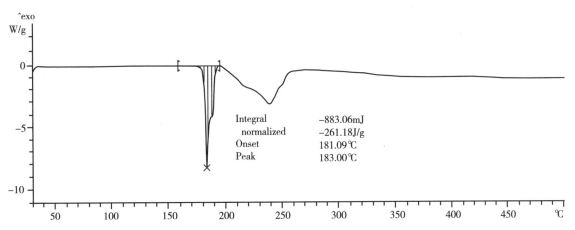

▲ 图2　盐酸乙哌立松 DSC 图

备注

1. **中文化学名**　1-(4-乙基苯基)-2-甲基-3-(哌啶-1-基)-1-丙酮盐酸盐

2. **英文化学名**　1-(4-ethylphenyl)-2-methyl-3-(1-piperidinyl)-1-propanone hydrochloride

3. **性状**　本品为白色结晶性粉末。

4. **溶解性**　本品在水、甲醇和乙酸中易溶，在乙醇中溶解。

5. **对照品编号与批号**　100986-200801

6. **结构类型**　哌啶类

盐酸美金刚

英文名　Memantine Hydrochloride

分子式　$C_{12}H_{21}N \cdot HCl$

分子量　215.76

CAS号　41100-52-1

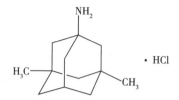

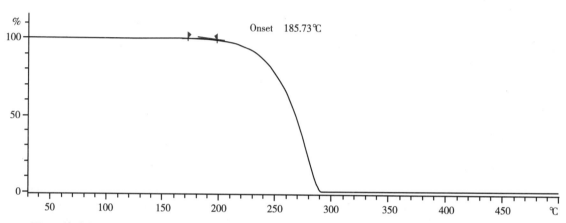

▲ 图1　盐酸美金刚 TG 图

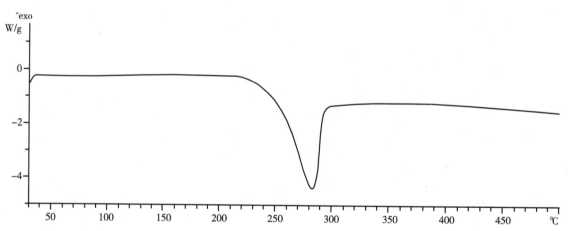

▲ 图2　盐酸美金刚 DSC 图

备注

1. **中文化学名**　1-氨基-3,5-二甲基金刚胺盐酸盐

2. **英文化学名**　3,5-dimethyltricyclo[3.3.1.1^{3,7}]decan-1-amine hydrochloride

3. **性状**　本品为白色结晶性粉末；无臭；味苦。

4. **对照品编号与批号**　100996-200701

5. **结构类型**　金刚烷胺类

盐酸布比卡因

英文名　Bupivacaine Hydrochloride

分子式　$C_{18}H_{28}N_2O \cdot HCl \cdot H_2O$

分子量　342.90

CAS号　14252-80-3

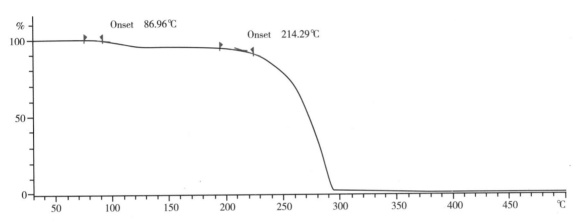

▲ 图1　盐酸布比卡因 TG 图

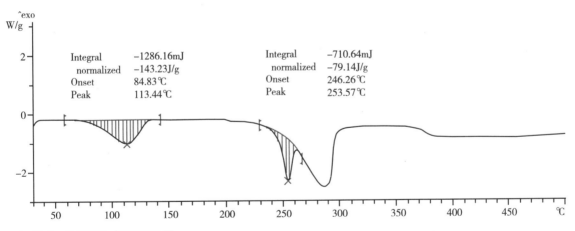

▲ 图2　盐酸布比卡因 DSC 图

备注

1. **中文化学名**　1-丁基-2-[N-(2,6-二甲基苯胺甲酰基)]哌啶盐酸盐一水合物

2. **英文化学名**　1-butyl-N-(2,6-dimethylphenyl)-2-piperidinecarboxamide hydrochloride monohydrate

3. **性状**　本品为白色结晶性粉末；无臭，味苦。

4. **溶解性**　本品在乙醇中易溶，在水中溶解，在三氯甲烷中微溶，在乙醚中几乎不溶。

5. **对照品编号与批号**　101034-200801

6. **结构类型**　酰化苯胺类

2-氨基-4-氯苯酚

英文名 2-Amino-4-Chloro Phenol

分子式 C_6H_6ClNO

分子量 143.57

CAS号 95-85-2

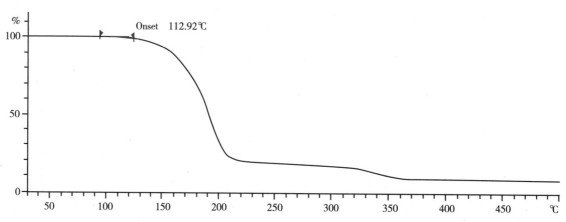

▲ 图1 2-氨基-4-氯苯酚 TG 图

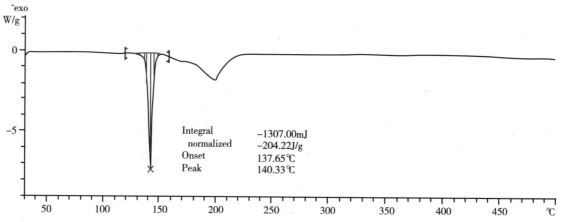

▲ 图2 2-氨基-4-氯苯酚 DSC 图

备注

1. **性状** 本品为白色粉末。

2. **对照品编号与批号** 101038-200901

3. **结构类型** 苯酚类

吲哚布芬

英文名 Indobufen
分子式 C_{18}H_{17}NO_3
分子量 295.33
CAS号 63610-08-2

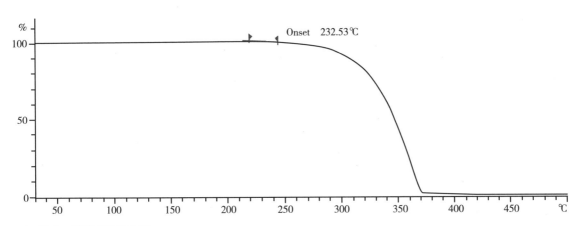

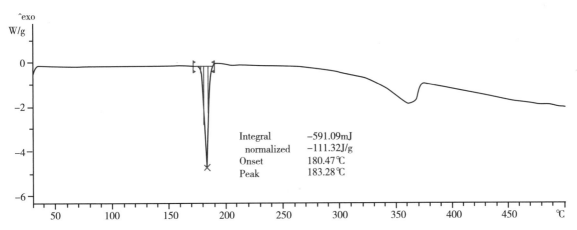

▲ 图1 吲哚布芬 TG 图

▲ 图2 吲哚布芬 DSC 图

备注

1. **中文化学名** 4-[1,3-二氢-1-氧代-(2H)-异吲哚-2-基]-α-乙基苯乙酸

2. **英文化学名** 4-[1,3-dihydro-1-oxo-(2H)-isoindol-2-yl]-α-ethylbenzeneacetic acid

3. **性状** 本品为白色结晶性粉末。

4. **对照品编号与批号** 101060-201001

5. **结构类型** 吲哚类

可 可 碱

英文名　Theobromine

分子式　$C_7H_8N_4O_2$

分子量　180.16

CAS号　83-67-0

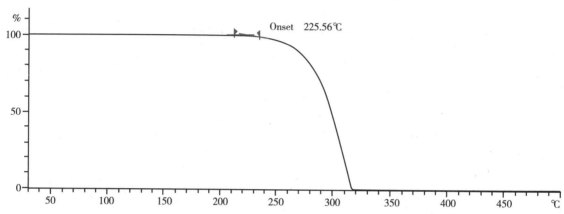

▲ 图1　可可碱 TG 图

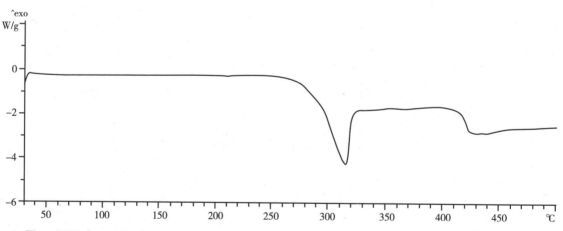

▲ 图2　可可碱 DSC 图

备注

1. 中文化学名　3,7-二甲基-3,7-二氢-1H-嘌呤-2,6-二酮

2. 英文化学名　3,7-dimethyl-3,7-dihydro-1H-purine-2,6-dione

3. 性状　本品为白色结晶性粉末；味苦。

4. 溶解性　本品在稀酸、稀碱中易溶，在热水中微溶，在水中极微溶解，在有机溶剂中不溶。

5. 对照品编号与批号　101110-201001

6. 结构类型　嘌呤类衍生物

4-甲氨基安替比林

英文名 4-Methyl- Aminoantipyrine

分子式 $C_{12}H_{15}N_3O$

分子量 217.27

CAS号 519-98-2

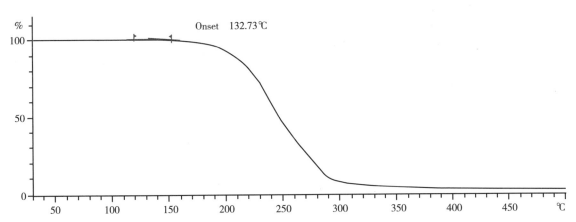

▲ 图1 4-甲氨基安替比林 TG 图

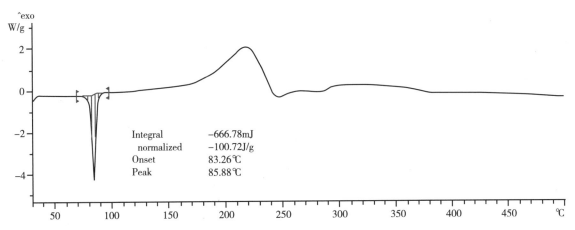

▲ 图2 4-甲氨基安替比林 DSC 图

备注

1. **性状** 本品为白色粉末。

2. **对照品编号与批号** 101115-201101

3. **结构类型** 吡唑酮类

二 甘 醇

英文名 Diethylene Glycol

分子式 $C_4H_{10}O_3$

分子量 106.12

CAS号 111-46-6

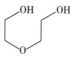

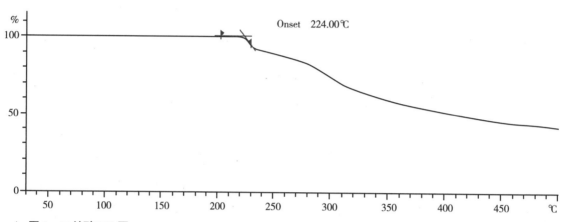

Onset 224.00℃

▲ **图1 二甘醇 TG 图**

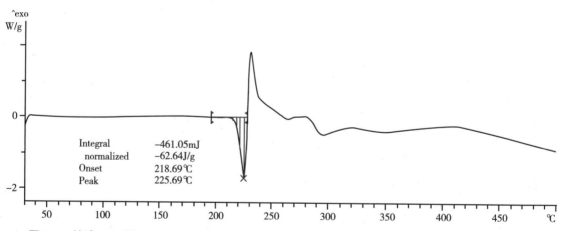

^exo
W/g

Integral   −461.05mJ
  normalized   −62.64J/g
Onset   218.69℃
Peak   225.69℃

▲ **图2 二甘醇 DSC 图**

备注

1. 性状 本品为无色无味液体。

2. 溶解性 本品与水、醚、醇、丙酮互溶，不溶于苯和四氯化碳。

3. 对照品编号与批号 101127-201302

4. 结构类型 脂肪醇类

氢溴酸力克拉敏

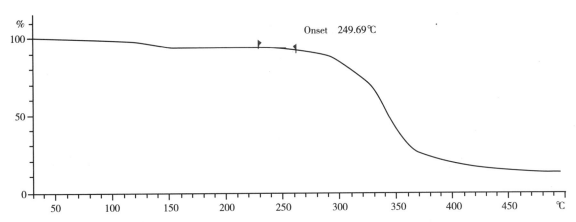

英文名　Lycoramine Hydrobromide

分子式　$C_{17}H_{23}NO_3 \cdot HBr$

分子量　370.29

CAS号　89505-76-0

▲ 图1　氢溴酸力克拉敏 TG 图

Onset　249.69℃

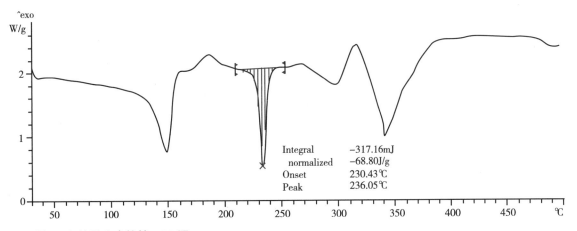

Integral　　　　−317.16mJ
normalized　　−68.80J/g
Onset　　　　230.43℃
Peak　　　　　236.05℃

▲ 图2　氢溴酸力克拉敏 DSC 图

备注

1. **性状**　本品为白色或几乎白色的结晶性粉末。

2. **对照品编号与批号**　101130-201001

3. **结构类型**　苯并氮杂䓬类

依 托 咪 酯

英文名　Etomidate

分子式　$C_{14}H_{16}N_2O_2$

分子量　244.29

CAS号　33125-97-2

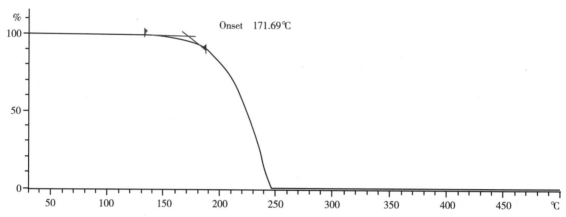

▲ 图1　依托咪酯 TG 图

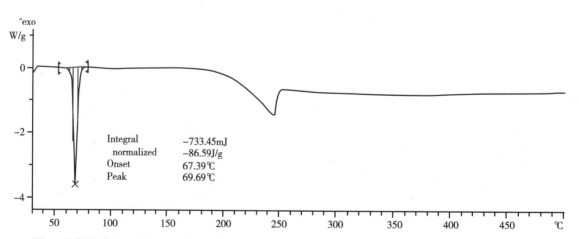

▲ 图2　依托咪酯 DSC 图

备注

1. 中文化学名　1-[(1R)-(1-苯乙基)]-1H-咪唑-5-甲酸乙酯

2. 英文化学名　ethyl 1-[(1R)-1-phenylethyl]-1H-imidazole-5-carboxylate

3. 性状　本品为白色结晶或结晶性粉末。

4. 溶解性　本品在乙醇或三氯甲烷中极易溶解，在水中不溶；在稀盐酸中易溶。

5. 对照品编号与批号　101132-201001

6. 结构类型　咪唑类

盐酸地芬尼多杂质

英文名　Diphenidol Hydrochloride Impurity

分子式　$C_{21}H_{25}N \cdot HCl$

分子量　327.89

CAS号　89410-63-9

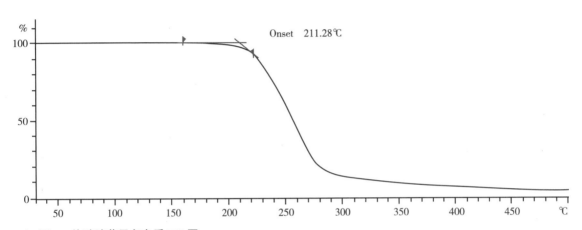

▲ 图1　盐酸地芬尼多杂质 TG 图

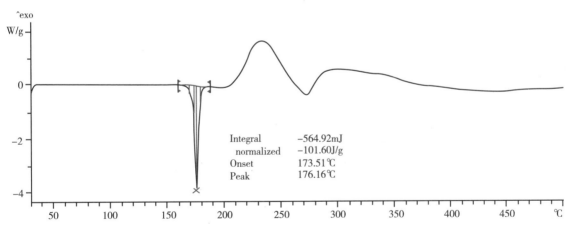

▲ 图2　盐酸地芬尼多杂质 DSC 图

备注

1. 中文化学名　1,1-二苯基-4-哌啶-1-丁烯盐酸盐

2. 英文化学名　1,1-diphenyl-4-piperidino-1-butene hydrochloride

3. 对照品编号与批号　101133-201101

4. 结构类型　哌啶类

消旋山莨菪碱杂质 I

英文名 Raceanisodamine Impurity I

分子式 C$_{17}$H$_{21}$NO$_3$

分子量 287.35

CAS号 77062-74-9

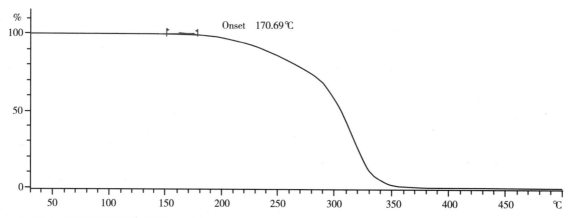

▲ 图1 消旋山莨菪碱杂质 I TG 图

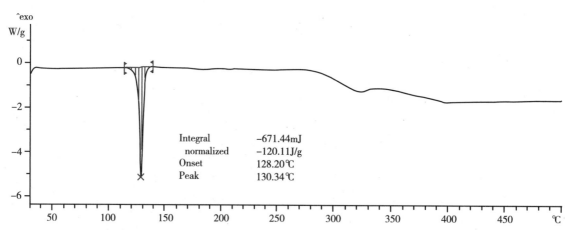

▲ 图2 消旋山莨菪碱杂质 I DSC 图

备注

1. **中文化学名** 6β-羟基-3α-托品酯

2. **英文化学名** 3α-cinnamoyloxy-6β-hydroxytropane

3. **对照品编号与批号** 101135-201001

4. **结构类型** 托烷生物碱类

反式帕罗西汀

英文名　（+）-Trans Paroxetine

分子式　$C_{19}H_{20}FNO_3$

分子量　329.37

CAS号　112058-85-2

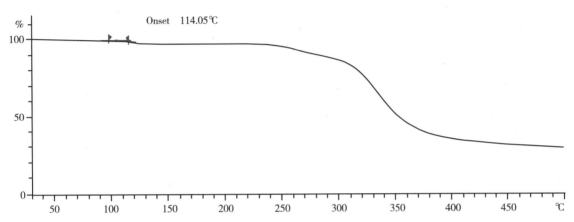

▲ 图1　反式帕罗西汀 TG 图

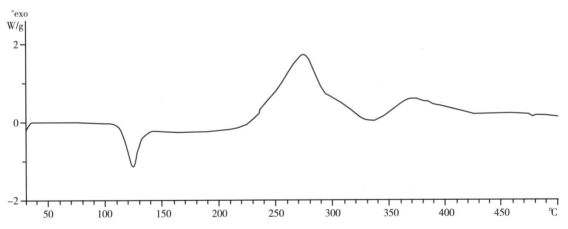

▲ 图2　反式帕罗西汀 DSC 图

备注

1. **中文化学名**　（3R,4S）-3-［（1,3-苯并间二氧杂环戊烯-5-基氧基）甲基］-4-（4-氟苯基）哌啶

2. **英文化学名**　（3R,4S）-3-［（1,3-benzodioxol-5-yloxy）methyl］-4-（4-fluorophenyl）piperidine

3. **性状**　本品为类白色结晶。

4. **对照品编号与批号**　101144-201001

5. **结构类型**　西汀类

去氟帕罗西汀

英文名 Desfluoroparoxetine

分子式 $C_{19}H_{21}NO_3$

分子量 311.38

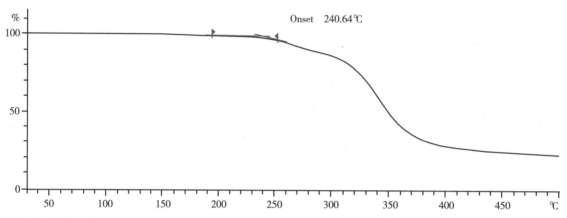

▲ **图1** 去氟帕罗西汀 TG 图

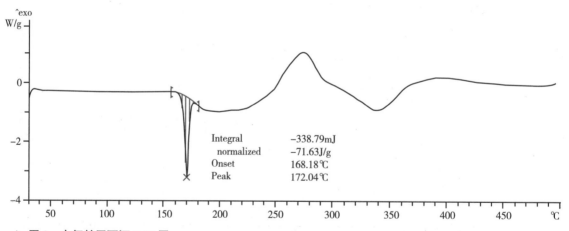

▲ **图2** 去氟帕罗西汀 DSC 图

备注

1. 中文化学名 (3S,4R)-3-[(1,3-苯并间二氧杂环戊烯-5-基氧基)甲基]-4-苯基哌啶

2. 英文化学名 (3S,4R)-3-[(1,3-benzodioxol-5-yloxy)methyl]-4-phenyl piperidine

3. 性状 本品为类白色结晶。

4. 对照品编号与批号 101145-201001

5. 结构类型 西汀类

N-甲基帕罗西汀

英文名　*N*-Methylparoxetine

分子式　$C_{20}H_{22}FNO_3$

分子量　343.39

CAS号　110429-36-2

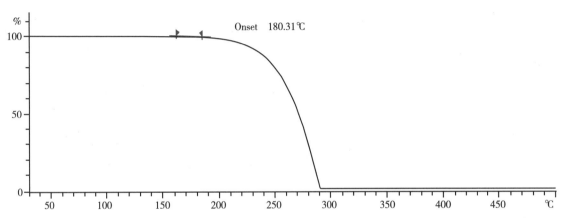

▲ 图1　*N*-甲基帕罗西汀 **TG** 图

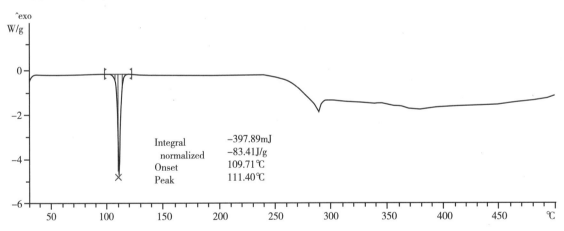

▲ 图2　*N*-甲基帕罗西汀 **DSC** 图

备注

1. **中文化学名**　(3*S*,4*R*)-1-甲基-3-[(3,4-(亚甲二氧基)苯氧基)甲基]-4-(4′-氟苯基)哌啶

2. **英文化学名**　(3*S*,4*R*)-3-[(1,3-benzodioxol-5-yloxy)methyl]-4-(4′-fluorophenyl)-*N*-methyl-piperidine

3. **性状**　本品为类白色结晶。

4. **对照品编号与批号**　101146-201001

5. **结构类型**　西汀类

丙 戊 酸 镁

英文名　Magnesium Valproate

分子式　$C_{16}H_{30}MgO_4$

分子量　310.71

CAS号　62959-43-7

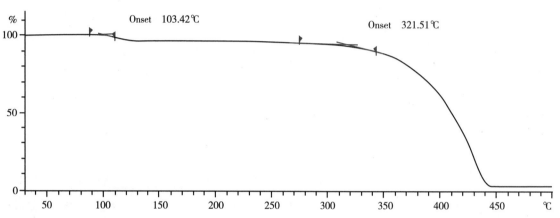

▲ 图1　丙戊酸镁 TG 图

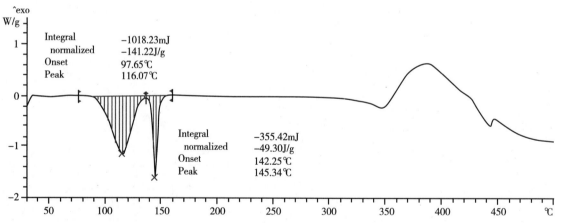

▲ 图2　丙戊酸镁 DSC 图

备注

  1. 性状　本品为白色结晶性粉末或颗粒。

  2. 溶解性　本品在水或乙醇中微溶；在稀酸中略溶。

  3. 对照品编号与批号　101151-201001

  4. 结构类型　羧酸类

对丁氨基苯甲酸

英文名　4-(Butylamino)Benzoic Acid

分子式　$C_{11}H_{15}NO_2$

分子量　193.24

CAS号　4740-24-3

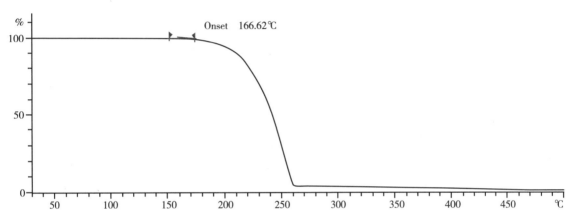

▲ 图1　对丁氨基苯甲酸 TG 图

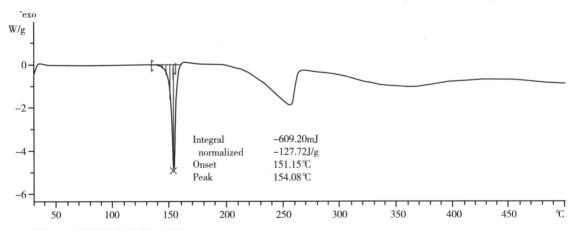

▲ 图2　对丁氨基苯甲酸 DSC 图

备注

1. **中文化学名**　4-(丁氨基)苯甲酸

2. **对照品编号与批号**　101183-201001

3. **结构类型**　氨基苯酸类

抗生素类

克霉唑杂质 I

英文名　Clotrimazole Impurity Ⅰ

分子式　$C_{19}H_{15}ClO$

分子量　294.77

CAS号　66774-02-5

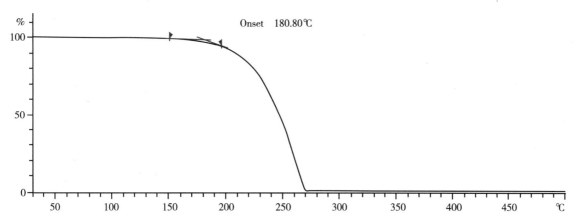

▲ 图1　克霉唑杂质 Ⅰ TG 图

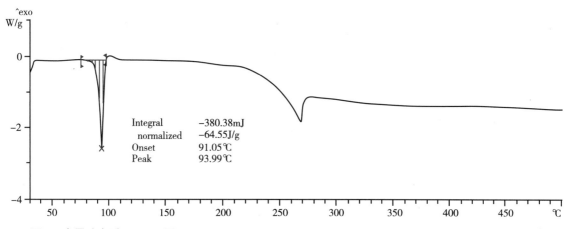

▲ 图2　克霉唑杂质 Ⅰ DSC 图

备注

1. **中文化学名**　二苯基-(2-氯苯基)甲醇

2. **英文化学名**　(2-chlorophenyl)-diphenyl methanol

3. **对照品编号与批号**　100019-200603

4. **结构类型**　芳香醇类

盐酸左旋咪唑杂质

英文名 Levamisole Hydrochloride Impurity

分子式 $C_{11}H_{10}N_2S \cdot HCl$

分子量 238.74

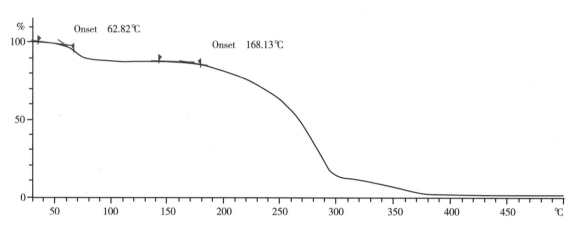

▲ 图1 盐酸左旋咪唑杂质 **TG** 图

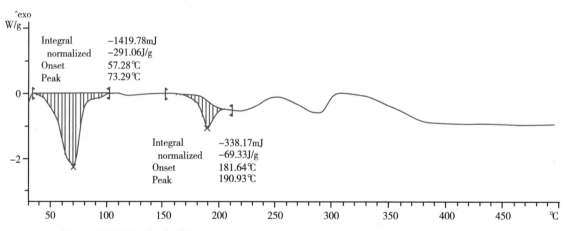

▲ 图2 盐酸左旋咪唑杂质 **DSC** 图

备注

1. 中文化学名 2,3-二氢-6-苯基咪唑[2,1-*b*]噻唑盐酸盐

2. 英文化学名 2,3-dihydro-6-phenyl-imidazo[2,1-*b*]thiazole hydrochloride

3. 性状 本品为白色结晶性粉末。

4. 对照品编号与批号 100020-200604

5. 结构类型 咪唑类

磺胺甲噁唑

英文名 Sulfamethoxazole

分子式 $C_{10}H_{11}N_3O_3S$

分子量 253.28

CAS号 723-46-6

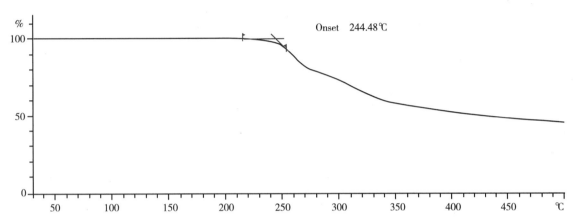

▲ **图 1** 磺胺甲噁唑 **TG** 图

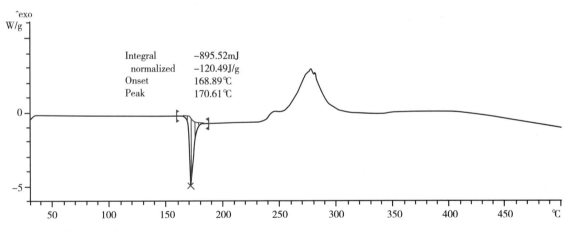

▲ **图 2** 磺胺甲噁唑 **DSC** 图

备注

1. **中文化学名** N-(5-甲基-3-异噁唑基)-4-氨基苯磺酰胺

2. **英文化学名** 4-amino-N-(5-methyl-3-isoxazolyl) benzene sulfonamide

3. **性状** 本品为白色结晶性粉末；无臭，味微苦。

4. **溶解性** 本品在水中几乎不溶；在稀盐酸、氢氧化钠试液或氨试液中易溶。

5. **对照品编号与批号** 100025-200904

6. **结构类型** 磺胺类

磺 胺 嘧 啶

英文名 Sulfadiazine

分子式 $C_{10}H_{10}N_4O_2S$

分子量 250.28

CAS号 68-35-9

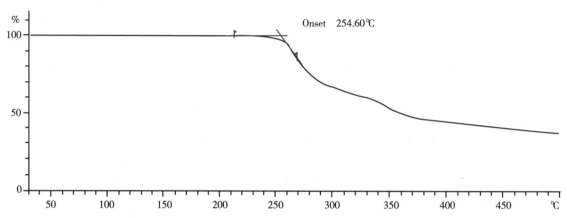

▲ 图1 磺胺嘧啶 TG 图

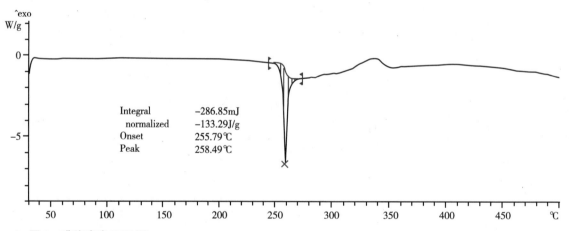

▲ 图2 磺胺嘧啶 DSC 图

备注

1. **中文化学名** N-2-嘧啶基-4-氨基苯磺酰胺

2. **英文化学名** 4-amino-N-2-pyrimidinyl benzene sulfonamide

3. **性状** 本品为白色或类白色的结晶或粉末；无臭，无味；遇光色渐变暗。

4. **对照品编号与批号** 100026-200903

5. **结构类型** 磺胺类

甲氧苄啶

英文名   Trimethoprim

分子式 $C_{14}H_{18}N_4O_3$

分子量   290.32

CAS号   738-70-5

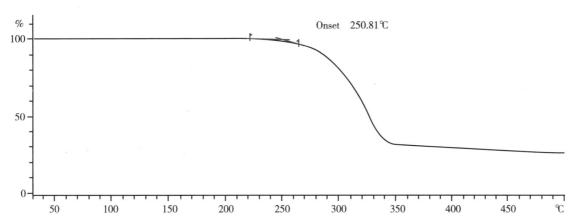

▲ 图1   甲氧苄啶 TG 图

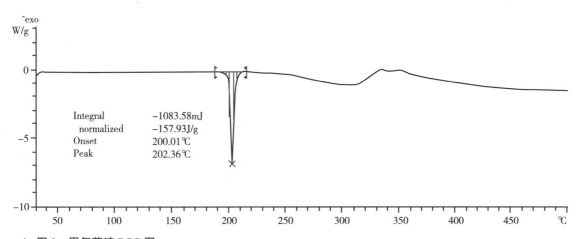

▲ 图2   甲氧苄啶 DSC 图

备注

1. **中文化学名**   5-[(3,4,5-三甲氧基苯基)-甲基]-2,4-嘧啶二胺

2. **英文化学名**   5-[(3,4,5-trimethoxyphenyl)methyl]-2,4-pyrimidine diamine

3. **性状**   本品为白色或类白色结晶性粉末；无臭，味苦。

4. **对照品编号与批号**   100031-200304

5. **结构类型**   嘧啶类

克 霉 唑

英文名　Clotrimazole

分子式　$C_{22}H_{17}ClN_2$

分子量　344.84

CAS号　23593-75-1

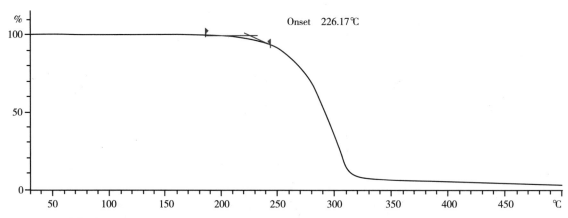

▲ 图1　克霉唑 TG 图

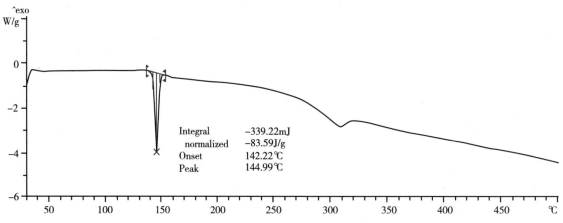

▲ 图2　克霉唑 DSC 图

备注

1. **中文化学名**　1-[(2-氯苯基)二苯基甲基]-1H-咪唑

2. **英文化学名**　1-[(2-chlorophenyl)diphenylmethyl]-1H-imidazole

3. **性状**　本品为白色至微黄色的结晶性粉末；无臭，无味。

4. **溶解性**　本品在甲醇或三氯甲烷中易溶，在乙醇或丙酮中溶解，在水中几乎不溶。

5. **对照品编号与批号**　100037-200306

6. **结构类型**　咪唑类

2-氯-4-硝基苯胺

英文名 2-Chloro- 4-Nitroaniline

分子式 $C_6H_5ClN_2O_2$

分子量 172.57

CAS号 121-87-9

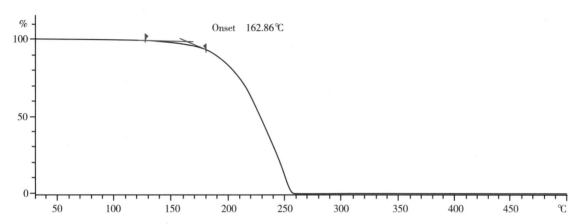

▲ 图1 2-氯-4-硝基苯胺 TG 图

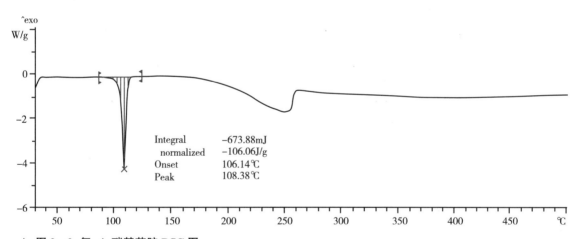

▲ 图2 2-氯-4-硝基苯胺 DSC 图

备注

1. 性状 本品为黄色粉末。

2. 对照品编号与批号 100042-200002

3. 结构类型 芳基烷胺类

咪　　唑

英文名　Imidazole

分子式　$C_3H_4N_2$

分子量　68.08

CAS号　288-32-4

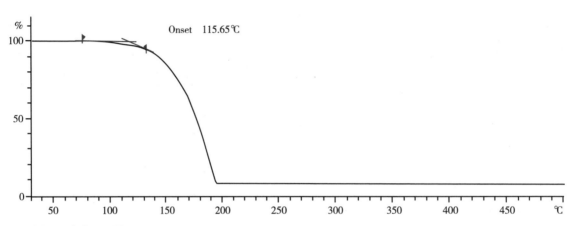

▲ 图1　咪唑 TG 图

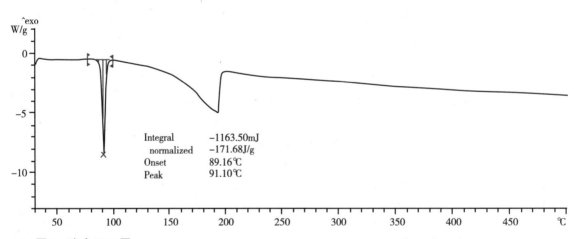

▲ 图2　咪唑 DSC 图

备注

1. **性状**　本品为白色结晶性粉末。

2. **对照品编号与批号**　100045-199903

3. **结构类型**　咪唑类

硝基呋喃丙烯酸

英文名 5-Nitro-2-Furan Acrylic Acid

分子式 $C_7H_5NO_5$

分子量 183.12

CAS号 6281-23-8

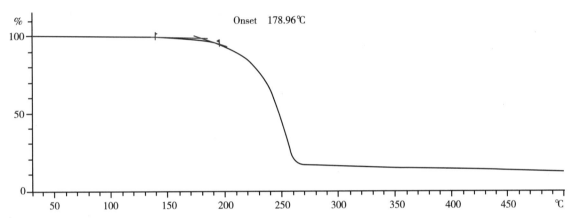

▲ 图1 硝基呋喃丙烯酸 **TG** 图

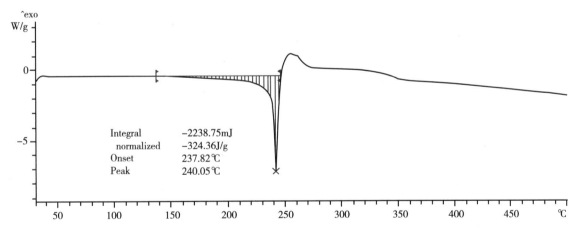

▲ 图2 硝基呋喃丙烯酸 **DSC** 图

备注

1. **性状** 本品为黄色粉末。

2. **对照品编号与批号** 100086-200703

3. **结构类型** 呋喃类

双羟萘酸噻嘧啶

英文名 Pyrantel Pamoate

分子式 $C_{11}H_{14}N_2S \cdot C_{23}H_{16}O_6$

分子量 594.68

CAS号 22204-24-6

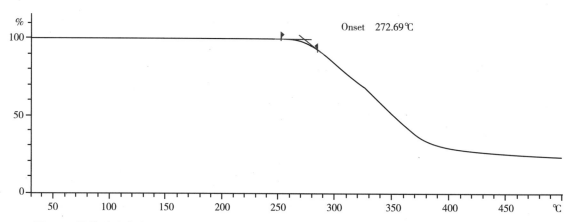

▲ 图1 双羟萘酸噻嘧啶 TG 图

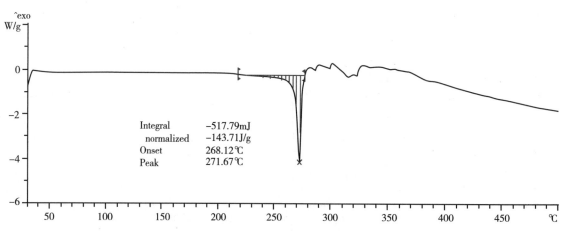

▲ 图2 双羟萘酸噻嘧啶 DSC 图

备注

1. **性状** 本品为淡黄色粉末；无臭，无味。

2. **溶解性** 本品在二甲基甲酰胺中略溶，在乙醇中极微溶解，在水中几乎不溶。

3. **对照品编号与批号** 100089-200301

4. **结构类型** 嘧啶类

双羟萘酸

英文名　Pamoic Acid

分子式　$C_{23}H_{16}O_6$

分子量　388.37

CAS号　130-85-8

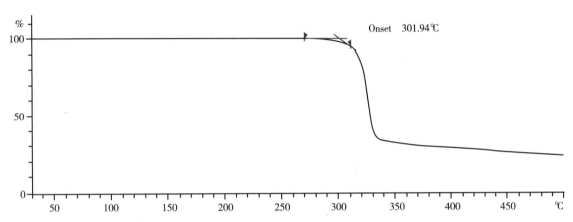

▲ 图1　双羟萘酸 TG 图

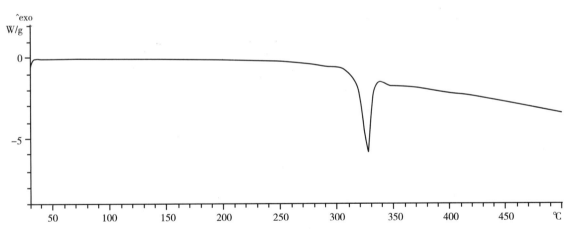

▲ 图2　双羟萘酸 DSC 图

备注

1. **中文化学名**　4,4′-亚甲基-双(3-羟基-2-萘酸)

2. **英文化学名**　4,4′-methylene-bis(3-hydroxy-2-naphthalenecarboxylic acid)

3. **性状**　本品为黄色粉末。

4. **对照品编号与批号**　100090-200301

5. **结构类型**　芳基烷酸类

磺　胺

英文名　Sulfanilamide

分子式　$C_6H_8N_2O_2S$

分子量　172.20

CAS号　63-74-1

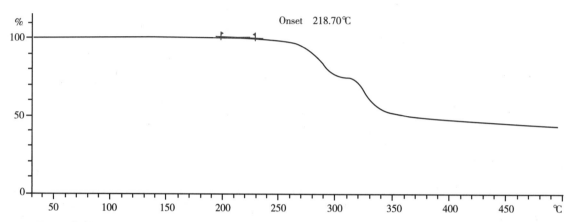

▲ 图1　磺胺 TG 图

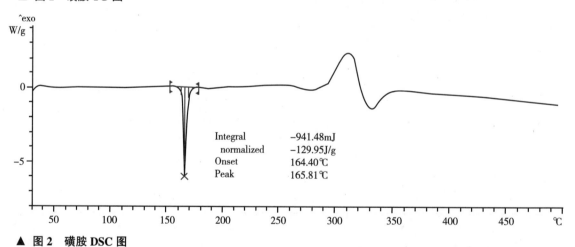

▲ 图2　磺胺 DSC 图

备注

1. 中文化学名　4-氨基苯磺酰胺

2. 英文化学名　4-aminobenzene sulfonamide

3. 性状　本品为白色结晶性粉末。

4. 溶解性　本品在水中微溶，在丙酮中易溶，在乙醇中略溶，在二氯甲烷中几乎不溶；本品可溶于碱性溶液或稀酸溶液。

5. 对照品编号与批号　100096-199404

6. 结构类型　磺胺类

磺胺二甲嘧啶

英文名 Sulfamethazine

分子式 $C_{12}H_{14}N_4O_2S$

分子量 278.33

CAS号 57-68-1

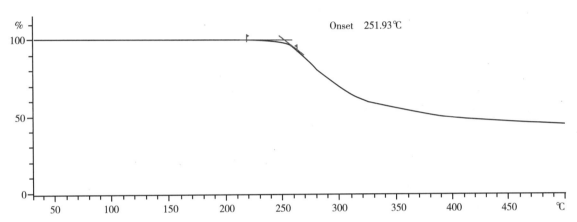

▲ 图1 磺胺二甲嘧啶 TG 图

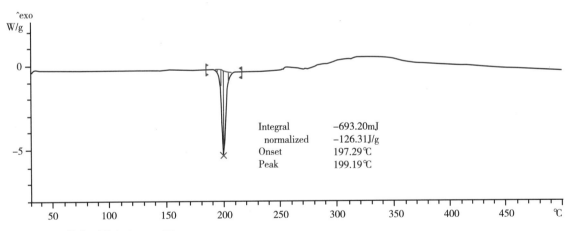

▲ 图2 磺胺二甲嘧啶 DSC 图

备注

1. **中文化学名** N-(4,6-二甲基-2-嘧啶基)-4-氨基苯磺酰胺

2. **英文化学名** 4-amino-N-(4,6-dimethyl-2-pyrimidinyl) benzene sulfonamide

3. **性状** 本品为白色或微黄色结晶或粉末，无臭，味微苦，遇光色渐变暗。

4. **对照品编号与批号** 100098-200804

5. **结构类型** 磺胺类

氨　苯　砜

英文名　Dapsone

分子式　$C_{12}H_{12}N_2O_2S$

分子量　248.30

CAS号　80-08-0

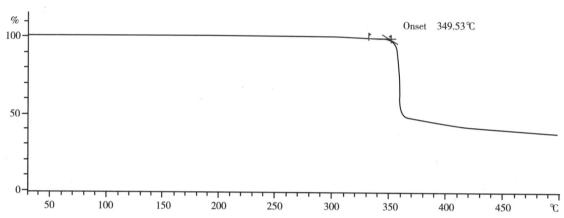

▲ **图1**　氨苯砜 **TG** 图

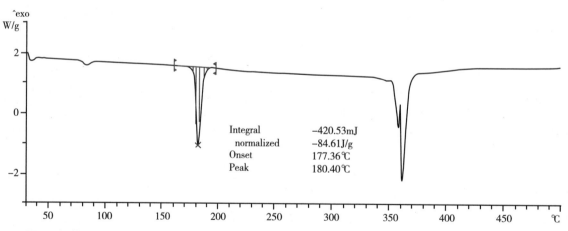

▲ **图2**　氨苯砜 **DSC** 图

备注

1. **性状**　本品为白色或类白色的结晶或结晶性粉末；无臭，味微苦。

2. **溶解性**　本品在丙酮中易溶，在甲醇中溶解，在乙醇中略溶，在水中几乎不溶；在稀盐酸中溶解。

3. **对照品编号与批号**　100114-199101

4. **结构类型**　芳基磺酸类

地 蒽 酚

英文名　Dithranol

分子式　C$_{14}$H$_{10}$O$_3$

分子量　226.23

CAS号　1143-38-0

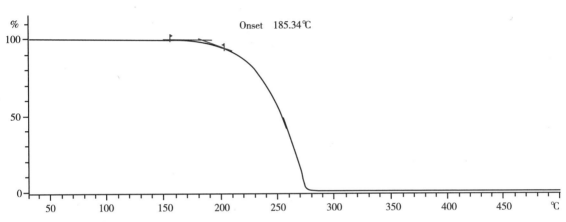

▲ 图1　地蒽酚 TG 图

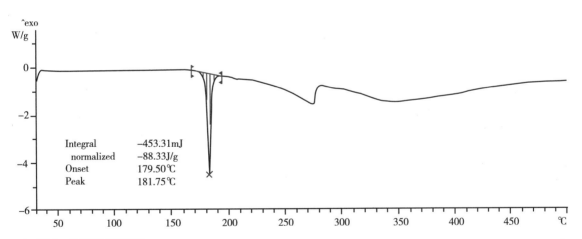

▲ 图2　地蒽酚 DSC 图

备注

1. **中文化学名**　1,8-二羟基-9-蒽酮

2. **英文化学名**　1,8-dihydroxy-10H-anthracen-9-one

3. **性状**　本品为黄色至淡黄棕色结晶或粉末，无臭。

4. **溶解性**　本品在三氯甲烷中溶解，在乙醇中极微溶，在水中几乎不溶；在冰醋酸中微溶。

5. **对照品编号与批号**　100128-200201

6. **结构类型**　蒽酚类

甲 苯 咪 唑

英文名 Mebendazole

分子式 $C_{16}H_{13}N_3O_3$

分子量 295.30

CAS号 31431-39-7

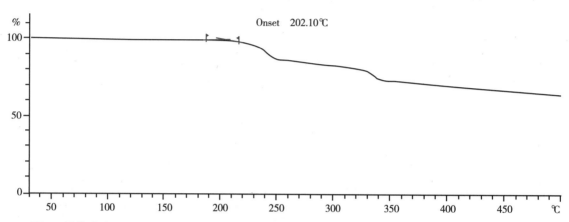

▲ 图1 甲苯咪唑 TG 图

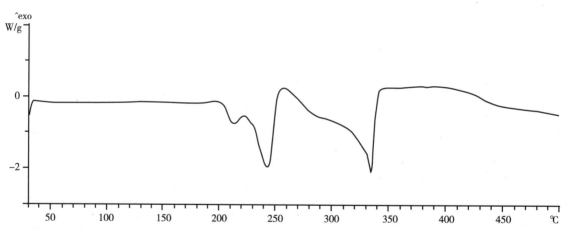

▲ 图2 甲苯咪唑 DSC 图

备注

1. 中文化学名 5-苯甲酰基-2-苯并咪唑氨基甲酸甲酯

2. 英文化学名 5-benzoyl-2-benzimidazolecarbamic acid methyl ester

3. 性状 本品为白色、类白色或微黄色结晶性粉末；无臭。

4. 溶解性 本品在丙酮或三氯甲烷中极微溶解，在水中不溶；在甲酸中易溶，在冰醋酸中略溶。

5. 对照品编号与批号 100139-199702

6. 结构类型 咪唑类

磷酸咯萘啶

英文名 Malaridine Phosphate

分子式 $C_{29}H_{32}ClN_5O_2 \cdot 4H_3PO_4$

分子量 910.04

CAS号 76748-86-2

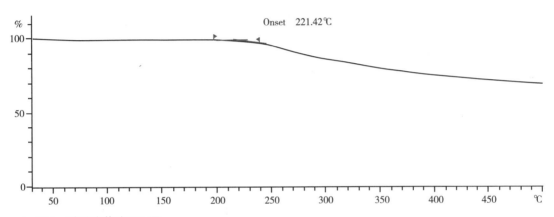

▲ 图1 磷酸咯萘啶 TG 图

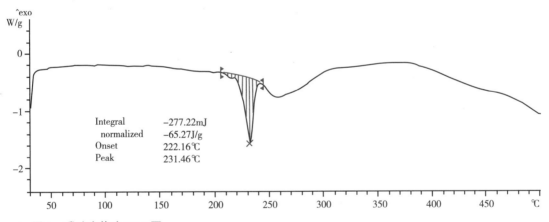

▲ 图2 磷酸咯萘啶 DSC 图

备注

1. **中文化学名** 10-[[3′,5′-双(1-吡咯烷甲基)-4′-羟基苯基]氨基]-2-甲氧基-7-氯苯并[b]-1,5-萘啶四磷酸盐

2. **英文化学名** 4-[(7-chloro-2-methoxybenzo[b][1,5]naphthyridin-10-yl)amino]-2,6-bis(1-pyrrolidinylmethyl)phenol phosphate(1∶4)

3. **性状** 本品为黄色至橙黄色结晶性粉末；无臭，味苦；具引湿性。

4. **溶解性** 本品在水中溶解，在乙醇或乙醚中几乎不溶。

5. **对照品编号与批号** 100144-200502

6. **结构类型** 苯并萘啶类

胡椒乙腈

英文名　Homopiperonylonitrile

分子式　$C_9H_7NO_2$

分子量　161.16

CAS号　4439-02-5

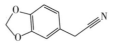

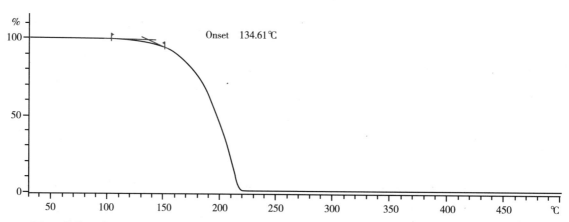

Onset　134.61℃

▲ 图1　胡椒乙腈 TG 图

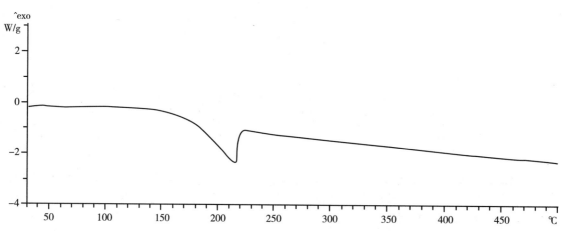

▲ 图2　胡椒乙腈 DSC 图

备注

1. **性状**　本品色为类白色结晶性粉末。

2. **对照品编号与批号**　100175-200602

3. **结构类型**　芳香烃类

吡 嗪 酰 胺

英文名　Pyrazinamide

分子式　$C_5H_5N_3O$

分子量　123.12

CAS号　98-96-4

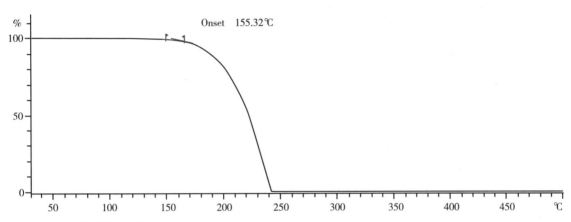

▲ 图1　吡嗪酰胺 TG 图

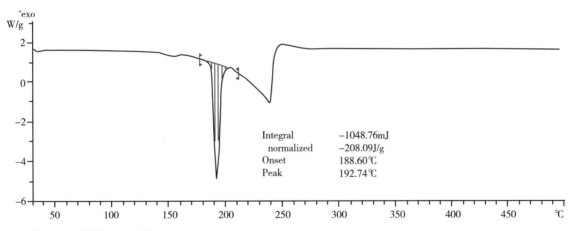

▲ 图2　吡嗪酰胺 DSC 图

备注

1. 性状　本品为白色或类白色结晶性粉末；无臭或几乎无臭，味微苦。

2. 溶解性　本品在水中略溶，在乙醇中微溶，在乙醚中极微溶解。

3. 对照品编号与批号　100178-200403

4. 结构类型　酰胺类

醋酸氯己定

英文名 Chlorhexidine Acetate

分子式 $C_{22}H_{30}Cl_2N_{10} \cdot 2C_2H_4O_2$

分子量 625.56

CAS号 56-95-1

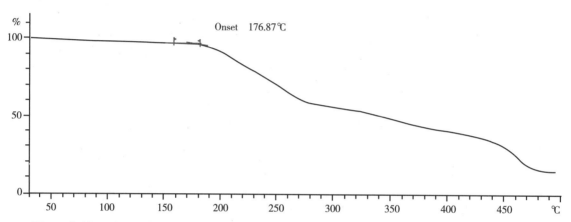

▲ 图1 醋酸氯己定 TG 图

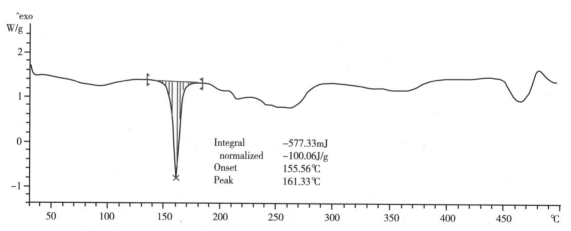

▲ 图2 醋酸氯己定 DSC 图

备注

1. **中文化学名** 1,6-双(N^1-对氯苯基-N^5-双胍基)己烷二醋酸盐

2. **英文化学名** N,N''-bis(4-chlorophenyl)-3,12-diimino-2,4,11,13-tetraazatetradecanediimidamide diacetate

3. **性状** 本品为白色或几乎白色的结晶性粉末；无臭，味苦。

4. **溶解性** 本品在乙醇中溶解，在水中微溶。

5. **对照品编号与批号** 100183-201003

6. **结构类型** 胍类

双氢青蒿素

英文名　Dihydroartemisinin

分子式　$C_{15}H_{24}O_5$

分子量　284.35

CAS号　71939-50-9

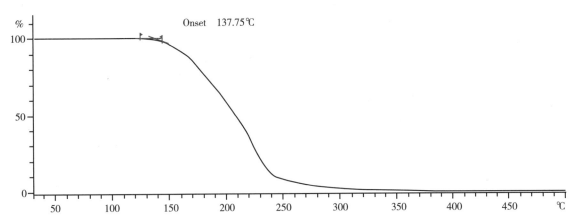

▲ 图1　双氢青蒿素 TG 图

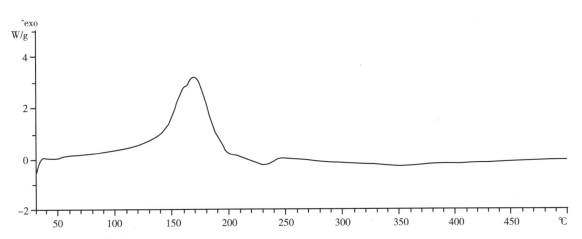

▲ 图2　双氢青蒿素 DSC 图

备注

1. **性状**　本品为白色针状结晶；无臭，味苦。

2. **溶解性**　本品在三氯甲烷中易溶，在丙酮中溶解，在甲醇或乙醇中略溶，在水中几乎不溶。

3. **对照品编号与批号**　100184-200401

4. **结构类型**　青蒿素

莪 术 醇

英文名　Curcumol

分子式　$C_{15}H_{24}O_2$

分子量　236.35

CAS号　4871-97-0

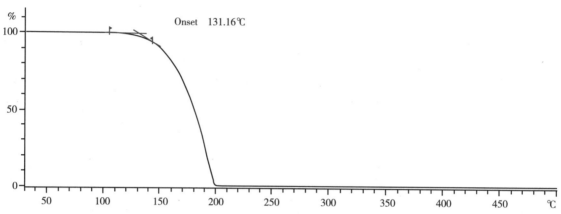

▲ 图1　莪术醇 TG 图

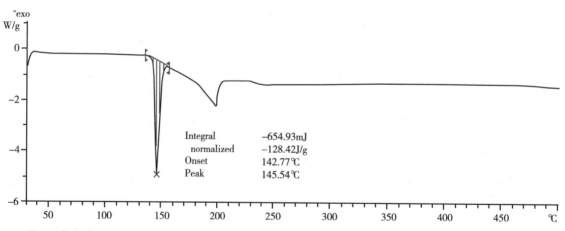

▲ 图2　莪术醇 DSC 图

备注

1. 性状　本品为白色针状结晶。

2. 对照品编号与批号　100185-200506

3. 结构类型　脂肪醇类

氟 尿 嘧 啶

英文名　Fluorouracil

分子式　$C_4H_3FN_2O_2$

分子量　130.08

CAS号　51-21-8

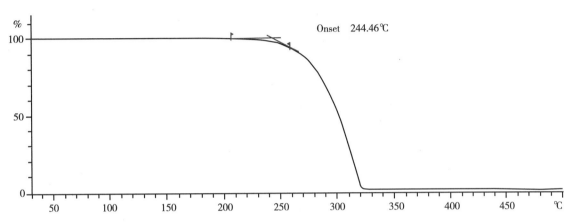

▲ 图1　氟尿嘧啶 TG 图

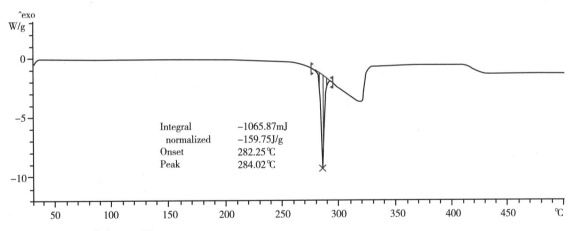

▲ 图2　氟尿嘧啶 DSC 图

备注

1. 中文化学名　5-氟-2,4(1H,3H)-嘧啶二酮

2. 英文化学名　5-fluoro-2,4(1H,3H)-pyrimidinedione

3. 性状　本品为白色或类白色的结晶或结晶性粉末。

4. 溶解性　本品在水中略溶，在乙醇中微溶，在三氯甲烷中几乎不溶；在稀盐酸或氢氧化钠溶液中溶解。

5. 对照品编号与批号　100187-200602

6. 结构类型　嘧啶类

甲　硝　唑

英文名　Metronidazole

分子式　$C_6H_9N_3O_3$

分子量　171.15

CAS号　443-48-1

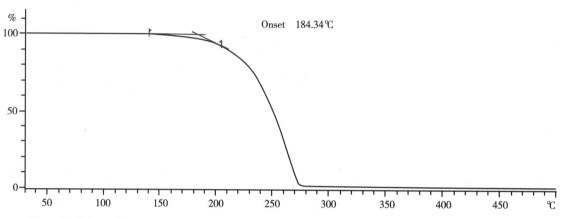

▲ 图1　甲硝唑 TG 图

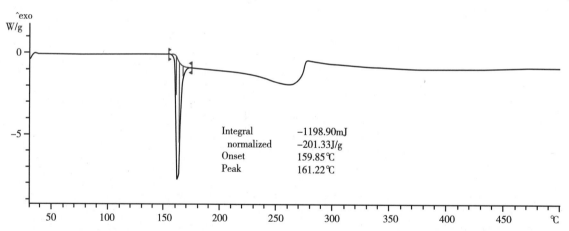

▲ 图2　甲硝唑 DSC 图

备注

1. 中文化学名　2-甲基-5-硝基咪唑-1-乙醇

2. 英文化学名　2-methyl-5-nitroimidazole-1-ethanol

3. 性状　本品为白色微黄色的结晶或结晶性粉末；有微臭，味苦而略咸。

4. 对照品编号与批号　100191-200305

5. 结构类型　咪唑类

青 蒿 琥 酯

英文名 Artesunate

分子式 C₁₉H₂₈O₈

分子量 384.42

CAS号 88495-63-0

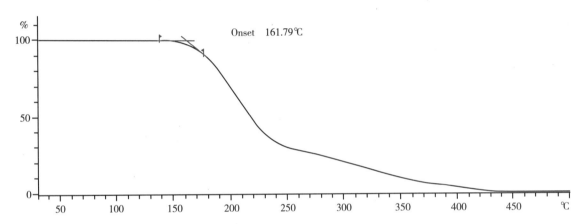

图 1 青蒿琥酯 TG 图

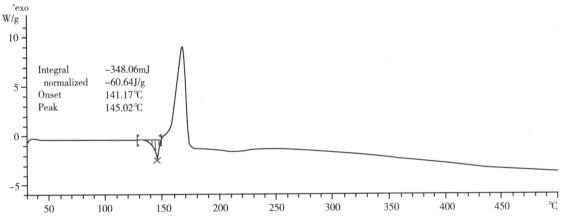

图 2 青蒿琥酯 DSC 图

备注

1. 中文化学名 二氢青蒿素-10α-丁二酸单酯

2. 英文化学名 butanedioic acid mono[(3R,5aS,6R,8aS,9R,10R,12R,12aR)-decahydro-3,6,9-trimethyl-3,12-epoxy-12H-pyrano[4,3-j]-1,2-benzodioxepin-10-yl] ester

3. 性状 本品为白色结晶性粉末；无臭，几乎无味。

4. 溶解性 本品在乙醇、丙酮或三氯甲烷中易溶，在水中极微溶。

5. 对照品编号与批号 100200-201003

6. 结构类型 青蒿素

青 蒿 素

英文名 Artemisinin

分子式 $C_{15}H_{22}O_5$

分子量 282.34

CAS号 63968-64-9

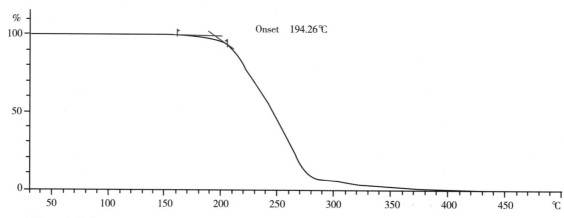

▲ 图1 青蒿素 TG 图

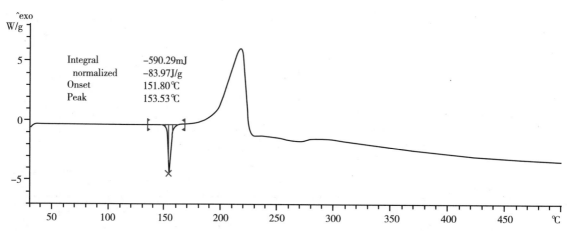

▲ 图2 青蒿素 DSC 图

备注

1. **性状** 本品为无色针状结晶，味苦。

2. **溶解性** 本品在丙酮、乙酸乙酯、三氯甲烷中易溶，在甲醇、乙醇、稀乙醇、乙醚及石油醚中溶解，在水中几乎不溶；在冰醋酸中易溶。

3. **对照品编号与批号** 100202-201004

4. **结构类型** 青蒿素

辛可尼丁

英文名 Cinchonidine

分子式 $C_{19}H_{22}N_2O$

分子量 294.39

CAS号 485-71-2

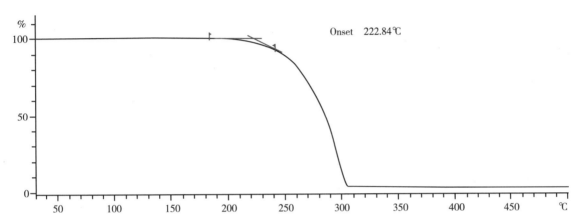

▲ 图1 辛可尼丁 TG 图

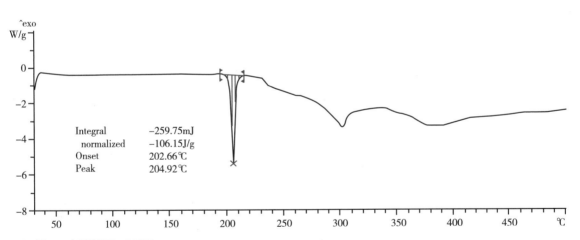

▲ 图2 辛可尼丁 DSC 图

备注

1. **性状** 本品为白色结晶，结晶性或颗粒性粉末。

2. **对照品编号与批号** 100211-200502

3. **结构类型** 托烷生物碱类

硝酸咪康唑

英文名 Miconazole Nitrate

分子式 $C_{18}H_{14}Cl_4N_2O \cdot HNO_3$

分子量 479.15

CAS号 22832-87-7

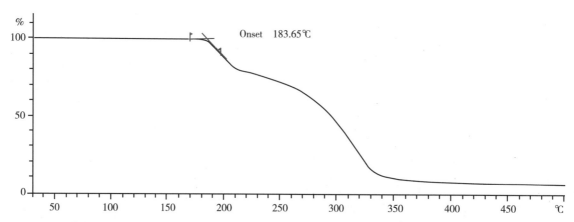

▲ 图1 硝酸咪康唑 TG 图

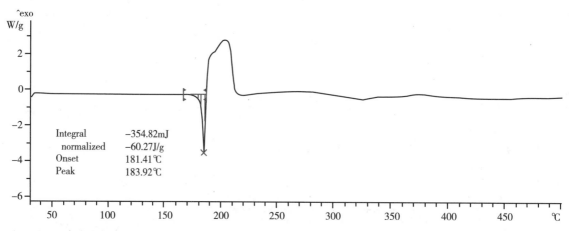

▲ 图2 硝酸咪康唑 DSC 图

备注

1. 中文化学名 1-[2-(2,4-二氯苯基)-2-[(2,4-二氯苯基)甲氧基]乙基]-1H-咪唑硝酸盐

2. 英文化学名 1-[2-(2,4-dichlorophenyl)-2-[(2,4-dichlorophenyl)methoxy]ethyl]-1H-imidazole mononitrate

3. 性状 本品为白色或类白色的结晶或结晶性粉末；无臭或几乎无臭。

4. 溶解性 本品在甲醇中略溶，在三氯甲烷或乙醇中微溶，在水或乙醚中不溶。

5. 对照品编号与批号 100213-200705

6. 结构类型 咪唑类

硝酸益康唑

英文名 Econazole Nitrate

分子式 $C_{18}H_{15}Cl_3N_2O \cdot HNO_3$

分子量 444.70

CAS号 24169-02-6

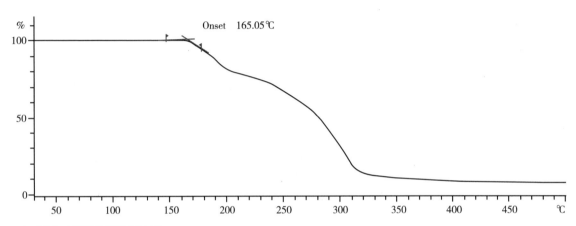

▲ 图1 硝酸益康唑 TG 图

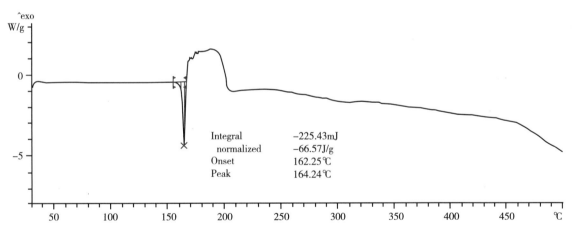

▲ 图2 硝酸益康唑 DSC 图

备注

1. **性状** 本品为白色至微黄色的结晶或结晶性粉末；无臭。

2. **溶解性** 本品在甲醇中易溶，在三氯甲烷中微溶，在水中极微溶解。

3. **对照品编号与批号** 100214-200903

4. **结构类型** 咪唑类

异 维 A 酸

英文名　Isotretinoin

分子式　$C_{20}H_{28}O_2$

分子量　300.44

CAS号　4759-48-2

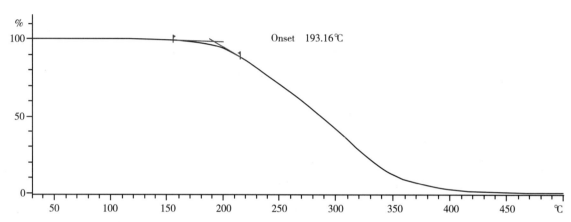

▲ 图 1　异维 A 酸 TG 图

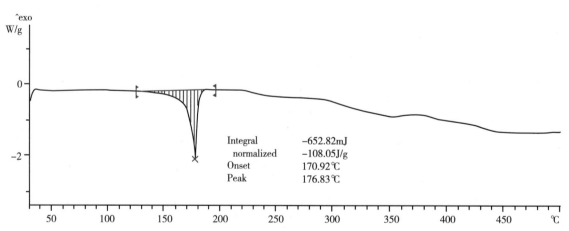

▲ 图 2　异维 A 酸 DSC 图

备注

1. **中文化学名**　3,7-二甲基-9-(2,6,6-三甲基-1-环己烯基)2顺-4反-6反-8反-壬四烯酸

2. **性状**　本品为黄色至橙黄色的结晶性粉末；对空气、热、光敏感，在溶液中尤为敏感。

3. **溶解性**　本品在三氯甲烷或乙醚中溶解，在乙醇或异丙醇中微溶，在水中几乎不溶。

4. **对照品编号与批号**　100224-200903

5. **结构类型**　脂肪酸类

环吡酮胺

英文名　Ciclopirox Olamine

分子式　$C_{12}H_{17}NO_2 \cdot C_2H_7NO$

分子量　268.36

CAS号　41621-49-2

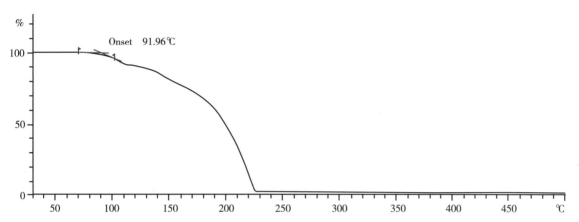

▲ 图1　环吡酮胺 TG 图

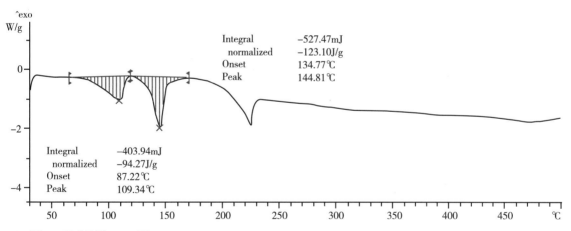

▲ 图2　环吡酮胺 DSC 图

备注

1. **中文化学名**　4-甲基-6-环己基-1-羟基-2(1H)-吡啶酮与2-氨基乙醇的复盐

2. **英文化学名**　6-cyclohexyl-1-hydroxy-4-methyl-2(1H)-pyridone compound with 2-aminoethanol (1:1)

3. **性状**　本品为白色结晶性粉末。

4. **溶解性**　本品在甲醇、乙醇或三氯甲烷中易溶，在二甲基甲酰胺或水中略溶，在乙醚中微溶。

5. **对照品编号与批号**　100232-200101

6. **结构类型**　吡啶酮类

色 甘 酸 钠

英文名 Cromolyn Sodium

分子式 $C_{23}H_{14}Na_2O_{11}$

分子量 512.33

CAS号 15826-37-6

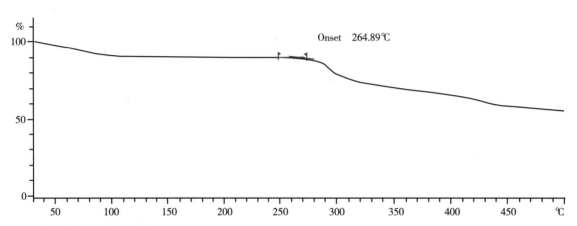

▲ **图1** 色甘酸钠 TG 图

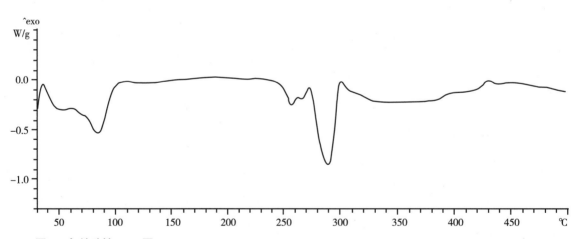

▲ **图2** 色甘酸钠 DSC 图

备注

1. 中文化学名 5,5′-[(2-羟基-1,3-亚丙基)二氧]双(4-氧代-4*H*-1-苯并吡喃-2-羧酸)二钠盐

2. 性状 本品为白色结晶性粉末；无臭；有引湿性；遇光易变色。

3. 溶解性 本品在水中溶解，在乙醇或三氯甲烷中不溶。

4. 对照品编号与批号 100245-201002

5. 结构类型 羧酸钠盐

鱼腥草素钠

英文名　Sodium Houttuyfonate

分子式　$C_{12}H_{23}NaO_5S$

分子量　302.36

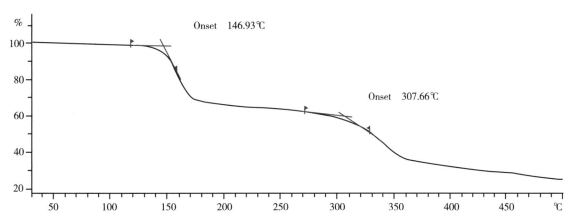

▲ 图1　鱼腥草素钠 TG 图

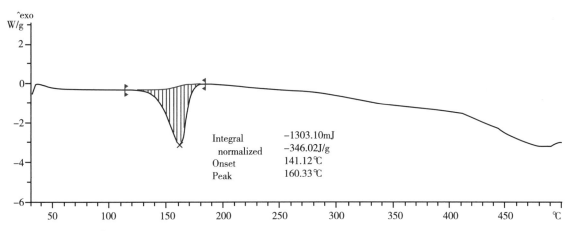

▲ 图2　鱼腥草素钠 DSC 图

备注

1. **中文化学名**　α-羟基-β-十酰乙醛磺酸钠

2. **性状**　本品为白色或类白色的针状或鳞片状结晶或结晶性粉末；有微臭，遇水有特殊的鱼腥臭。

3. **溶解性**　本品在热水中易溶，在水或乙醇中微溶，在三氯甲烷或苯中几乎不溶；在氢氧化钠溶液中易溶，但同时分解。

4. **对照品编号与批号**　100247-199601

乳酸依沙吖啶

英文名 Ethacridine Lactate

分子式 $C_{15}H_{15}N_3O \cdot C_3H_6O_3 \cdot H_2O$

分子量 361.40

CAS号 6402-23-9

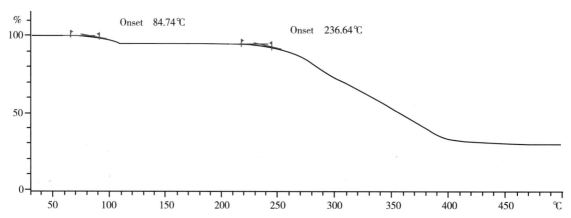

图1 乳酸依沙吖啶 TG 图

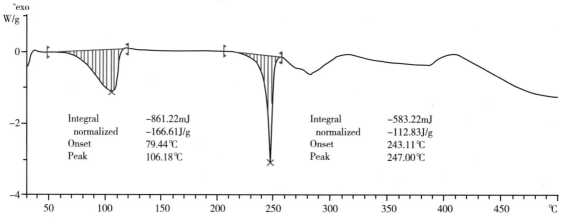

▲ 图2 乳酸依沙吖啶 DSC 图

备注

1. **中文化学名** 6,9-二氨基-2-乙氧基吖啶乳酸盐一水合物

2. **英文化学名** 6,9-diamino-2-ethoxyacridine lactate monohydrate

3. **性状** 本品为黄色结晶性粉末；无臭，味苦。

4. **溶解性** 本品在热水中易溶，在沸无水乙醇中溶解，在水中略溶，在乙醇中微溶，在乙醚中不溶。

5. **对照品编号与批号** 100290-201002

6. **结构类型** 吖啶类

酮 康 唑

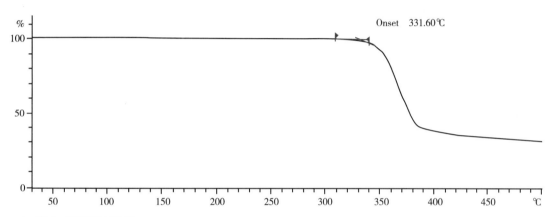

英文名 Ketoconazole

分子式 $C_{26}H_{28}Cl_2N_4O_4$

分子量 531.44

CAS号 65277-42-1

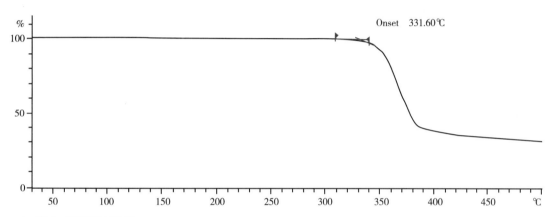

▲ 图1 酮康唑 TG 图

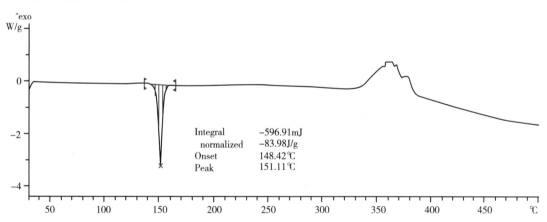

▲ 图2 酮康唑 DSC 图

备注

1. **中文化学名** 顺-1-乙酰基-4-[4-[[2-(2,4-二氯苯基)-2-(1H-咪唑-1-基甲基)-1,3-二氧戊环-4-基]甲氧基]苯基]哌嗪

2. **英文化学名** *cis*-1-acetyl-4-[4-[[2-(2,4-dichlorophenyl)-2-(1H-imidazol-1-ylmethyl)-1,3-dioxolan-4-yl]methoxy]phenyl]piperazine

3. **性状** 本品为类白色结晶性粉末；无臭，无味。

4. **溶解性** 本品在三氯甲烷中易溶，在甲醇中溶解，在乙醇中微溶，在水中几乎不溶。

5. **对照品编号与批号** 100294-200602

6. **结构类型** 咪唑类

枸橼酸氯己定

英文名 Chlorhexidine Citrate
分子式 $C_{22}H_{30}Cl_2N_{10} \cdot C_6H_8O_7$
分子量 697.57

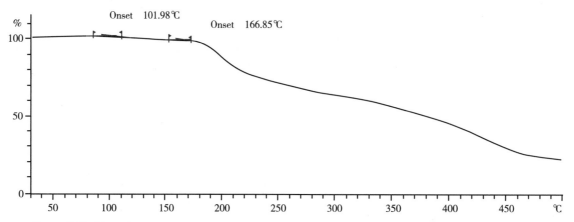

▲ 图1 枸橼酸氯己定 TG 图

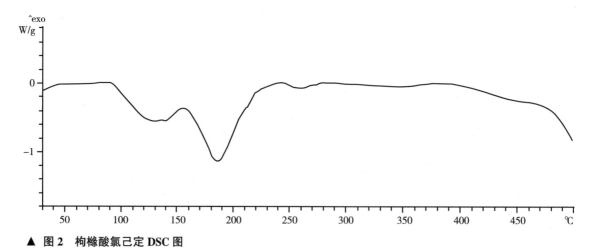

▲ 图2 枸橼酸氯己定 DSC 图

备注

1. **中文化学名** 1,1′-己基双[5-(对氯苯基)双胍]

2. **英文化学名** 1,1′-hexamethylenebis[5-(4-chlorophenyl)biguanide]

3. **性状** 本品为白色或几乎白色结晶性粉末。

4. **对照品编号与批号** 100306-200201

5. **结构类型** 胍类

氟胞嘧啶

英文名 Flucytosine

分子式 $C_4H_4FN_3O$

分子量 129.09

CAS号 2022-85-7

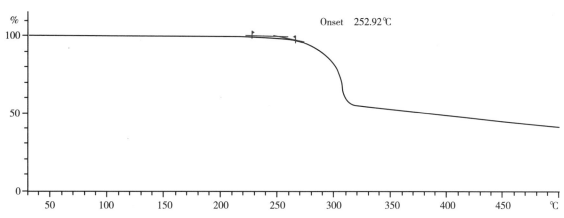

▲ 图1 氟胞嘧啶 TG 图

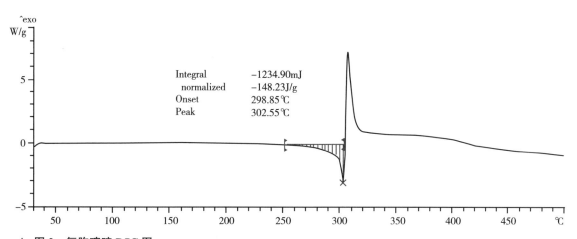

▲ 图2 氟胞嘧啶 DSC 图

备注

1. **性状** 本品为白色或类白色结晶性粉末，无臭或微臭。

2. **溶解性** 本品在水中略溶，在乙醇中微溶，在三氯甲烷或乙醚中几乎不溶；在稀盐酸或氢氧化钠试液中易溶。

3. **对照品编号与批号** 100315-200001

4. **结构类型** 嘧啶类

林　旦

英文名　Lindane

分子式　$C_6H_6Cl_6$

分子量　290.83

CAS号　58-89-9

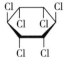

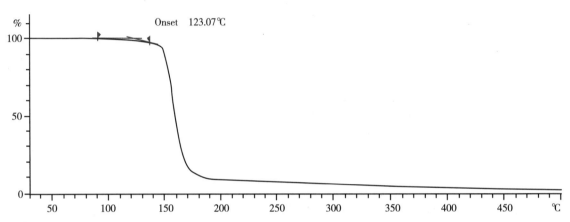

▲ 图1　林旦 TG 图

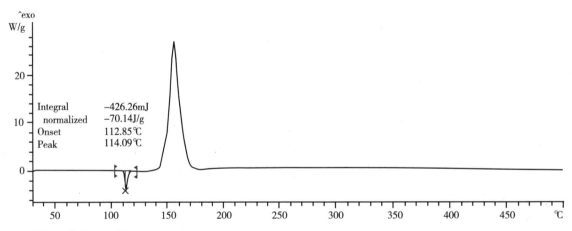

▲ 图2　林旦 DSC 图

备注

1. **中文化学名**　$(1\alpha,2\alpha,3\beta,4\alpha,5\alpha,6\beta)$-1,2,3,4,5,6-六氯环己烷

2. **英文化学名**　$(1\alpha,2\alpha,3\beta,4\alpha,5\alpha,6\beta)$-1,2,3,4,5,6-hexachlorocyclohexane

3. **性状**　本品为白色结晶性粉末；微臭。

4. **对照品编号与批号**　100324-200001

5. **结构类型**　环烷烃类

氯 碘 羟 喹

英文名 Clioquinol

分子式 C$_9$H$_5$ClINO

分子量 305.50

CAS号 130-26-7

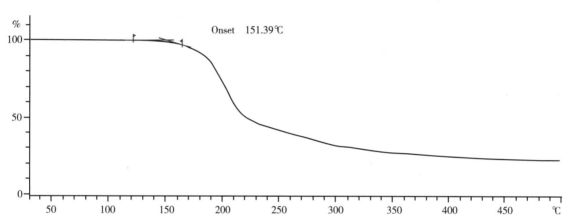

▲ 图1　氯碘羟喹 TG 图

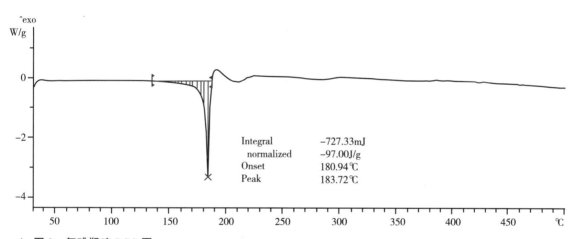

▲ 图2　氯碘羟喹 DSC 图

备注

1. **中文化学名**　5-氯-7-碘-8-羟基喹啉

2. **英文化学名**　5-chloro-7-iodo-8-quinolinol

3. **性状**　本品为淡黄色至褐黄色疏松粉末；似有特异臭，无味；遇光易变质。

4. **溶解性**　本品在沸无水乙醇中微溶，在水或乙醇中不溶；在热冰醋酸中溶解。

5. **对照品编号与批号**　100325-200901

6. **结构类型**　喹啉类

联 苯 苄 唑

英文名　Bifonazole

分子式　$C_{22}H_{18}N_2$

分子量　310.39

CAS号　60628-96-8

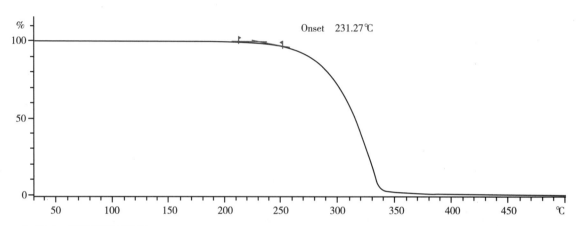

▲ 图 1　联苯苄唑 TG 图

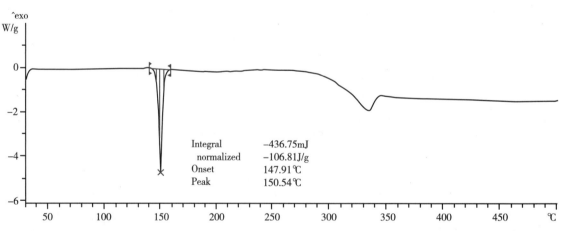

▲ 图 2　联苯苄唑 DSC 图

备注

1. 性状　本品为类白色至微黄色结晶性粉末；无臭，无味。

2. 溶解性　本品在三氯甲烷中易溶，在甲醇或无水乙醇中略溶，在水中几乎不溶。

3. 对照品编号与批号　100326-200201

4. 结构类型　咪唑类

联苯苄唑杂质 A

英文名 Bifonazole Impurity A

分子式 $C_{19}H_{16}O$

分子量 260.33

CAS号 7598-80-3

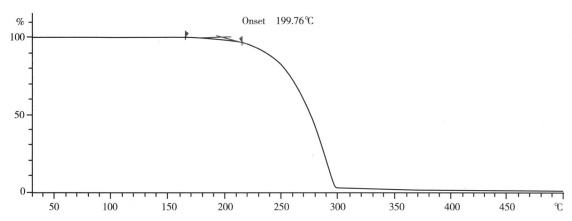

Onset 199.76℃

▲ 图1 联苯苄唑杂质 A TG 图

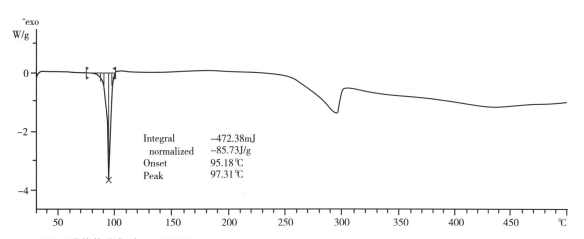

```
Integral        -472.38mJ
  normalized    -85.73J/g
Onset           95.18℃
Peak            97.31℃
```

▲ 图2 联苯苄唑杂质 A DSC 图

备注

1. 中文化学名 联苯-4-苯基-甲醇

2. 英文化学名 α-phenyl(1,1'-biphenyl)-4-methanol

3. 性状 本品为白色粉末。

4. 对照品编号与批号 100327-200201

5. 结构类型 芳香醇类

替 硝 唑

英文名　Tinidazole

分子式　$C_8H_{13}N_3O_4S$

分子量　247.27

CAS号　19387-91-8

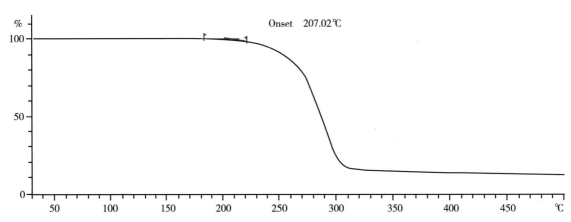

▲ 图1　替硝唑 TG 图

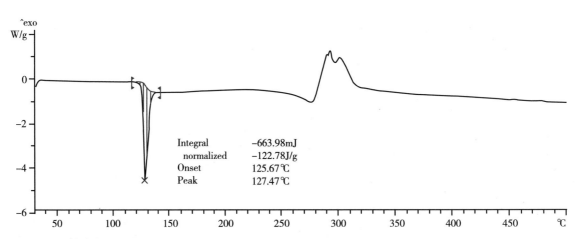

▲ 图2　替硝唑 DSC 图

备注

1. **中文化学名**　2-甲基-1-[2-(乙基磺酰基)乙基]-5-硝基-1H-咪唑

2. **英文化学名**　1-[2-(ethylsulfonyl)ethyl]-2-methyl-5-nitro-1H-imidazole

3. **性状**　本品为白色至淡黄色结晶或结晶性粉末；味微苦。

4. **溶解性**　本品在丙酮或三氯甲烷中溶解，在水或乙醇中微溶。

5. **对照品编号与批号**　100336-200703

6. **结构类型**　咪唑类

盐酸妥拉唑林

英文名 Tolazoline Hydrochloride

分子式 $C_{10}H_{12}N_2 \cdot HCl$

分子量 196.67

CAS号 59-97-2

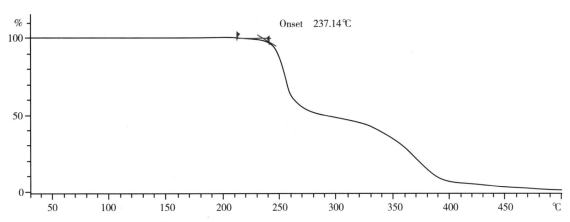

▲ 图1 盐酸妥拉唑林 **TG** 图

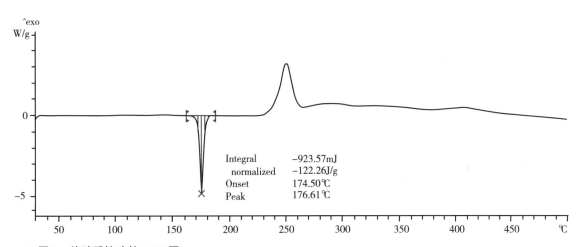

▲ 图2 盐酸妥拉唑林 **DSC** 图

备注

1. 中文化学名 4,5-二氢-2-苯甲基-1*H*-咪唑盐酸盐

2. 英文化学名 2-benzyl-2-imidazoline hydrochloride

3. 性状 本品为白色或类白色结晶性粉末。

4. 对照品编号与批号 100343-200201

5. 结构类型 咪唑类

苯　甲　酸

英文名　Benzoic Acid

分子式　$C_7H_6O_2$

分子量　122.12

CAS号　65-85-0

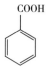

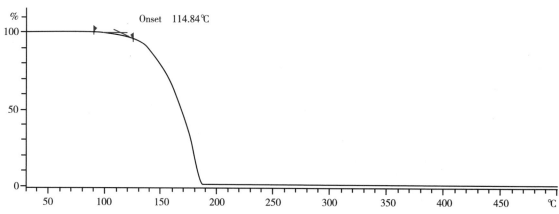

▲ 图1　苯甲酸 TG 图

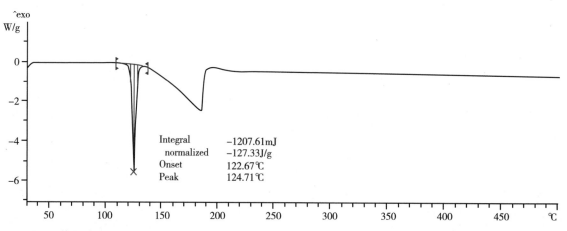

▲ 图2　苯甲酸 DSC 图

备注

1. **性状**　本品为白色有丝光的鳞片或针状结晶或结晶性粉末；质轻，无臭或微臭。

2. **溶解性**　本品在三氯甲烷、乙醇或乙醚中易溶，在沸水中溶解，在水中微溶。

3. **对照品编号与批号**　100419-201302

4. **结构类型**　芳基烷酸类

磷 酸 氯 喹

英文名 Chloroquine Phosphate

分子式 $C_{18}H_{26}ClN_3 \cdot 2H_3PO_4$

分子量 515.87

CAS号 50-63-5

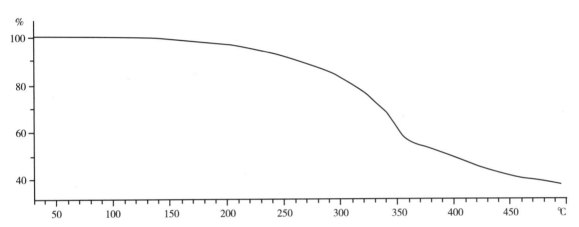

▲ 图1 磷酸氯喹 TG 图

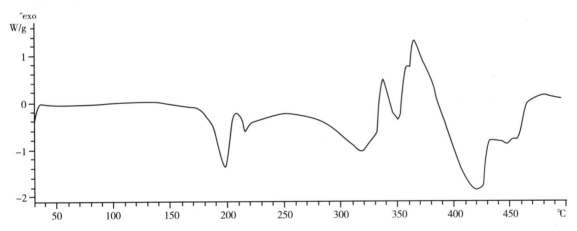

▲ 图2 磷酸氯喹 DSC 图

备注

1. **中文化学名** N^1,N^1-二乙基-N^4-(7-氯-4-喹啉基)-1,4-戊二胺二磷酸盐

2. **英文化学名** N^4-(7-chloroquinolin-4-yl)-N^1,N^1-diethylpentane-1,4-diamine bis(dihydrogen phosphate)

3. **性状** 本品为白色结晶性粉末；无臭，味苦；遇光渐变色；水溶液呈酸性反应。

4. **溶解性** 本品在水中易溶，在乙醇、三氯甲烷、乙醚中几乎不溶。

5. **对照品编号与批号** 100421-200401

6. **结构类型** 喹啉类

盐酸异丙嗪

英文名　Promethazine Hydrochloride

分子式　$C_{17}H_{20}N_2S \cdot HCl$

分子量　320.89

CAS号　58-33-3

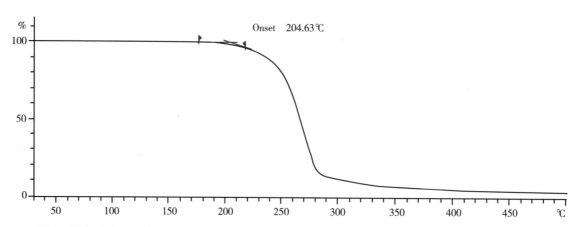

▲ **图1　盐酸异丙嗪 TG 图**

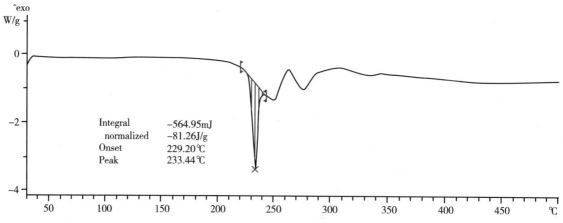

▲ **图2　盐酸异丙嗪 DSC 图**

备注

1. **中文化学名**　$(\pm)-N,N,\alpha$-三甲基-$10H$-吩噻嗪-10-乙胺盐酸盐

2. **英文化学名**　$(2RS)-N,N$-dimethyl-1-$(10H$-phenothiazin-10-yl)propan-2-amine hydrochloride

3. **性状**　本品为白色或类白色结晶性粉末或颗粒；几乎无臭，味苦，在空气中日久变色，显蓝色。

4. **溶解性**　本品在水中极易溶解，在乙醇或三氯甲烷中易溶，在丙酮或乙醚中几乎不溶。

5. **对照品编号与批号**　100422-201002

6. **结构类型**　吩噻嗪类

硫酸氢小檗碱

英文名 Hydroberbeaime Sulfate

分子式 $C_{20}H_{19}NO_8S$

分子量 433.43

CAS号 633-66-9

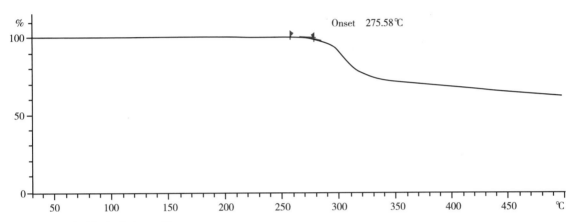

▲ 图1 硫酸氢小檗碱 TG 图

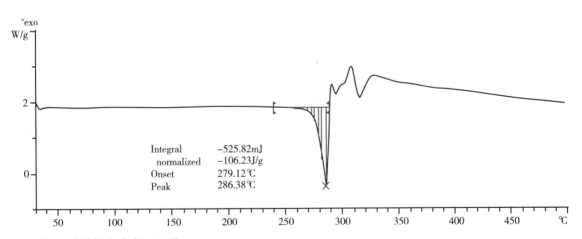

▲ 图2 硫酸氢小檗碱 DSC 图

备注

1. **性状** 本品为黄色针状结晶性粉末；无臭，味极苦。

2. **溶解性** 本品在热水中易溶，在水中溶解，在乙醇中微溶，在乙醚或三氯甲烷中不溶。

3. **对照品编号与批号** 100453-200501

4. **结构类型** 小檗碱

度 米 芬

英文名 Domiphen Bromide

分子式 $C_{22}H_{40}BrNO \cdot H_2O$

分子量 432.48

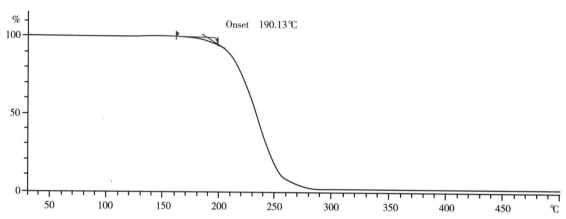

▲ **图1 度米芬 TG 图**

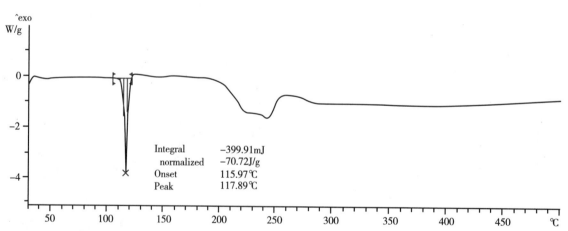

▲ **图2 度米芬 DSC 图**

备注

1. 中文化学名 溴化 N,N-二甲基-N-(2-苯氧乙基)-1-十二烷铵一水合物

2. 英文化学名 N,N-dimethyl-N-(2-phenoxyethyl)-1-dodecanaminiubromide monohydrate

3. 性状 本品为白色至微黄色片状结晶，无臭或微带特臭，味苦，振摇水溶液，则产生泡沫。

4. 溶解性 本品在乙醇或三氯甲烷中极易溶解，在水中易溶，在丙酮中略溶，在乙醚中几乎不溶。

5. 对照品编号与批号 100455-200401

6. 结构类型 芳基烷胺类

盐酸妥洛特罗

英文名 Tulobuterol Hydrochloride

分子式 $C_{12}H_{18}ClNO \cdot HCl$

分子量 264.19

CAS号 56776-01-3

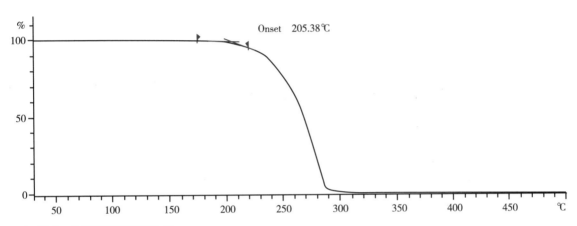

▲ **图1** 盐酸妥洛特罗 TG 图

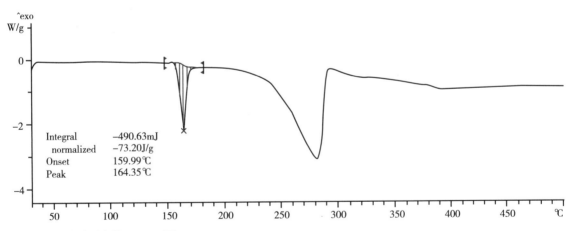

▲ **图2** 盐酸妥洛特罗 DSC 图

备注

1. 中文化学名　2-氯-2-[(叔丁基氨基)甲基]苯甲醇盐酸盐

2. 英文化学名　2-*tert*-butylamino-1-(2-chlorophenyl) ethanol hydrochloride

3. 对照品编号与批号　100472-200401

4. 结构类型　醇类

盐酸吗啉胍

英文名 Moroxydine Hydrochloride

分子式 $C_6H_{13}N_5O \cdot HCl$

分子量 207.66

CAS号 3160-91-6

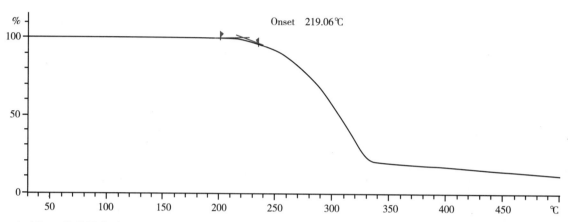

▲ **图1** 盐酸吗啉胍 TG 图

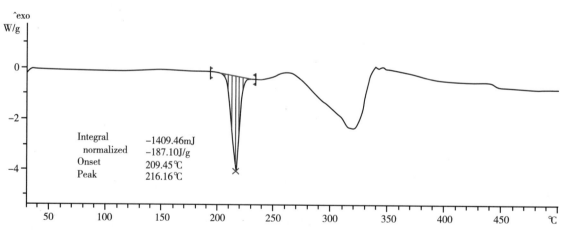

▲ **图2** 盐酸吗啉胍 DSC 图

备注

1. **中文化学名** N-(2-胍基-乙亚氨基)-吗啉盐酸盐

2. **英文化学名** N-(aminoiminomethyl)-4-morpholinecarboximidamide hydrochloride

3. **对照品编号与批号** 100483-200402

4. **结构类型** 胍类

甲硝唑杂质 A

英文名　Metronidazole Impurity A

分子式　$C_4H_5N_3O_2$

分子量　127.10

CAS号　88054-22-2

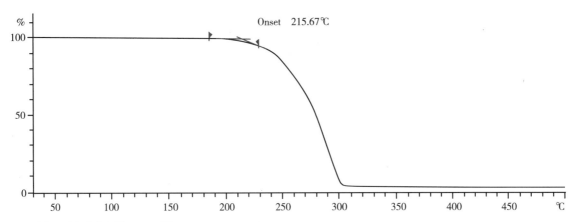

▲ **图1**　甲硝唑杂质 A TG 图

Onset　215.67℃

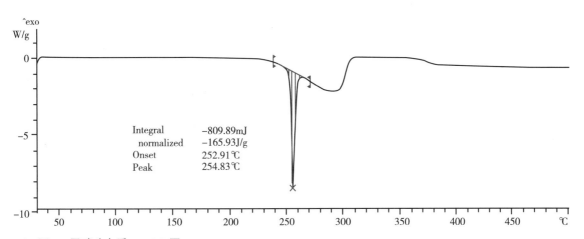

Integral　−809.89mJ
normalized　−165.93J/g
Onset　252.91℃
Peak　254.83℃

▲ **图2**　甲硝唑杂质 A DSC 图

备注

1. **中文化学名**　2-甲基-5-硝基咪唑

2. **英文化学名**　2-methyl-5-nitroimidazole

3. **性状**　本品为白色粉末。

4. **对照品编号与批号**　100512-200802

5. **结构类型**　咪唑类

盐酸特比萘芬

英文名　Terbinafine Hydrochloride

分子式　$C_{21}H_{25}N \cdot HCl$

分子量　327.90

CAS号　78628-80-5

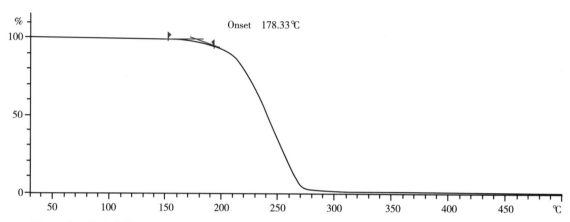

▲ 图1　盐酸特比萘芬 TG 图

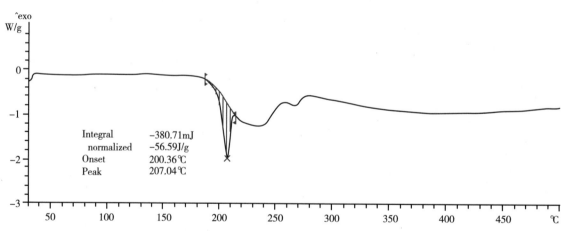

▲ 图2　盐酸特比萘芬 DSC 图

备注

1. **中文化学名**　（E）-N-（6,6-二甲基庚-2-烯-4-炔基）-N-甲基-1-萘甲胺盐酸盐

2. **英文化学名**　（E）-N,6,6-trimethyl-N-（naphthalen-1-ylmethyl）hept-2-en-4-yn-1-amine hydrochloride

3. **对照品编号与批号**　100563-200301

4. **结构类型**　萘甲胺盐类

异　烟　肼

英文名　Isoniazid
分子式　$C_6H_7N_3O$
分子量　137.14
CAS号　54-85-3

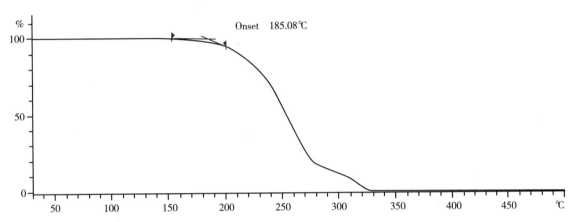

▲ 图1　异烟肼 TG 图

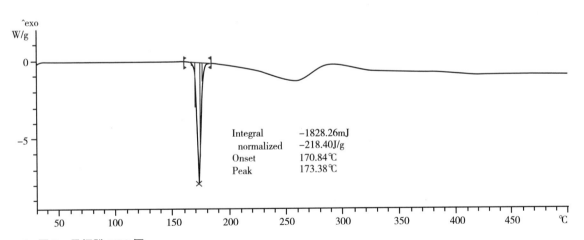

▲ 图2　异烟肼 DSC 图

备注

1. **性状**　本品为无色结晶，白色或类白色的结晶性粉末；无臭，味微甜后苦；遇光渐变质。

2. **溶解性**　本品在水中易溶，在乙醇中微溶，在乙醚中极微溶解。

3. **对照品编号与批号**　100578-200401

4. **结构类型**　吡啶类

西 吡 氯 铵

英文名　Cetylpyridinium Chloride

分子式　$C_{21}H_{38}ClN \cdot H_2O$

分子量　358.01

CAS号　6004-24-6

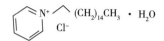

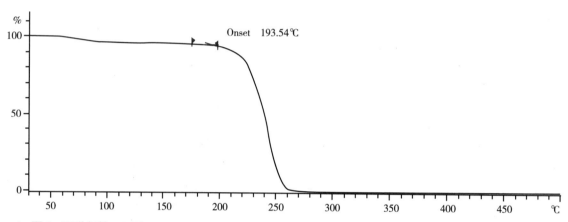

▲ **图1**　西吡氯铵 **TG** 图

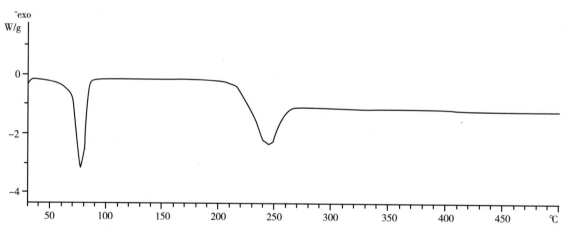

▲ **图2**　西吡氯铵 **DSC** 图

备注

1. 中文化学名　1-氯化十六烷基吡啶一水合物

2. 英文化学名　1-hexadecylpyridinium chloride monohydrate

3. 性状　本品为白色结晶性粉末；微臭，有滑腻感。

4. 对照品编号与批号　100581-200501

5. 结构类型　吡啶类

硫酸羟氯喹

英文名 Hydroxychloroquine Sulfate

分子式 $C_{18}H_{26}ClN_3O \cdot H_2SO_4$

分子量 433.96

CAS号 747-36-4

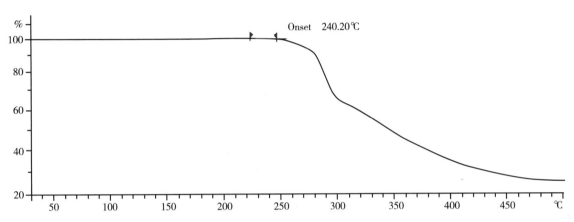

▲ 图1 硫酸羟氯喹 TG 图

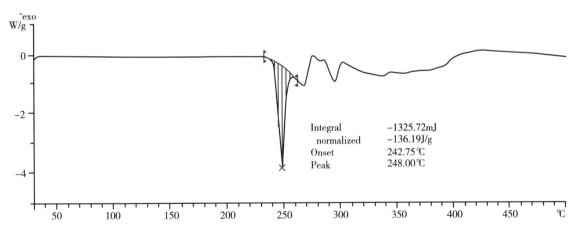

▲ 图2 硫酸羟氯喹 DSC 图

备注

1. 英文化学名 2-[[4-[(7-chloro-4-quinolyl)amino]pentyl]ethylamino]ethanol sulfate(1:1)

2. 性状 本品为白色或类白色结晶性粉末;无臭,味苦。

3. 溶解性 本品在水中易溶,在乙醇或乙醚中几乎不溶。

4. 对照品编号与批号 100582-200401

5. 结构类型 喹啉类

三 苯 双 脒

英文名　Tribendimidine

分子式　$C_{28}H_{32}N_6$

分子量　452.59

CAS号　115103-15-6

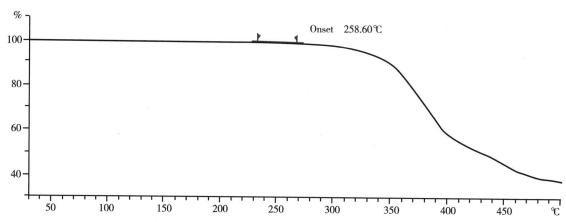

▲ 图1　三苯双脒 TG 图

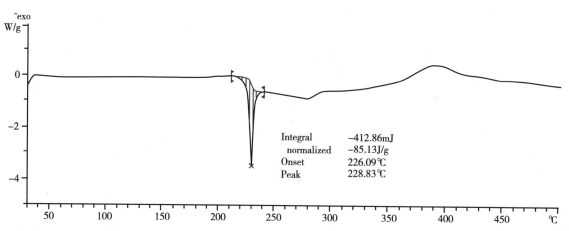

▲ 图2　三苯双脒 DSC 图

备注

1. **中文化学名**　N,N'-双-[4′-(1-二甲氨基乙亚氨基)苯基]-1,4-苯二甲亚胺

2. **英文化学名**　N,N'-di-[4′-(1-dimethylaminoethylimine)phenyl]-1,4-xyleneimine

3. **性状**　本品为黄色柱状结晶或结晶性粉末；无臭，无味。

4. **对照品编号与批号**　100610-200401

5. **结构类型**　脒类

伊 曲 康 唑

英文名 Itraconazole

分子式 $C_{35}H_{38}Cl_2N_8O_4$

分子量 705.63

CAS号 84625-61-6

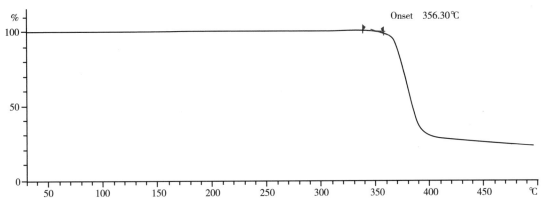

▲ 图1 伊曲康唑 TG 图

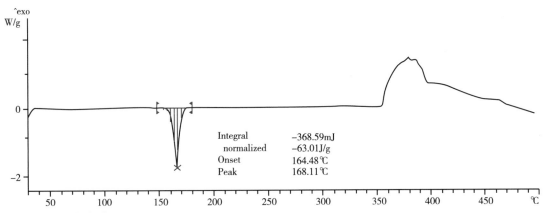

▲ 图2 伊曲康唑 DSC 图

备注

1. **中文化学名** (±)-1-仲丁基-4-[4-[4-[4-[[(2R*,4S*)2-(2,4-二氯苯基)-2-(1H-1,2,4-三氮唑基-1-甲基)-1,3-二氧环戊-4-基]甲氧基]苯基]-1-哌嗪基]苯基]-Δ²-1,2,4-三氮唑-5-酮

2. **英文化学名** 4-[4-[4-[4-[[2-(2,4-dichlorophenyl)-2-(1H-1,2,4-triazol-1-ylmethyl)-1,3-dioxolan-4-yl]methoxy]phenyl]-1-piperazinyl]phenyl]-2,4-dihydro-2-(1-methylpropyl)-3H-1,2,4-triazol-3-one

3. **性状** 本品为白色或类白色粉末；无臭，无味。

4. **溶解性** 本品在二氯甲烷中易溶，在四氢呋喃中略溶，在水、甲醇或乙醇中几乎不溶。

5. **对照品编号与批号** 100631-200401

6. **结构类型** 三氮唑

奈韦拉平

英文名　Nevirapine
分子式　$C_{15}H_{14}N_4O$
分子量　266.30
CAS号　129618-40-2

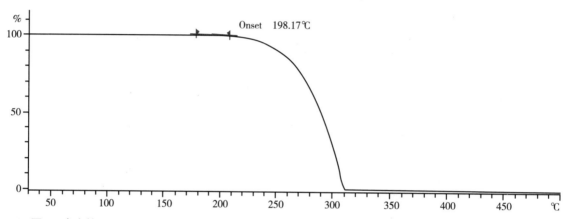

▲ 图1　奈韦拉平 TG 图

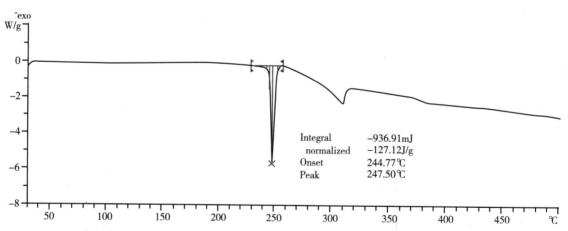

▲ 图2　奈韦拉平 DSC 图

备注

1. **中文化学名**　11-环丙基-5,11-二氢-4-甲基-6H-二吡啶并[3,2-b：2′,3′-e][1,4]二氮杂䓬-6-酮

2. **英文化学名**　11-cyclopropyl-5,11-dihydro-4-methyl-6H-dipyrido[3,2-b：2′,3′-e][1,4]diazepin-6-one

3. **性状**　本品为白色或类白色结晶性粉末；无臭。

4. **溶解性**　本品在三氯甲烷中溶解，在乙腈或甲醇中微溶，在水中几乎不溶。

5. **对照品编号与批号**　100641-200401

6. **结构类型**　酰胺类

齐 多 夫 定

英文名　Zidovudine

分子式　$C_{10}H_{13}N_5O_4$

分子量　267.24

CAS号　30516-87-1

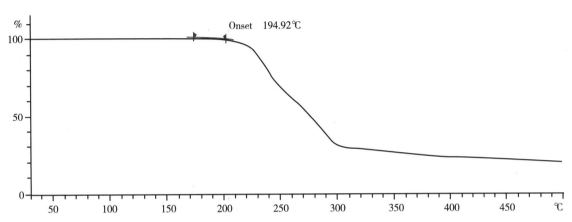

▲ 图1　齐多夫定 TG 图

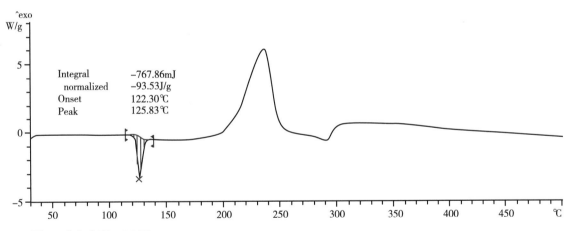

▲ 图2　齐多夫定 DSC 图

备注

1. **中文化学名**　3'-叠氮-3'-脱氧胸苷

2. **英文化学名**　3'-azido-3'-deoxythymidine

3. **性状**　本品为白色或棕色粉末。

4. **溶解性**　本品在水中略溶，在无水乙醇中溶解。

5. **对照品编号与批号**　100672-200401

6. **结构类型**　嘧啶类

阿 维 A

英文名　Acitretin

分子式　$C_{21}H_{26}O_3$

分子量　326.43

CAS号　55079-83-9

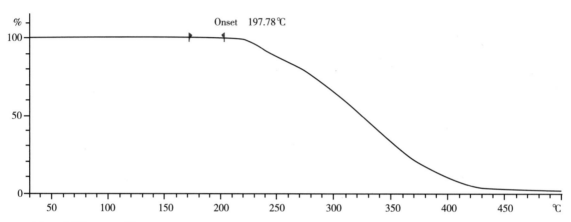

▲ 图1　阿维 A TG 图

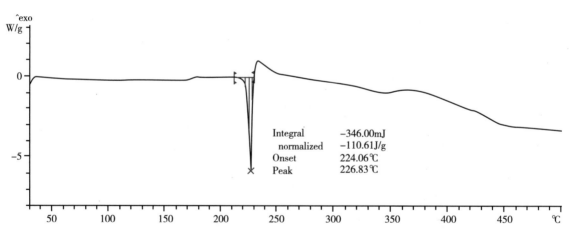

▲ 图2　阿维 A DSC 图

备注

1. **性状**　本品为黄色结晶性粉末；无臭；遇光不稳定。

2. **溶解性**　本品在二甲基甲酰胺中溶解，在二甲基亚砜中略溶，在乙醇中极微溶解，在水中几乎不溶。

3. **对照品编号与批号**　100731-200401

4. **结构类型**　芳基烷酸类

苯甲酸甲硝唑

英文名 Metronidazole Benzoate

分子式 $C_{13}H_{13}N_3O_4$

分子量 275.26

CAS号 13182-89-3

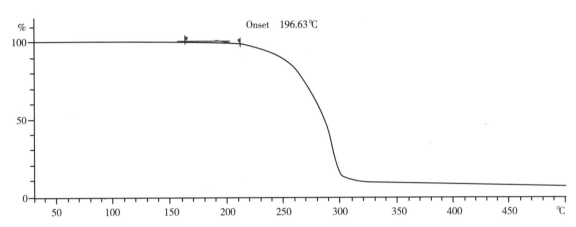

▲ 图1 苯甲酸甲硝唑 TG 图

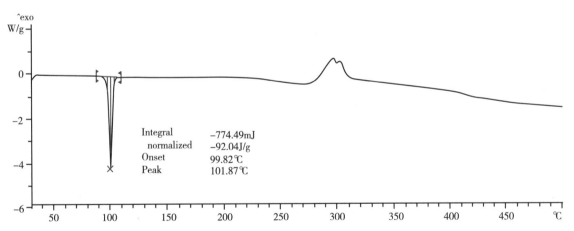

▲ 图2 苯甲酸甲硝唑 DSC 图

备注

1. **性状** 本品为白色或淡黄色结晶性粉末。

2. **溶解性** 本品在三氯甲烷或丙酮中易溶，在乙醇中微溶，在水中几乎不溶。

3. **对照品编号与批号** 100734-200401

4. **结构类型** 咪唑类

盐酸伐昔洛韦

英文名 Valacyclovir Hydrochloride

分子式 $C_{13}H_{20}N_6O_4 \cdot HCl$

分子量 360.80

CAS号 124832-27-5

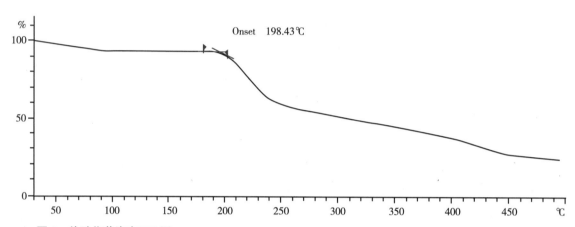

▲ 图1 盐酸伐昔洛韦 TG 图

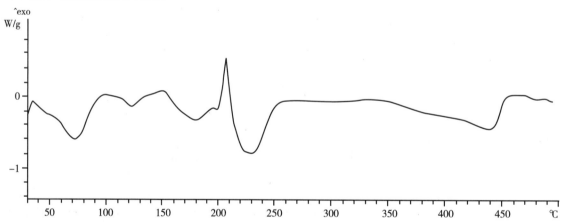

▲ 图2 盐酸伐昔洛韦 DSC 图

备注

1. **中文化学名** L-缬氨酸-2-[(2-氨基-1,6-二氢-6-氧代-9H-嘌呤-9-基)甲氧基]乙酯盐酸盐

2. **英文化学名** L-valine-2-[(2-amino-1,6-dihydro-6-oxo-9H-purin-9-yl)methoxy]ethyl ester monohydrochloride

3. **性状** 本品为白色或类白色结晶性粉末；无臭，味微苦；有引湿性。

4. **溶解性** 本品在水中易溶，在甲醇中微溶，在乙醇中极微溶解，在二氯甲烷中不溶。

5. **对照品编号与批号** 100754-201003

6. **结构类型** 核苷类

盐酸非那吡啶

英文名 Phenazopyridine Hydrochloride

分子式 $C_{11}H_{11}N_5 \cdot HCl$

分子量 249.70

CAS号 136-40-3

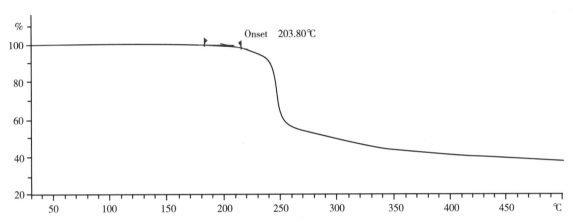

▲ 图1 盐酸非那吡啶 TG 图

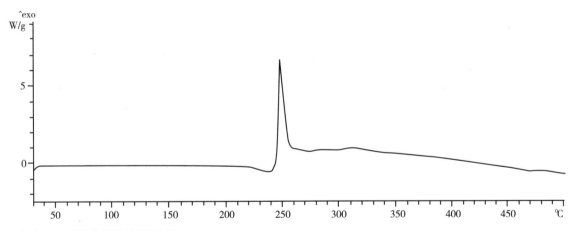

▲ 图2 盐酸非那吡啶 DSC 图

备注

1. **中文化学名** 2,6-二氨基-3-(苯偶氮基)吡啶盐酸盐

2. **英文化学名** 2,6-diamino-3-phenylazopyridine hydrochloride

3. **性状** 本品为淡红色或暗红色、暗紫色结晶或结晶性粉末；无臭，味微苦。

4. **溶解性** 本品在水、甲醇或乙醇中微溶，在三氯甲烷中几乎不溶。

5. **对照品编号与批号** 100780-200801

6. **结构类型** 吡啶类

盐酸萘替芬

英文名　Naftifine Hydrochloride

分子式　$C_{21}H_{21}N \cdot HCl$

分子量　323.88

CAS号　65473-14-5

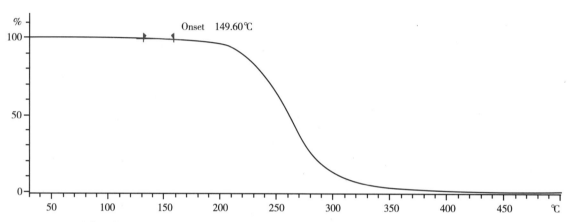

▲ 图1　盐酸萘替芬 TG 图

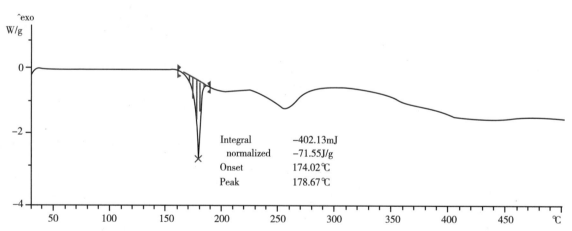

▲ 图2　盐酸萘替芬 DSC 图

备注

1. 中文化学名　(E)-N-甲基-N-(3-苯基-2-丙烯基)-1-萘甲胺盐酸盐

2. 英文化学名　(E)-N-methyl-N-(3-phenyl-2-propenyl)-1-naphthalene methylamine hydrochloride

3. 性状　本品为白色或类白色结晶性粉末；无臭。

4. 溶解性　本品在甲醇、三氯甲烷中易溶，在水中几乎不溶。

5. 对照品编号与批号　100823-200501

6. 结构类型　萘甲胺盐类

伏 立 康 唑

英文名 Voriconazole

分子式 $C_{16}H_{14}F_3N_5O$

分子量 349.31

CAS号 137234-62-9

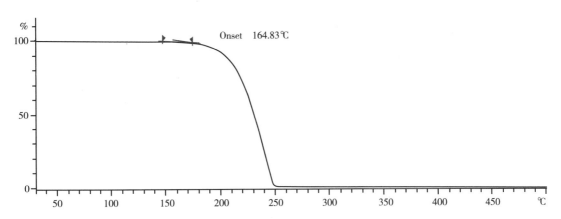

▲ 图1 伏立康唑 TG 图

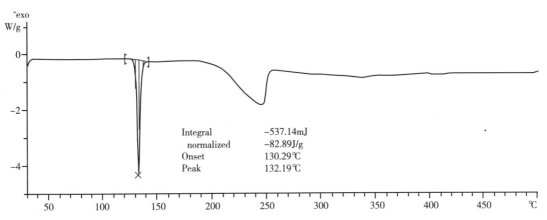

▲ 图2 伏立康唑 DSC 图

备注

1. **中文化学名** （2R,3S）-2-（2,4-二氟苯基）-3-（5-氟嘧啶-4-基）-1-（1H-1,2,4-三唑-1-基）丁-2-醇

2. **英文化学名** 2R,3S-2-（2,4-difluorophenyl）-3-（5-fluoropyrimidin-4-yl）-1-（1H-1,2,4-triazol-1-yl）butan-2-ol

3. **性状** 本品为白色结晶性粉末；无臭，无味。

4. **溶解性** 本品在三氯甲烷中易溶，在乙醇中溶解，在水中几乎不溶。

5. **对照品编号与批号** 100862-200701

6. **结构类型** 三氮唑

膦 甲 酸 钠

英文名 Foscarnet Sodium

分子式 $CNa_3O_5P \cdot 6H_2O$

分子量 300.04

CAS号 34156-56-4

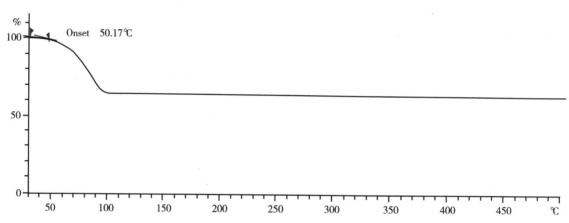

▲ **图1 膦甲酸钠 TG 图**

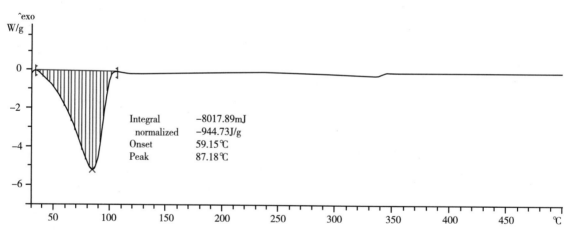

▲ **图2 膦甲酸钠 DSC 图**

备注

1. **中文化学名** 膦甲酸三钠盐六水合物

2. **英文化学名** phosphonoformic acid trisodium salt hexahydrate

3. **性状** 本品为白色或类白色结晶性粉末。

4. **溶解性** 本品在水中溶解，在乙醇中几乎不溶。

5. **对照品编号与批号** 100943-201001

无水磷酸二氢钠

英文名 Sodium Dihydrogen Phosphate Anhydrous

分子式 NaH₂PO₄

分子量 119.98

CAS号 7558-80-7

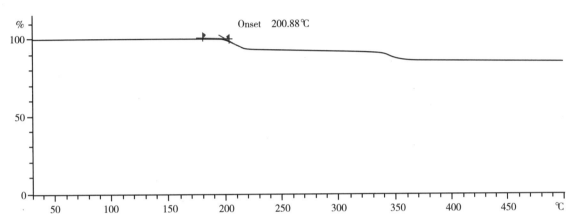

▲ 图1 无水磷酸二氢钠 TG 图

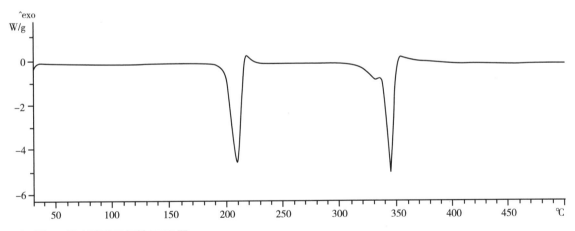

▲ 图2 无水磷酸二氢钠 DSC 图

备注

1. **性状** 本品为白色结晶性粉末。

2. **溶解性** 本品在水中易溶，在乙醇中极微溶解。

3. **对照品编号与批号** 100944-201101

4. **结构类型** 无机盐类

盐酸金刚乙胺

英文名　Rimantadine Hydrochloride

分子式　$C_{12}H_{21}N \cdot HCl$

分子量　215.76

CAS号　1501-84-4

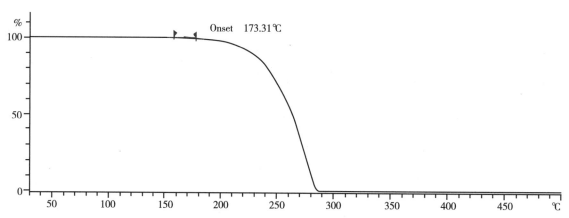

▲ 图1　盐酸金刚乙胺 TG 图

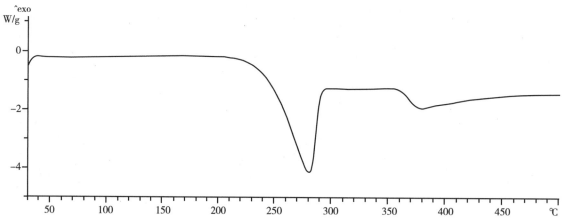

▲ 图2　盐酸金刚乙胺 DSC 图

备注

1. **中文化学名**　α-甲基-1-金刚烷甲胺盐酸盐

2. **英文化学名**　α-methyl-1-adamantanemethylamine hydrochloride

3. **性状**　本品为白色结晶性粉末。

4. **对照品编号与批号**　100969-201101

5. **结构类型**　环烷胺类

伊 维 菌 素

英文名 Ivermectin

分子式 $C_{48}H_{74}O_{14}$(伊维菌素 B_{1a})

$C_{47}H_{72}O_{14}$(伊维菌素 B_{1b})

分子量 875.10(伊维菌素 B_{1a})

861.07(伊维菌素 B_{1b})

CAS号 70161-11-4

(伊维菌素 B_{1a})

70209-81-3

(伊维菌素 B_{1b})

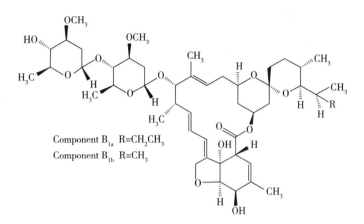

Component B_{1a} R=CH$_2$CH$_3$
Component B_{1b} R=CH$_3$

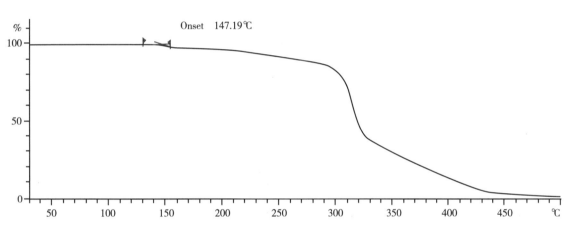

▲ **图1** 伊维菌素 **TG** 图

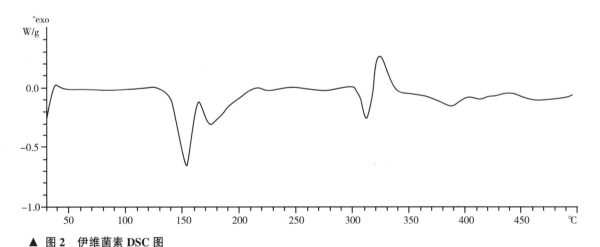

▲ **图2** 伊维菌素 **DSC** 图

备注

1. **性状** 本品为白色或类白色结晶性粉末；无臭、无味；微有引湿性。

2. **溶解性** 本品在甲醇与二甲基甲酰胺中易溶，在乙醇中略溶，在水中几乎不溶。

3. **对照品编号与批号** 100977-201101

扁 桃 酸

英文名　Mandelic Acid

分子式　$C_8H_8O_3$

分子量　152.15

CAS号　90-64-2

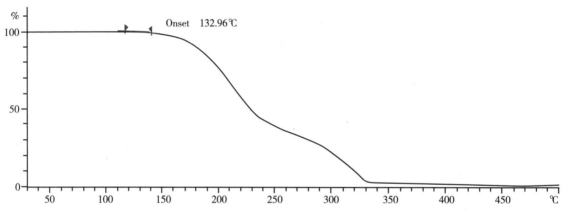

▲ 图 1　扁桃酸 TG 图

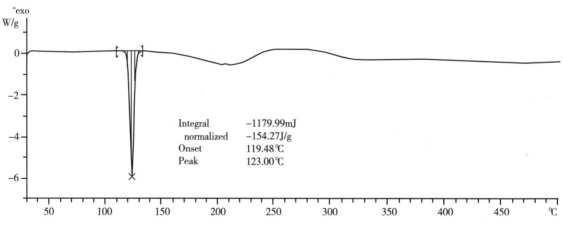

▲ 图 2　扁桃酸 DSC 图

备注

1. **中文化学名**　α-羟基苯乙酸

2. **英文化学名**　α-hydroxybenzeneacetic acid

3. **性状**　本品为白色结晶或结晶性粉末；无味或稍带芳香气味；遇光色渐变黑并分解。

4. **溶解性**　本品在水、乙醚或乙醇中易溶。

5. **对照品编号与批号**　100980-200701

6. **结构类型**　芳基烷酸类

聚甲酚磺醛杂质 A

英文名　Policresulen Impurity A

分子式　$C_7H_{11}NO_4S$

分子量　205.23

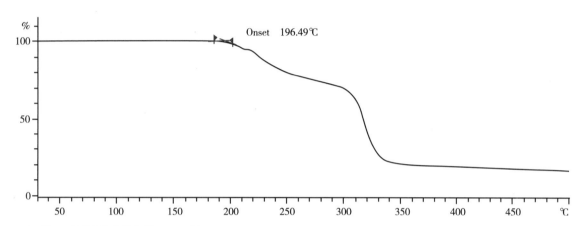

▲ 图 1　聚甲酚磺醛杂质 A TG 图

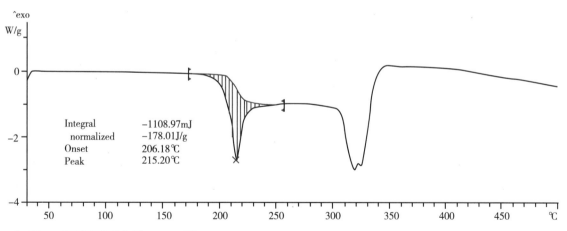

Integral　　　　　−1108.97mJ
normalized　　　−178.01J/g
Onset　　　　　206.18℃
Peak　　　　　215.20℃

▲ 图 2　聚甲酚磺醛杂质 A DSC 图

备注

1. 中文化学名　m-甲酚-4-磺酸铵

2. 英文化学名　4-hydroxy-2-methyl-benzenesulfonic acid ammonium salt

3. 对照品编号与批号　100998−200701

4. 结构类型　芳基磺酸类

聚甲酚磺醛杂质 B

英文名 Policresulen Impurity B

分子式 C₇H₁₄N₂O₇S₂

分子量 302.33

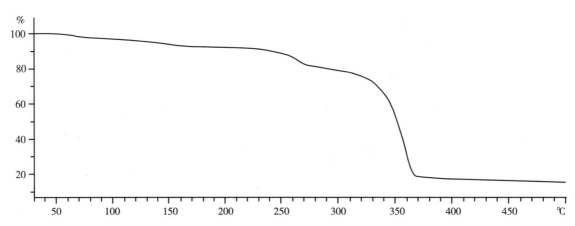

▲ 图1 聚甲酚磺醛杂质 B TG 图

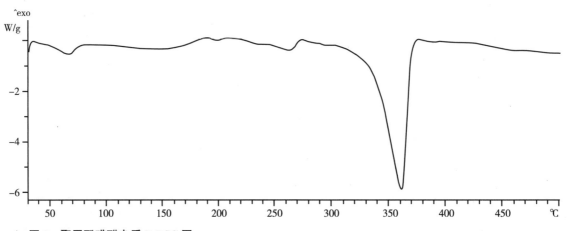

▲ 图2 聚甲酚磺醛杂质 B DSC 图

备注

1. 中文化学名 间-甲酚-1,3-二磺酸铵盐

2. 性状 本品为白色或类白色结晶性粉末。

3. 对照品编号与批号 100999-200701

4. 结构类型 芳基磺酸类

聚甲酚磺醛杂质 C

英文名 Policresulen Impurity C

分子式 $C_7H_{11}NO_4S$

分子量 205.23

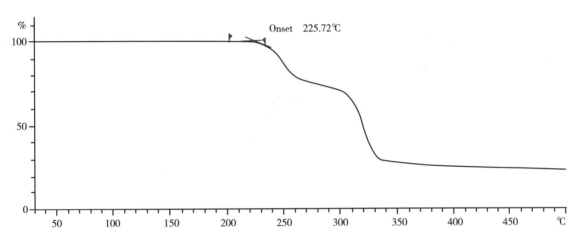

▲ **图1** 聚甲酚磺醛杂质 C TG 图

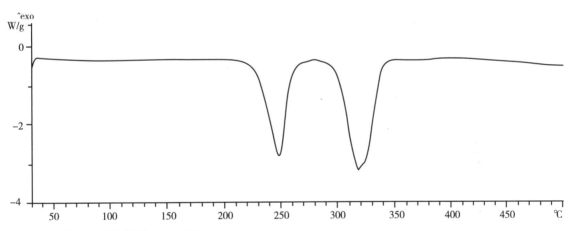

▲ **图2** 聚甲酚磺醛杂质 C DSC 图

备注

1. **中文化学名** m-甲酚-6-磺酸铵

2. **英文化学名** m-methylhydroxybenzene-6-sulfonic acid ammonium

3. **性状** 本品为白色或类白色结晶性粉末。

4. **对照品编号与批号** 101000-200701

5. **结构类型** 芳基磺酸类

聚甲酚磺醛杂质 D

英文名　Policresulen Impurity D

分子式　$C_{15}H_{22}N_2O_8S_2$

分子量　422.47

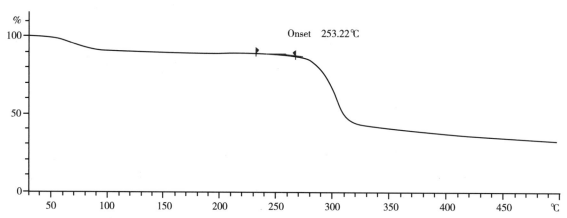

▲ 图1　聚甲酚磺醛杂质 D TG 图

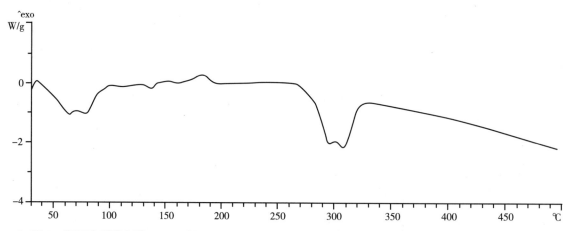

▲ 图2　聚甲酚磺醛杂质 D DSC 图

备注

1. 中文化学名　双甲酚磺酸铵

2. 性状　本品为白色结晶性粉末。

3. 对照品编号与批号　101001-201202

4. 结构类型　芳基磺酸类

硝酸奥昔康唑

英文名 Oxiconazole Nitrate

分子式 $C_{18}H_{13}Cl_4N_3O \cdot HNO_3$

分子量 492.14

CAS号 64211-46-7

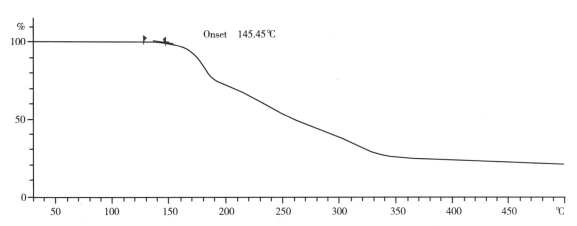

▲ 图1 硝酸奥昔康唑 TG 图

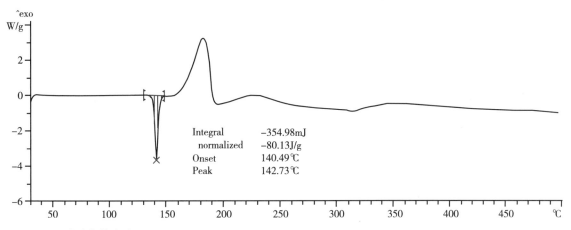

▲ 图2 硝酸奥昔康唑 DSC 图

备注

1. **中文化学名** （顺）-1-（2,4-二氯苯基）-2-（咪唑-1-基）-O-（2,4-二氯苄基）-乙酮肟单硝酸盐

2. **英文化学名** （Z）-1-（2,4-dichlorophenyl）-2-（1H-imidazol-1-yl）ethanone-O-[（2,4-dichlorophenyl）methyl]oxime mononitrate

3. **性状** 本品为白色结晶性粉末。

4. **对照品编号与批号** 101105-201001

5. **结构类型** 咪唑类

氯法齐明

英文名　Clofazimine

分子式　$C_{27}H_{22}Cl_2N_4$

分子量　473.40

CAS号　2030-63-9

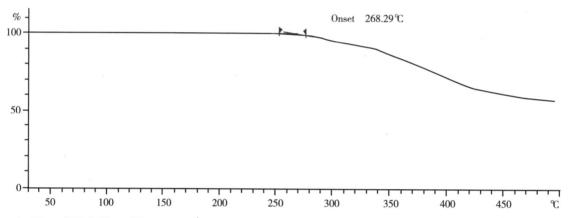

图 1　氯法齐明 TG 图

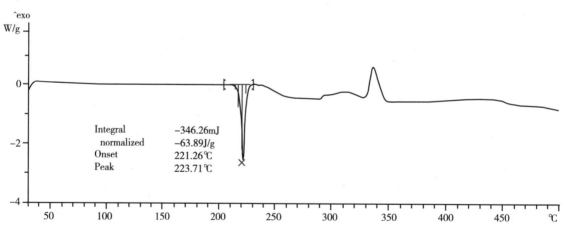

图 2　氯法齐明 DSC 图

备注

1. **性状**　本品为棕红色至红褐色的结晶或结晶性粉末；无臭。

2. **溶解性**　本品在三氯甲烷中溶解，在乙醚中微溶，在乙醇中极微溶解，在水中不溶。

3. **对照品编号与批号**　101139-201101

4. **结构类型**　吩嗪类

二甲氧苄啶

英文名 Diaveridine
分子式 C₁₃H₁₆N₄O₂
分子量 260.29
CAS号 5355-16-8

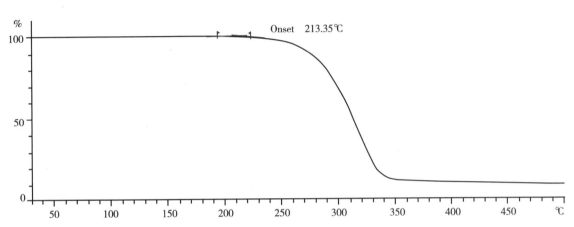

▲ 图1 二甲氧苄啶 TG 图

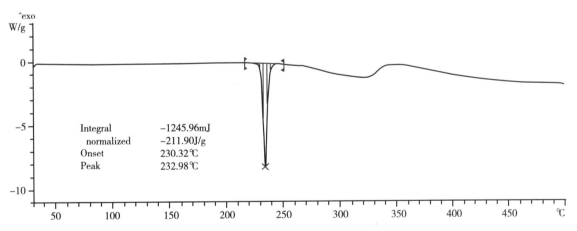

▲ 图2 二甲氧苄啶 DSC 图

备注

1. **中文化学名** 5-(3,4-二甲氧苄基)-2,4-嘧啶二胺

2. **英文化学名** 5-[(3,4-dimethoxyphenyl)methyl]-2,4-pyrimidinediamine

3. **性状** 本品为白色或微黄色结晶性粉末；几乎无臭。

4. **溶解性** 本品在三氯甲烷中极微溶解，在水、乙醇或乙醚中不溶；在盐酸中溶解，在稀盐酸中微溶。

5. **对照品编号与批号** 101152-201001

6. **结构类型** 嘧啶类

呋喃西林

英文名　Nitrofurazone
分子式　$C_6H_6N_4O_4$
分子量　198.14
CAS号　59-87-0

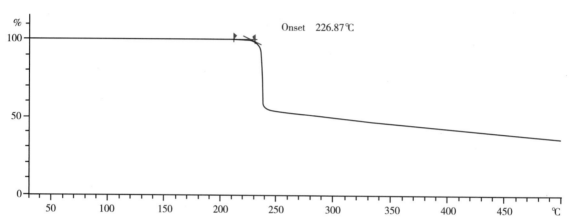

▲ 图1　呋喃西林 TG 图

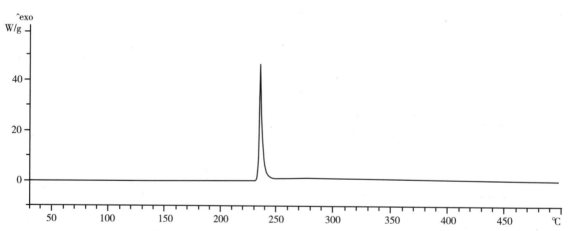

▲ 图2　呋喃西林 DSC 图

备注

1. **中文化学名**　5-硝基-2-呋喃醛缩氨基脲

2. **英文化学名**　5-nitro-2-furaldehyde semicarbazone

3. **性状**　淡黄色细微结晶性粉末。

4. **溶解性**　溶于碱性溶液，微溶于乙醇、丙二醇，极微溶于水，不溶于乙醚。

5. **对照品编号与批号**　101167-201001

6. **结构类型**　呋喃类

磺 胺 吡 啶

英文名 Sulfapyridine

分子式 $C_{11}H_{11}N_3O_2S$

分子量 249.29

CAS号 144-83-2

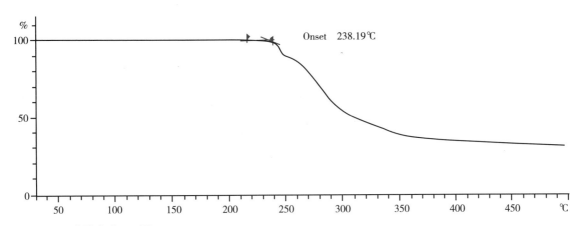

▲ 图 1 磺胺吡啶 TG 图

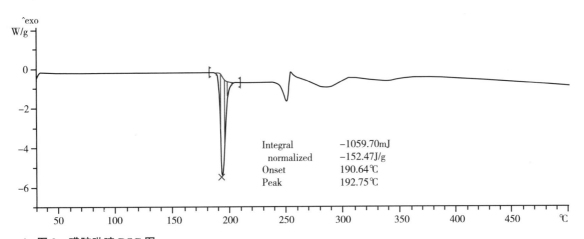

▲ 图 2 磺胺吡啶 DSC 图

备注

1. **中文化学名** 4-氨基-*N*-(2-吡啶基)苯磺酰胺

2. **英文化学名** 4-amino-*N*-2-pyridinylbenzene sulfonamide

3. **对照品编号与批号** 101175-201001

4. **结构类型** 磺胺类

对氨基苯磺酸

英文名 Sulfanilic Acid

分子式 C₆H₇NO₃S

分子量 173.19

CAS号 121-57-3

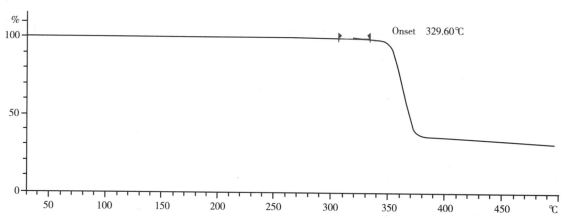

▲ **图1 对氨基苯磺酸 TG 图**

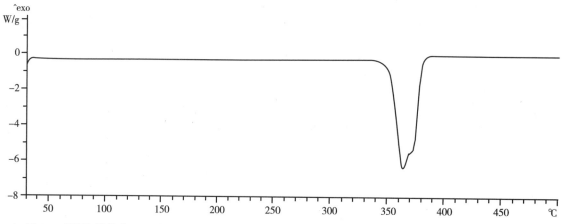

▲ **图2 对氨基苯磺酸 DSC 图**

备注

1. **中文化学名** 4-氨基苯磺酸

2. **英文化学名** 4-aminobenzenelsulfonic acid

3. **性状** 本品为白色至灰白色粉末。

4. **溶解性** 本品在冷水中微溶，溶于沸水，微溶于乙醇、乙醚和苯。有明显的酸性，能溶于苛性钠溶液和碳酸钠溶液。

5. **对照品编号与批号** 101180-201001

6. **结构类型** 芳基磺酸类

三 苯 甲 醇

英文名 Triphenylmethanol

分子式 （C₆H₅）₃COH

分子量 260.33

CAS号 76-84-6

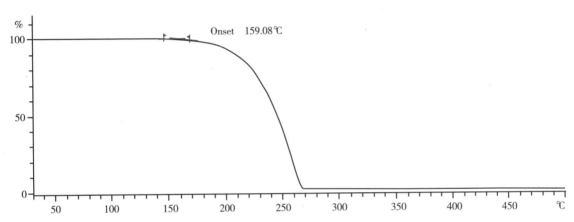

▲ 图1 三苯甲醇 TG 图

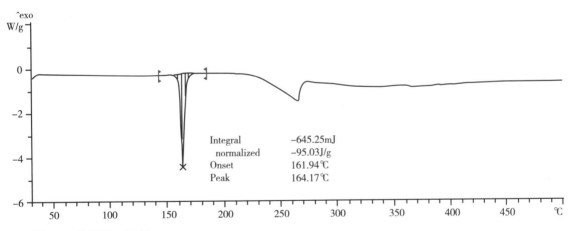

▲ 图2 三苯甲醇 DSC 图

备注

1. 性状 本品为白色结晶性粉末。

2. 溶解性 本品在乙醇、乙醚或苯中溶解，在水或石油醚中不溶。

3. 对照品编号与批号 101225-201101

4. 结构类型 芳香醇类

消化相关

谷 氨 酸

英文名 Glutamic Acid

分子式 C₅H₉NO₄

分子量 147.13

CAS号 56-86-0

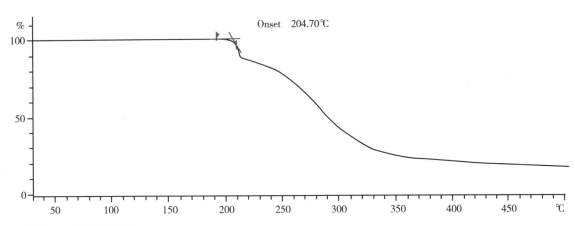

▲ 图1 谷氨酸 TG 图

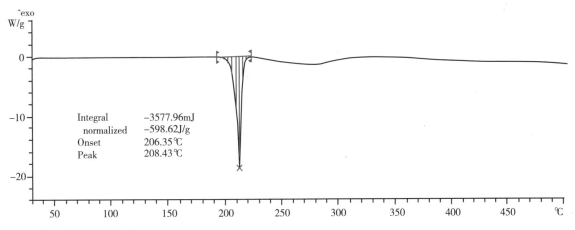

▲ 图2 谷氨酸 DSC 图

备注

1. **中文化学名** L-α-氨基戊二酸

2. **英文化学名** L-α-aminoglutaric acid

3. **性状** 本品为白色结晶或结晶性粉末；味微酸。

4. **溶解性** 本品在热水中溶解，在水中微溶，在乙醇、丙酮或乙醚中不溶，在稀盐酸或1mol/L氢氧化钠溶液中易溶。

5. **对照品编号与批号** 100023-198601

6. **结构类型** 氨基酸类

乳　果　糖

英文名　Lactulose

分子式　$C_{12}H_{22}O_{11}$

分子量　342.30

CAS号　4618-18-2

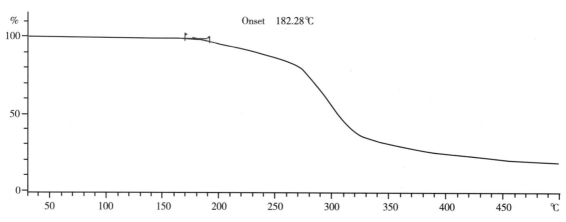

Onset　182.28℃

▲ 图1　乳果糖 TG 图

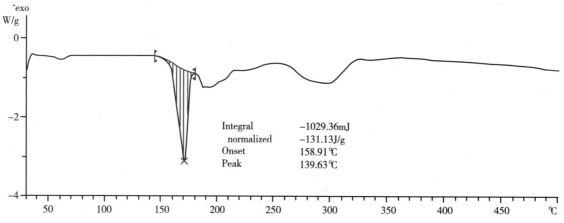

Integral　　　　−1029.36mJ
　normalized　　−131.13J/g
Onset　　　　　158.91℃
Peak　　　　　 139.63℃

▲ 图2　乳果糖 DSC 图

备注

1. 性状　本品为白色或类白色的结晶性粉末。

2. 对照品编号与批号　100057-200601

3. 结构类型　糖苷类

乳　糖

英文名　Lactose

分子式　$C_{12}H_{22}O_{11} \cdot H_2O$

分子量　360.31

CAS号　64044-51-5

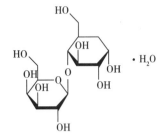

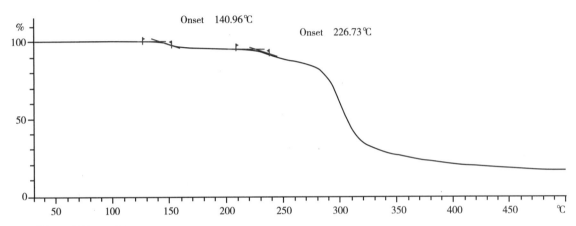

Onset　140.96℃

Onset　226.73℃

▲ 图1　乳糖 TG 图

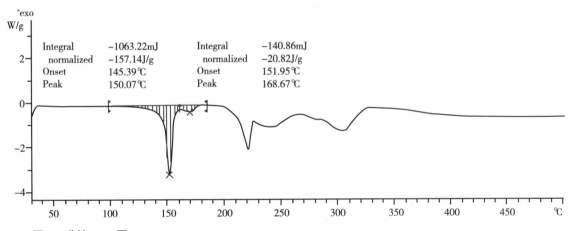

Integral	−1063.22mJ	Integral	−140.86mJ
normalized	−157.14J/g	normalized	−20.82J/g
Onset	145.39℃	Onset	151.95℃
Peak	150.07℃	Peak	168.67℃

▲ 图2　乳糖 DSC 图

备注

1. **性状**　本品为白色的结晶性颗粒或粉末。

2. **对照品编号与批号**　100058-201103

3. **结构类型**　糖苷类

维 生 素 D₃

英文名　Vitamin D₃

分子式　$C_{27}H_{44}O$

分子量　384.65

CAS号　67-97-0

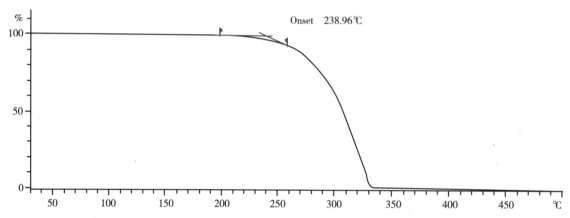

▲ 图1　维生素 D₃ TG 图

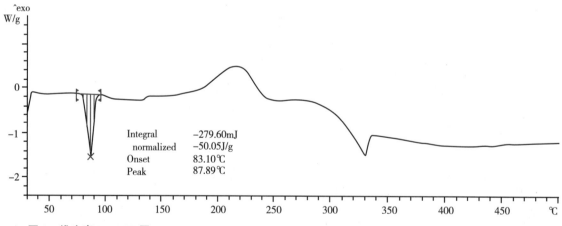

▲ 图2　维生素 D₃ DSC 图

备注

1. 中文化学名　9,10-开环胆甾-5,7,10(19)-三烯-3β-醇

2. 英文化学名　(3β,5Z,7E)-9,10-secocholesta-5,7,10(19)-trien-3-ol

3. 性状　本品为无色针状结晶或白色结晶性粉末；无臭，无味；遇光或空气均易变质。

4. 溶解性　本品在乙醇、丙酮、三氯甲烷或乙醚中极易溶解，在植物油中略溶，在水中不溶。

5. 对照品编号与批号　100061-200607

6. 结构类型　胆甾烷类

叶　　酸

英文名　Folic Acid
分子式　$C_{19}H_{19}N_7O_6$
分子量　441.40
CAS号　59-30-3

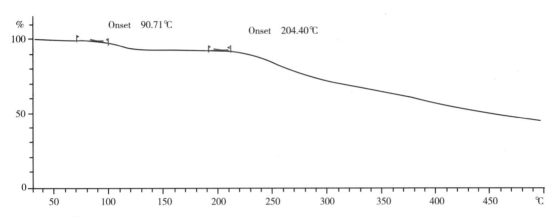

▲ 图1　叶酸 TG 图

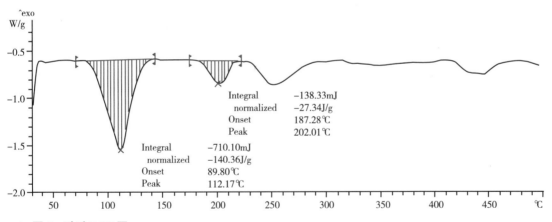

▲ 图2　叶酸 DSC 图

备注

1. **中文化学名**　N-[4-[（2-氨基-4-氧代-1,4-二氢-6-蝶啶）甲氨基]苯甲酰基]-L-谷氨酸

2. **英文化学名**　N-[4-[[（2-amino-1,4-dihydro-4-oxo-6-pteridinyl）methyl]amino]benzoyl]-L-glutamic acid

3. **性状**　本品为黄色至橙黄色结晶性粉末；无臭，无味。

4. **溶解性**　本品在水、乙醇、丙酮、三氯甲烷或乙醚中不溶；在氢氧化钠试液或10%碳酸钠溶液中易溶。

5. **对照品编号与批号**　100074-200411

6. **结构类型**　嘌呤类

荧 光 母 素

英文名　Fluorane

分子式　$C_{20}H_{12}O_3$

分子量　300.31

CAS号　596-24-7

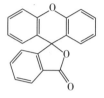

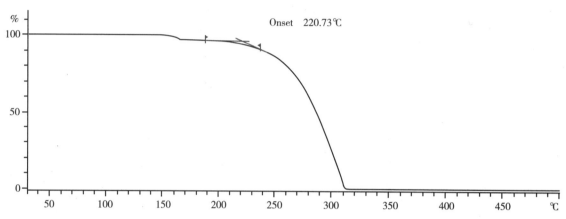

Onset　220.73℃

▲ 图1　荧光母素 TG 图

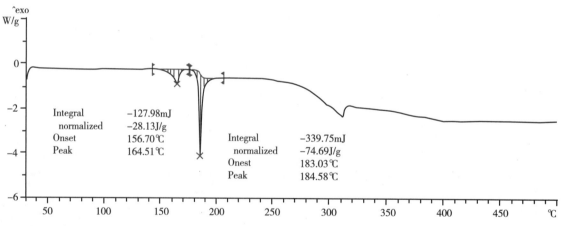

Integral　−127.98mJ
normalized　−28.13J/g
Onset　156.70℃
Peak　164.51℃

Integral　−339.75mJ
normalized　−74.69J/g
Onest　183.03℃
Peak　184.58℃

▲ 图2　荧光母素 DSC 图

备注

1. **性状**　本品为白色结晶性粉末。

2. **对照品编号与批号**　100075-197902

胆 红 素

英文名　Bilirubin

分子式　$C_{33}H_{36}N_4O_6$

分子量　584.66

CAS号　635-65-4

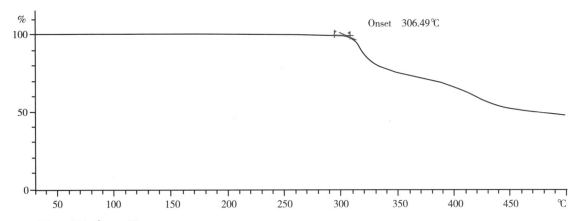

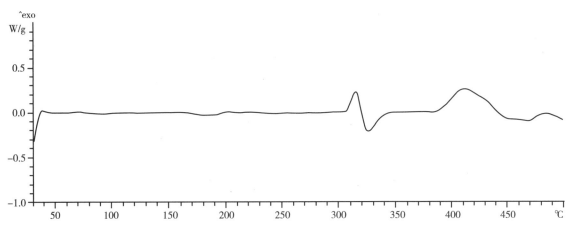

▲ 图1　胆红素 TG 图

▲ 图2　胆红素 DSC 图

备注

1. **性状**　本品为橙色至红棕色结晶性粉末。

2. **对照品编号与批号**　100077-201206

胆　　酸

英文名　Cholic Acid

分子式　$C_{24}H_{40}O_5$

分子量　408.57

CAS号　81-25-4

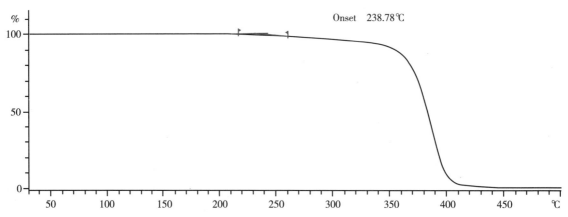

▲ 图1　胆酸 TG 图

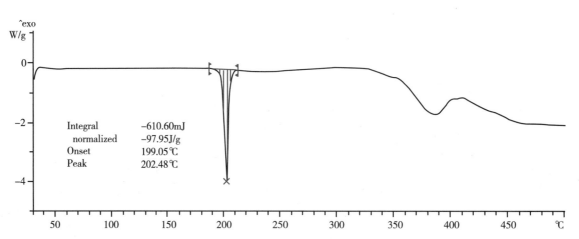

▲ 图2　胆酸 DSC 图

备注

1. 英文化学名　（3α,5β,7α,12α)-3,7,12-trihydroxycholan-24-oic acid

2. 性状　本品为类白色粉末，无臭。

3. 对照品编号与批号　100078-200414

4. 结构类型　胆烷酸类

葡萄糖酸钙

英文名 Calcium Gluconate

分子式 $C_{12}H_{22}CaO_{14} \cdot H_2O$

分子量 448.39

CAS号 18016-24-5

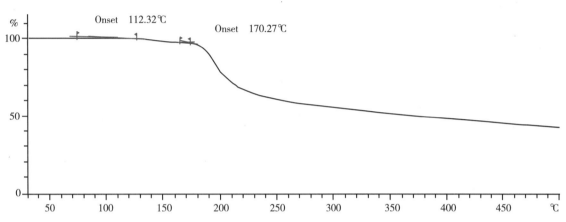

▲ 图 1　葡萄糖酸钙 TG 图

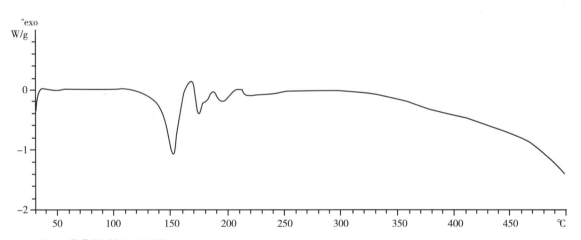

▲ 图 2　葡萄糖酸钙 DSC 图

备注

1. **性状**　本品为白色颗粒性粉末；无臭，无味。

2. **溶解性**　本品在沸水中易溶，在水中缓缓溶解，在无水乙醇、三氯甲烷或乙醚中不溶。

3. **对照品编号与批号**　100082-201102

4. **结构类型**　羧酸盐类

猪去氧胆酸

英文名　Hyodeoxycholic Acid

分子式　$C_{24}H_{40}O_4$

分子量　392.57

CAS号　83-49-8

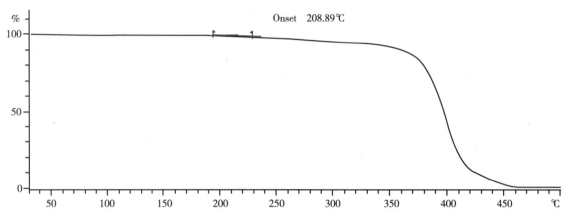

▲ 图1　猪去氧胆酸 TG 图

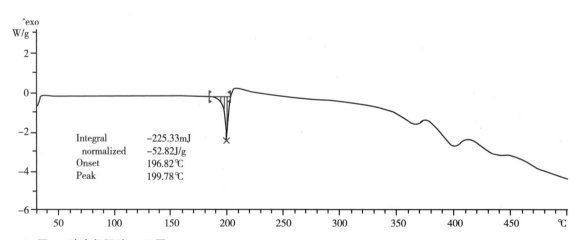

▲ 图2　猪去氧胆酸 DSC 图

备注

1. **中文化学名**　$3\alpha,6\alpha$-二羟基-5β-胆烷酸

2. **英文化学名**　$(3\alpha,5\beta,6\alpha)$-3,6-dihydroxycholan-24-oic acid

3. **性状**　本品为白色或略带微黄色粉末，味苦；臭，微腥。

4. **溶解性**　本品略溶于醇，丙酮中微溶，乙醚、三氯甲烷中极微溶，几乎不溶于水。

5. **对照品编号与批号**　100087-200610

6. **结构类型**　胆烷酸类

香 草 醛

英文名 Vanillin

分子式 C₈H₈O₃

分子量 152.15

CAS号 121-33-5

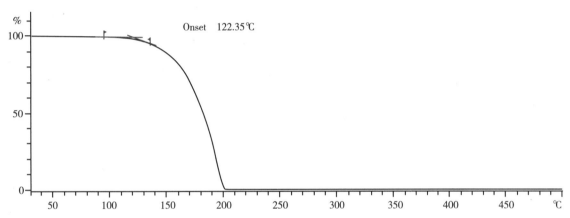

▲ 图1 香草醛 TG 图

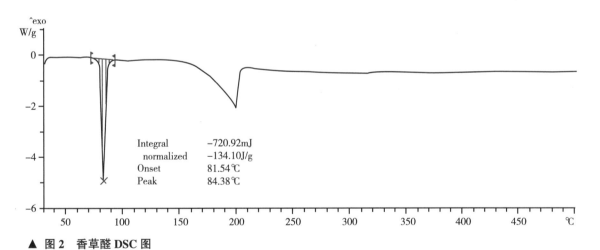

▲ 图2 香草醛 DSC 图

备注

1. 中文化学名 4-羟基-3-甲氧基苯甲醛

2. 英文化学名 4-hydroxy-3-methoxybenzaldehyde

3. 性状 本品为白色至微黄色针状或片状结晶或结晶性粉末,有香气;对光不稳定。

4. 溶解性 本品在甲醇、乙醇中易溶,在乙醚中溶解,在水中微溶;在稀碱溶液中易溶。

5. 对照品编号与批号 100093-200804

6. 结构类型 芳香醛类

茴香酸

英文名 *p*-Anisic Acid

分子式 $C_8H_8O_3$

分子量 152.15

CAS号 100-09-4

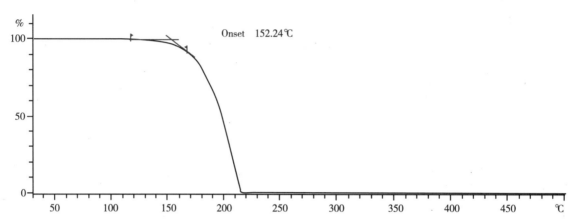

▲ 图1 茴香酸 TG 图

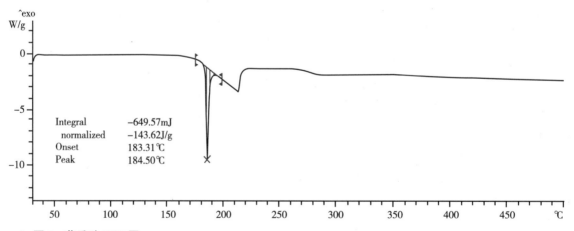

▲ 图2 茴香酸 DSC 图

备注

1. **中文化学名** 4-甲氧基苯甲酸

2. **英文化学名** 4-methoxybenzoic acid

3. **性状** 白色结晶性粉末。

4. **对照品编号与批号** 100097-199402

5. **结构类型** 芳基烷酸类

糖　　精

英文名　Saccharin

分子式　$C_7H_5NO_3S$

分子量　183.19

CAS号　81-07-2

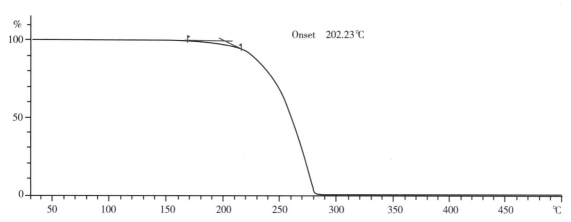

Onset　202.23℃

▲ 图1　糖精 TG 图

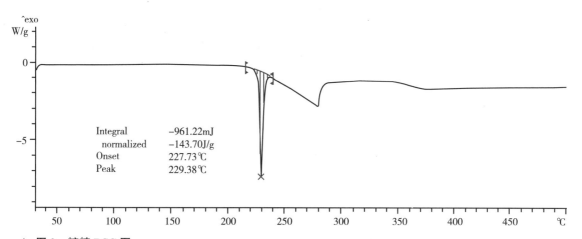

Integral　　　　−961.22mJ

　normalized　　−143.70J/g

Onset　　　　227.73℃

Peak　　　　　229.38℃

▲ 图2　糖精 DSC 图

备注

1. **中文化学名**　1,2-苯并异噻唑-3(2H)-酮-1,1-二氧化物

2. **英文化学名**　1,2-benzisothiazol-3(2H)-one-1,1-dioxide

3. **性状**　本品为白色或类白色结晶性粉末或无色结晶。

4. **对照品编号与批号**　100100-200804

5. **结构类型**　苯并噻唑类

烟　酰　胺

英文名　Nicotinamide

分子式　$C_6H_6N_2O$

分子量　122.13

CAS号　98-92-0

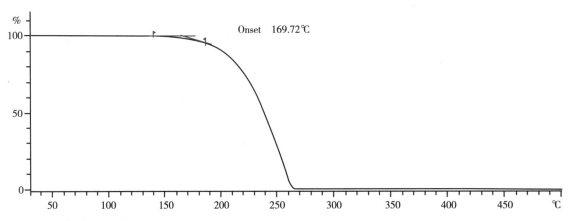

▲ 图 1　烟酰胺 TG 图

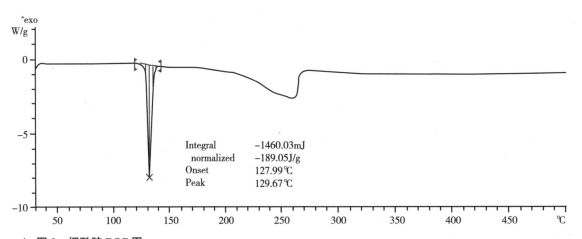

▲ 图 2　烟酰胺 DSC 图

备注

1. **中文化学名**　3-吡啶甲酰胺

2. **英文化学名**　3-pyridine carboxamide

3. **性状**　本品为白色的结晶性粉末；无臭或几乎无臭，味苦；略有引湿性。

4. **溶解性**　本品在水或乙醇中易溶，在甘油中溶解。

5. **对照品编号与批号**　100115-200703

6. **结构类型**　酰胺类

盐酸吡哆辛

英文名　Pyridoxine Hydrochloride

分子式　$C_8H_{11}NO_3 \cdot HCl$

分子量　205.64

CAS号　58-56-0

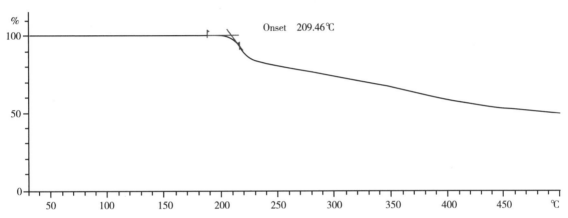

▲ 图1　盐酸吡哆辛 TG 图

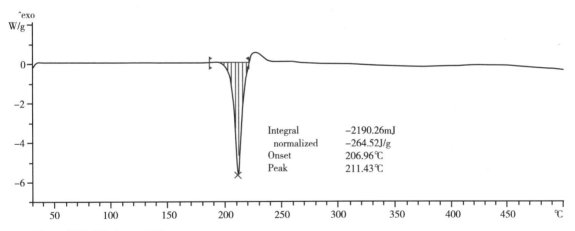

▲ 图2　盐酸吡哆辛 DSC 图

备注

1. **中文化学名**　6-甲基-5-羟基-3,4-吡啶二甲醇盐酸盐

2. **英文化学名**　(5-hydroxy-6-methylpyridine-3,4-diyl)dimethanol hydrochloride

3. **性状**　本品为白色或类白色结晶或结晶性粉末，无臭，味酸苦。

4. **溶解性**　本品在水中易溶，在乙醇中微溶，在三氯甲烷或乙醚中不溶。

5. **对照品编号与批号**　100116-201103

6. **结构类型**　吡啶类

胆 石 酸

英文名 Lithocholic Acid

分子式 $C_{24}H_{40}O_3$

分子量 376.57

CAS号 434-13-9

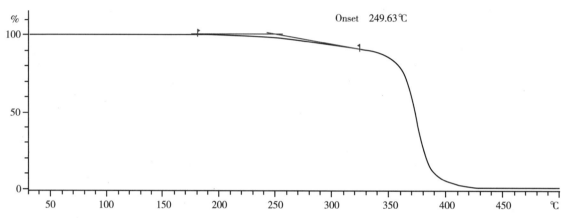

▲ **图1** 胆石酸 **TG** 图

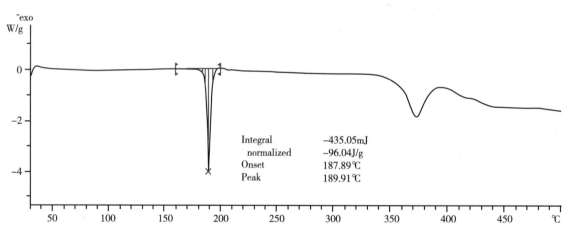

▲ **图2** 胆石酸 **DSC** 图

备注

1. 中文化学名 3α-羟基-5β-胆甾烷-24-酸

2. 英文化学名 3α-hydroxy-5β-cholan-24-oic acid

3. 性状 本品为白色粉末。

4. 对照品编号与批号 100127-201102

5. 结构类型 胆烷酸类

维 生 素 D₂

英文名 Vitamin D₂

分子式 $C_{28}H_{44}O$

分子量 396.65

CAS号 50-14-6

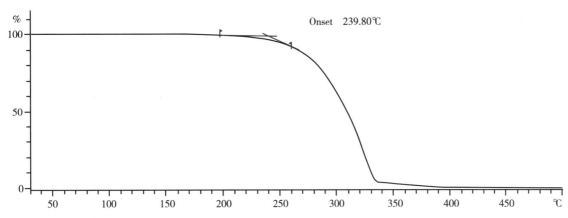

▲ 图1 维生素 D₂ TG 图

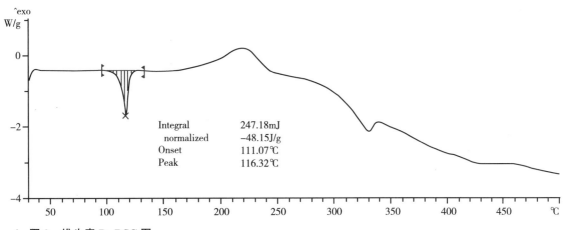

▲ 图2 维生素 D₂ DSC 图

备注

1. **性状** 本品为无色针状结晶或白色结晶性粉末；无臭，无味；遇光或空气均易变质。

2. **对照品编号与批号** 100155-200806

西 咪 替 丁

英文名　Cimetidine

分子式　$C_{10}H_{16}N_6S$

分子量　252.35

CAS号　51481-61-9

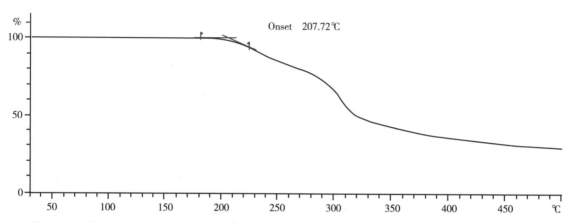

▲ 图1　西咪替丁 TG 图

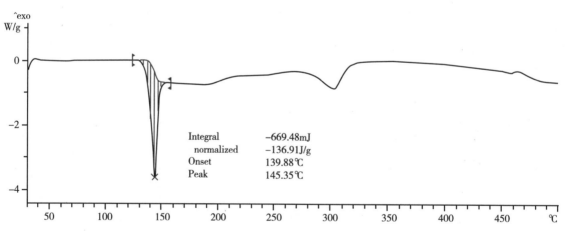

▲ 图2　西咪替丁 DSC 图

备注

1. **中文化学名**　1-甲基-2-氰基-3-[2-[[(5-甲基咪唑-4-基)甲基]硫代]乙基]胍

2. **英文化学名**　2-cyano-1-methyl-3-[2-[[(5-methyl-1H-imidazol-4-yl)methyl]sulphanyl]ethyl]guanidine

3. **性状**　本品为白色或类白色结晶性粉末；几乎无臭，味苦。

4. **对照品编号与批号**　100158-201105

5. **结构类型**　替丁类

盐酸雷尼替丁

英文名 Ranitidine Hydrochloride

分子式 $C_{13}H_{22}N_4O_3S \cdot HCl$

分子量 350.86

CAS号 66357-59-3

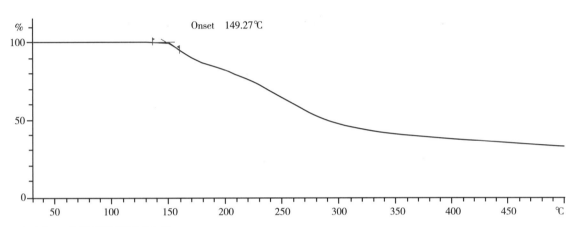

▲ 图1 盐酸雷尼替丁 TG 图

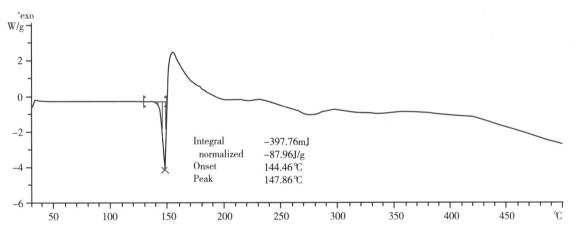

▲ 图2 盐酸雷尼替丁 DSC 图

备注

1. **中文化学名** N'-甲基-N-[2-[[[5-[(二甲氨基)甲基]-2-呋喃基]甲基]硫代]乙基]-2-硝基-1,1-乙烯二胺盐酸盐

2. **英文化学名** N-[2-[[[5-[(dimethylamino)methyl]-2-furanyl]methyl]thio]ethyl]-N'-methyl-2-nitro-1,1-ethenediamine hydrochloride

3. **性状** 本品为类白色至淡黄色结晶性粉末；有异臭；味微苦带涩；极易潮解，吸潮后颜色变深。

4. **溶解性** 本品在水或甲醇中易溶，在乙醇中略溶，在丙酮中几乎不溶。

5. **对照品编号与批号** 100163-201006

6. **结构类型** 替丁类

丙 谷 胺

英文名 Proglumide

分子式 C₁₈H₂₆N₂O₄

分子量 334.42

CAS号 6620-60-6

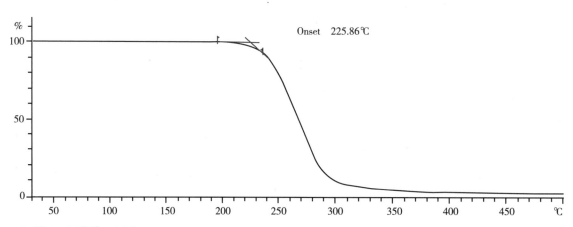

▲ **图1 丙谷胺 TG 图**

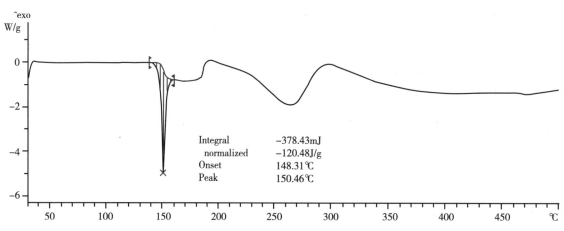

▲ **图2 丙谷胺 DSC 图**

备注

1. 中文化学名 （±）-4-苯甲酰胺基-N,N-丙基戊酰胺酸

2. 英文化学名 DL-4-benzamido-N,N-dipropylglutaramic acid

3. 性状 本品为白色结晶性粉末；无臭，味略苦。

4. 溶解性 本品在乙醇或三氯甲烷中易溶，在水中极微溶解；在氢氧化钠试液中溶解。

5. 对照品编号与批号 100176-200003

6. 结构类型 酰胺类

比 沙 可 啶

英文名　Bisacodyl

分子式　$C_{22}H_{19}NO_4$

分子量　361.39

CAS号　603-50-9

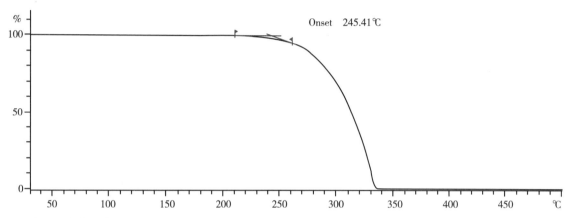

▲ 图1　比沙可啶 TG 图

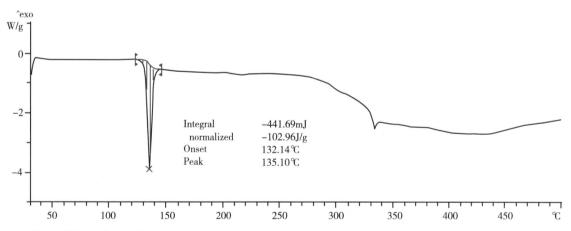

▲ 图2　比沙可啶 DSC 图

备注

1. 中文化学名　4,4′-(2-吡啶亚甲基)二苯酚双醋酸酯

2. 英文化学名　4,4′-(2-pyridylmethylene) bisphenol diacetate

3. 性状　本品为白色或类白色结晶性粉末；无臭，无味。

4. 溶解性　本品在三氯甲烷中易溶，在丙酮中溶解，在乙醇或乙醚中微溶，在水中不溶。

5. 对照品编号与批号　100181-200402

6. 结构类型　吡啶类（芳基羧酸类）

半　乳　糖

英文名　Galactose

分子式　$C_6H_{12}O_6$

分子量　180.16

CAS号　59-23-4

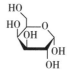

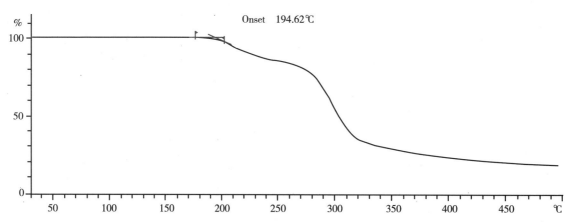

Onset　194.62℃

▲ 图1　半乳糖 TG 图

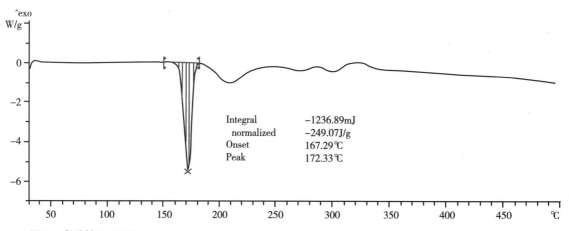

Integral	−1236.89mJ
normalized	−249.07J/g
Onset	167.29℃
Peak	172.33℃

▲ 图2　半乳糖 DSC 图

备注

1. 性状　本品为白色或类白色的结晶或细颗粒粉末。

2. 对照品编号与批号　100226-201105

3. 结构类型　糖苷类

醋酸甲萘氢醌

英文名 Menadiol Diacetate

分子式 C₁₅H₁₄O₄

分子量 258.27

CAS号 573-20-6

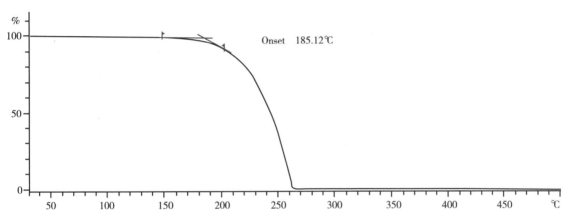

▲ 图1 醋酸甲萘氢醌 TG 图

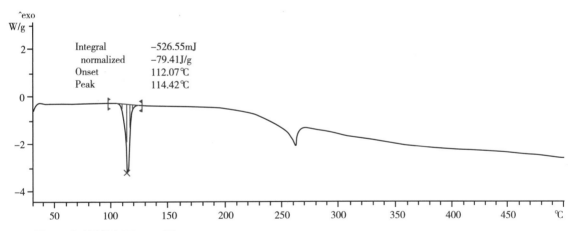

▲ 图2 醋酸甲萘氢醌 DSC 图

备注

1. **中文化学名** 2-甲基-1,4-萘二酚双醋酸酯

2. **英文化学名** 1,4-diacetoxy-2-methylnaphthalene

3. **性状** 本品为白色或类白色结晶性粉末；无臭或微有醋酸的臭味。

4. **溶解性** 本品在甲醇或乙醇中微溶，在水中几乎不溶。

5. **对照品编号与批号** 100228-201003

6. **结构类型** 醋酸酯类

果　　糖

英文名　Fructose

分子式　$C_6H_{12}O_6$

分子量　180.16

CAS号　57-48-7

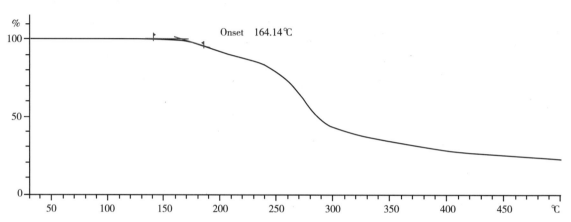

▲ 图1　果糖 TG 图

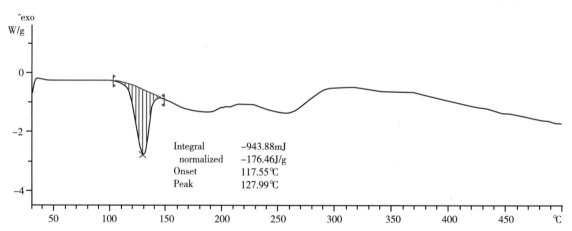

▲ 图2　果糖 DSC 图

备注

1. **性状**　本品为无色或白色结晶或结晶性粉末；味甜。

2. **溶解性**　本品在水中易溶，在乙醇中溶解，在乙醚中几乎不溶。

3. **对照品编号与批号**　100231-200904

4. **结构类型**　糖苷类

羟甲香豆素

英文名　Hymecromone

分子式　$C_{10}H_8O_3$

分子量　176.17

CAS号　90-33-5

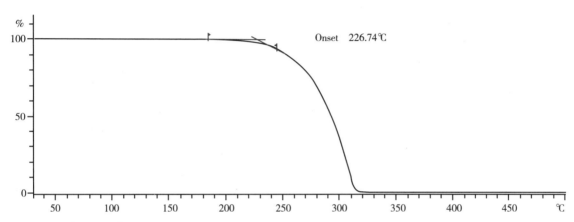

▲ 图1　羟甲香豆素 TG 图

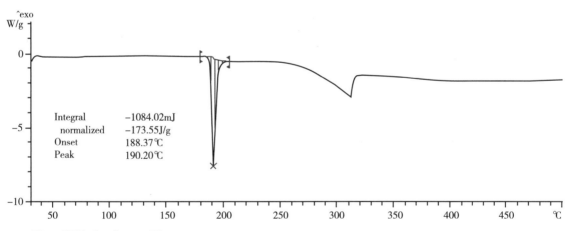

▲ 图2　羟甲香豆素 DSC 图

备注

1. **中文化学名**　4-甲基-7-羟基-2H-1-苯并吡喃-2-酮

2. **英文化学名**　7-hydroxy-4-methyl-2H-1-benzopyran-2-one

3. **性状**　本品为白色或类白色结晶性粉末；无臭，无味。

4. **溶解性**　本品在甲醇、乙醇或丙酮中略溶，在水中不溶；在氢氧化钠溶液中易溶。

5. **对照品编号与批号**　100241-200503

6. **结构类型**　香豆素类

维 生 素 B₁₂

英文名 Vitamin B₁₂

分子式 $C_{63}H_{88}CoN_{14}O_{14}P$

分子量 1355.38

CAS号 68-19-9

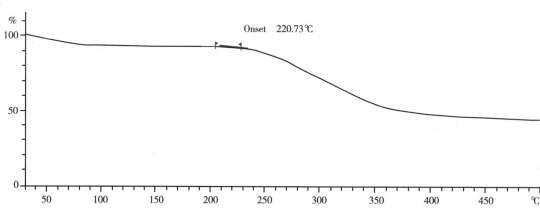

▲ 图1 维生素 B₁₂ TG 图

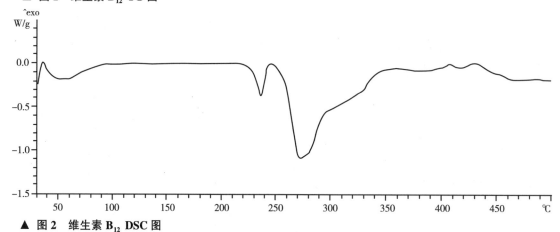

▲ 图2 维生素 B₁₂ DSC 图

备注

1. 中文化学名 Coα-[α-(5,6-二甲基苯并咪唑基)]-Coβ 氰钴酰胺

2. 英文化学名 5,6-dimethylbenzimidazolyl cyanocobamide

3. 性状 本品为深红色结晶或结晶性粉末；无臭，无味；引湿性强。

4. 对照品编号与批号 100248-200802

5. 结构类型 酰胺类

麦 芽 三 糖

英文名 Maltotriose
分子式 $C_{18}H_{32}O_{16}$
分子量 504.44
CAS号 1109-28-0

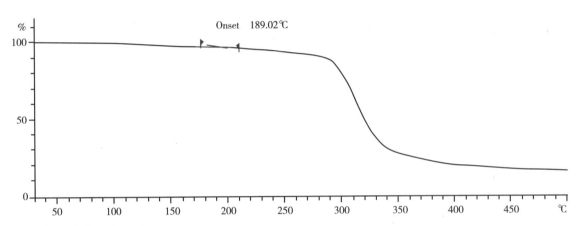

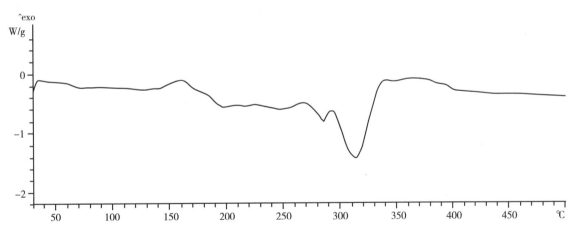

▲ **图1** 麦芽三糖 **TG** 图

▲ **图2** 麦芽三糖 **DSC** 图

备注

1. **性状** 本品为白色或类白色结晶性粉末。

2. **对照品编号与批号** 100274-200601

3. **结构类型** 葡萄糖类

麦 芽 糖

英文名　Maltose

分子式　$C_{12}H_{22}O_{11} \cdot H_2O$

分子量　360.31

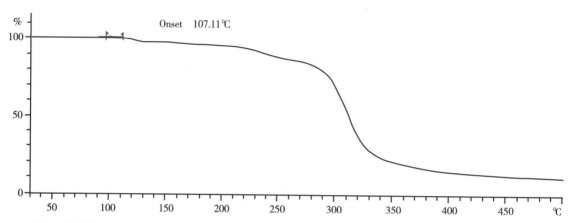

▲ 图 1　麦芽糖 TG 图

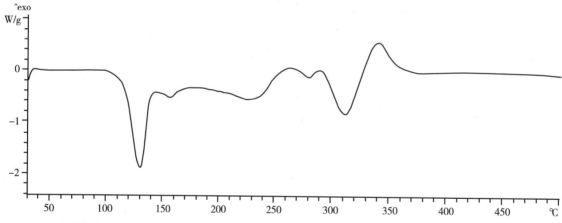

▲ 图 2　麦芽糖 DSC 图

备注

1. **中文化学名**　4-O-α-D-吡喃葡萄糖基-β-D-葡萄糖一水合物

2. **英文化学名**　4-O-α-D-glucopyranosyl-β-D-glucopyranose monohydrate

3. **性状**　本品为白色晶体或结晶性粉末。

4. **对照品编号与批号**　100287-201102

5. **结构类型**　葡萄糖类

生 物 素

英文名　Biotin

分子式　$C_{10}H_{16}N_2O_3S$

分子量　244.31

CAS号　58-85-5

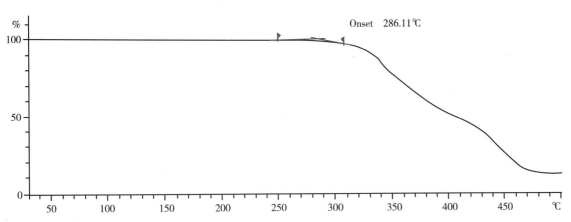

▲ 图1　生物素 TG 图

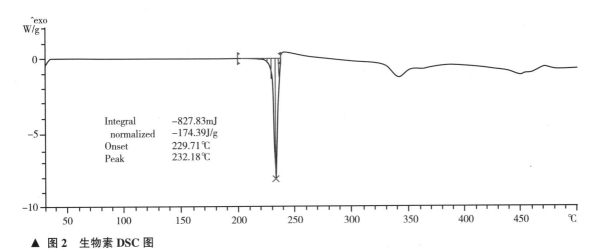

▲ 图2　生物素 DSC 图

备注

1. **中文化学名**　六氢-2-氧代-1*H*-噻吩并[3,4-*d*]咪唑-4-正戊酸

2. **英文化学名**　hexahydro-2-oxo-1*H*-thieno[3,4-*d*]imidazole-4-pentanoic acid

3. **性状**　本品为白色结晶性粉末。

4. **对照品编号与批号**　100291-200402

5. **结构类型**　噻吩并咪唑类

硝 酸 硫 胺

英文名　Thiamine Nitrate

分子式　C₁₂H₁₇N₅O₄S

分子量　327.36

CAS号　532-43-4

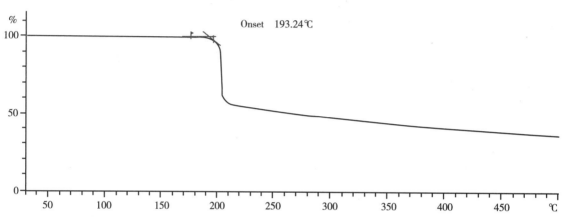

▲ 图1　硝酸硫胺 TG 图

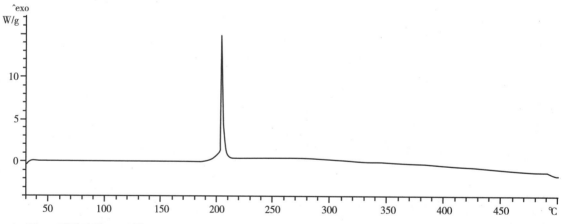

▲ 图2　硝酸硫胺 DSC 图

备注

1. **中文化学名**　4-甲基-3-[（2-甲基-4-氨基-5-嘧啶基）甲基]-5-（2-羟基乙基）噻唑鎓硝酸盐

2. **英文化学名**　3-[（4-amino-2-methyl-5-pyrimidinyl）methyl]-5-（2-hydroxyethyl）-4-methylthiazolium mononitrate

3. **性状**　本品为白色或类白色的粉末或结晶性粉末;微有特臭。

4. **溶解性**　本品在水中略溶,在乙醇或三氯甲烷中微溶。

5. **对照品编号与批号**　100297-199901

6. **结构类型**　嘧啶类

盐酸洛哌丁胺

英文名 Loperamide Hydrochloride

分子式 C$_{29}$H$_{33}$ClN$_2$O$_2$·HCl

分子量 513.50

CAS号 34552-83-5

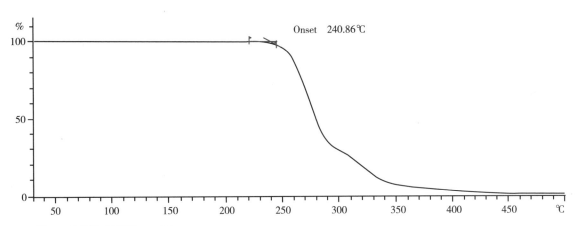

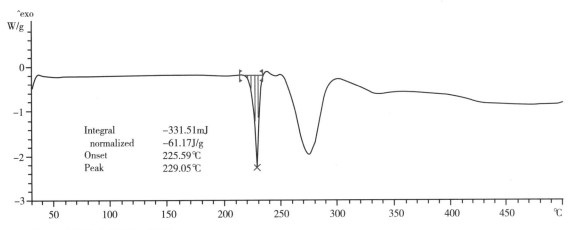

▲ 图1　盐酸洛哌丁胺 TG 图

▲ 图2　盐酸洛哌丁胺 DSC 图

备注

1. **中文化学名** N,N-二甲基-α,α-二苯基-4-(对氯苯基)-4-羟基-1-哌啶丁酰胺盐酸盐

2. **英文化学名** 4-(4-chlorophenyl)-4-hydroxy-N,N-dimethyl-α,α-diphenyl-1-piperidinebutanamide hydrochloride

3. **性状** 本品为白色或类白色的结晶性粉末；几乎无臭，味苦。

4. **溶解性** 本品在乙醇或冰醋酸中易溶，在水中微溶。

5. **对照品编号与批号** 100300-200001

6. **结构类型** 酰胺类

多 潘 立 酮

英文名　Domperidone

分子式　$C_{22}H_{24}ClN_5O_2$

分子量　425.91

CAS号　57808-66-9

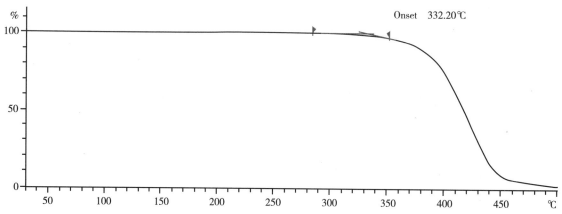

▲ 图1　多潘立酮 TG 图

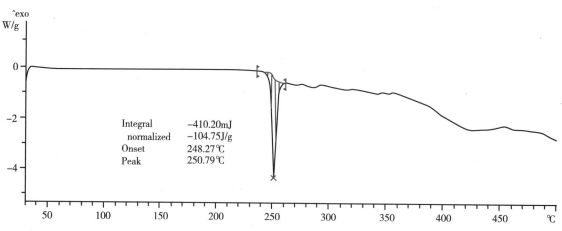

▲ 图2　多潘立酮 DSC 图

备注

1. 中文化学名　5-氯-1-[1-[3-(2-氧-1-苯并咪唑啉基)丙基]-4-哌啶基]-2-苯并咪唑啉酮

2. 英文化学名　5-chloro-1-[1-[3-(2-oxo-1-benzimidazolinyl)propyl]-4-piperidyl]-2-benzimidazolinone

3. 性状　本品为白色或类白色结晶性粉末，无臭，无味。

4. 对照品编号与批号　100304-200502

5. 结构类型　咪唑类

法 莫 替 丁

英文名　Famotidine

分子式　$C_8H_{15}N_7O_2S_3$

分子量　337.45

CAS号　76824-35-6

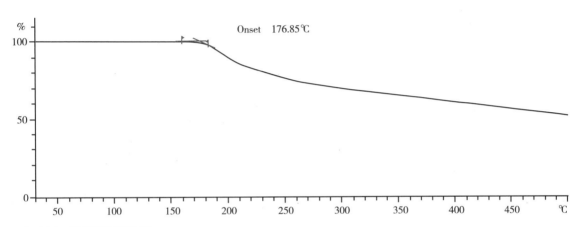

▲ 图1　法莫替丁 TG 图

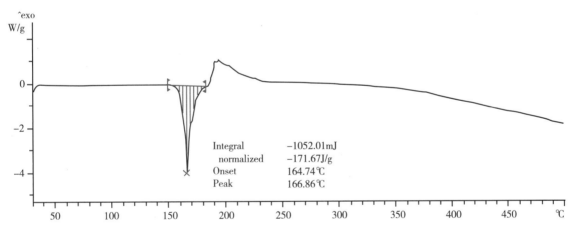

▲ 图2　法莫替丁 DSC 图

备注

1. **中文化学名**　［1-氨基-3-［［［2-［（二氨基亚甲基）氨基］-4-噻唑基］甲基］硫代］亚丙基］磺酰胺

2. **英文化学名**　［1-amino-3-［［［2-［（diaminomethylene）amino］-4-thiazolyl］methyl］thio］propylidene］sulfamide

3. **性状**　本品为白色或类白色的结晶性粉末；味微苦；遇光色变深。

4. **溶解性**　本品在甲醇中微溶，在丙酮中极微溶解，在水或三氯甲烷中几乎不溶；在冰醋酸中易溶。

5. **对照品编号与批号**　100305-201003

6. **结构类型**　替丁类

葡萄糖酸锌

英文名　Zinc Gluconate

分子式　$C_{12}H_{22}O_{14}Zn$

分子量　455.70

CAS号　4468-02-4

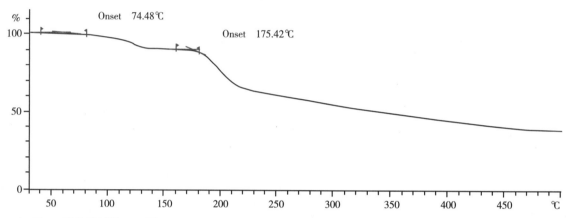

▲ 图1　葡萄糖酸锌 TG 图

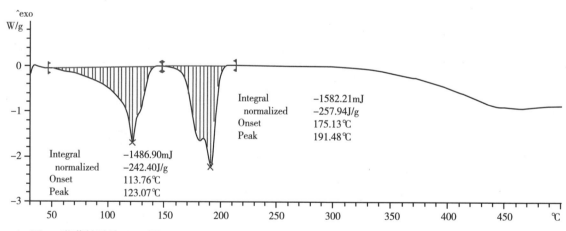

▲ 图2　葡萄糖酸锌 DSC 图

备注

1. 性状　本品为白色结晶性或颗粒性粉末；无臭，味微涩。

2. 溶解性　本品在沸水中极易溶解，在水中溶解，在无水乙醇、三氯甲烷或乙醚中不溶。

3. 对照品编号与批号　100332-201102

4. 结构类型　烷酸

枸 橼 酸 锌

英文名 Zinc Citrate

分子式 $(C_6H_5O_7)_2Zn_3 \cdot 2H_2O$

分子量 610.35

CAS号 5990-32-9

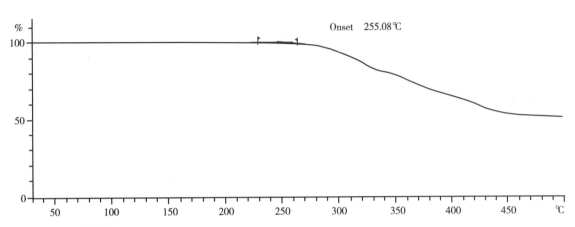

▲ 图1 枸橼酸锌 TG 图

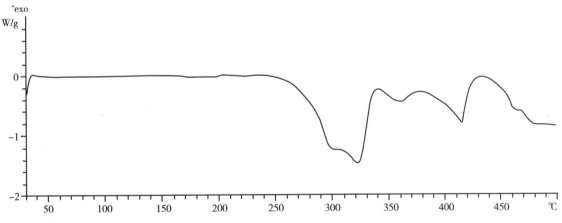

▲ 图2 枸橼酸锌 DSC 图

备注

1. **性状** 本品为白色结晶性粉末。

2. **溶解性** 本品在水中微溶，在盐酸溶液中溶解。

3. **对照品编号与批号** 100351-200301

维 生 素 C

英文名　Vitamin C

分子式　$C_6H_8O_6$

分子量　176.12

CAS号　50-81-7

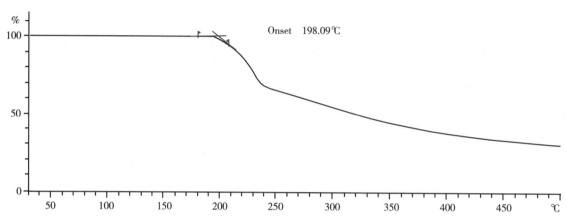

▲ 图1　维生素 C TG 图

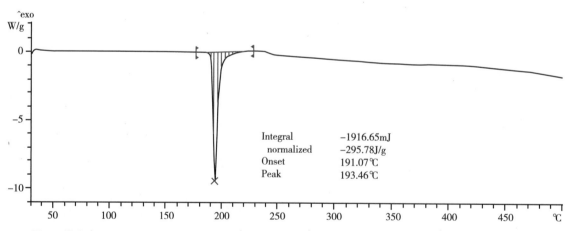

▲ 图2　维生素 C DSC 图

备注

1. 中文化学名　L-2,3,5,6-四羟基-2-己烯酸 γ 内酯

2. 英文化学名　L-2,3,5,6-tetrahydroxy-2-hexenoic acid-4-lactone

3. 性状　本品为白色结晶或结晶性粉末；无臭，味酸；久置色渐变微黄；水溶液显酸性反应。

4. 对照品编号与批号　100425-201103

5. 结构类型　酯类

木 糖 醇

英文名　Xylitol

分子式　$C_5H_{12}O_5$

分子量　152.15

CAS号　87-99-0

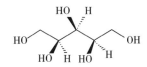

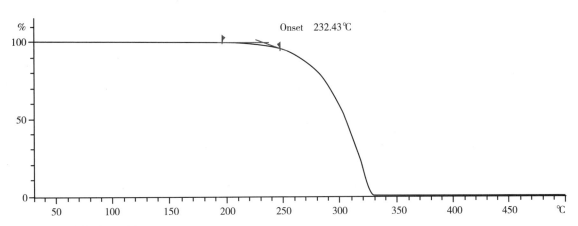

▲ **图1**　木糖醇 **TG** 图

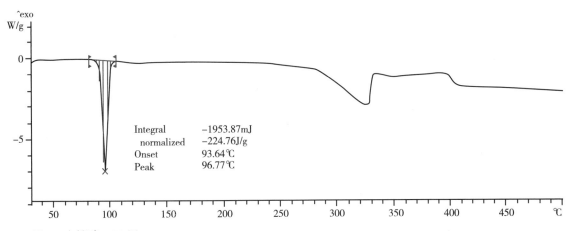

▲ **图2**　木糖醇 **DSC** 图

备注

1. 中文化学名　1,2,3,4,5-戊五醇

2. 英文化学名　1,2,3,4,5-pentahydroxypentane

3. 性状　本品为白色结晶或结晶性粉末，无臭；味甜；有引湿性。

4. 溶解性　本品在水中极易溶解，在乙醇中略溶。

5. 对照品编号与批号　100463-200902

6. 结构类型　醇类

溴甲东莨菪碱

英文名　Methscopolamine Bromide

分子式　$C_{18}H_{24}BrNO_4$

分子量　398.29

CAS号　155-41-9

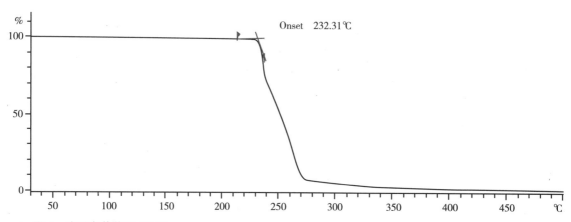

▲ 图1　溴甲东莨菪碱 TG 图

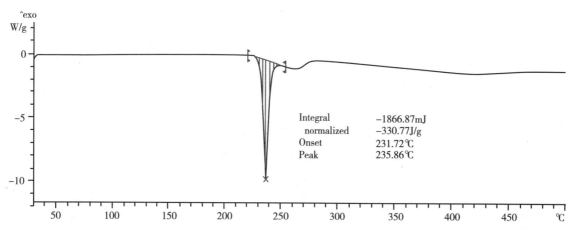

▲ 图2　溴甲东莨菪碱 DSC 图

备注

1. **性状**　本品为白色结晶性粉末；无臭。

2. **溶解性**　本品在水中易溶，在乙醇中略溶，在三氯甲烷、乙醚中不溶。

3. **对照品编号与批号**　100476-200301

4. **结构类型**　托烷生物碱类

茴 三 硫

英文名 Anethole Trithione

分子式 $C_{10}H_8OS_3$

分子量 240.36

CAS号 532-11-6

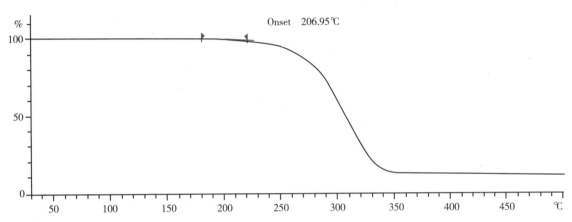

▲ 图1 茴三硫 TG 图

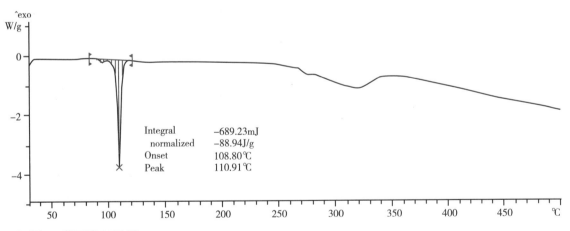

▲ 图2 茴三硫 DSC 图

备注

1. **中文化学名** 5-(对甲氧基苯基)-1,2-二硫环戊-4-烯-3-硫酮

2. **英文化学名** 5-(4-methoxyphenyl)-1,2-dithiole-3-thione

3. **性状** 本品为橘红色或淡棕黄色结晶或结晶性粉末;无臭;味苦。

4. **溶解性** 本品在三氯甲烷中易溶,在苯中溶解,在乙醇中微溶,在水中不溶。

5. **对照品编号与批号** 100489-200501

葡醛酸钠

英文名 Sodium Glucurononate

分子式 $C_6H_9NaO_7 \cdot H_2O$

分子量 234.14

CAS号 207300-70-7

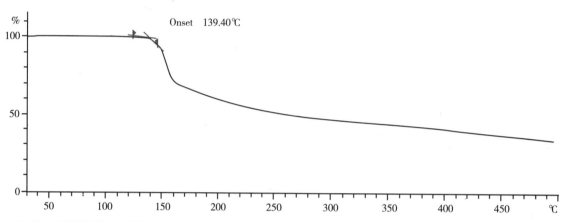

▲ 图1 葡醛酸钠 TG 图

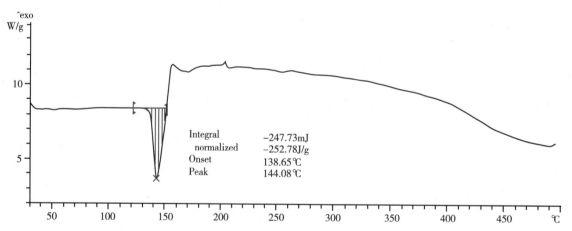

▲ 图2 葡醛酸钠 DSC 图

备注

1. 性状 本品为白色结晶性粉末，无臭，味微咸。

2. 对照品编号与批号 100495-200601

3. 结构类型 糖苷类

盐酸双环胺

英文名 Dicyclomine Hydrochloride

分子式 $C_{19}H_{35}NO_2 \cdot HCl$

分子量 345.94

CAS号 67-92-5

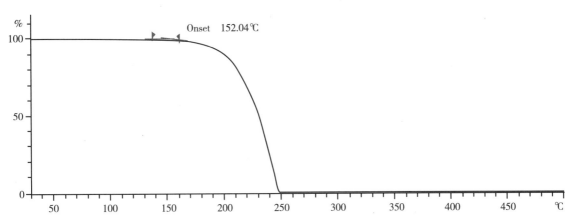

▲ 图1 盐酸双环胺 TG 图

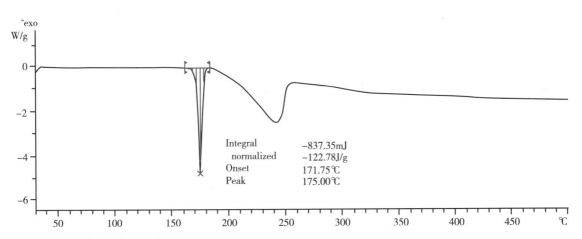

▲ 图2 盐酸双环胺 DSC 图

备注

1. 中文化学名 （1,1'-二环己基)-1-甲酸-2-二乙胺基乙酯盐酸盐

2. 英文化学名 （1,1'-bicyclohexyl)-1-carboxylic acid-2-(diethylamino)ethyl ester hydrochloride

3. 对照品编号与批号 100499-201001

4. 结构类型 酰胺类

氯 解 磷 定

英文名 Pralidxime Chloride

分子式 $C_7H_9ClN_2O$

分子量 172.61

CAS号 51-15-0

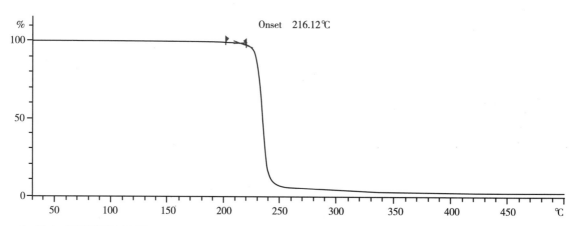

Onset 216.12℃

▲ 图1 氯解磷定 TG 图

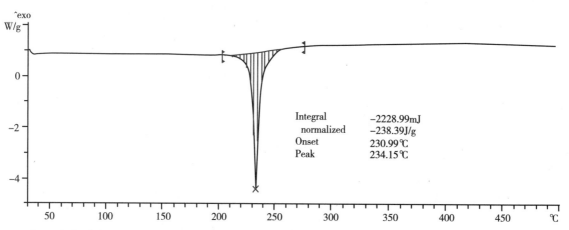

Integral　　　−2228.99mJ
　normalized　−238.39J/g
Onset　　　　230.99℃
Peak　　　　234.15℃

▲ 图2 氯解磷定 DSC 图

备注

1. **中文化学名** 2-吡啶醛肟甲氯

2. **英文化学名** 2-pyridine aldoxime methyl chloride

3. **性状** 本品为微黄色结晶或结晶性粉末。

4. **溶解性** 本品在水中易溶，在乙醇中微溶，在三氯甲烷或乙醚中几乎不溶。

5. **对照品编号与批号** 100501-200901

6. **结构类型** 吡啶类

麝 香 草 酚

英文名　Thymol

分子式　$C_{10}H_{14}O$

分子量　150.22

CAS号　89-83-8

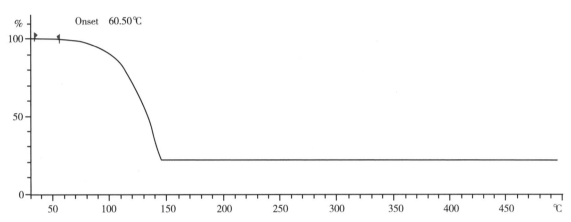

▲ 图1　麝香草酚 TG 图

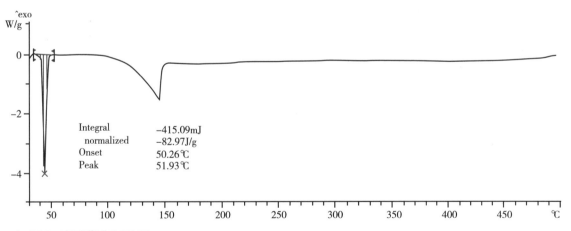

▲ 图2　麝香草酚 DSC 图

备注

1. **中文化学名**　2-异丙基-5-甲基苯酚

2. **英文化学名**　2-isopropyl-5-methylphenol

3. **对照品编号与批号**　100508-200902

4. **结构类型**　苯酚类

盐酸美司坦

英文名　Mecysteine Hydrochloride

分子式　$C_4H_9NO_2S \cdot HCl$

分子量　171.65

CAS号　18598-63-5

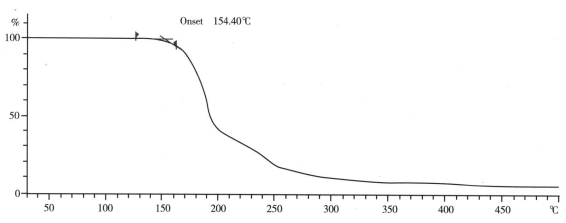

▲ 图1　盐酸美司坦 TG 图

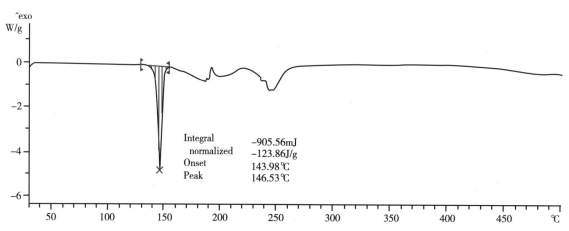

▲ 图2　盐酸美司坦 DSC 图

备注

1. 中文化学名　盐酸半胱氨酸甲酯

2. 英文化学名　cysteine methyl ester hydrochloride

3. 对照品编号与批号　100531-200501

4. 结构类型　氨基酸类

甘 露 醇

英文名 Mannitol

分子式 $C_6H_{14}O_6$

分子量 182.17

CAS号 69-65-8

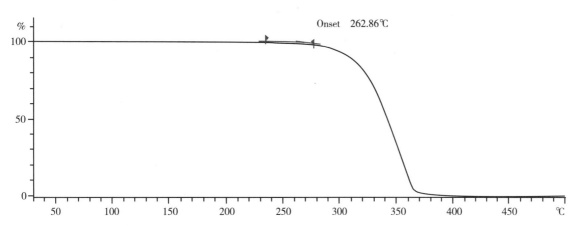

▲ 图1 甘露醇 TG 图

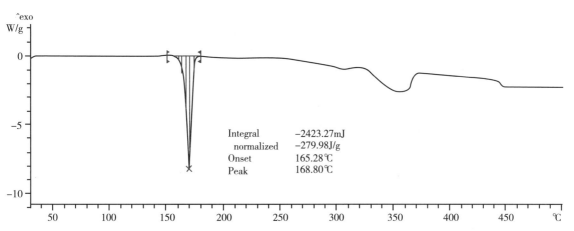

▲ 图2 甘露醇 DSC 图

备注

1. 性状 本品为白色结晶或结晶性粉末；无臭，味甜。

2. 溶解性 本品在水中易溶，在乙醇中略溶，在乙醚中几乎不溶。

3. 对照品编号与批号 100533-201103

4. 结构类型 醇类

甘草酸二钾

英文名 Dipotassium Glycyrrhizinate

分子式 $C_{42}H_{60}K_2O_{16}$

分子量 899.11

CAS号 68797-35-3

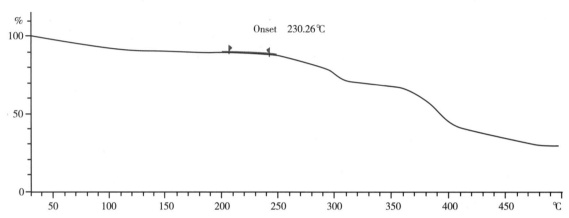

▲ 图1 甘草酸二钾 TG 图

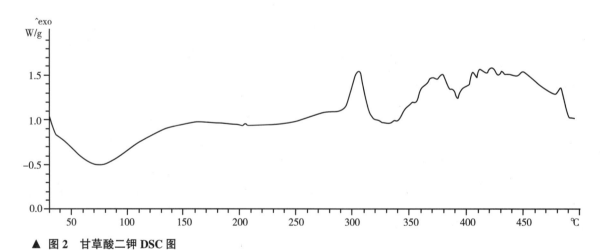

▲ 图2 甘草酸二钾 DSC 图

备注

1. 性状 本品为白色或淡黄色细粉末，无臭，有特殊甜味。

2. 对照品编号与批号 100551-200401

3. 结构类型 烷酸类

泮托拉唑钠

英文名　Pantoprazole Sodium

分子式　$C_{16}H_{14}F_2N_3NaO_4S \cdot H_2O$

分子量　423.38

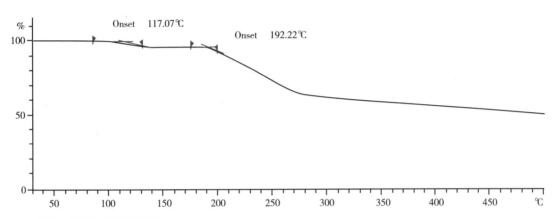

▲ **图 1**　泮托拉唑钠 **TG** 图

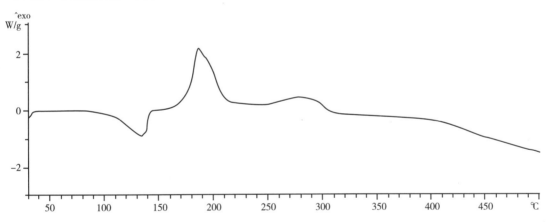

▲ **图 2**　泮托拉唑钠 **DSC** 图

备注

1. **中文化学名**　5-二氟甲氧基-2-[[(3,4-二甲氧基-2-吡啶基)甲基]亚磺酰基]-1H-苯并咪唑钠一水合物

2. **英文化学名**　5-(difluoromethoxy)-2-[[(3,4-dimethoxy-2-pyridinyl)methyl]sulfinyl]-1H-benzimidazole monohydrate

3. **性状**　本品为白色或类白色结晶性粉末。

4. **溶解性**　本品在水或甲醇中易溶，在三氯甲烷或乙醚中几乎不溶。

5. **对照品编号与批号**　100575-201104

6. **结构类型**　咪唑类

马来酸曲美布汀

英文名 Trimebutine Maleate

分子式 $C_{22}H_{29}NO_5 \cdot C_4H_4O_4$

分子量 503.54

CAS号 34140-59-5

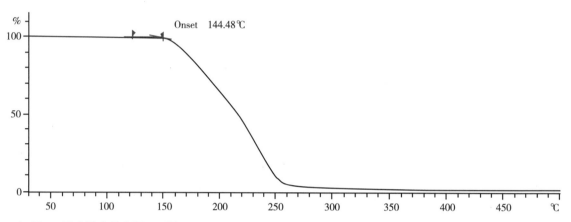

▲ 图1　马来酸曲美布汀 TG 图

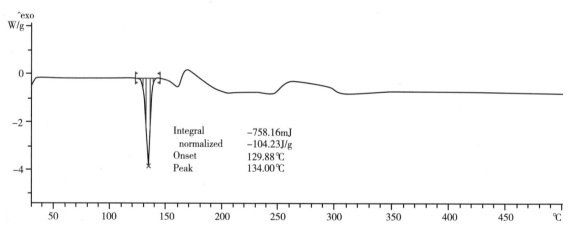

▲ 图2　马来酸曲美布汀 DSC 图

备注

1. **中文化学名**　3,4,5-三甲氧基苯甲酸-(2-二甲氨基-2-苯基)丁酯马来酸盐

2. **英文化学名**　2-(dimethylamino)-2-phenylbutyl-3,4,5-trimethoxybenzoate maleate

3. **对照品编号与批号**　100580-200501

4. **结构类型**　酯类

氯 波 必 利

英文名 Clebopride

分子式 $C_{20}H_{24}ClN_3O_2 \cdot C_4H_6O_5$

分子量 507.97

CAS号 57645-91-7

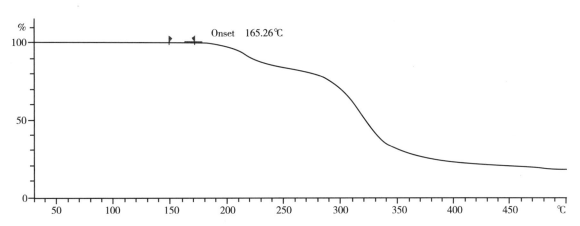

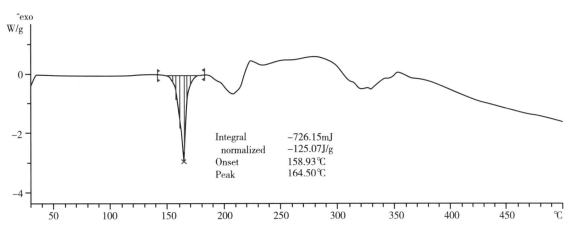

▲ **图1 氯波必利 TG 图**

▲ **图2 氯波必利 DSC 图**

备注

1. **中文化学名** 4-氨基-5-氯-2-(甲氧基)-N-(1-苄基哌啶-4-基)苯甲酰胺苹果酸盐

2. **英文化学名** 4-amino-N-(1-benzylpiperidin-4-yl)-5-chloro-2-methoxybenzamide mono-(2RS)-malate

3. **性状** 本品为白色或类白色结晶性粉末；无臭，味苦。

4. **溶解性** 本品在甲醇中溶解，在水中略溶在无水乙醇中微溶，在三氯甲烷中不溶，在冰醋酸或二甲基酰胺中易溶。

5. **对照品编号与批号** 100592-200401

6. **结构类型** 酰胺类

醋氨己酸锌

英文名　Zinc Acexamate

分子式　$C_{16}H_{28}N_2O_6Zn$

分子量　409.79

CAS号　70020-71-2

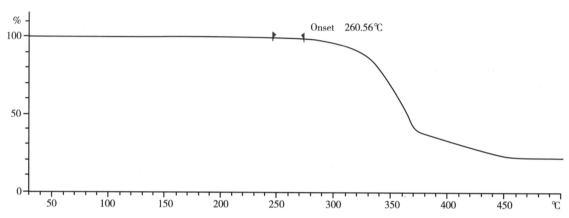

▲ 图1　醋氨己酸锌 TG 图

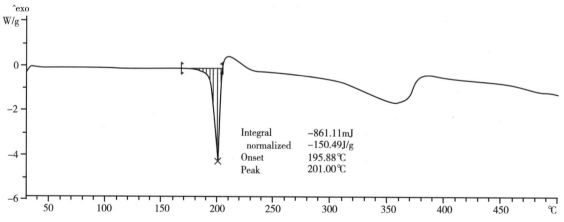

▲ 图2　醋氨己酸锌 DSC 图

备注

1. **性状**　本品为白色或类白色结晶性粉末；无臭。

2. **溶解性**　本品在沸水中易溶，在水中微溶，在乙醇或三氯甲烷中不溶。

3. **对照品编号与批号**　100594-200801

4. **结构类型**　酰胺类

马来酸替加色罗

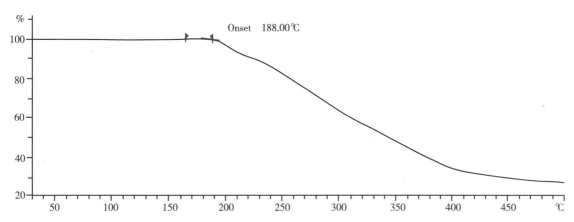

英文名	Tegaserod Maleate
分子式	$C_{16}H_{23}N_5O \cdot C_4H_4O_4$
分子量	417.45
CAS号	189188-57-6

▲ 图1 马来酸替加色罗 TG 图

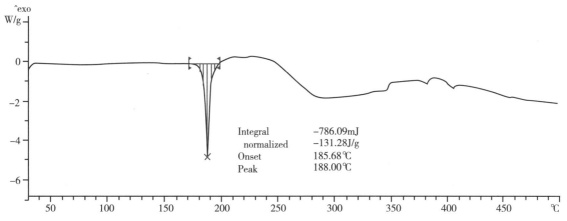

▲ 图2 马来酸替加色罗 DSC 图

备注

1. **中文化学名** 2-[(5-甲氧基-1H-吲哚-3-基)亚甲基]-N-戊基卡巴肼马来酸盐

2. **英文化学名** 2-[(5-methoxy-1H-indol-3-yl)methylene]-N-pentylhydrazine carboximidamide

3. **性状** 本品为白色结晶性粉末。

4. **对照品编号与批号** 100609-200401

5. **结构类型** 吲哚类

巴 柳 氮 钠

英文名 Balsalazide Disodium
分子式 C₁₇H₁₃N₃Na₂O₆ · 2H₂O
分子量 437.32
CAS号 150399-21-6

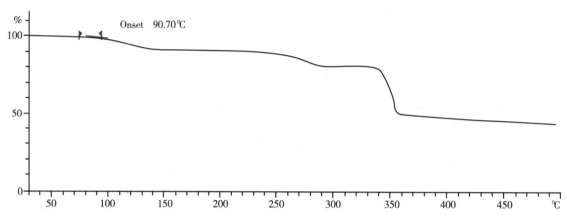

▲ 图1 巴柳氮钠 **TG** 图

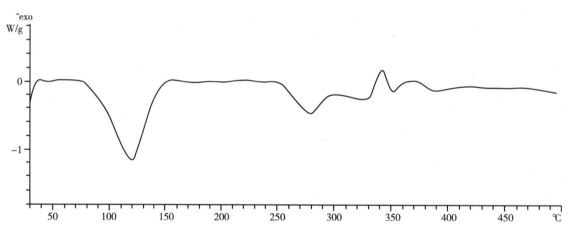

▲ 图2 巴柳氮钠 **DSC** 图

备注

1. **中文化学名** 5-[[4-(2-羧乙基)氨甲酰基]苯偶氮基]水杨酸二钠盐二水合物

2. **英文化学名** (E)-5-[[4-[[(2-carboxyethyl)amino]carbonyl]phenyl]azo]-2-hydroxy-benzoic acid disodium salt dihydrate

3. **性状** 本品为白色或类白色粉末。

4. **对照品编号与批号** 100616-200401

5. **结构类型** 水杨酸类（酰化苯胺类）

马来酸曲美布汀杂质

英文名 Trimebutine Maleate Impurity

分子式 C$_{10}$H$_{12}$O$_5$

分子量 212.20

CAS号 118-41-2

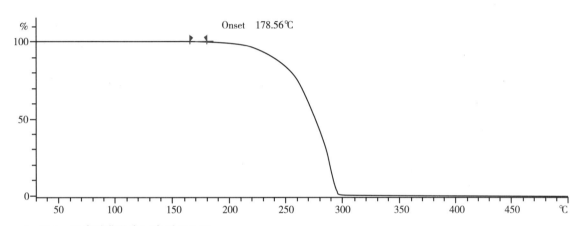

▲ **图1** 马来酸曲美布汀杂质 **TG** 图

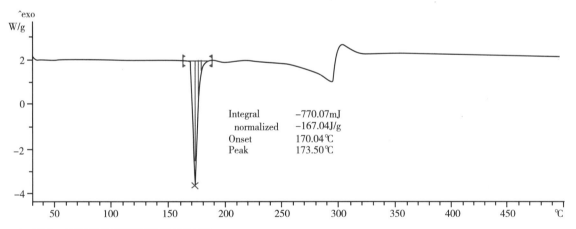

▲ **图2** 马来酸曲美布汀杂质 **DSC** 图

备注

1. **中文化学名** 3,4,5-三甲氧基苯甲酸

2. **英文化学名** 3,4,5-trimethoxybenzoic acid

3. **性状** 本品为白色至浅灰色结晶性粉末。

4. **对照品编号与批号** 100617-200501

5. **结构类型** 羧酸类

奥沙拉秦钠

英文名 Olsalazine Sodium

分子式 $C_{14}H_8N_2O_6Na_2$

分子量 346.21

CAS号 6054-98-4

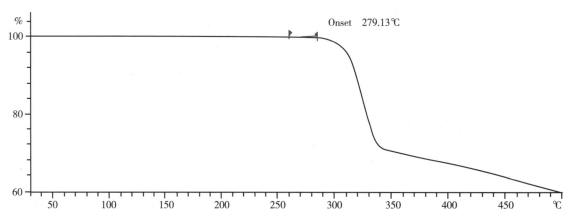

▲ 图1 奥沙拉秦钠 TG 图

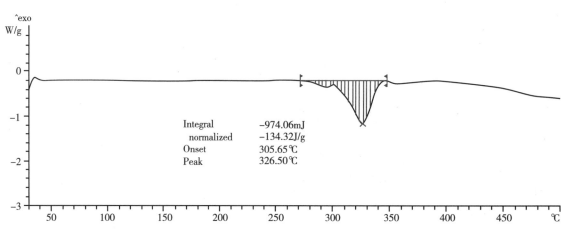

▲ 图2 奥沙拉秦钠 DSC 图

备注

1. 中文化学名 3,3′-偶氮双(6-羟基-苯甲酸)二钠盐

2. 英文化学名 disodium 3,3′-diazenediylbis(6-hydroxybenzoate)

3. 性状 本品为黄色或暗黄色结晶性粉末。

4. 溶解性 本品在水中略溶,在甲醇中几乎不溶,在无水乙醇、丙酮或乙酸乙酯中不溶。

5. 对照品编号与批号 100630-200401

6. 结构类型 羧酸类

二氯乙酸二异丙胺

英文名 Diisopropylamine Dichloroacetate

分子式 C₆H₁₅N · C₂H₂Cl₂O₂

分子量 230.13

CAS号 660-27-5

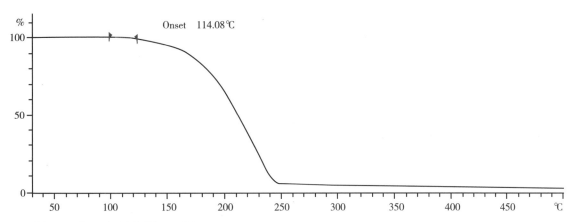

▲ 图1 二氯乙酸二异丙胺 TG 图

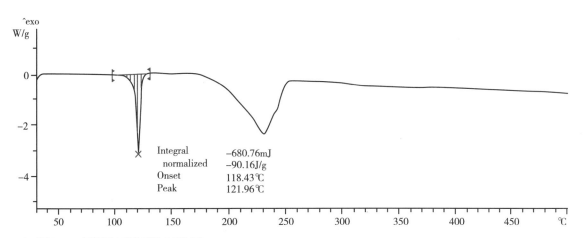

▲ 图2 二氯乙酸二异丙胺 DSC 图

备注

1. 英文化学名 dichloroacetic acid compound with *N*-(1-methylethyl)-2-propanamine (1 : 1)

2. 性状 本品为白色结晶性粉末。

3. 对照品编号与批号 100669-200501

4. 结构类型 羧酸类

醋　酸　钠

英文名　Sodium Acetate

分子式　$C_2H_3NaO_2$

分子量　82.03

CAS号　127-09-3

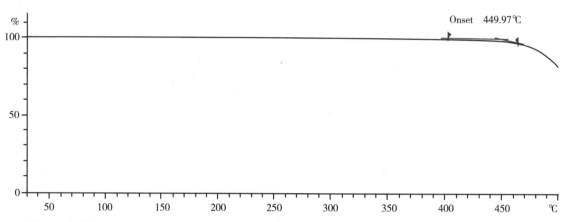

▲ 图1　醋酸钠 TG 图

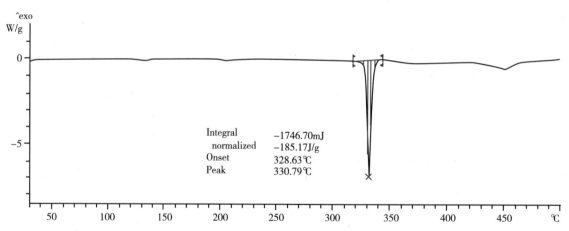

▲ 图2　醋酸钠 DSC 图

备注

1. **性状**　本品为白色结晶性粉末。

2. **溶解性**　本品在水中易溶。

3. **对照品编号与批号**　100735-200401

4. **结构类型**　醋酸类

D-焦谷氨酸

英文名 D-Pyroglutamic Acid

分子式 $C_5H_7NO_3$

分子量 129.11

CAS号 4042-36-8

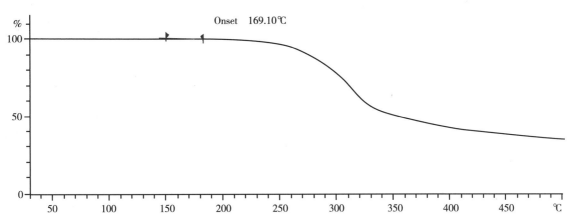

▲ **图 1　D-焦谷氨酸 TG 图**

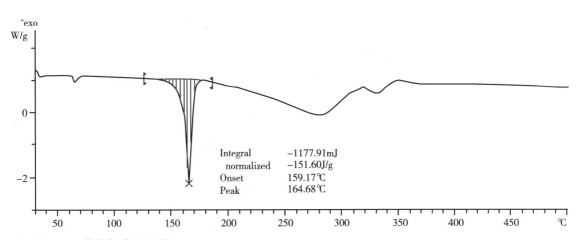

▲ **图 2　D-焦谷氨酸 DSC 图**

备注

1. 性状　本品为白色结晶性粉末。

2. 对照品编号与批号　100785-200701

3. 结构类型　氨基酸类

曲昔匹特

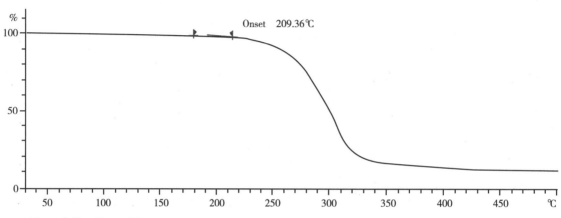

英文名 Troxipide

分子式 $C_{15}H_{22}N_2O_4$

分子量 294.35

CAS号 30751-05-4

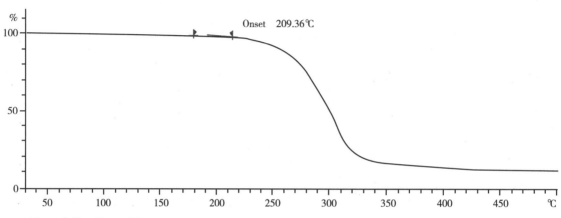

图1 曲昔匹特 TG 图

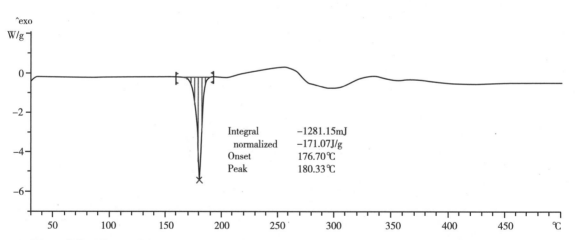

▲ **图2 曲昔匹特 DSC 图**

备注

1. 中文化学名 （±）-3,4,5-三甲氧基-N-3-哌啶基苯甲酰胺

2. 英文化学名 （±）-3,4,5-trimethoxy-N-3-piperidinyl benzamide

3. 性状 本品为白色结晶性粉末。

4. 溶解性 本品在丙酮中易溶，在甲醇中溶解，在乙醇中略溶，在水中微溶。

5. 对照品编号与批号 100817-200501

6. 结构类型 酰胺类

尼 扎 替 丁

英文名 Nizatidine

分子式 $C_{12}H_{21}N_5O_2S_2$

分子量 331.46

CAS号 76963-41-2

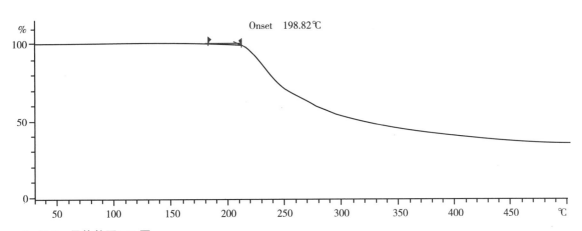

▲ **图1** 尼扎替丁 TG 图

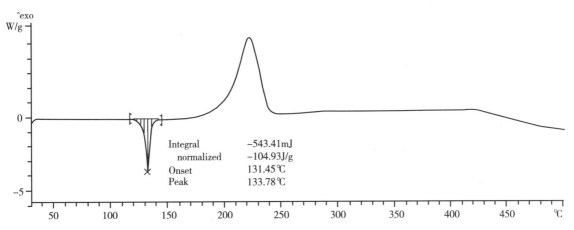

▲ **图2** 尼扎替丁 DSC 图

备注

1. **性状** 本品为类白色或微棕色结晶性粉末。

2. **溶解性** 本品在甲醇中溶解，在水中略溶。

3. **对照品编号与批号** 100853-200601

4. **结构类型** 替丁类

拉呋替丁

英文名　Lafutidine

分子式　$C_{22}H_{29}N_3O_4S$

分子量　431.55

CAS号　118288-08-7

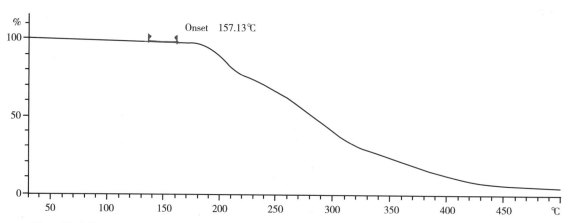

▲ 图1　拉呋替丁 TG 图

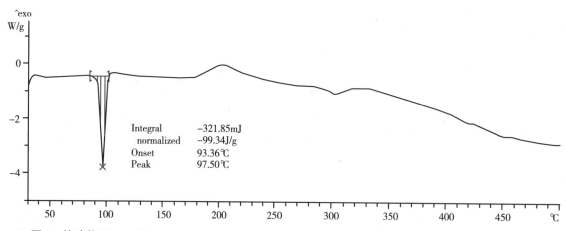

▲ 图2　拉呋替丁 DSC 图

备注

1. **中文化学名**　（±）-2-（呋喃亚磺酰基）-N-［4-［4-（哌啶基甲基）吡啶］氧-（Z）-2-丁烯基］乙酰胺

2. **英文化学名**　（±）-2-（furansulfinyl）-N-［4-［4-（piperidinylmethyl）pyridine］oxy-（Z）-2-butenyl］acetamide

3. **性状**　本品为白色至淡黄色结晶性粉末。

4. **溶解性**　本品在三氯甲烷或甲醇中易溶，在丙酮、乙醇或 0.1mol/L 盐酸溶液中溶解，在水或 0.1mol/L 氢氧化钠溶液中几乎不溶。

5. **对照品编号与批号**　100861-200601

6. **结构类型**　替丁类

肌　　酸

英文名　Creatine

分子式　$C_4H_9N_3O_2$

分子量　131.13

CAS号　57-00-1

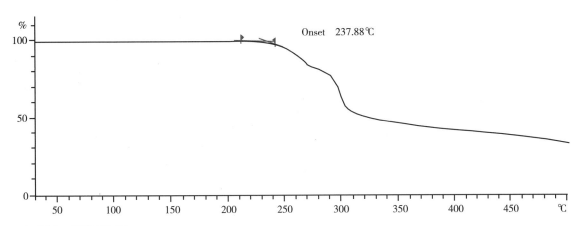

▲ 图1　肌酸 TG 图

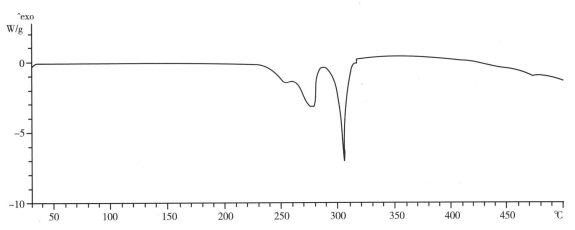

▲ 图2　肌酸 DSC 图

备注

1. 中文化学名　N-(氨基亚氨基甲基)-N-甲基甘氨酸

2. 英文化学名　N-(aminoiminomethyl)-N-methylglycine

3. 性状　本品为白色结晶性粉末。

4. 对照品编号与批号　100876-200901

5. 结构类型　氨基酸类

盐酸依托必利

英文名　Itopride Hydrochloride

分子式　$C_{20}H_{26}N_2O_4 \cdot HCl$

分子量　394.89

CAS号　122892-31-3

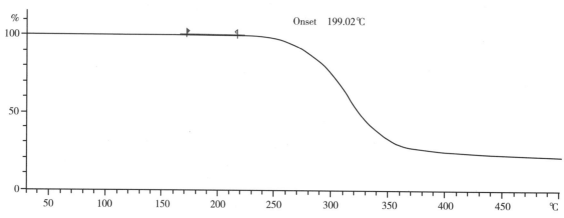

▲ 图1　盐酸依托必利 TG 图

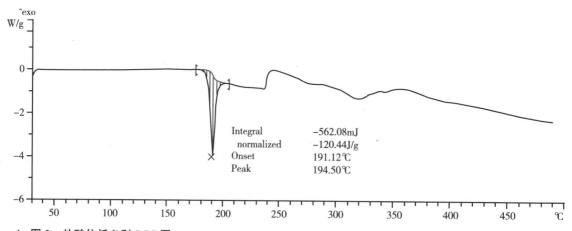

▲ 图2　盐酸依托必利 DSC 图

备注

1. 中文化学名　N-[4-[2-(二甲胺基)乙氧基]苯甲基]-3,4-二甲氧基苯甲酰胺盐酸盐

2. 英文化学名　N-[4-[2-(dimethylamino)ethoxy]benzyl]-3,4-dimethoxybenzamide hydrochloride

3. 性状　本品为白色或微黄色结晶性粉末；味苦。

4. 溶解性　本品在水中极易溶解，在乙醇中略溶，在三氯甲烷中极微溶解。

5. 对照品编号与批号　100939-200701

6. 结构类型　酰胺类

甲磺酸加贝酯

英文名 Gabexate Mesylate

分子式 $C_{16}H_{23}N_3O_4 \cdot CH_4O_3S$

分子量 417.48

CAS号 56974-61-9

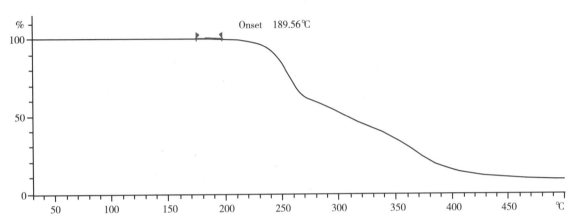

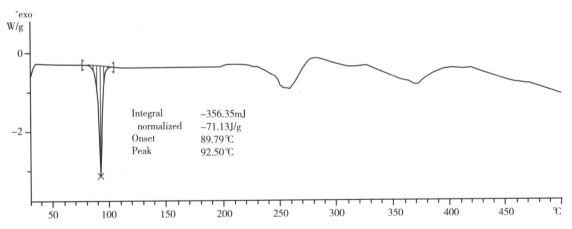

▲ **图1** 甲磺酸加贝酯 **TG** 图

▲ **图2** 甲磺酸加贝酯 **DSC** 图

备注

1. 中文化学名 4-(6-胍基己酰氧基)苯甲酸乙酯甲磺酸盐

2. 英文化学名 4-［［6-［（aminoiminomethyl）amino］-1-oxohexyl］oxy］benzoic acid ethyl ester

3. 性状 本品为白色或类白色结晶性粉末；无臭，味苦。

4. 溶解性 本品在水或乙醇中易溶，在乙酸乙酯或乙醚中几乎不溶。

5. 对照品编号与批号 100966-200701

6. 结构类型 酯类

谷 氨 酰 胺

英文名 Glutamine

分子式 $C_5H_{10}N_2O_3$

分子量 146.15

CAS号 56-85-9

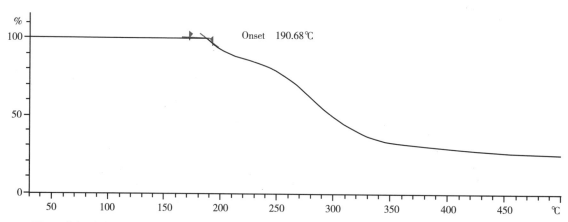

▲ 图1 谷氨酰胺 TG 图

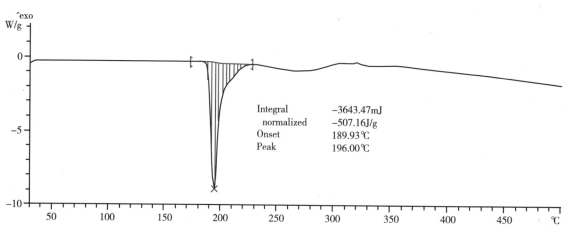

▲ 图2 谷氨酰胺 DSC 图

备注

1. **中文化学名** 2-氨基-5-羧基戊酰胺

2. **英文化学名** (S)-2,5-diamino-5-oxopentanoic acid

3. **性状** 本品为白色结晶或结晶性粉末；无臭。

4. **溶解性** 本品在水中略溶，在乙醇或乙醚中不溶。

5. **对照品编号与批号** 100968-201001

6. **结构类型** 酰胺类

阿 嗪 米 特

英文名 Azintamide

分子式 $C_{10}H_{14}ClN_3OS$

分子量 259.76

CAS号 1830-32-6

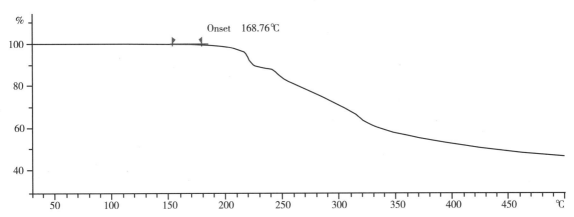

▲ **图1** 阿嗪米特 TG 图

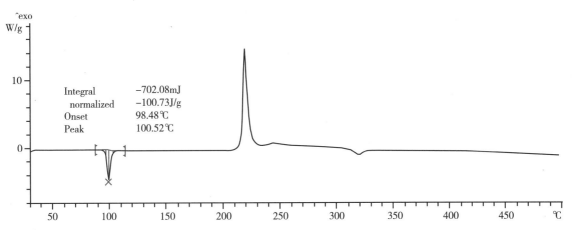

▲ **图2** 阿嗪米特 DSC 图

备注

1. **中文化学名** 2-[(6-氯-3-哒嗪基)硫基]-N,N-二乙基乙酰胺

2. **英文化学名** 2-[(6-chloro-3-pyridazinyl)thio]-N,N-diethylacetamide

3. **性状** 本品为白色粉末。

4. **对照品编号与批号** 100982-200701

5. **结构类型** 酰胺类

硫 普 罗 宁

英文名 Tiopronin

分子式 $C_5H_9NO_3S$

分子量 163.19

CAS号 1953-02-2

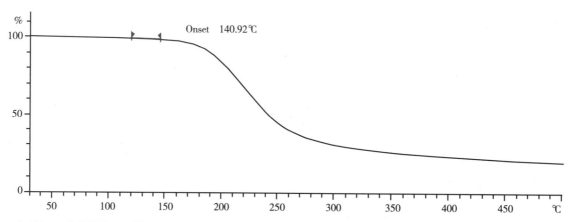

▲ 图1 硫普罗宁 TG 图

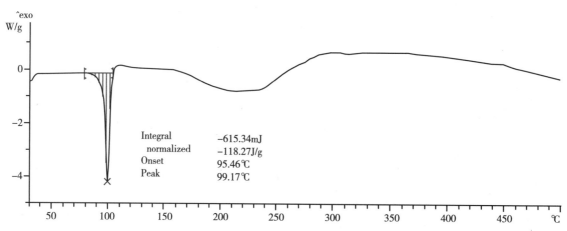

▲ 图2 硫普罗宁 DSC 图

备注

1. 中文化学名 N-(2-巯基丙酰基)-甘氨酸

2. 英文化学名 N-(2-mercapto-1-oxopropyl)glycine

3. 性状 本品为白色结晶性粉末；有特臭；味酸。

4. 对照品编号与批号 100991-200901

5. 结构类型 氨基酸类

N-乙酰氨基葡萄糖

英文名 *N*-Acetyl-D-(+)-Glucosamine

分子式 $C_8H_{15}NO_6$

分子量 221.20

CAS号 7512-17-6

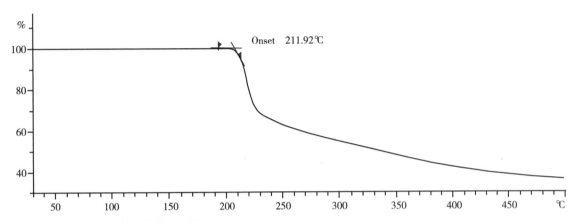

▲ **图1** *N*-乙酰氨基葡萄糖 **TG** 图

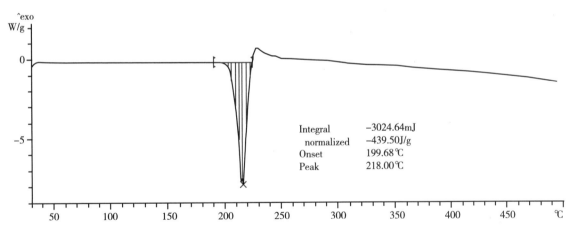

▲ **图2** *N*-乙酰氨基葡萄糖 **DSC** 图

备注

1. 性状 本品为白色或类白色结晶性粉末，无臭，味甜。

2. 对照品编号与批号 101011-200801

3. 结构类型 糖苷类

奥美拉唑镁

英文名 Omeprazole Magnesium

分子式 $C_{34}H_{36}N_6O_6S_2Mg \cdot 4H_2O$

分子量 785.16

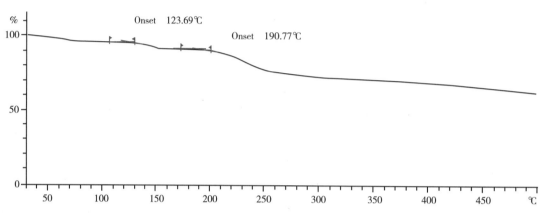

▲ 图1 奥美拉唑镁 TG 图

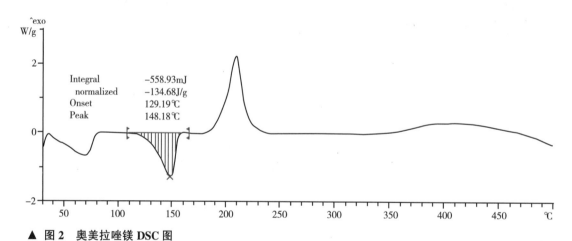

▲ 图2 奥美拉唑镁 DSC 图

备注

1. **中文化学名** 5-甲氧基-2-[[(4-甲氧基-3,5-二甲基-2-吡啶基)甲基]亚磺酰基]-1H-苯并咪唑镁盐四水合物

2. **英文化学名** magnesium bis[5-methoxy-2-[(RS)-[(4-methoxy-3,5-dimethylpyridin-2-yl)methyl]sulfinyl]-1H-benzimidazol-1-ide]tetrahydrate

3. **性状** 本品为白色或淡黄色结晶性粉末。

4. **溶解性** 本品在水中极微溶解，在甲醇中略溶，在正己烷中几乎不溶。

5. **对照品编号与批号** 101015-200801

6. **结构类型** 咪唑类

双 环 醇

英文名 Bicyclol

分子式 $C_{19}H_{18}O_9$

分子量 390.34

CAS号 118159-48-1

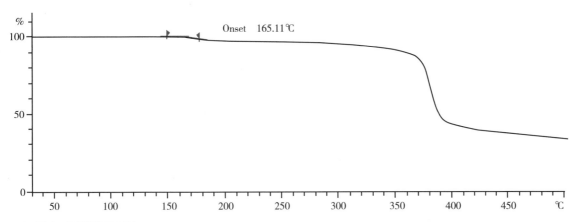

▲ 图1 双环醇 TG 图

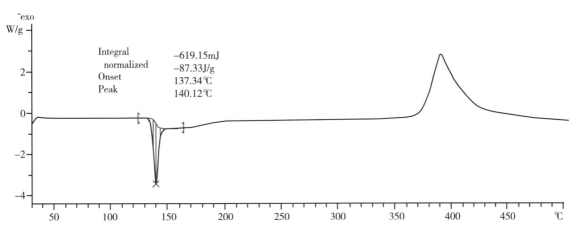

▲ 图2 双环醇 DSC 图

备注

1. **中文化学名** 4,4′-二甲氧基-5,6,5′,6′-双(亚甲二氧基)-2-羟甲基-2′-甲氧羰基联苯

2. **英文化学名** 4,4′-dimethoxy-5,6,5′,6′-bis(methylenedioxy)-2-(hydroxymethyl)-2′-methoxycarbonyl-biphenyl

3. **性状** 本品为白色或类白色结晶性粉末。

4. **对照品编号与批号** 101044-201001

亮菌甲素

英文名　Armillarisin A

分子式　$C_{12}H_{10}O_5$

分子量　234.20

CAS号　53696-74-5

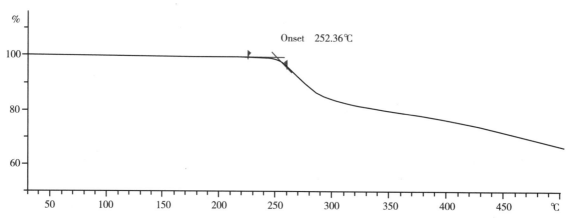

▲ 图1　亮菌甲素 TG 图

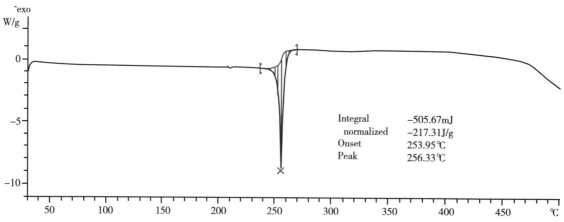

▲ 图2　亮菌甲素 DSC 图

备注

1. 中文化学名　3-乙酰基-5-羟甲基-7-羟基香豆素

2. 英文化学名　3-acetyl-5-hydroxymethyl-7-hydroxycoumarin

3. 性状　本品为黄色或橙黄色结晶性粉末，无臭。

4. 溶解性　本品在稀碱溶液中溶解，在乙醇或甲醇中极微溶解，在水中几乎不溶。

5. 对照品编号与批号　101091-200901

6. 结构类型　香豆素类

山 梨 醇

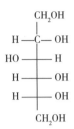

英文名 Sorbitol

分子式 $C_6H_{14}O_6$

分子量 182.17

CAS号 50-70-4

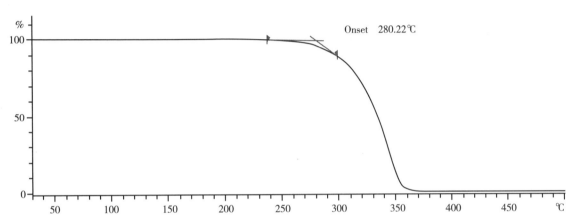

▲ 图1 山梨醇 TG 图

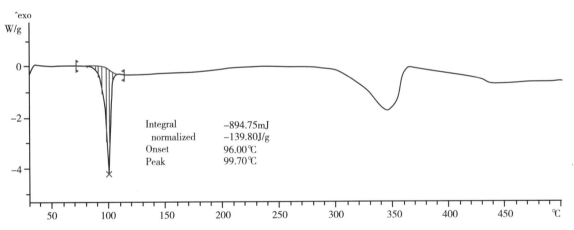

▲ 图2 山梨醇 DSC 图

备注

1. 性状 本品为白色结晶性粉末；无臭，味甜；有引湿性。

2. 溶解性 本品在水中易溶，在乙醇中微溶，在三氯甲烷或乙醚中不溶。

3. 对照品编号与批号 101109-201001

4. 结构类型 醇类

乳 酸 钙

英文名 Calcium Lactate

分子式 $C_6H_{10}CaO_6 \cdot 5H_2O$

分子量 308.30

CAS号 5743-47-5

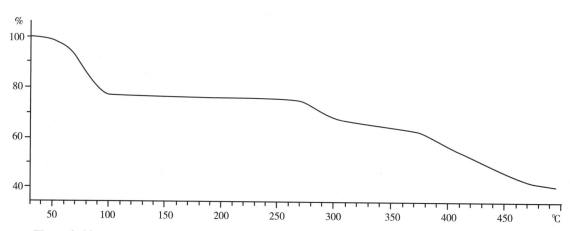

▲ 图1 乳酸钙 TG 图

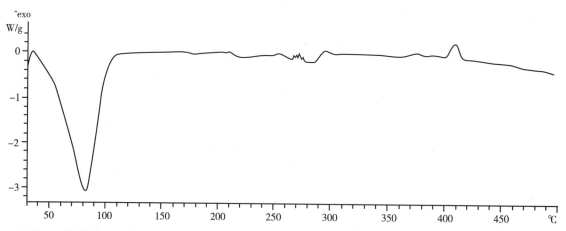

▲ 图2 乳酸钙 DSC 图

备注

1. **性状** 本品为白色或类白色结晶性或颗粒性粉末；几乎无臭；微有风化性。

2. **溶解性** 本品在热水中易溶，在水中溶解，在乙醇、三氯甲烷或乙醚中几乎不溶。

3. **对照品编号与批号** 101179-201001

4. **结构类型** 羧酸类

腺 苷 钴 胺

英文名 Cobamamide

分子式 $C_{72}H_{100}CoN_{18}O_{17}P$

分子量 1579.60

CAS号 13870-90-1

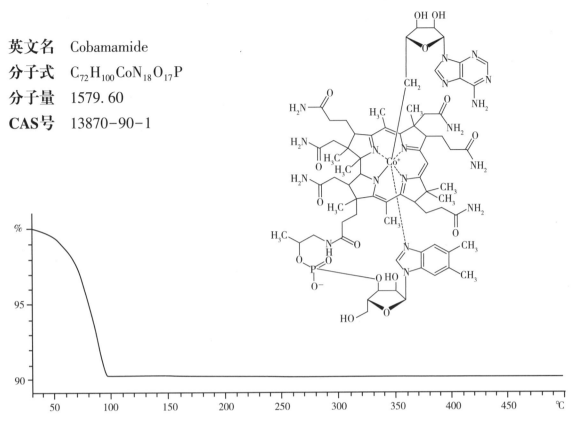

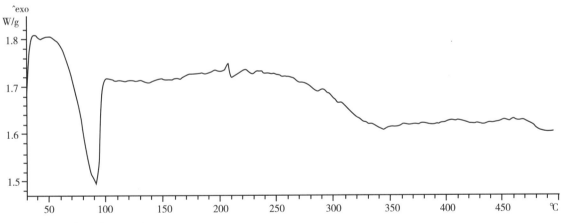

▲ 图1 腺苷钴胺 TG 图

▲ 图2 腺苷钴胺 DSC 图

备注

1. 中文化学名 5,6-二甲基苯并咪唑基-5-脱氧腺嘌呤核苷基钴胺

2. 性状 本品为暗红色结晶或非结晶性粉末；引湿性强；遇光极易分解。

3. 溶解性 本品在水中略溶，在乙醇中几乎不溶，在丙酮、乙醚、三氯甲烷中不溶。

4. 对照品编号与批号 101197-201202

呫吨酸

英文名 Xanthene-9-Carboxylic Acid

分子式 $C_{14}H_{10}O_3$

分子量 226.23

CAS号 82-07-5

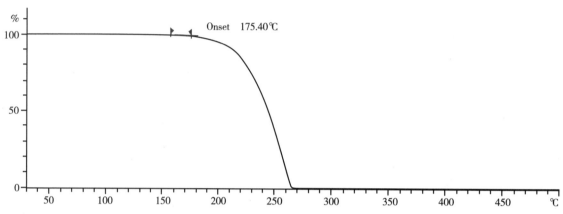

▲ 图1 呫吨酸 TG 图

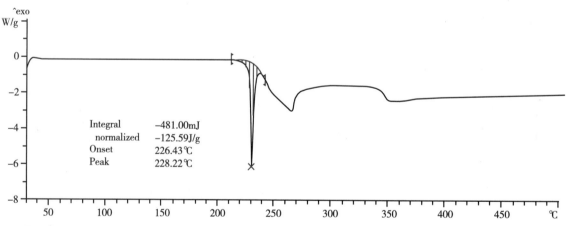

▲ 图2 呫吨酸 DSC 图

备注

1. 对照品编号与批号 101198-201001

2. 结构类型 羧酸类

激素类

苯丙酸诺龙

英文名　Nandrolone Phenylpropionate

分子式　$C_{27}H_{34}O_3$

分子量　406.57

CAS号　62-90-8

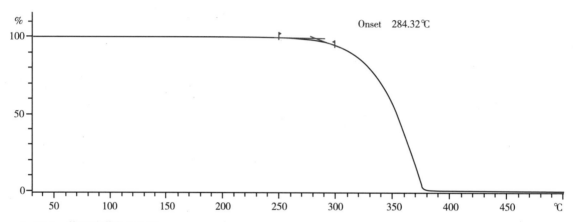

▲ 图1　苯丙酸诺龙 TG 图

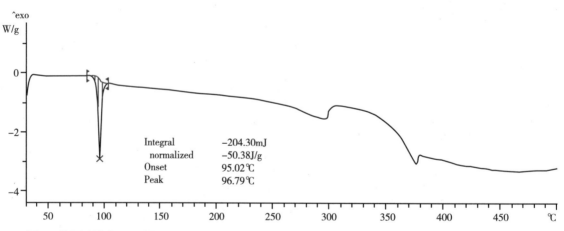

▲ 图2　苯丙酸诺龙 DSC 图

备注

1. **性状**　本品为白色或类白色结晶性粉末；有特殊臭。

2. **溶解性**　本品在甲醇或乙醇中溶解，在植物油中略溶，在水中几乎不溶。

3. **对照品编号与批号**　100004-200603

4. **结构类型**　雄甾烷

苯甲酸雌二醇

英文名 Estradiol Benzoate

分子式 $C_{25}H_{28}O_3$

分子量 376.49

CAS号 50-50-0

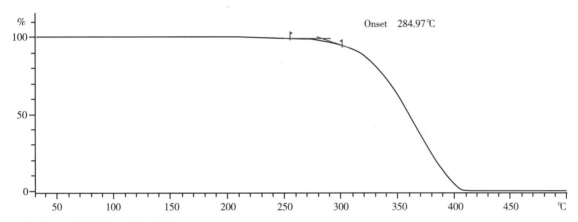

▲ 图 1 苯甲酸雌二醇 **TG** 图

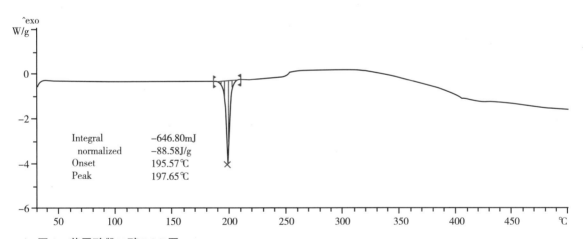

▲ 图 2 苯甲酸雌二醇 **DSC** 图

备注

1. **性状** 本品为白色结晶性粉末；无臭。

2. **溶解性** 本品在丙酮中略溶，在乙醇或植物油中微溶，在水中不溶。

3. **对照品编号与批号** 100006-200504

4. **结构类型** 雌甾烷

丙 酸 睾 酮

英文名　Testosterone Propionate

分子式　$C_{22}H_{32}O_3$

分子量　344.49

CAS号　57-85-2

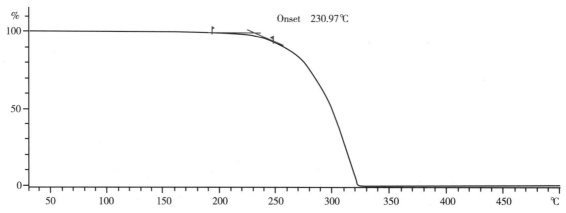

▲ 图1　丙酸睾酮 TG 图

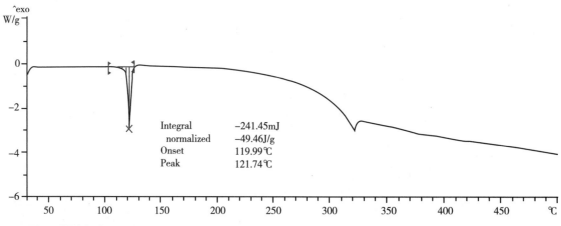

▲ 图2　丙酸睾酮 DSC 图

备注

1. **中文化学名**　17β-羟基雄甾-4-烯-3-酮丙酸酯

2. **英文化学名**　17β-hydroxyandrost-4-en-3-one propionate

3. **性状**　本品为白色结晶或类白色结晶性粉末；无臭。

4. **溶解性**　本品在三氯甲烷中极易溶解，在甲醇、乙醇或乙醚中易溶，在乙酸乙酯中溶解，在植物油中略溶，在水中不溶。

5. **对照品编号与批号**　100008-200505

6. **结构类型**　雄甾烷

醋酸氟氢可的松

英文名　Fludrocortisone Acetate

分子式　$C_{23}H_{31}FO_6$

分子量　422.49

CAS号　514-36-3

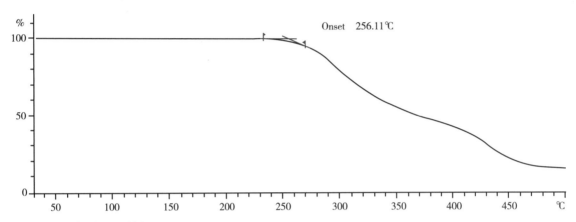

▲ 图1　醋酸氟氢可的松 TG 图

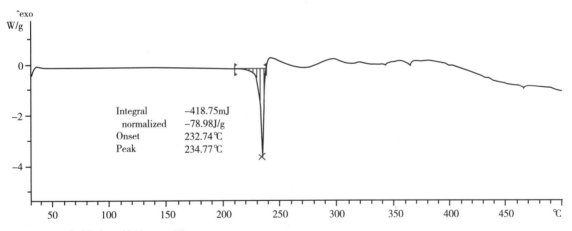

▲ 图2　醋酸氟氢可的松 DSC 图

备注

1. **中文化学名**　11β,17α,21-三羟基-9α-氟孕甾-4-烯-3,20-二酮-21-醋酸酯

2. **英文化学名**　9-fluoro-11β,17,21-trihydroxypregn-4-ene-3,20-dione 21-acetate

3. **性状**　本品为白色至微黄色的结晶性粉末；无臭，无味；有引湿性。

4. **溶解性**　本品在乙醇或三氯甲烷中略溶，在乙醚中微溶，在水中不溶。

5. **对照品编号与批号**　100009-200704

6. **结构类型**　孕甾烷

醋酸氯地孕酮

英文名 Chlormadinone Acetate

分子式 $C_{23}H_{29}ClO_4$

分子量 404.93

CAS号 302-22-7

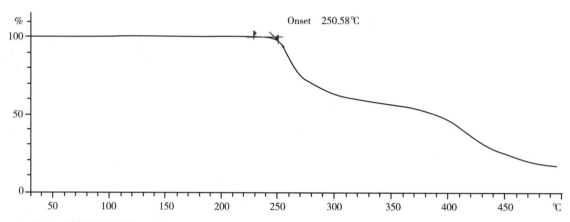

Onset 250.58℃

▲ 图1 醋酸氯地孕酮 TG 图

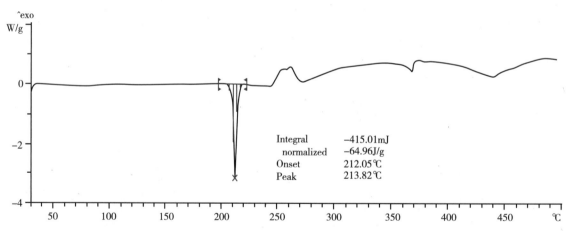

Integral   −415.01mJ
normalized   −64.96J/g
Onset   212.05℃
Peak   213.82℃

▲ 图2 醋酸氯地孕酮 DSC 图

备注

1. **性状** 本品为白色至微黄色结晶性粉末；无臭，无味。

2. **溶解性** 本品在三氯甲烷中易溶，在甲醇中略溶，在乙醇中微溶，在水中不溶。

3. **对照品编号与批号** 100011-200702

4. **结构类型** 孕甾烷

醋酸泼尼松

英文名 Prednisone Acetate

分子式 $C_{23}H_{28}O_6$

分子量 400.47

CAS号 125-10-0

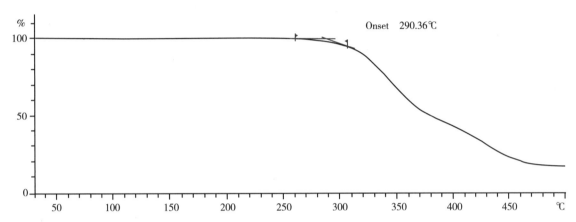

▲ 图1 醋酸泼尼松 TG 图

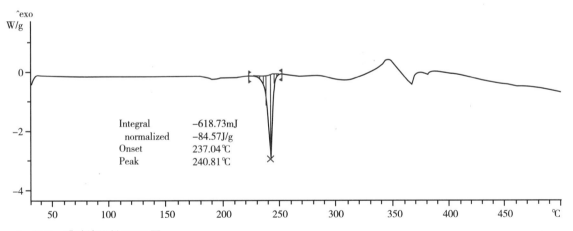

▲ 图2 醋酸泼尼松 DSC 图

备注

1. 性状 本品为白色或类白色的结晶性粉末；无臭，味苦。

2. 溶解性 本品在三氯甲烷中易溶，在丙酮中略溶，在乙醇或乙酸乙酯中微溶，在水中不溶。

3. 对照品编号与批号 100012-200706

4. 结构类型 孕甾烷

醋酸氢化可的松

英文名　Hydrocortisone Acetate

分子式　$C_{23}H_{32}O_6$

分子量　404.50

CAS号　50-03-3

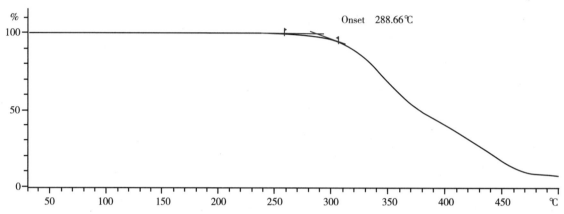

▲ 图1　醋酸氢化可的松 TG 图

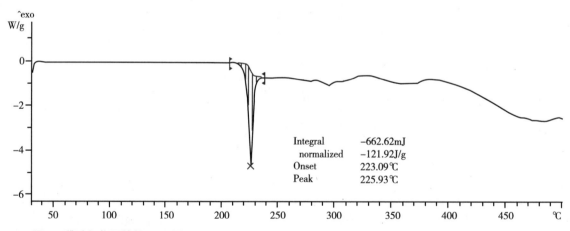

▲ 图2　醋酸氢化可的松 DSC 图

备注

1. **中文化学名**　$11\beta,17\alpha,21$-三羟基孕甾-4-烯-3,20-二酮-21-醋酸酯

2. **英文化学名**　$11\beta,17\alpha,21$-trihydroxypregn-4-ene-3,20-dione 21-acetate

3. **性状**　本品为白色或类白色结晶性粉末；无臭。

4. **溶解性**　本品在甲醇、乙醇或三氯甲烷中微溶，在水中不溶。

5. **对照品编号与批号**　100013-200607

6. **结构类型**　孕甾烷

地塞米松磷酸钠

英文名 Dexamethasone Sodium Phosphate

分子式 $C_{22}H_{28}FNa_2O_8P$

分子量 516.40

CAS号 2392-39-4

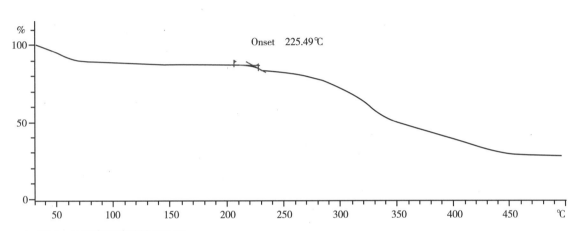

▲ 图1 地塞米松磷酸钠 **TG** 图

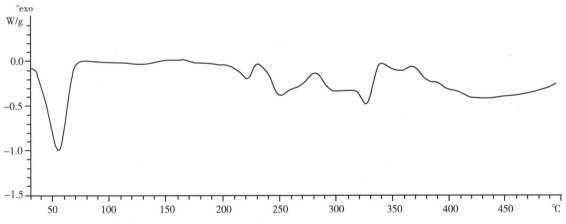

▲ 图2 地塞米松磷酸钠 **DSC** 图

备注

1. **中文化学名** 16α-甲基-11β,17α,21-三羟基-9α-氟孕甾-1,4-二烯-3,20-二酮-21-磷酸酯二钠

2. **英文化学名** （11β,16α）-9-fluoro-11,17,21-trihydroxy-16-methylpregna-1,4-diene-3,20-dione

3. **性状** 本品为白色至微黄色粉末；无臭，味微苦；有引湿性。

4. **溶解性** 本品在水或甲醇中溶解，在丙酮或乙醚中几乎不溶。

5. **对照品编号与批号** 100016-201015

6. **结构类型** 孕甾烷

黄 体 酮

英文名 Progesterone

分子式 $C_{21}H_{30}O_2$

分子量 314.47

CAS号 57-83-0

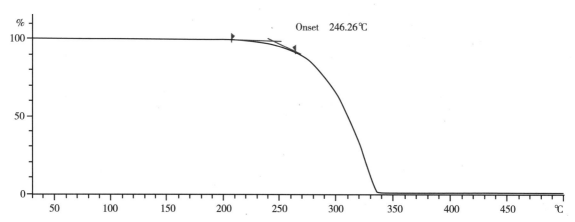

▲ **图1 黄体酮 TG 图**

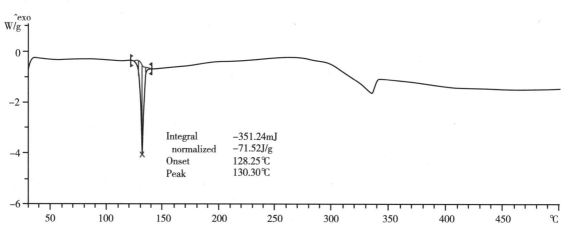

▲ **图2 黄体酮 DSC 图**

备注

1. 中文化学名 孕甾-4-烯-3,20-二酮

2. 英文化学名 pregn-4-ene-3,20-dione

3. 性状 本品为白色或类白色的结晶性粉末；无臭，无味。

4. 溶解性 本品在三氯甲烷中极易溶解，在乙醇、乙醚或植物油中溶解，在水中不溶。

5. 对照品编号与批号 100027-200307

6. 结构类型 孕甾烷

炔 诺 孕 酮

英文名 Norgestrel

分子式 $C_{21}H_{28}O_2$

分子量 312.45

CAS号 6533-00-2

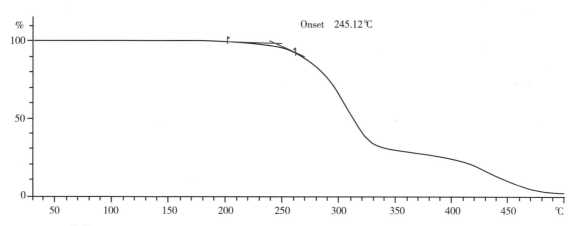

▲ 图1 炔诺孕酮 TG 图

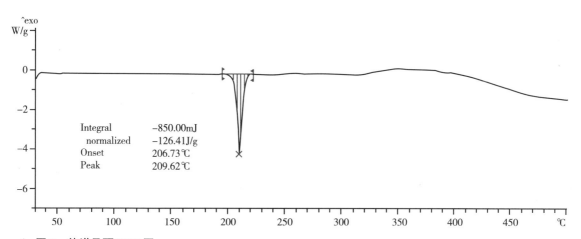

▲ 图2 炔诺孕酮 DSC 图

备注

1. **中文化学名** 13-乙基-17-羟基-18,19-二去甲-17α-孕甾-4-烯-20-炔-3-酮

2. **英文化学名** (±)-13-ethyl-17-hydroxy-18,19-dinor-17α-pregn-4-en-20-yn-3-one

3. **性状** 本品为白色或类白色结晶性粉末；无臭，无味。

4. **溶解性** 本品在三氯甲烷中溶解，在甲醇中微溶，在水中不溶。

5. **对照品编号与批号** 100028-199907

6. **结构类型** 孕甾烷

己 烯 雌 酚

英文名 Diethylstilbestrol

分子式 C₁₈H₂₀O₂

分子量 268.35

CAS号 56-53-1

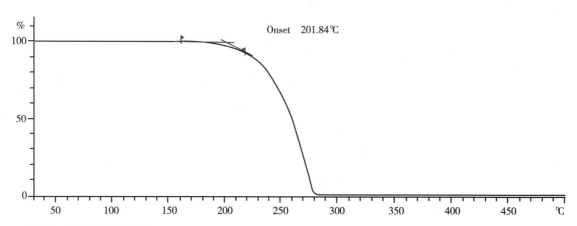

▲ 图1 己烯雌酚 TG 图

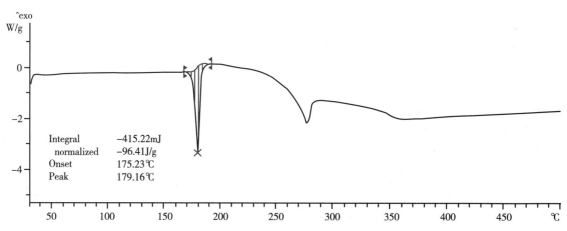

▲ 图2 己烯雌酚 DSC 图

备注

1. 中文化学名 (E)-4,4′-(1,2-二乙基-1,2-亚乙烯基)双苯酚

2. 英文化学名 4,4′-[(1E)-1,2-diethyl-1,2-ethenediyl]bisphenol

3. 性状 本品为无色结晶或白色结晶性粉末;几乎无臭。

4. 溶解性 本品在甲醇中易溶,在乙醇、乙醚或脂肪油中溶解,在三氯甲烷中微溶,在水中几乎不溶;在稀氢氧化钠溶液中溶解。

5. 对照品编号与批号 100033-200607

6. 结构类型 非甾体雌激素

枸橼酸氯米芬

英文名 Clomifene Citrate

分子式 C₂₆H₂₈ClNO · C₆H₈O₇

分子量 598.09

CAS号 50-41-9

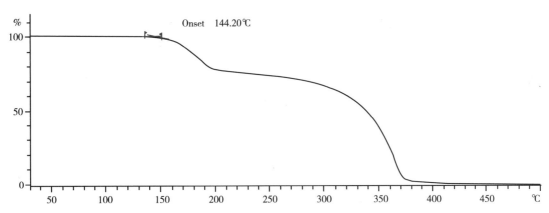

▲ 图1 枸橼酸氯米芬 TG 图

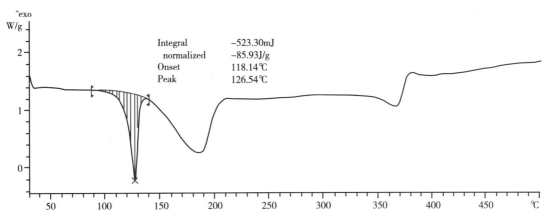

▲ 图2 枸橼酸氯米芬 DSC 图

备注

1. **中文化学名** N,N-二乙基-2-[4-(1,2-二苯基-2-氯乙烯基)苯氧基]乙胺顺反异构体混合物的枸橼酸盐

2. **英文化学名** mixture of the $(E)-$ and $(Z)-$isomers of 2-[4-(2-chloro-1,2-diphenylethenyl) phenoxy]-N,N-diethylethanamine dihydrogen citrate

3. **性状** 本品为白色或类白色粉末；无臭。

4. **溶解性** 本品在乙醇中略溶，在水或三氯甲烷中微溶，在乙醚中不溶。

5. **对照品编号与批号** 100034-200503

6. **结构类型** 非甾体雌激素

马来酸麦角新碱

英文名　Ergometrine Maleate

分子式　$C_{19}H_{23}N_3O_2 \cdot C_4H_4O_4$

分子量　441.48

CAS号　129-51-1

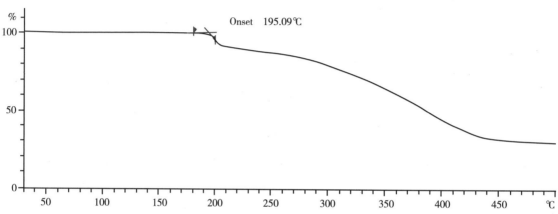

▲ 图1　马来酸麦角新碱 TG 图

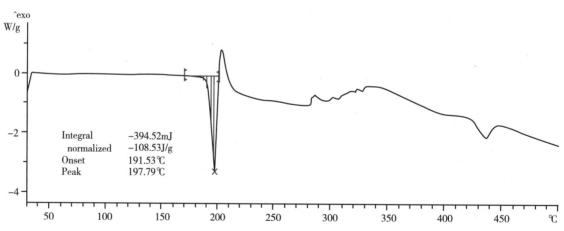

▲ 图2　马来酸麦角新碱 DSC 图

备注

1. **中文化学名**　N-[α-(羟甲基)乙基]-D-麦角酰胺马来酸盐

2. **英文化学名**　N-[α-(hydroxymethyl)ethyl]-D-lysergamide maleate

3. **性状**　本品为白色或类白色的结晶性粉末；无臭；微有引湿性；遇光易变质。

4. **溶解性**　本品在水中略溶，在乙醇中微溶，在三氯甲烷或乙醚中不溶。

5. **对照品编号与批号**　100044-199712

炔 雌 醇

英文名 Ethinylestradiol

分子式 C$_{20}$H$_{24}$O$_2$

分子量 296.41

CAS号 57-63-6

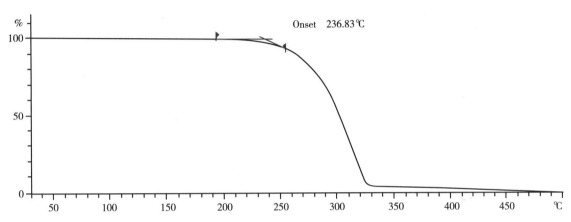

▲ 图1 炔雌醇 TG 图

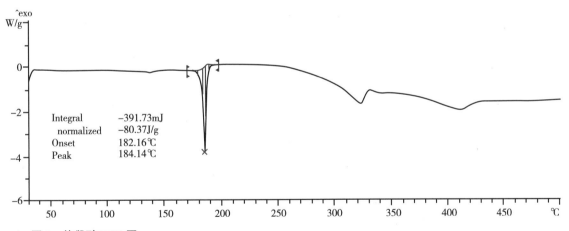

▲ 图2 炔雌醇 DSC 图

备注

1. **中文化学名** 3-羟基-19-去甲-17α-孕甾-1,3,5(10)-三烯-20-炔-17-醇

2. **英文化学名** （17α）-19-norpregna-1,3,5(10)-trien-20-yne-3,17-diol

3. **性状** 本品为白色或类白色结晶性粉末；无臭。

4. **对照品编号与批号** 100052-200308

5. **结构类型** 雌甾烷

炔 诺 酮

英文名 Norethisterone

分子式 $C_{20}H_{26}O_2$

分子量 298.42

CAS号 68-22-4

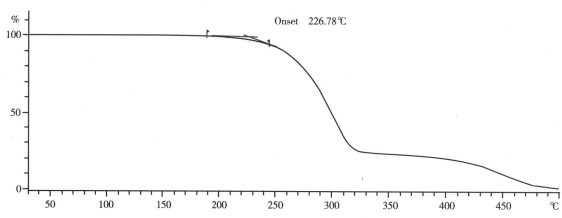

▲ 图1 炔诺酮 TG 图

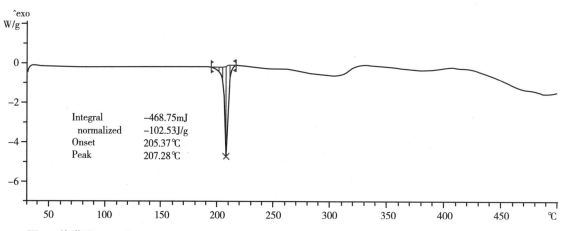

▲ 图2 炔诺酮 DSC 图

备注

1. 性状 本品为白色或类白色粉末或结晶性粉末；无臭，味微苦。

2. 溶解性 本品在三氯甲烷中溶解，在乙醇中微溶，在丙酮中略溶，在水中不溶。

3. 对照品编号与批号 100053-200705

4. 结构类型 孕甾烷

曲安奈德

英文名　Triamcinolone Acetonide

分子式　$C_{24}H_{31}FO_6$

分子量　434.50

CAS号　76-25-5

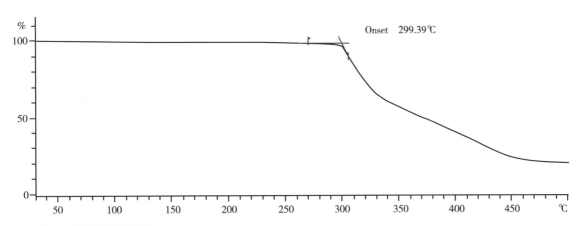

▲ 图1　曲安奈德 TG 图

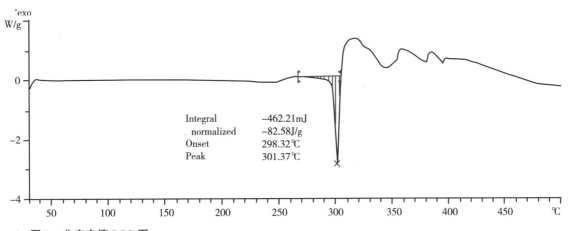

▲ 图2　曲安奈德 DSC 图

备注

1. **中文化学名**　9-氟-11β,21-二羟基-16α,17-[（1-甲基亚乙基）双（氧）]-孕甾-1,4-二烯-3,20-二酮

2. **英文化学名**　（11β,16α）-9-fluoro-11,21-dihydroxy-16,17-[1-methylethylidenebis（oxy）]pregna-1,4-diene-3,20-dione

3. **性状**　本品为白色或类白色结晶性粉末；无臭。

4. **溶解性**　本品在丙酮中溶解，在三氯甲烷中略溶，在甲醇或乙醇中微溶，在水中极微溶解。

5. **对照品编号与批号**　100055-201103

6. **结构类型**　孕甾烷

戊酸雌二醇

英文名 Estradiol Valerate

分子式 C₂₃H₃₂O₃

分子量 356.51

CAS号 979-32-8

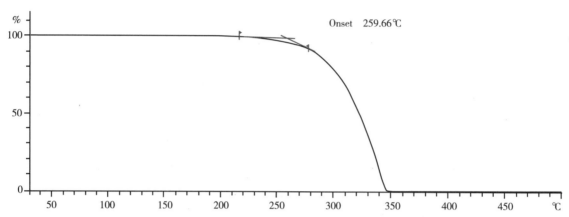

▲ 图1 戊酸雌二醇 TG 图

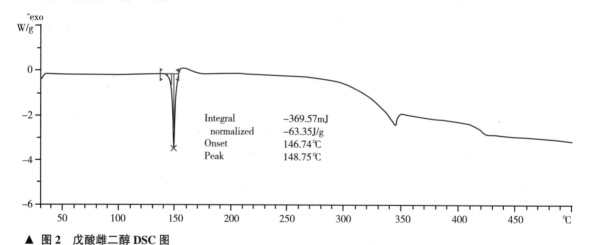

▲ 图2 戊酸雌二醇 DSC 图

备注

1. **中文化学名** 3-羟基雌甾-1,3,5（10）-三烯-17β-醇-17-戊酸酯

2. **英文化学名** （17β）-estra-1,3,5(10)-triene-3,17-diol-17-valerate

3. **性状** 本品为白色结晶性粉末；无臭。

4. **溶解性** 本品在乙醇、丙酮或三氯甲烷中易溶，在甲醇中溶解，在植物油中微溶，在水中几乎不溶。

5. **对照品编号与批号** 100063-200904

6. **结构类型** 雌甾烷

左炔诺孕酮

英文名　Levonorgestrel

分子式　$C_{21}H_{28}O_2$

分子量　312.47

CAS号　797-63-7

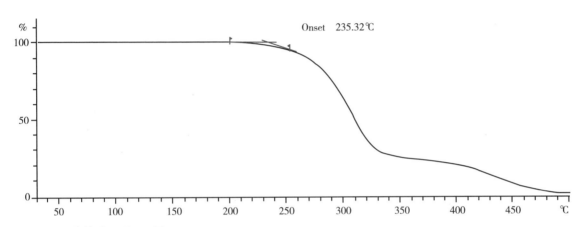

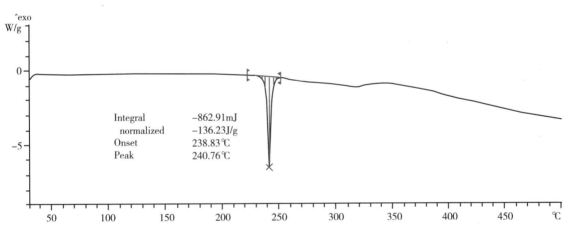

▲ 图1　左炔诺孕酮 TG 图

▲ 图2　左炔诺孕酮 DSC 图

备注

1. **中文化学名**　（−）-13-乙基-17-羟基-18,19-双去甲基-17α-孕甾-4-烯-20-炔-3-酮

2. **英文化学名**　（17α）-（±）-13-ethyl-17-hydroxy-18,19-dinorpregn-4-en-20-yn-3-one

3. **性状**　本品为白色或类白色结晶性粉末；无臭，无味。

4. **对照品编号与批号**　100076-201104

5. **结构类型**　孕甾烷

倍他米松

英文名　Betamethasone

分子式　$C_{22}H_{29}FO_5$

分子量　392.46

CAS号　378-44-9

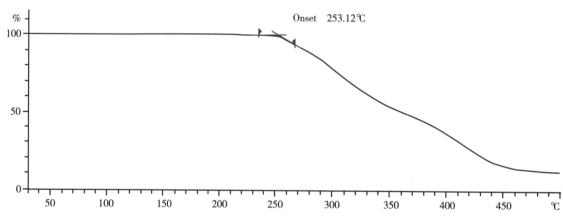

▲ 图1　倍他米松 TG 图

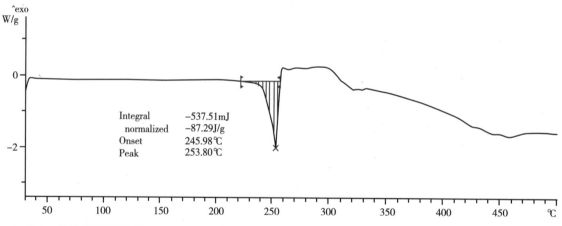

Integral　　　　−537.51mJ
normalized　　−87.29J/g
Onset　　　　　245.98℃
Peak　　　　　253.80℃

▲ 图2　倍他米松 DSC 图

备注

1. 中文化学名　16β-甲基-11β,17α,21-三羟基-9α-氟孕甾-1,4-二烯-3,20-二酮

2. 英文化学名　(11β,16β)9-fluoro-11,17,21-trihydroxy-16-methylpregna-1,4-diene-3,20-dione

3. 性状　本品为白色或类白色结晶性粉末；无臭，味苦。

4. 溶解性　本品在乙醇中略溶，在二氧六环中微溶，在水或三氯甲烷中几乎不溶。

5. 对照品编号与批号　100118-200403

6. 结构类型　孕甾烷

丙酸倍氯米松

英文名 Beclomethasone Dipropionate

分子式 $C_{28}H_{37}ClO_7$

分子量 521.05

CAS号 5534-09-8

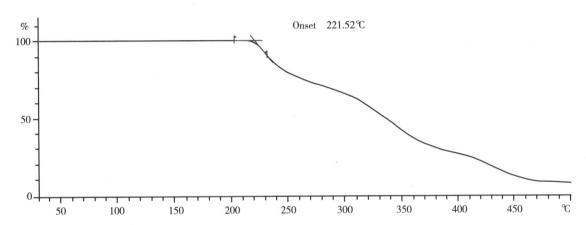

▲ 图1 丙酸倍氯米松 TG 图

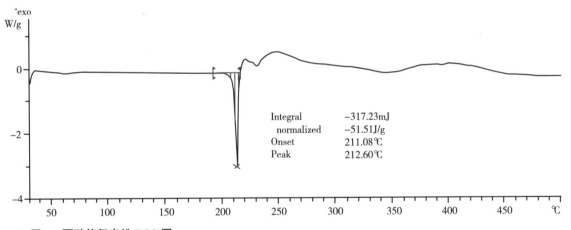

▲ 图2 丙酸倍氯米松 DSC 图

备注

1. **中文化学名** 16β-甲基-11β,17α,21-三羟基-9α-氯孕甾-1,4-二烯-3,20-二酮-17,21-二丙酸酯

2. **英文化学名** （11β,16β）-9-chloro-11,17,21-trihydroxy-16-methylpregna-1,4-diene-3,20-dione dipropionate

3. **性状** 本品为白色或类白色粉末；无臭。

4. **对照品编号与批号** 100119-200603

5. **结构类型** 孕甾烷

醋酸地塞米松

英文名　Dexamethasone Acetate

分子式　$C_{24}H_{31}FO_6$

分子量　434.50

CAS号　1177-87-3

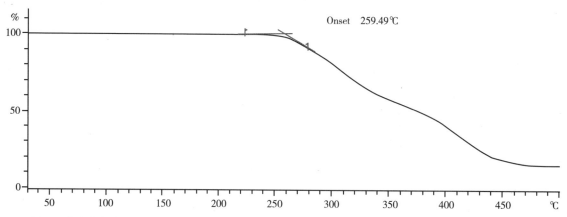

▲ 图1　醋酸地塞米松 TG 图

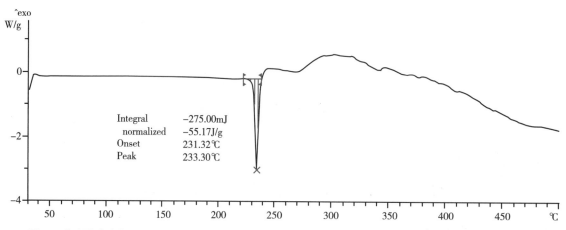

▲ 图2　醋酸地塞米松 DSC 图

备注

1. **性状**　本品为白色或类白色的结晶或结晶性粉末；无臭，味微苦。

2. **溶解性**　本品在丙酮中易溶，在甲醇或无水乙醇中溶解，在乙醇或三氯甲烷中略溶，在乙醚中极微溶解，在水中不溶。

3. **对照品编号与批号**　100122-200805

4. **结构类型**　孕甾烷

醋酸可的松

英文名 Cortisone Acetate

分子式 C$_{23}$H$_{30}$O$_6$

分子量 402.48

CAS号 50-04-4

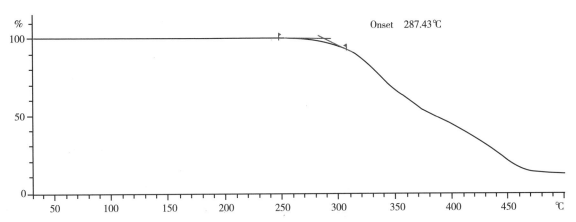

▲ 图1 醋酸可的松 TG 图

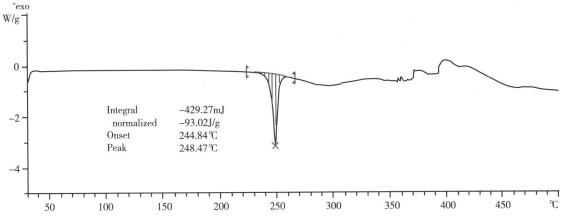

▲ 图2 醋酸可的松 DSC 图

备注

1. **中文化学名** 17α,21-二羟基孕甾-4-烯-3,11,20-三酮-21-醋酸酯

2. **英文化学名** 17-hydroxy-3,11,20-trioxopregn-4-en-21-yl-acetate

3. **性状** 本品为白色或类白色结晶性粉末；无臭，初无味，随后有持久的苦味。

4. **溶解性** 本品在三氯甲烷中易溶，在丙酮或二氧六环中略溶，在乙醇或乙醚中微溶，在水中不溶。

5. **对照品编号与批号** 100123-200303

6. **结构类型** 孕甾烷

醋酸泼尼松龙

英文名 Prednisolone Acetate

分子式 $C_{23}H_{30}O_6$

分子量 402.49

CAS号 52-21-1

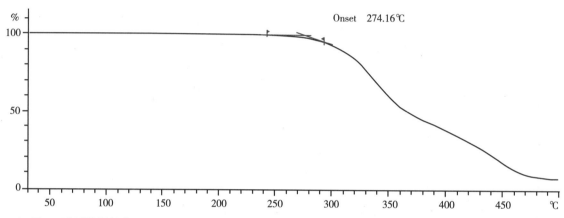

▲ 图1 醋酸泼尼松龙 TG 图

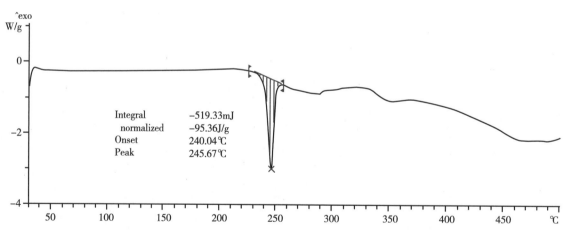

▲ 图2 醋酸泼尼松龙 DSC 图

备注

1. **中文化学名** 11β,17α,21-三羟基孕甾-1,4-二烯-3,20-二酮-21-乙酸酯

2. **英文化学名** 11β,17α,21-trihydroxypregna-1,4-diene-3,20-dione 21-acetate

3. **性状** 本品为白色或类白色的结晶性粉末；无臭，味苦。

4. **溶解性** 本品在甲醇、乙醇或三氯甲烷中微溶，在水中几乎不溶。

5. **对照品编号与批号** 100124-200303

6. **结构类型** 孕甾烷

醋酸曲安奈德

英文名 Triamcinolone Acetonide Acetate

分子式 C₂₆H₃₃FO₇

分子量 476.53

CAS号 3870-07-3

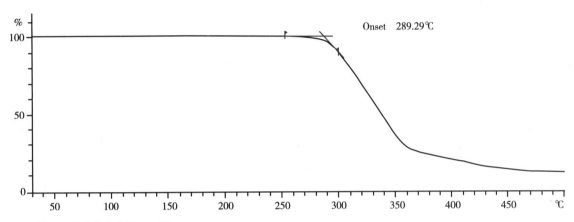

▲ 图1 醋酸曲安奈德 TG 图

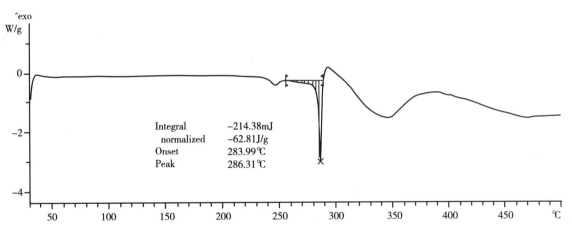

▲ 图2 醋酸曲安奈德 DSC 图

备注

1. **性状** 本品为白色或类白色的结晶性粉末；无臭。

2. **溶解性** 本品在三氯甲烷中溶解，在丙酮中略溶，在甲醇或乙醇中微溶，在水中不溶。

3. **对照品编号与批号** 100125-201105

4. **结构类型** 孕甾烷

达 那 唑

英文名 Danazol

分子式 $C_{22}H_{27}NO_2$

分子量 337.46

CAS号 17230-88-5

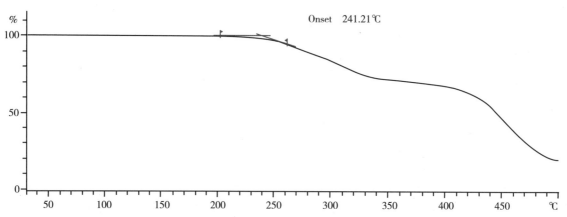

▲ 图1 达那唑 TG 图

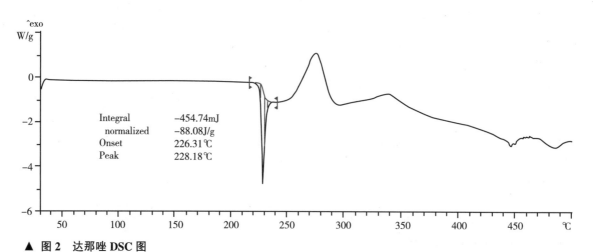

▲ 图2 达那唑 DSC 图

备注

1. 中文化学名 17α-孕甾-2,4-二烯-20-炔并[2,3-d]异噁唑-17β-醇

2. 英文化学名 (17α)-pregna-2,4-dien-20-yno[2,3-d]isoxazol-17-ol

3. 性状 本品为白色或类白色结晶或结晶性粉末。

4. 溶解性 本品在三氯甲烷中易溶，在丙酮中溶解，在乙醇中略溶，在水中不溶。

5. 对照品编号与批号 100126-200402

6. 结构类型 孕甾烷

哈 西 奈 德

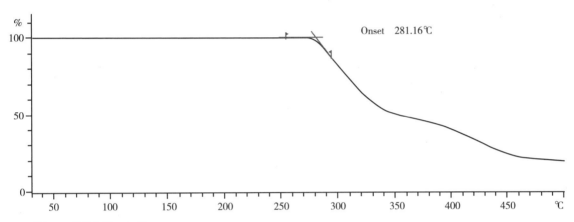

英文名 Halcinonide

分子式 C$_{24}$H$_{32}$ClFO$_5$

分子量 454.96

CAS号 3093-35-4

▲ **图1 哈西奈德 TG 图**

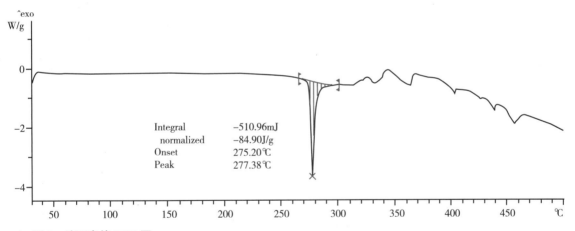

▲ **图2 哈西奈德 DSC 图**

备注

1. 中文化学名 16α,17-[(1-甲基亚乙基)双(氧)]-11β-羟基-21-氯-9-氟孕甾-4-烯-3,20-二酮

2. 英文化学名 (11β,16α)-21-chloro-9-fluoro-11-hydroxy-16,17-[(1-methylethylidene)bis(oxy)]pregn-4-ene-3,20-dione

3. 性状 本品为白色至微黄色结晶性粉末；无臭。

4. 溶解性 本品在三氯甲烷中溶解，在甲醇或乙醇中微溶，在水中不溶。

5. 对照品编号与批号 100146-200403

6. 结构类型 孕甾烷

氢化可的松

英文名　Hydrocortisone

分子式　$C_{21}H_{30}O_5$

分子量　362.47

CAS号　50-23-7

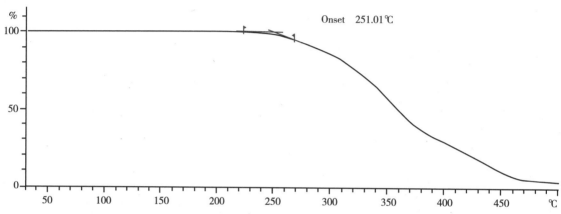

▲ 图1　氢化可的松 TG 图

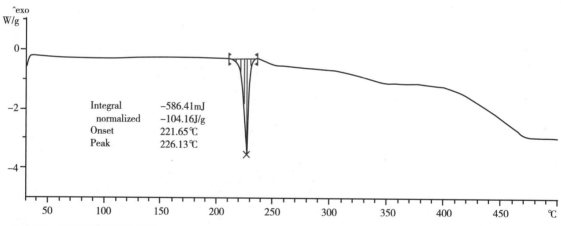

▲ 图2　氢化可的松 DSC 图

备注

1. 中文化学名　11β,17α,21-三羟基孕甾-4-烯-3,20-二酮

2. 英文化学名　11β,17α,21-trihydroxypregn-4-ene-3,20-dione

3. 性状　本品为白色或类白色的结晶性粉末；无臭，初无味，随后有持续的苦味；遇光渐变质。

4. 溶解性　本品在乙醇或丙酮中略溶，在三氯甲烷中微溶，在乙醚中几乎不溶，在水中不溶。

5. 对照品编号与批号　100152-200206

6. 结构类型　孕甾烷

泼尼松龙

英文名　Prednisolone

分子式　$C_{21}H_{28}O_5$

分子量　360.44

CAS号　50-24-8

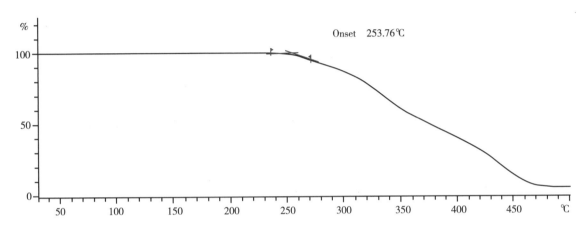

▲ 图1　泼尼松龙 TG 图

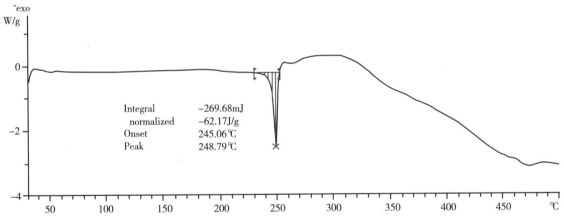

▲ 图2　泼尼松龙 DSC 图

备注

1. **中文化学名**　11β,17α,21-三羟基孕甾-1,4-二烯-3,20-二酮

2. **英文化学名**　(11β)-11,17,21-trihydroxypregna-1,4-diene-3,20-dione

3. **性状**　本品为白色或类白色的结晶性粉末；无臭，味微苦；有引湿性。

4. **溶解性**　本品在甲醇或乙醇中溶解，在丙酮或二氧六环中略溶，在三氯甲烷中微溶，在水中极微溶解。

5. **对照品编号与批号**　100153-201004

6. **结构类型**　孕甾烷

肾 上 腺 素

英文名 Epinephrine

分子式 $C_9H_{13}NO_3$

分子量 183.20

CAS号 51-43-4

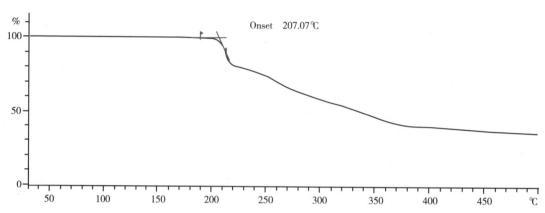

▲ 图1 肾上腺素 TG 图

Onset 207.07℃

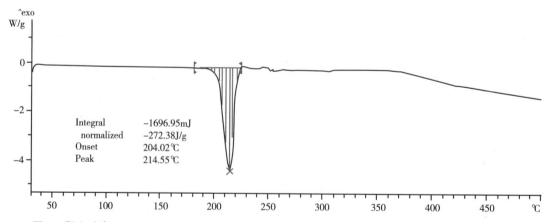

Integral −1696.95mJ
normalized −272.38J/g
Onset 204.02℃
Peak 214.55℃

▲ 图2 肾上腺素 DSC 图

备注

1. **中文化学名** (R)-4-[2-(甲氨基)-1-羟基乙基]-1,2-苯二酚

2. **英文化学名** 4-[(1R)-1-hydroxy-2-(methylamino)ethyl]-1,2-benzenediol

3. **性状** 本品为白色或类白色结晶性粉末；无臭，味苦；与空气接触或受日光照射，易氧化变质；在中性或碱性水溶液中不稳定；饱和水溶液显弱碱性反应。

4. **溶解性** 本品在水中极微溶解，在乙醇、三氯甲烷、乙醚、脂肪油或挥发油中不溶；在无机酸或氢氧化钠溶液中易溶，在氨溶液或碳酸钠溶液中不溶。

5. **对照品编号与批号** 100154-201104

6. **结构类型** 肾上腺素类

盐酸异丙肾上腺素

英文名 Isoprenaline Hydrochloride

分子式 $C_{11}H_{17}NO_3 \cdot HCl$

分子量 247.72

CAS号 51-30-9

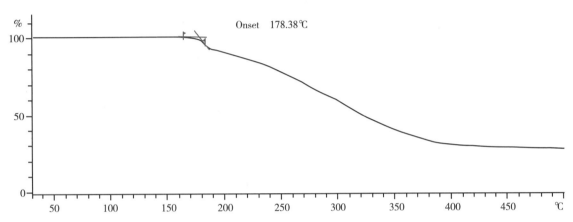

▲ 图1 盐酸异丙肾上腺素 TG 图

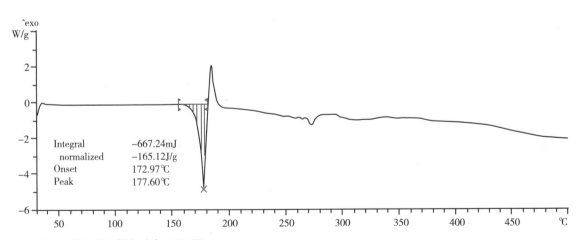

▲ 图2 盐酸异丙肾上腺素 DSC 图

备注

1. **性状** 本品为白色或类白色的结晶性粉末；无臭，味微苦；遇光和空气渐变色，在碱性溶液中更易变色。

2. **溶解性** 本品在水中易溶，在乙醇中略溶，在三氯甲烷或乙醚中不溶。

3. **对照品编号与批号** 100166-201004

4. **结构类型** 肾上腺素类

重酒石酸去甲肾上腺素

英文名 Norepinephrine Bitartrate

分子式 $C_8H_{11}NO_3 \cdot C_4H_6O_6 \cdot H_2O$

分子量 337.28

CAS号 69815-49-2

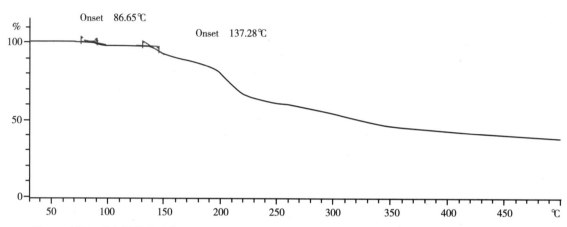

▲ 图 1 重酒石酸去甲肾上腺素 TG 图

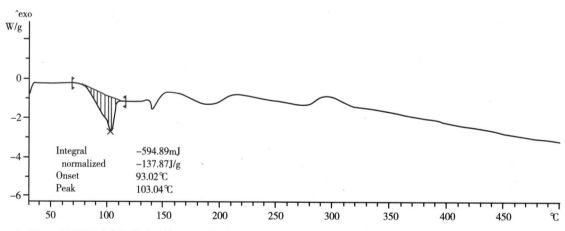

▲ 图 2 重酒石酸去甲肾上腺素 DSC 图

备注

1. **中文化学名** （R）-4-（2-氨基-1-羟基乙基）-1,2-苯二酚重酒石酸盐一水合物

2. **英文化学名** 1,2-benzenediol,4-（2-amino-1-hydroxyethyl）-,（R）-,[R-（R*,R*）]-2,3-dihydroxybutanedioate（1:1）（salt）,monohydrate

3. **性状** 本品为白色或类白色结晶性粉末；无臭，味苦；遇光和空气易变质。

4. **溶解性** 本品在水中易溶，在乙醇中微溶，在三氯甲烷或乙醚中不溶。

5. **对照品编号与批号** 100169-201103

6. **结构类型** 肾上腺素类

醋酸甲地孕酮

英文名 Megestrol Acetate

分子式 C$_{24}$H$_{32}$O$_4$

分子量 384.52

CAS号 595-33-5

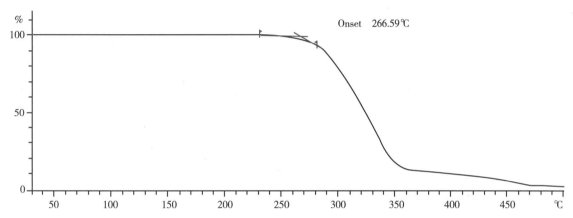

▲ 图1 醋酸甲地孕酮 TG 图

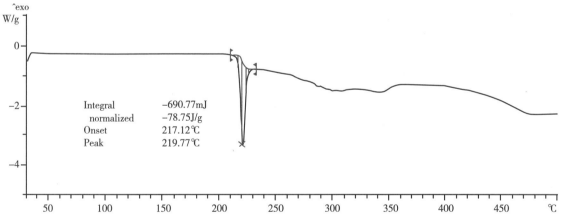

▲ 图2 醋酸甲地孕酮 DSC 图

备注

1. **中文化学名** 6-甲基-17α-羟基孕甾-4,6-二烯-3,20-二酮-17-醋酸酯

2. **英文化学名** 17-hydroxy-6-methylpregna-4,6-diene-3,20-dione acetate

3. **性状** 本品为白色或类白色的结晶性粉末；无臭，无味。

4. **溶解性** 本品在三氯甲烷中易溶，在丙酮或乙酸乙酯中溶解，在乙醇中略溶，在乙醚中微溶，在水中不溶。

5. **对照品编号与批号** 100171-200503

6. **结构类型** 孕甾烷

甲 睾 酮

英文名 Methyltestosterone

分子式 $C_{20}H_{30}O_2$

分子量 302.46

CAS号 58-18-4

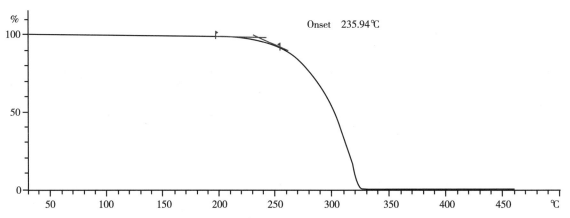

▲ 图1 甲睾酮 **TG** 图

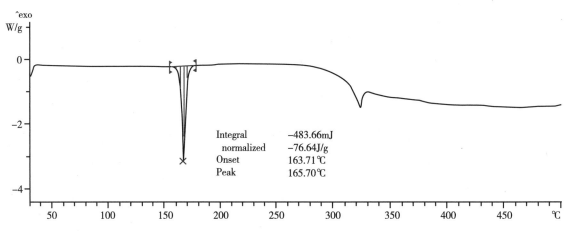

▲ 图2 甲睾酮 **DSC** 图

备注

1. **中文化学名** 17α-甲基-17β-羟基雄甾-4-烯-3-酮

2. **英文化学名** 17β-hydroxy-17α-methylandrost-4-en-3-one

3. **性状** 本品为白色结晶性粉末；无臭，无味。

4. **溶解性** 本品在乙醇、丙酮或三氯甲烷中易溶，在乙醚中略溶，在植物油中微溶，在水中不溶。

5. **对照品编号与批号** 100172-200503

6. **结构类型** 雄甾烷

倍他米松磷酸钠

英文名 Betamethasone Sodium Phosphate

分子式 $C_{22}H_{28}FNa_2O_8P$

分子量 516.41

CAS号 151-73-5

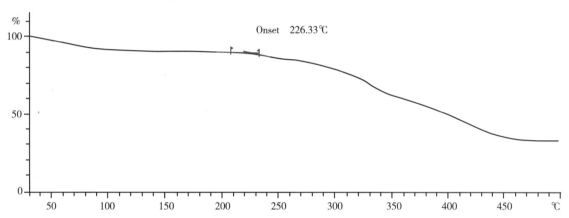

▲ 图1 倍他米松磷酸钠 TG 图

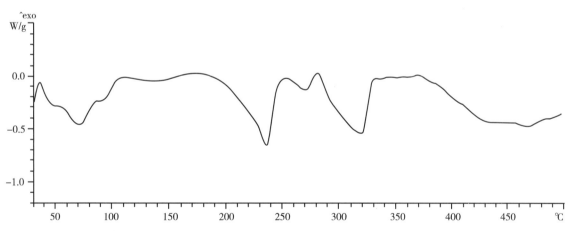

▲ 图2 倍他米松磷酸钠 DSC 图

备注

1. **性状** 本品为白色或类白色粉末；无臭或几乎无臭；有引湿性。

2. **溶解性** 本品在水中易溶，在丙酮或三氯甲烷中几乎不溶。

3. **对照品编号与批号** 100180-200902

4. **结构类型** 孕甾烷

雌 二 醇

英文名　Estradiol

分子式　$C_{18}H_{24}O_2$

分子量　272.39

CAS号　50-28-2

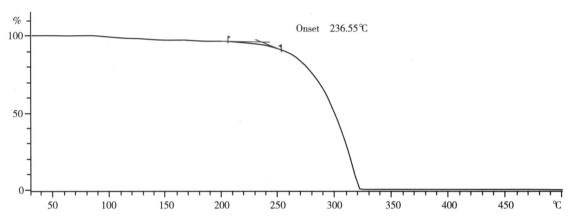

▲ 图1　雌二醇 TG 图

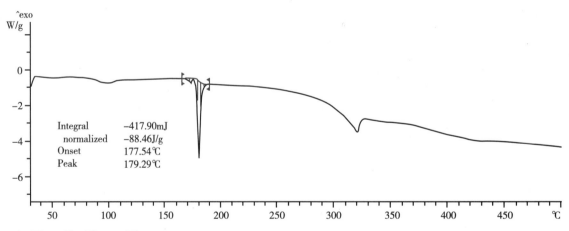

▲ 图2　雌二醇 DSC 图

备注

1. **中文化学名**　雌甾-1,3,5(10)-三烯-3,17β-二醇

2. **英文化学名**　(17β)-estra-1,3,5(10)-triene-3,17-diol

3. **性状**　本品为白色或乳白色结晶性粉末；无臭。

4. **溶解性**　本品在二氧六环或丙酮中溶解，在乙醇中略溶，在水中不溶。

5. **对照品编号与批号**　100182-200404

6. **结构类型**　雌甾烷

泼 尼 松

英文名 Prednisone

分子式 $C_{21}H_{26}O_5$

分子量 358.43

CAS号 53-03-2

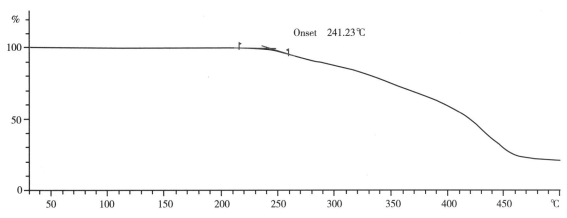

▲ **图1** 泼尼松 TG 图

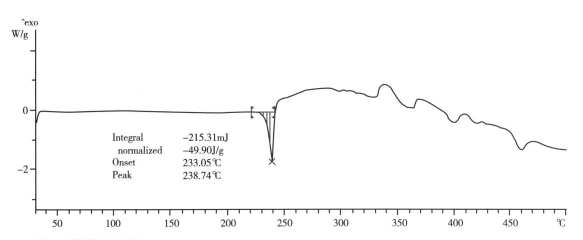

▲ **图2** 泼尼松 DSC 图

备注

1. 中文化学名 17α,21-二羟基孕甾-1,4-二烯-3,11,20-三酮

2. 英文化学名 17,21-dihydroxypregna-1,4-diene-3,11,20-trione

3. 性状 本品为白色或类白色的结晶性粉末；无臭。

4. 溶解性 本品在乙醇或三氯甲烷中微溶，在水中几乎不溶。

5. 对照品编号与批号 100199-201002

6. 结构类型 孕甾烷

司 坦 唑 醇

英文名　Stanozolol

分子式　$C_{21}H_{32}N_2O$

分子量　328.50

CAS号　10418-03-8

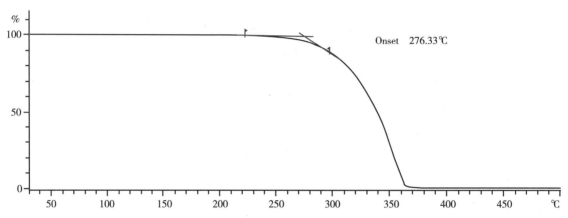

▲ 图1　司坦唑醇 TG 图

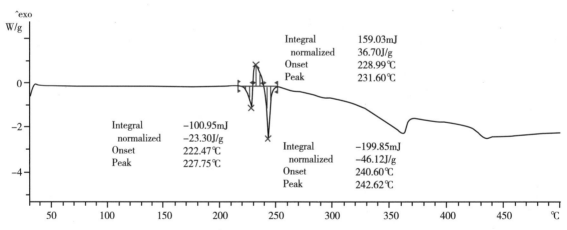

▲ 图2　司坦唑醇 DSC 图

备注

1. 中文化学名　17-甲基-2′*H*-5α-雄甾-2-烯-[3,2-*c*]吡唑-17β-醇

2. 英文化学名　(5α,17β)-17-methyl-2′*H*-androst-2-eno[3,2-*c*]pyrazol-17-ol

3. 性状　本品为白色结晶性粉末；无臭；略有引湿性。

4. 溶解性　本品在乙醇或三氯甲烷中略溶，在乙酸乙酯或丙酮中微溶，在苯中极微溶解，在水或甲醇中几乎不溶。

5. 对照品编号与批号　100209-201003

6. 结构类型　雄甾烷

醋酸去氧皮质酮

英文名 Desoxycortone Acetate

分子式 C$_{23}$H$_{32}$O$_4$

分子量 372.51

CAS号 56-47-3

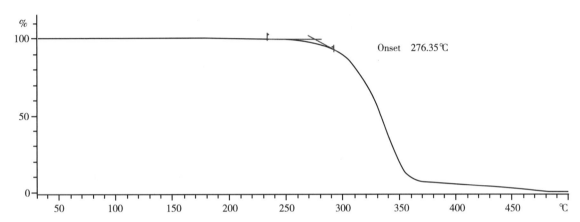

▲ 图1 醋酸去氧皮质酮 TG 图

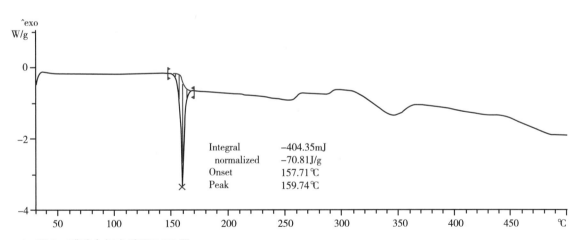

▲ 图2 醋酸去氧皮质酮 DSC 图

备注

1. **性状** 本品为白色或类白色结晶性粉末；无臭，无味。

2. **溶解性** 本品在乙醇或丙酮中略溶，在植物油中微溶，在水中不溶。

3. **对照品编号与批号** 100227-201001

4. **结构类型** 孕甾烷

尼 尔 雌 醇

英文名 Nilestriol

分子式 $C_{25}H_{32}O_3$

分子量 380.52

CAS号 39791-20-3

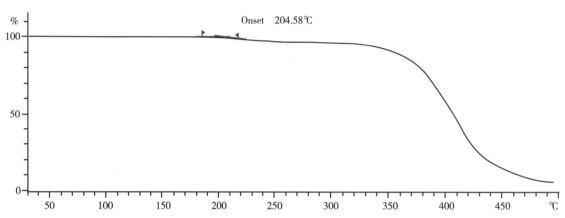

▲ 图1 尼尔雌醇 TG 图

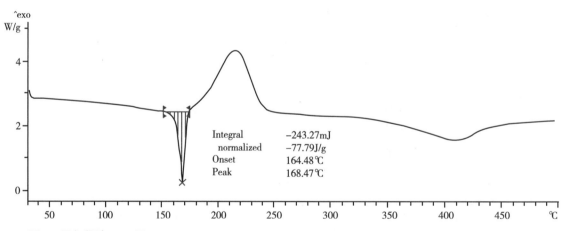

▲ 图2 尼尔雌醇 DSC 图

备注

1. 中文化学名 3-(环戊基氧基)-19-去甲-17-孕甾-1,3,5(10)-三烯-20-炔-16α,17α-二醇

2. 英文化学名 (16α,17α)-3-(cyclopentyloxy)-19-norpregna-1,3,5(10)-trien-20-yne-16,17-diol

3. 性状 本品为白色或类白色结晶性粉末。

4. 溶解性 本品在三氯甲烷中易溶,在丙酮中溶解,在乙醇中略溶,在水中几乎不溶。

5. 对照品编号与批号 100239-200702

6. 结构类型 雌甾烷

十一酸睾酮

英文名 Testosterone Undecanoate

分子式 $C_{30}H_{48}O_3$

分子量 456.71

CAS号 5949-44-0

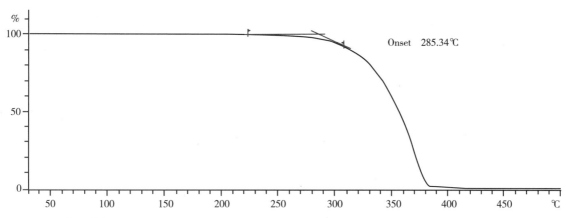

▲ 图1 十一酸睾酮 TG 图

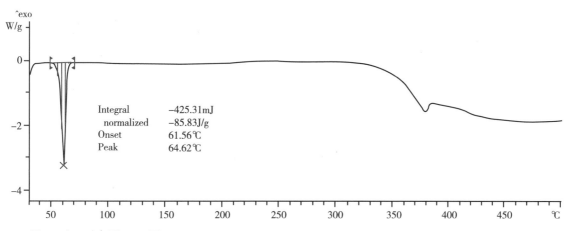

▲ 图2 十一酸睾酮 DSC 图

备注

1. 性状 本品为白色结晶或结晶性粉末；无臭。

2. 溶解性 本品在三氯甲烷中极易溶解，在乙醇中溶解，在甲醇、植物油中略溶，在水中不溶。

3. 对照品编号与批号 100242-200402

4. 结构类型 雄甾烷

丙酸氯倍他索

英文名 Clobetasol Propionate

分子式 $C_{25}H_{32}ClFO_5$

分子量 466.97

CAS号 25122-46-7

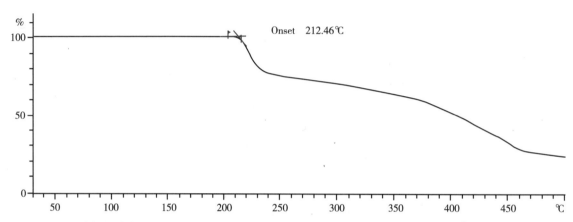

▲ **图1 丙酸氯倍他索 TG 图**

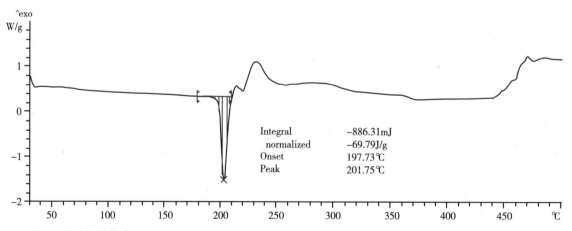

▲ **图2 丙酸氯倍他索 DSC 图**

备注

1. **中文化学名** 16β-甲基-11β-羟基-17-(1-氧代丙基)-9-氟-21-氯-孕甾-1,4-二烯-3,20-二酮

2. **英文化学名** （11β,16β)-21-chloro-9-fluoro-11-hydroxy-16-methylpregna-17-（1-oxopropyl)-1,4-diene-3,20-dione

3. **性状** 本品为类白色至微黄色结晶性粉末。

4. **溶解性** 本品在三氯甲烷中易溶，在乙酸乙酯中溶解，在甲醇或乙醇中略溶，在水中不溶。

5. **对照品编号与批号** 100302-200602

6. **结构类型** 孕甾烷

丁酸氢化可的松

英文名 Hydrocortisone Butyrate

分子式 $C_{25}H_{36}O_6$

分子量 432.56

CAS号 13609-67-1

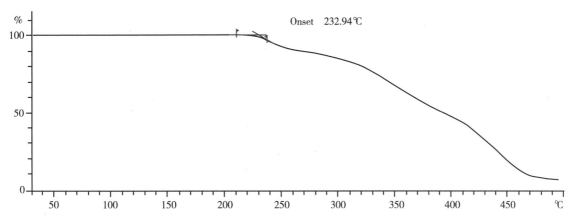

▲ 图1　丁酸氢化可的松 TG 图

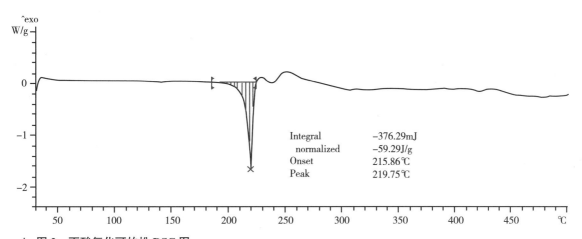

▲ 图2　丁酸氢化可的松 DSC 图

备注

1. **性状**　本品为白色或类白色的结晶性粉末；无臭。

2. **溶解性**　本品在三氯甲烷中易溶，在甲醇中溶解，在无水乙醇中微溶，在乙醚中极微溶解，在水中几乎不溶。

3. **对照品编号与批号**　100303-200101

4. **结构类型**　孕甾烷

硫酸普拉睾酮钠

英文名 Sodium Prasterone Sulfate

分子式 $C_{19}H_{27}NaO_5S \cdot 2H_2O$

分子量 426.50

CAS号 78590-17-7

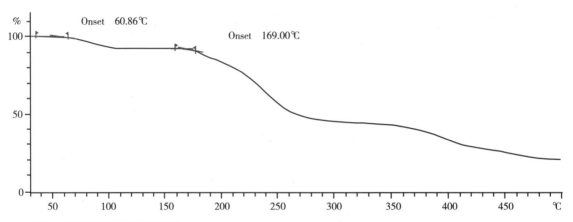

▲ 图1 硫酸普拉睾酮钠 TG 图

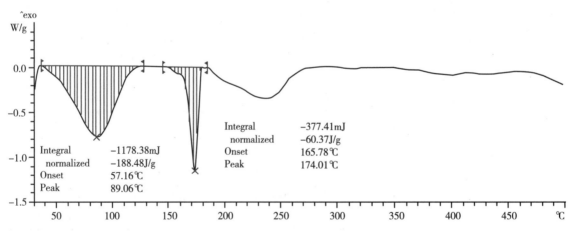

▲ 图2 硫酸普拉睾酮钠 DSC 图

备注

1. **中文化学名** 3β-羟基-5-雄甾烯-17-酮硫酸钠二水合物

2. **英文化学名** 3β-hydroxyandrost-5-en-17-one sodium sulfate dihydrate

3. **性状** 本品为白色结晶或结晶性粉末；无臭，味苦。

4. **溶解性** 本品在甲醇中溶解，在水中略溶，在无水乙醇中微溶，在丙酮、三氯甲烷或乙醚中几乎不溶。

5. **对照品编号与批号** 100329-200001

6. **结构类型** 雄甾烷

曲 安 西 龙

英文名 Triamcinolone

分子式 $C_{21}H_{27}FO_6$

分子量 394.43

CAS号 124-94-7

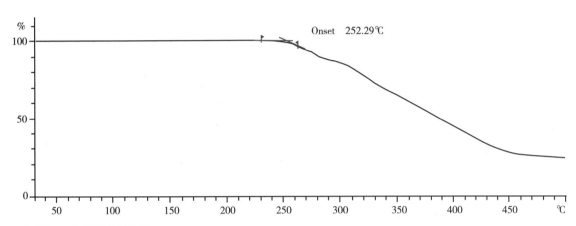

▲ 图 1 曲安西龙 TG 图

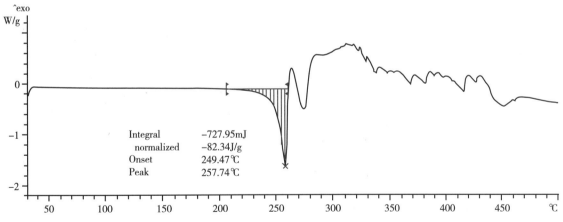

▲ 图 2 曲安西龙 DSC 图

备注

1. **性状** 本品为白色或类白色的结晶性粉末；无臭。

2. **溶解性** 本品在二甲基甲酰胺中易溶，在甲醇或乙醇中微溶，在水或三氯甲烷中几乎不溶。

3. **对照品编号与批号** 100333-200201

4. **结构类型** 孕甾烷

氢化可的松琥珀酸钠

英文名 Hydrocortisone Sodium Succinate

分子式 $C_{25}H_{33}NaO_8$

分子量 484.52

CAS号 125-04-2

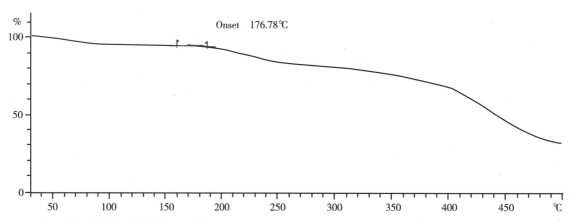

▲ 图1 氢化可的松琥珀酸钠 TG 图

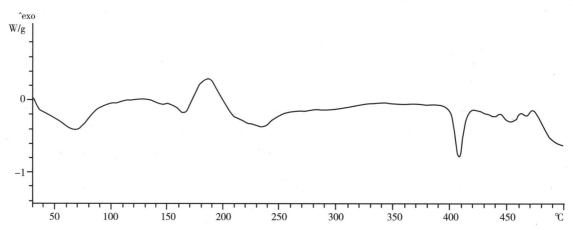

▲ 图2 氢化可的松琥珀酸钠 DSC 图

备注

1. **中文化学名** $11\beta,17\alpha$-二羟基-21-(3-羧基-1-羟丙氧基)孕甾-4-烯-3,20-二酮一钠盐

2. **英文化学名** $11\beta,17\alpha$-dihydroxy-3,20-dioxopregn-4-en-21-yl hydrogen butanedioate

3. **性状** 本品为白色粉末；无臭。

4. **溶解性** 本品在水中易溶，在乙醇中略溶，在三氯甲烷中不溶。

5. **对照品编号与批号** 100362-200501

6. **结构类型** 孕甾烷

醋酸环丙孕酮

英文名　Cyproterone Acetate

分子式　$C_{24}H_{29}ClO_4$

分子量　416.94

CAS号　427-51-0

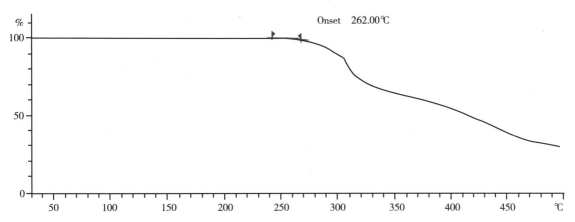

▲ 图1　醋酸环丙孕酮 **TG** 图

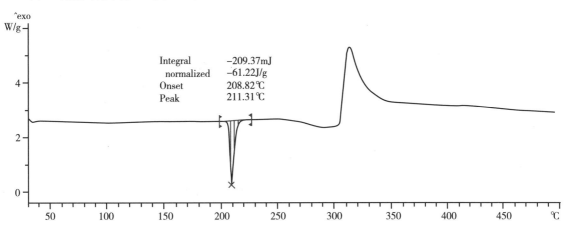

▲ 图2　醋酸环丙孕酮 **DSC** 图

备注

1. **中文化学名**　6-氯-1α,2α-亚甲基-4,6-孕甾二烯-17α-羟基-3,20-二酮-17-醋酸酯

2. **英文化学名**　6-chloro-3,20-dioxo-1β,2β-dihydro-3′H-cyclopropa[1,2]pregna-1,4,6-trien-17-yl acetate

3. **性状**　本品为白色或类白色结晶性粉末。

4. **溶解性**　本品极易溶解于二氯甲烷，易溶于丙酮，在甲醇中溶解，在无水乙醇中略溶，几乎不溶于水。

5. **对照品编号与批号**　100536-200501

6. **结构类型**　孕甾烷

爱 普 列 特

英文名　Epristeride

分子式　$C_{25}H_{37}NO_3$

分子量　399.57

CAS号　119169-78-7

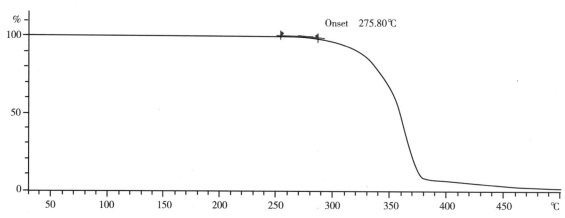

Onset　275.80℃

▲ 图1　爱普列特 TG 图

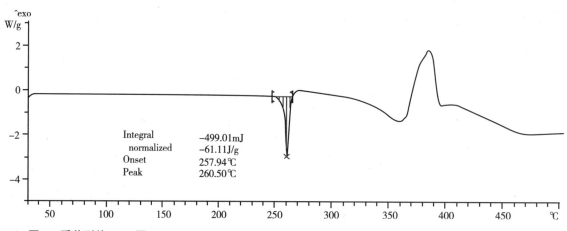

Integral	−499.01mJ
normalized	−61.11J/g
Onset	257.94℃
Peak	260.50℃

▲ 图2　爱普列特 DSC 图

备注

1. 性状　本品为白色结晶性粉末；无臭，无味；微有引湿性。

2. 溶解性　本品在二氧六环或乙醇中溶解，在乙酸乙酯中略溶，在丙酮中微溶，在水中不溶。

3. 对照品编号与批号　100572-200401

4. 结构类型　孕甾烷

聚 乙 烯 醇

英文名 Polyvinyl Alcohol

CAS号 9002-89-5

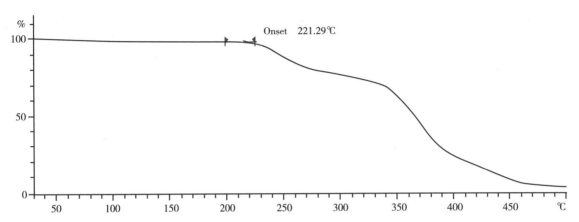

▲ **图 1** 聚乙烯醇 TG 图

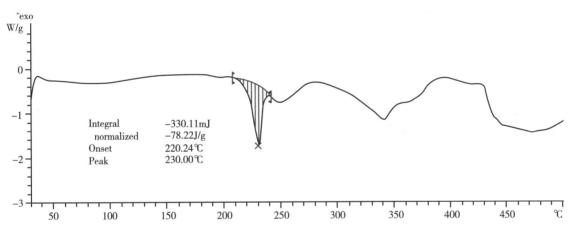

▲ **图 2** 聚乙烯醇 DSC 图

备注

1. **性状** 本品为白色至微黄色粉末或半透明状颗粒；无臭，无味。

2. **溶解性** 本品在热水中溶解，在乙醇中微溶，在丙酮中几乎不溶。

3. **分子式** 分子式以（CH_2CHOH）$_n$（$CH_2CHOCOCH_3$）$_m$ 表示，$m+n$ 代表平均聚合度，平均相对分子量为 20000~150000。

4. **对照品编号与批号** 100579-200401

5. **结构类型** 醇类

二丙酸倍他米松

英文名　Betamethasone 17,21-Dipropionate

分子式　$C_{28}H_{37}FO_7$

分子量　504.59

CAS号　5593-20-4

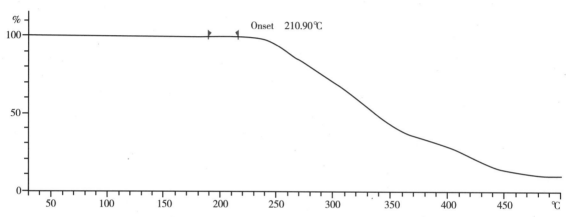

▲ 图1　二丙酸倍他米松 TG 图

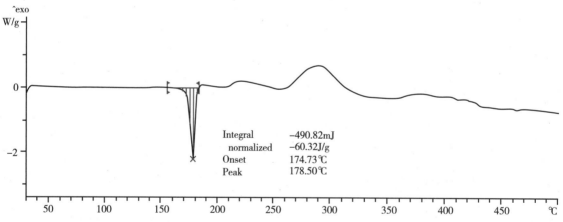

▲ 图2　二丙酸倍他米松 DSC 图

备注

1. 性状　本品为白色或类白色结晶性粉末。

2. 对照品编号与批号　100596-200601

3. 结构类型　孕甾烷

非 那 雄 胺

英文名　Finasteride

分子式　$C_{23}H_{36}N_2O_2$

分子量　372.54

CAS号　98319-26-7

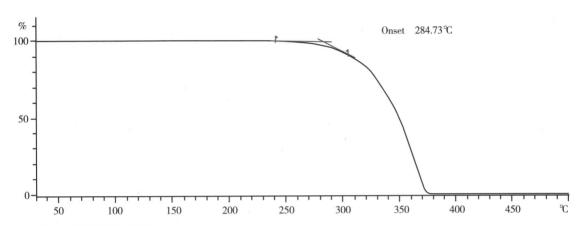

▲ 图1　非那雄胺 TG 图

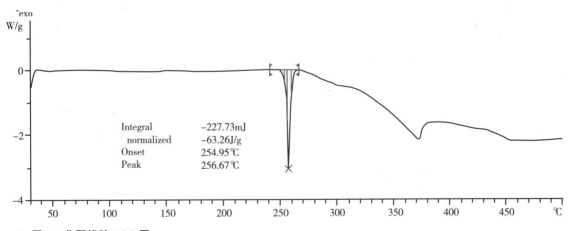

▲ 图2　非那雄胺 DSC 图

备注

1. **中文化学名**　N-(1,1-二甲基乙基)-3-氧代-4-氮杂-5α-雄甾-1-烯-17β-酰胺

2. **英文化学名**　N-(1,1-dimethylethyl)-3-oxo-4-aza-5α-androst-1-ene-17β-carboxamide

3. **性状**　本品为白色或类白色结晶性粉末。

4. **溶解性**　本品在三氯甲烷、DMSO、乙醇和甲醇中易溶，在 0.1mol/L 盐酸溶液、0.1mol/L 氢氧化钠溶液和水中极微溶。

5. **对照品编号与批号**　100611-200301

6. **结构类型**　雄甾烷

比 卡 鲁 胺

英文名　Bicalutamide

分子式　$C_{18}H_{14}F_4N_2O_4S$

分子量　430.37

CAS号　90357-06-5

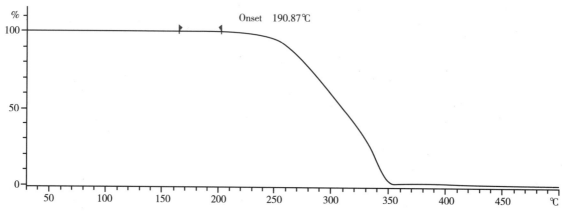

▲ 图1　比卡鲁胺 TG 图

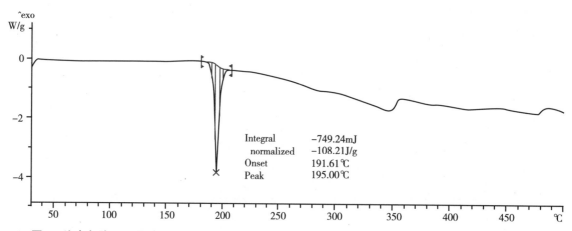

▲ 图2　比卡鲁胺 DSC 图

备注

1. **中文化学名**　N-[4-氰基-3-(三氟甲基)苯基]-3-(4-氟苯硫酰基)-2-甲基-2-羟基丙酰胺

2. **英文化学名**　N-[4-cyano-3-(trifluoromethyl)phenyl]-3-[(4-fluorophenyl)sulfonyl]-2-hydroxy-2-methylpropanamide

3. **性状**　本品为白色结晶性粉末。

4. **对照品编号与批号**　100627-200401

5. **结构类型**　酰化苯胺类

琥珀酸甲泼尼龙

英文名　Methylprednisolone Hemisuccinate

分子式　$C_{26}H_{34}O_8$

分子量　474.55

CAS号　2921-57-5

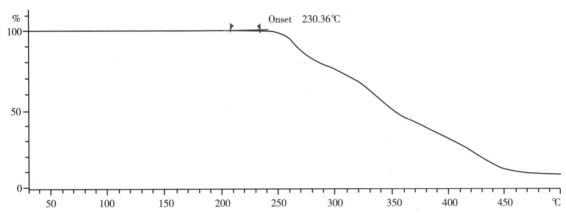

▲ 图1　琥珀酸甲泼尼龙 TG 图

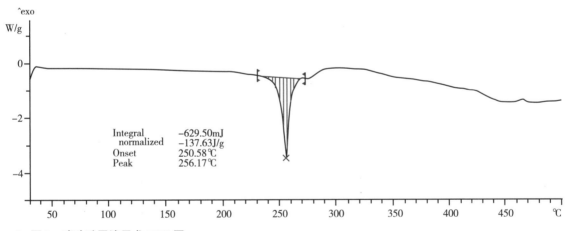

▲ 图2　琥珀酸甲泼尼龙 DSC 图

备注

1. **中文化学名**　11β,17α,21-三羟基-6α-甲基孕甾-1,4-二烯-3,20-二酮-21-琥珀酸酯

2. **英文化学名**　11β,17α,21-trihydroxy-6α-methyl-pregna-1,4-diene-3, 20-dione-21-succinic acid

3. **性状**　本品为类白色结晶性粉末；无臭，有引湿性。

4. **溶解性**　本品在四氢呋喃中易溶，在二氧六环中溶解，在乙醇厚或丙酮中略溶，在水中或三氯甲烷中几乎不溶。

5. **对照品编号与批号**　100827-200501

6. **结构类型**　孕甾烷

甲泼尼龙

英文名 Methylprednisolone

分子式 C₂₂H₃₀O₅

分子量 374.47

CAS号 83-43-2

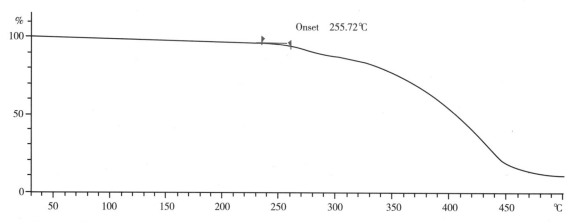

▲ 图1 甲泼尼龙 TG 图

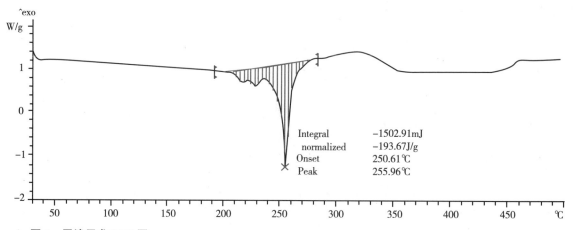

▲ 图2 甲泼尼龙 DSC 图

备注

1. 中文化学名 11β,17α,21-三羟基-6α-甲基孕甾-1,4-二烯-3,20-二酮

2. 英文化学名 11β,17α,21-trihydroxy-6α-methyl-pregna-1,4-diene-3,20-dione

3. 性状 本品为白色结晶性粉末；无臭。

4. 溶解性 本品在甲醇、乙醇或二氧六环中略溶，在丙酮中微溶，在三氯甲烷中极微溶解，在水或乙醚中几乎不溶。

5. 对照品编号与批号 100828-200501

6. 结构类型 孕甾烷

羟苯乙酯

英文名 Ethylparaben

分子式 C$_9$H$_{10}$O$_3$

分子量 166.17

CAS号 120-47-8

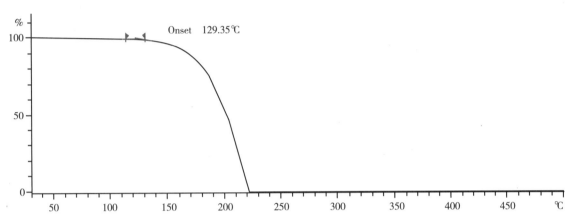

▲ 图 1　羟苯乙酯 **TG** 图

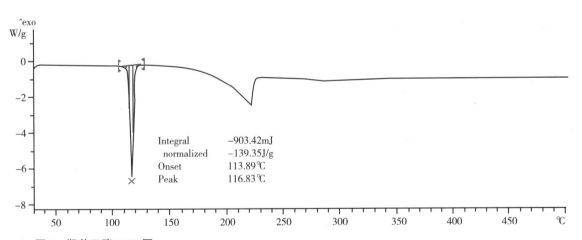

▲ 图 2　羟苯乙酯 **DSC** 图

备注

1. **中文化学名**　4-羟基苯甲酸乙酯

2. **英文化学名**　ethyl 4-hydroxybenzoate

3. **性状**　本品为白色结晶性粉末；无臭或有轻微的特殊香气，味微苦、灼麻。

4. **溶解性**　本品在甲醇、乙醇或乙醚中易溶，在三氯甲烷中略溶，在甘油中微溶，在水中几乎不溶。

5. **对照品编号与批号**　100847-201102

雌 酮

英文名 Estrone

分子式 C₁₈H₂₂O₂

分子量 270.37

CAS号 53-16-7

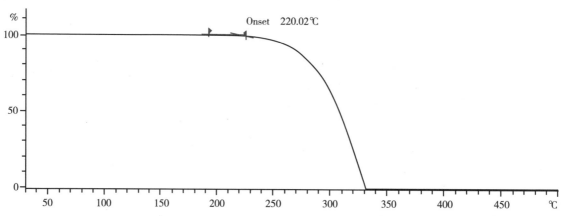

▲ 图1　雌酮 TG 图

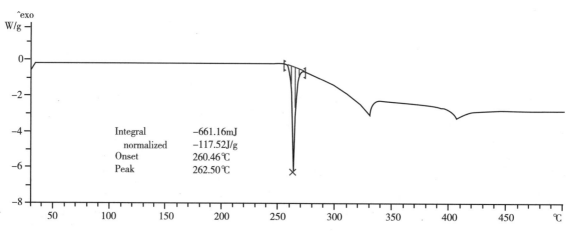

▲ 图2　雌酮 DSC 图

备注

1. 中文化学名　3-羟基雌甾-1,3,5(10)-三烯-17-酮

2. 英文化学名　3-hydroxyestra-1,3,5(10)-trien-17-one

3. 性状　本品为白色结晶性粉末。

4. 对照品编号与批号　100849-200501

5. 结构类型　雌甾烷

氢化可的松琥珀单酯

英文名 Hydrocortisone Hemisuccinate

分子式 C$_{25}$H$_{34}$O$_8$

分子量 462.54

CAS号 2203-97-6

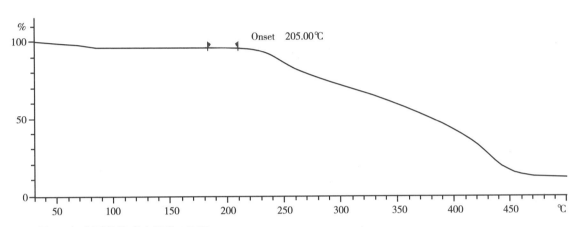

▲ 图1 氢化可的松琥珀单酯 TG 图

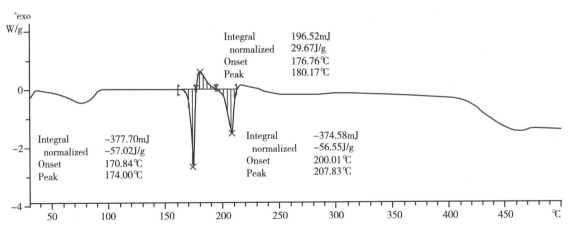

▲ 图2 氢化可的松琥珀单酯 DSC 图

备注

1. 中文化学名 11β,17α,21-三羟基孕甾-4-烯-3,20-二酮-21-琥珀酸单酯

2. 英文化学名 11β,17α,21-trihydroxy-4-pregnene-3,20-dione 21-hemisuccinate

3. 性状 本品为白色或类白色粉末。

4. 溶解性 本品极易溶解于甲醇，易溶于无水乙醇和丙酮，略溶于乙醇，不溶于水。

5. 对照品编号与批号 100906-200701

6. 结构类型 孕甾烷

雌　三　醇

英文名　Estriol

分子式　$C_{18}H_{24}O_3$

分子量　288.38

CAS号　50-27-1

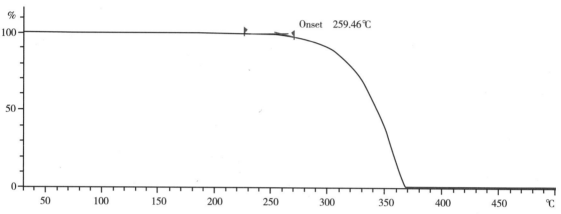

▲ 图1　雌三醇 TG 图

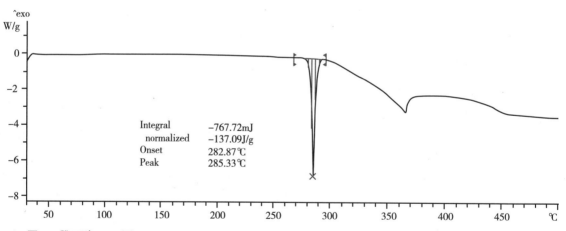

▲ 图2　雌三醇 DSC 图

备注

1. **中文化学名**　1,3,5(10)-三烯-3β,16α,17β-三醇-16,17-二羟甾醇

2. **英文化学名**　16α,17β-estra-1,3,5(10)-triene-3,16,17-triol

3. **性状**　本品为白色或类白色结晶性粉末；无臭。

4. **溶解性**　本品在乙醇中极微溶解，在水中几乎不溶。

5. **对照品编号与批号**　100934-200701

6. **结构类型**　雌甾烷

孕 三 烯 酮

英文名　Gestrinone

分子式　$C_{21}H_{24}O_2$

分子量　308.41

CAS号　16320-04-0

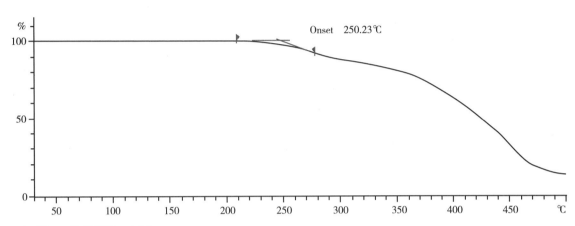

▲ 图1　孕三烯酮 TG 图

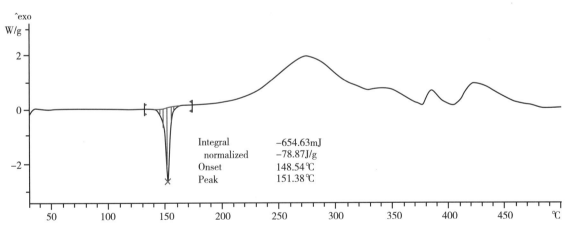

▲ 图2　孕三烯酮 DSC 图

备注

1. **中文化学名**　D-18-甲基-17α-乙炔基-17β-羟基-4,9,11-雌甾三烯-3-酮

2. **英文化学名**　13-ethyl-17α-hydroxy-18,19-dinorpregna-4,9,11-trien-20-yn-3-one

3. **性状**　本品为淡黄色结晶性粉末；无臭，无味。

4. **溶解性**　本品在三氯甲烷、丙酮中易溶，在无水乙醇中溶解，在水中几乎不溶。

5. **对照品编号与批号**　100987-201101

6. **结构类型**　孕甾烷

布地奈德

英文名　Budesonide

分子式　$C_{25}H_{34}O_6$

分子量　430.53

CAS号　51333-22-3

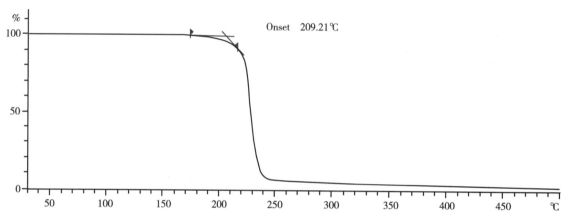

▲ 图1　布地奈德 TG 图

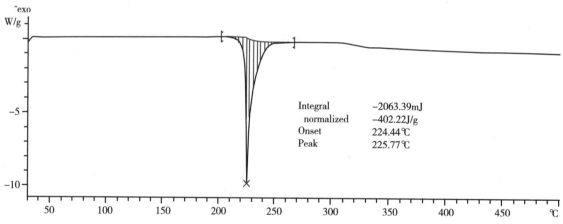

▲ 图2　布地奈德 DSC 图

备注

1. 性状　本品为白色或类白色结晶性粉末。

2. 对照品编号与批号　100989-200801

3. 结构类型　孕甾烷

重酒石酸肾上腺素

英文名 Adrenaline Bitartrate

分子式 $C_9H_{13}NO_3 \cdot C_4H_6O_6$

分子量 333.29

CAS号 51-42-3

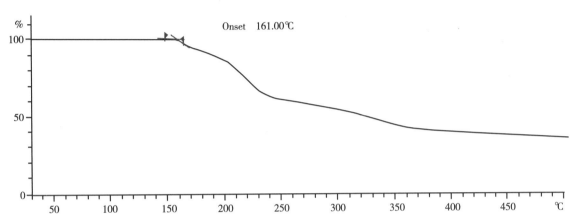

▲ **图1** 重酒石酸肾上腺素 TG 图

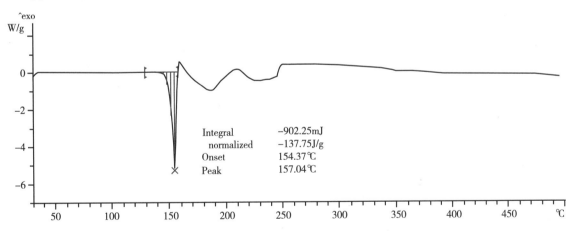

▲ **图2** 重酒石酸肾上腺素 DSC 图

备注

1. **中文化学名** L-3,4-二羟基-α-[(甲氨基)甲基]苄醇-D-酒石酸氢盐

2. **英文化学名** (1R)-1-(3,4-dihydroxyphenyl)-2-(methylamine)ethanol hydrogen (2R,3R)-2,3-dihydroxybutanedioate

3. **性状** 本品为白色结晶性粉末。

4. **溶解性** 本品在水中易溶，在乙醇中微溶。

5. **对照品编号与批号** 101120-201001

6. **结构类型** 肾上腺素类

可 的 松

英文名　Cortisone

分子式　$C_{21}H_{28}O_5$

分子量　360.44

CAS号　53-06-5

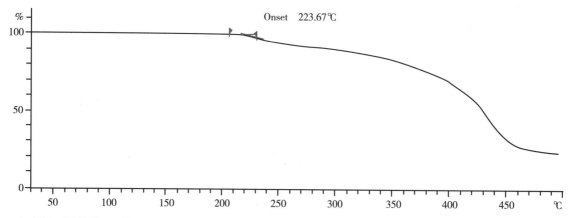

▲ 图1　可的松 TG 图

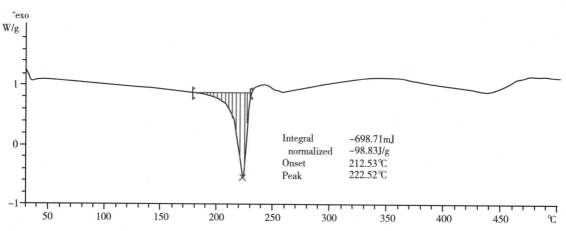

▲ 图2　可的松 DSC 图

备注

1. 中文化学名　17-羟基-11-脱氢皮质甾酮

2. 英文化学名　17α,21-dihydroxypregn-4-ene-3,11,20-trione

3. 性状　本品为白色结晶性粉末。

4. 对照品编号与批号　101128-201001

5. 结构类型　孕甾烷

美 雄 诺 龙

英文名 Mestanolone

分子式 $C_{20}H_{32}O_2$

分子量 304.47

CAS号 521-11-9

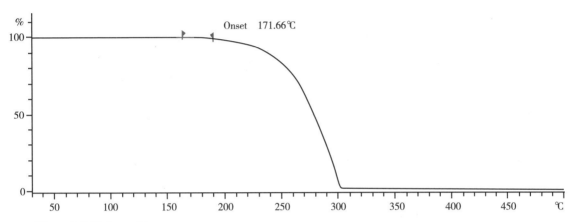

图1 美雄诺龙 TG 图

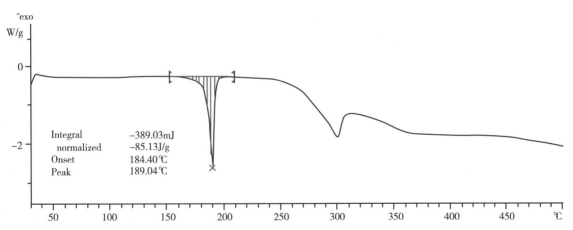

图2 美雄诺龙 DSC 图

备注

1. **溶解性** 本品在水中不溶，在丙酮、乙醇、乙醚或乙酸乙酯中溶解。

2. **对照品编号与批号** 101155-201001

3. **结构类型** 雄甾烷

解热镇痛类

安 乃 近

英文名 Metamizole Sodium

分子式 $C_{13}H_{16}N_3NaO_4S \cdot H_2O$

分子量 351.36

CAS号 5907-38-0

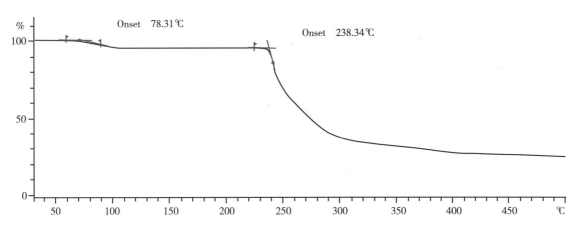

▲ **图1** 安乃近 **TG** 图

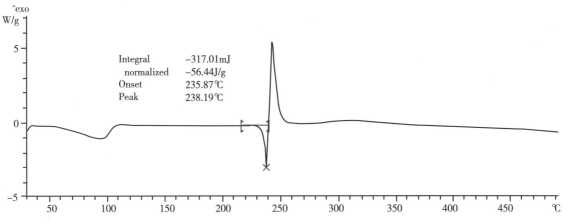

▲ **图2** 安乃近 **DSC** 图

备注

1. **中文化学名** [(1,5-二甲基-2-苯基-3-氧代-2,3-二氢-1*H*-吡唑-4-基)甲氨基]甲烷磺酸钠盐一水合物

2. **英文化学名** [(2,3-dihydro-1,5-dimethyl-3-oxo-2-phenyl-1*H*-pyrazol-4-yl)methylamino]methane sulfonic acid sodium salt monohydrate

3. **性状** 本品为白色至略带微黄色的结晶或结晶性粉末；无臭，味微苦；水溶液放置后渐变黄色。

4. **溶解性** 本品在水中易溶，在乙醇中略溶，在乙醚中几乎不溶。

5. **对照品编号与批号** 100002-200605

6. **结构类型** 芳基烷酸类

对乙酰氨基酚

英文名　Paracetamol

分子式　$C_8H_9NO_2$

分子量　151.16

CAS号　103-90-2

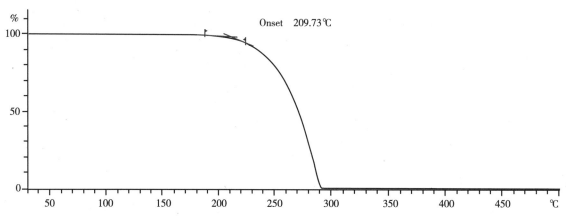

▲ 图1　对乙酰氨基酚 TG 图

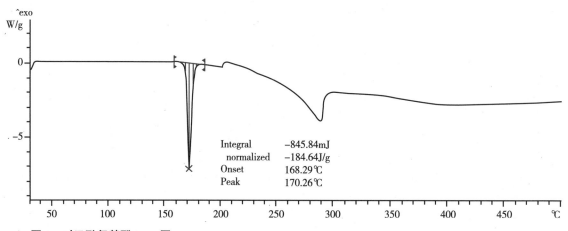

▲ 图2　对乙酰氨基酚 DSC 图

备注

1. **中文化学名**　4′-羟基乙酰苯胺

2. **英文化学名**　N-(4-hydroxyphenyl)acetamide

3. **性状**　本品为白色结晶或结晶性粉末；无臭，味微苦。

4. **溶解性**　本品在热水或乙醇中易溶，在丙酮中溶解，在水中略溶。

5. **对照品编号与批号**　100018-200408

6. **结构类型**　酰化苯胺类

4-*N*-去甲基安乃近

英文名 4-*N*-Demethylanalgin

分子式 C$_{12}$H$_{14}$N$_3$NaO$_4$S

分子量 319.31

CAS号 129-89-5

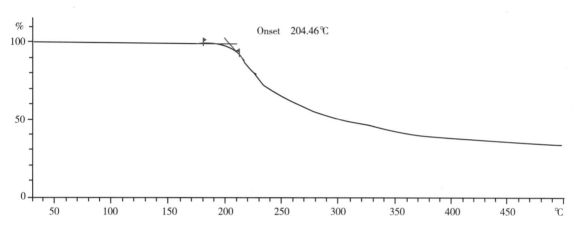

▲ 图1 4-*N*-去甲基安乃近 TG 图

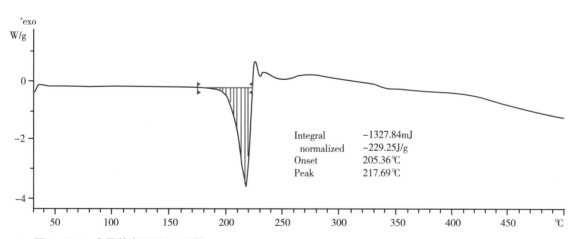

▲ 图2 4-*N*-去甲基安乃近 DSC 图

备注

1. **中文化学名** ［甲基(5-甲基-3-氧代-2-苯基-2,3-二氢-1*H*-吡唑-4-基)氨基］甲磺酸钠

2. **英文化学名** sodium ［methyl (5-methyl-3-oxo-2-phenyl-2,3-dihydro-1*H*-pyrazol-4-yl) amino］methanesulfonate

3. **性状** 本品为白色粉末。

4. **对照品编号与批号** 100054-201104

5. **结构类型** 酰化苯胺类

水 杨 酸

英文名　Salicylic Acid

分子式　$C_7H_6O_3$

分子量　138.12

CAS号　69-72-7

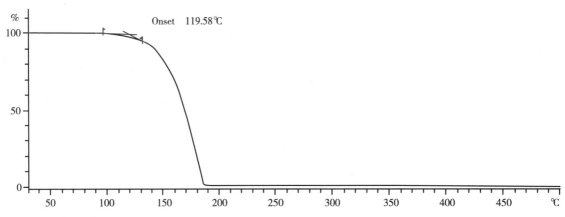

▲ 图1　水杨酸 **TG** 图

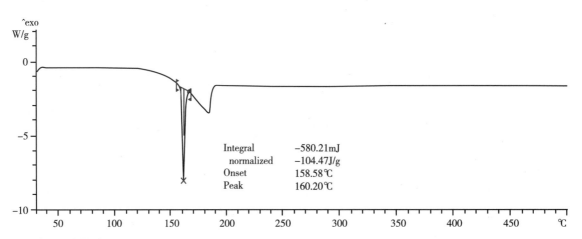

▲ 图2　水杨酸 **DSC** 图

备注

1. 中文化学名　2-羟基苯甲酸

2. 英文化学名　2-hydroxybenzoic acid

3. 性状　本品为白色细微的针状结晶或白色结晶性粉末；无臭或几乎无臭，味微甜，后转不适；水溶液显酸性反应。

4. 对照品编号与批号　100106-201104

5. 结构类型　芳基烷酸类

阿 司 匹 林

英文名 Aspirin

分子式 $C_9H_8O_4$

分子量 180.16

CAS号 50-78-2

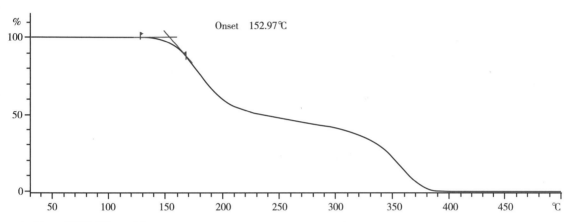

▲ 图1 阿司匹林 TG 图

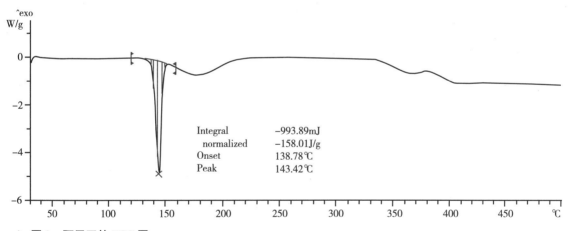

▲ 图2 阿司匹林 DSC 图

备注

1. **中文化学名** 2-(乙酰氧基)苯甲酸

2. **英文化学名** 2-(acetyloxy)benzoic acid

3. **性状** 本品为白色结晶或结晶性粉末；无臭或微带乙酸臭，味微酸；遇湿气即缓缓水解。

4. **溶解性** 本品在乙醇中易溶，在三氯甲烷或乙醚中溶解，在水或无水乙醚中微溶；在氢氧化钠溶液或碳酸钠溶液中溶解，但同时分解。

5. **对照品编号与批号** 100113-2011404

6. **结构类型** 芳基烷酸类

6-甲氧基-2-萘乙酮

英文名　6-Methoxy- 2-Acetonaphthone

分子式　$C_{13}H_{12}O_2$

分子量　200.23

CAS号　3900-45-6

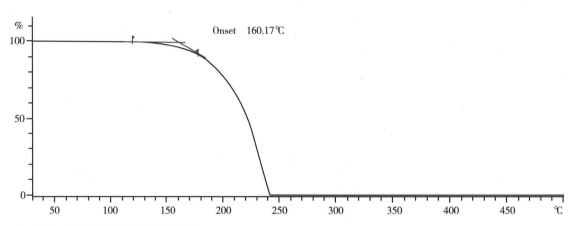

▲ 图1　6-甲氧基-2-萘乙酮 TG 图

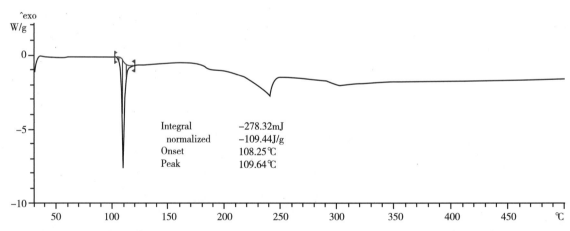

▲ 图2　6-甲氧基-2-萘乙酮 DSC 图

备注

1. **性状**　本品为白色结晶粉末。

2. **对照品编号与批号**　100140-200303

3. **结构类型**　芳基烷酸类

盐酸奈福泮

英文名　Nefopam Hydrochloride

分子式　$C_{17}H_{19}NO \cdot HCl$

分子量　289.80

CAS号　23327-57-3

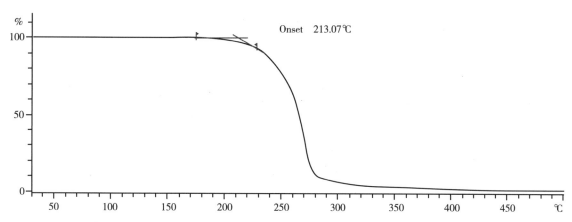

▲ 图1　盐酸奈福泮 TG 图

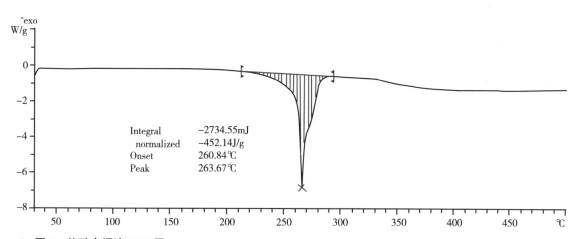

▲ 图2　盐酸奈福泮 DSC 图

备注

1. **中文化学名**　5-甲基-1-苯基-3,4,5,6-四氢-1H-2,5-氧氮苯并辛因盐酸盐

2. **英文化学名**　3,4,5,6-tetrahydro-5-methyl-1-phenyl-1H-2,5-benzoxazocine hydrochloride

3. **性状**　本品为白色结晶性粉末；无臭，味微苦。

4. **溶解性**　本品在水中略溶，在乙醇中微溶。

5. **对照品编号与批号**　100168-200602

6. **结构类型**　苯并氮杂䓬类

吡罗昔康

英文名　Piroxicam
分子式　C₁₅H₁₃N₃O₄S
分子量　331.35
CAS号　36322-90-4

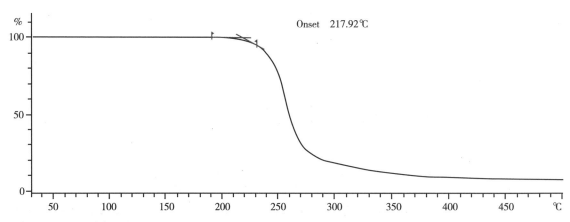

▲ 图1　吡罗昔康 TG 图

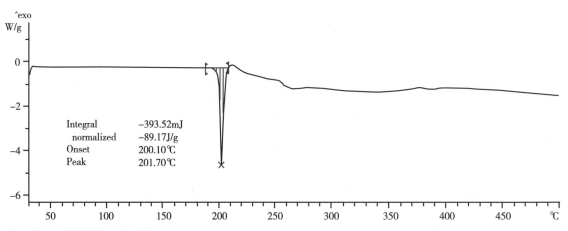

▲ 图2　吡罗昔康 DSC 图

备注

1. **中文化学名**　2-甲基-4-羟基-N-(2-吡啶基)-2H-1,2-苯并噻嗪-3-甲酰胺-1,1-二氧化物

2. **英文化学名**　4-hydroxy-2-methyl-N-2-pyridinyl-2H-1,2-benzothiazine-3-carboxamide-1,1-dioxide

3. **性状**　本品为类白色至微黄绿色的结晶性粉末；无臭，无味。

4. **溶解性**　本品在三氯甲烷中易溶，在丙酮中略溶，在乙醇或乙醚中微溶，在水中几乎不溶；在酸中溶解，在碱中略溶。

5. **对照品编号与批号**　100177-200603

6. **结构类型**　1,2-苯并噻嗪类

布 洛 芬

英文名 Ibuprofen
分子式 $C_{13}H_{18}O_2$
分子量 206.28
CAS号 15687-27-1

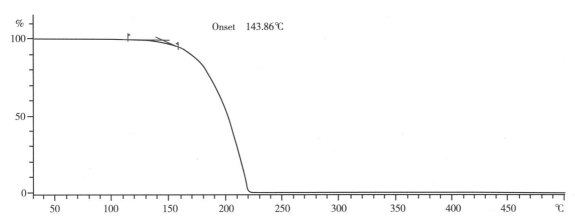

▲ 图1 布洛芬 TG 图

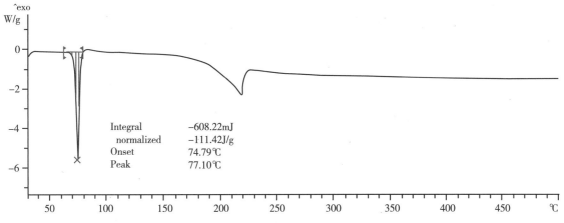

▲ 图2 布洛芬 DSC 图

备注

1. **中文化学名** α-甲基-4-(2-甲基丙基)苯乙酸

2. **英文化学名** α-methyl-4-(2-methylpropyl)benzene acetic acid

3. **性状** 本品为白色结晶性粉末；稍有特异臭，几乎无味。

4. **溶解性** 本品在乙醇、丙酮、三氯甲烷或乙醚中易溶，在水中几乎不溶；在氢氧化钠或碳酸钠试液中易溶。

5. **对照品编号与批号** 100179-201105

6. **结构类型** 芳基烷酸类

萘 普 生

英文名　Naproxen

分子式　$C_{14}H_{14}O_3$

分子量　230.26

CAS号　22204-53-1

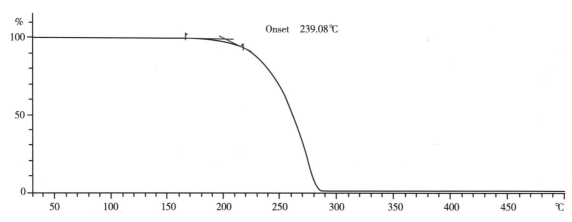

图1　萘普生 TG 图

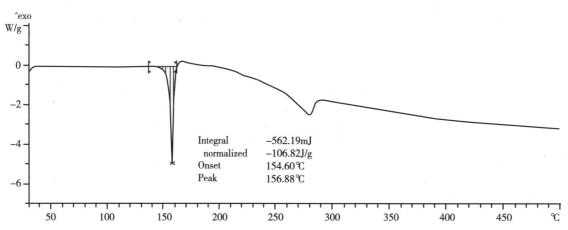

图2　萘普生 DSC 图

备注

1. **中文化学名**　(+)-(S)-α-甲基-6-甲氧基-2-萘乙酸

2. **英文化学名**　(aS)-6-methoxy-α-methyl-2-naphthaleneacetic acid

3. **性状**　本品为白色或类白色结晶性粉末；无臭或几乎无臭。

4. **溶解性**　本品在甲醇、乙醇或三氯甲烷中溶解，在乙醚中略溶，在水中几乎不溶。

5. **对照品编号与批号**　100198-201004

6. **结构类型**　芳基烷酸类

水 杨 酸 镁

英文名 Magnesium Salicylate

分子式 $C_{14}H_{10}MgO_6 \cdot 4H_2O$

分子量 370.60

CAS号 18917-95-8

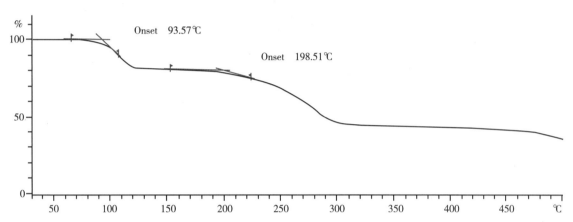

▲ **图1** 水杨酸镁 TG 图

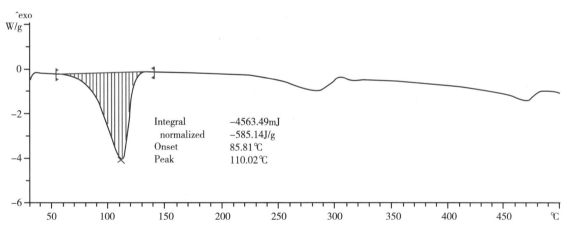

▲ **图2** 水杨酸镁 DSC 图

备注

1. 性状 本品为白色结晶性粉末；无臭；有风化性；水溶液显微酸性反应。

2. 溶解性 本品在乙醇中易溶，在水中溶解。

3. 对照品编号与批号 100208-200102

4. 结构类型 芳基烷酸类

盐酸苯丙醇胺

英文名 Phenylpropanolamine Hydrochloride

分子式 $C_9H_{13}NO \cdot HCl$

分子量 187.67

CAS号 154-41-6

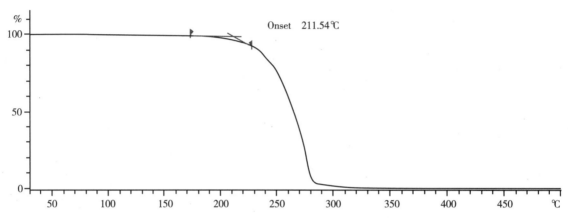

▲ 图1　盐酸苯丙醇胺 TG 图

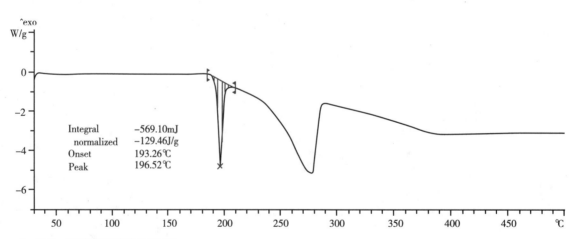

▲ 图2　盐酸苯丙醇胺 DSC 图

备注

1. 性状　本品为白色结晶性粉末。

2. 对照品编号与批号　100217-200303

3. 结构类型　芳基烷酸类

盐酸罗通定

英文名 Rotundine Hydrochloride

分子式 $C_{21}H_{25}NO_4 \cdot HCl$

分子量 391.89

CAS号 2506-20-9

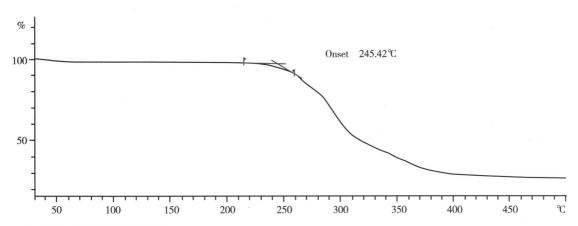

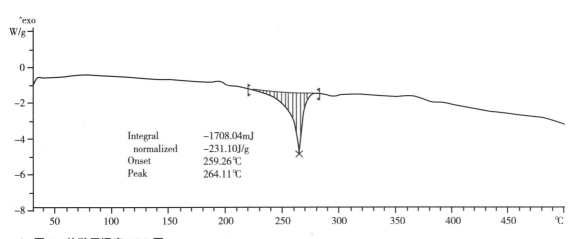

▲ 图1 盐酸罗通定 TG 图

▲ 图2 盐酸罗通定 DSC 图

备注

1. **中文化学名** 2,3,9,10-四甲氧基-5,8,13,13α-四氢-6H-二苯并[a,g]喹嗪盐酸盐

2. **性状** 本品为白色至微黄色的结晶;无臭,味苦;遇光受热易变黄。

3. **溶解性** 本品在三氯甲烷、甲醇或沸水中溶解,在水中略溶,在无水乙醇中微溶,在乙醚或丙酮中几乎不溶。

4. **对照品编号与批号** 100222-200702

5. **结构类型** 苯并喹嗪类

贝 诺 酯

英文名　Benorilate

分子式　$C_{17}H_{15}NO_5$

分子量　313.31

CAS号　5003-48-5

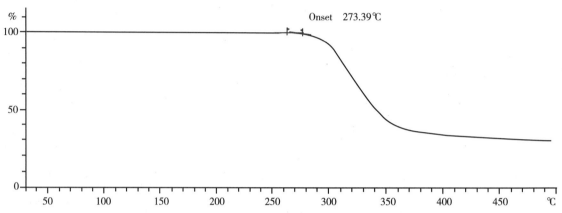

▲ 图1　贝诺酯 TG 图

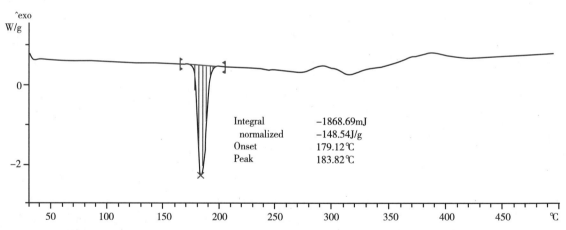

▲ 图2　贝诺酯 DSC 图

备注

1. **中文化学名**　2-乙酰氧基苯甲酸-4-乙酰氨基苯酯

2. **英文化学名**　2-(acetyloxy)benzoic acid-4-(acetylamino)phenyl ester

3. **性状**　本品为白色结晶或结晶性粉末；无臭，无味。

4. **溶解性**　本品在沸乙醇中易溶，在沸甲醇中溶解，在甲醇或乙醇中微溶，在水中不溶。

5. **对照品编号与批号**　100225-200502

6. **结构类型**　水杨酸类

吲哚美辛

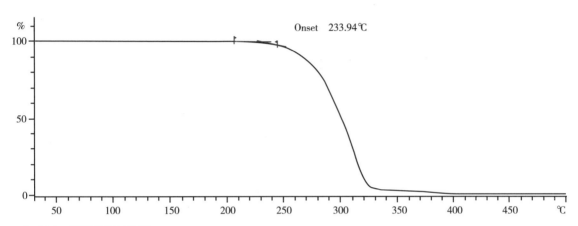

英文名　Indometacin
分子式　$C_{19}H_{16}ClNO_4$
分子量　357.79
CAS号　53-86-1

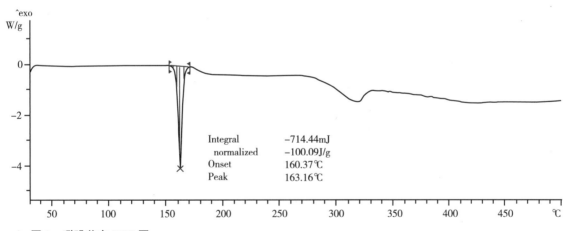

▲ 图1　吲哚美辛 TG 图

▲ 图2　吲哚美辛 DSC 图

备注

1. **中文化学名**　2-甲基-1-(4-氯苯甲酰基)-5-甲氧基-1*H*-吲哚-3-乙酸

2. **英文化学名**　1-(4-chlorobenzoyl)-5-methoxy-2-methyl-1*H*-indole-3-acetic acid

3. **性状**　本品为类白色至微黄色结晶性粉末；几乎无臭，无味。

4. **溶解性**　本品在丙酮中溶解，在甲醇、乙醇、三氯甲烷或乙醚中略溶，在甲苯中极微溶解，在水中几乎不溶。

5. **对照品编号与批号**　100258-200904

6. **结构类型**　芳基烷酸类

氢溴酸高乌甲素

英文名　Lappaconitine Hydrobromide

分子式　$C_{32}H_{44}N_2O_8 \cdot HBr \cdot H_2O$

分子量　683.64

CAS号　97792−45−5

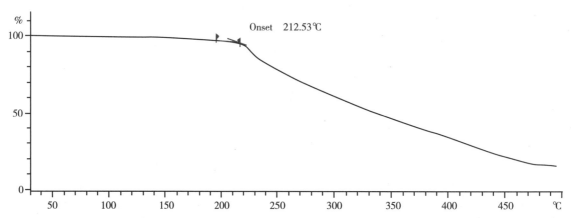

▲ 图1　氢溴酸高乌甲素 TG 图

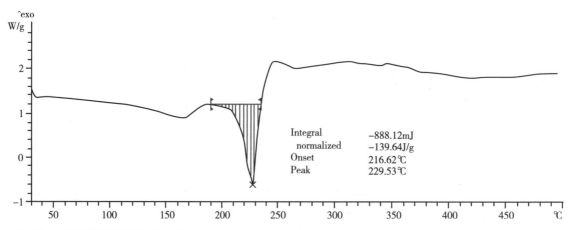

▲ 图2　氢溴酸高乌甲素 DSC 图

备注

1. 中文化学名　（1α,14α,16β）−20−乙基−1,14,16−三甲氧乌头烷−4,8,9−三醇−4−[2−（乙酰氨基）苯甲酸酯]氢溴酸盐一水化合物

2. 英文化学名　（1α,14α,16β）−20−ethyl−1,14,16−trimethoxyaconitane−4,8,9−triol 4−[2−（acetylamino）benzoate] hydrobromide monohydrate

3. 性状　本品为白色结晶，无臭，味苦。

4. 对照品编号与批号　100289−200902

萘普生钠

英文名 Naproxen Sodium
分子式 C$_{14}$H$_{13}$NaO$_3$
分子量 252.24
CAS号 26159-34-2

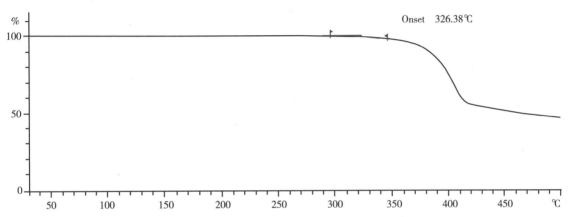

▲ **图1** 萘普生钠 TG 图

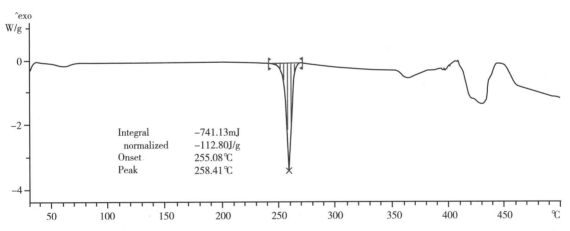

▲ **图2** 萘普生钠 DSC 图

备注

1. **性状** 本品为白色或类白色结晶性粉末；无臭；微有引湿性。

2. **溶解性** 本品在水中易溶，在甲醇中溶解，在乙醇中略溶，在丙酮中极微溶解，在三氯甲烷或甲苯中几乎不溶。

3. **对照品编号与批号** 100330-200101

4. **结构类型** 芳基烷酸类

双氯芬酸钠

英文名 Diclofenac Sodium

分子式 $C_{14}H_{10}Cl_2NNaO_2$

分子量 318.13

CAS号 15307-79-6

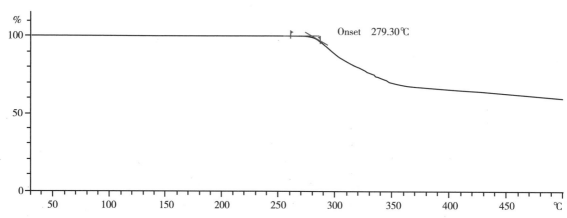

▲ 图1 双氯芬酸钠 TG 图

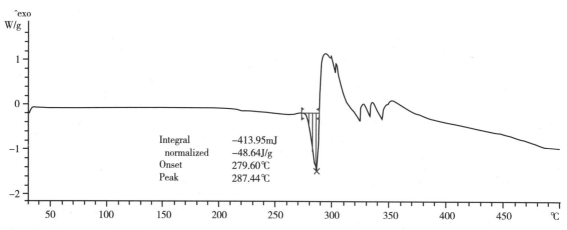

▲ 图2 双氯芬酸钠 DSC 图

备注

1. 中文化学名 2-[(2,6-二氯苯基)氨基]-苯乙酸钠

2. 英文化学名 2-[(2,6-dichlorophenyl)amino]benzene acetic acid

3. 性状 本品为白色或类白色结晶性粉末；有刺鼻感与引湿性。

4. 溶解性 本品在乙醇中易溶，在水中略溶，在三氯甲烷中不溶。

5. 对照品编号与批号 100334-200302

6. 结构类型 芳基烷酸类

舒 林 酸

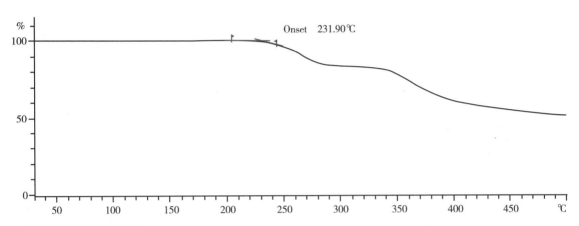

英文名 Sulindac

分子式 C$_{20}$H$_{17}$FO$_3$S

分子量 356.41

CAS号 38194-50-2

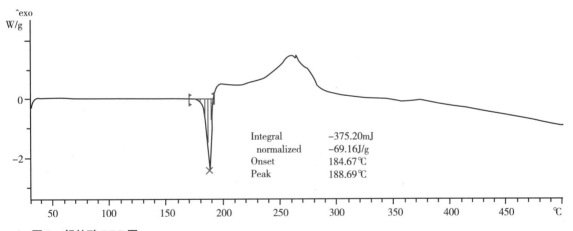

▲ **图1** 舒林酸 TG 图

▲ **图2** 舒林酸 DSC 图

备注

1. 中文化学名 （Z）-5-氟-2-甲基-1-[（4-甲亚磺酰苯基）亚甲基]-1H-茚-3-醋酸

2. 英文化学名 （Z）-5-fluoro-2-methyl-1-[[4-(methylsulfinyl)phenyl]methylene]-1H-indene-3-acetic acid

3. 性状 本品为橙黄色结晶性粉末；无臭，味微苦。

4. 溶解性 本品在二氯甲烷或甲醇中略溶，在乙醇或乙酸乙酯中微溶，在水中几乎不溶。

5. 对照品编号与批号 100335-200001

6. 结构类型 芳基烷酸类

酮 洛 芬

英文名 Ketoprofen

分子式 $C_{16}H_{14}O_3$

分子量 254.28

CAS号 22071-15-4

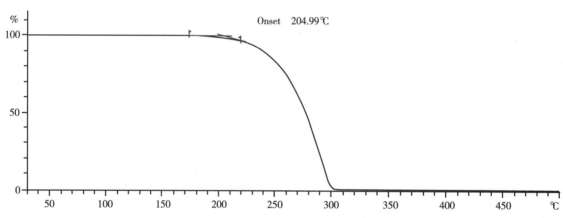

Onset 204.99℃

▲ 图1 酮洛芬 TG 图

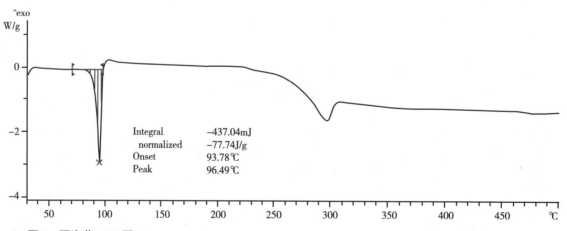

Integral −437.04mJ
normalized −77.74J/g
Onset 93.78℃
Peak 96.49℃

▲ 图2 酮洛芬 DSC 图

备注

1. 中文化学名 α-甲基-3-苯甲酰基-苯乙酸

2. 英文化学名 3-benzoyl-α-methylbenzene acetic acid

3. 性状 本品为白色结晶性粉末；无臭或几乎无臭。

4. 溶解性 本品在甲醇中极易溶，在乙醇、丙酮或乙醚中易溶，在水中几乎不溶。

5. 对照品编号与批号 100337-201003

6. 结构类型 芳基烷酸类

奥 沙 普 秦

英文名 Oxaprozin

分子式 C$_{18}$H$_{15}$NO$_3$

分子量 293.32

CAS号 21256-18-8

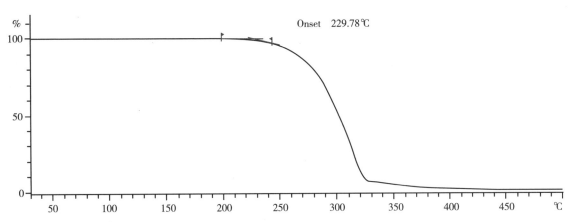

▲ 图1 奥沙普秦 TG 图

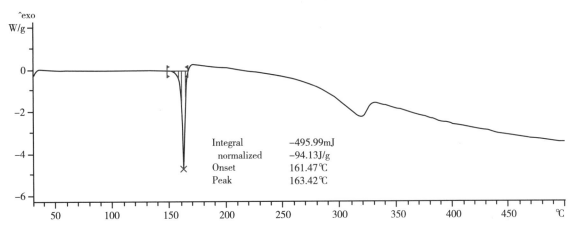

▲ 图2 奥沙普秦 DSC 图

备注

1. **中文化学名** 4,5-二苯基-2-噁唑丙酸

2. **英文化学名** 4,5-diphenyl-2-oxazolepropionic acid

3. **性状** 本品为白色或类白色结晶性粉末；无臭或稍有特异臭，味微苦。

4. **溶解性** 本品在二甲基酰胺或二氧六环中易溶，在三氯甲烷中溶解，在无水乙醇中略溶，在乙醚、苯中微溶，在水中几乎不溶，在醋酸中溶解。

5. **对照品编号与批号** 100353-200301

6. **结构类型** 芳基烷酸类

芬 布 芬

英文名 Fenbufen

分子式 $C_{16}H_{14}O_3$

分子量 254.28

CAS号 36330-85-5

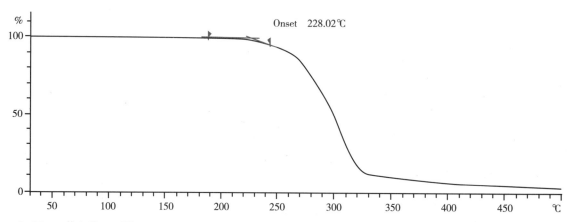

▲ 图 1 芬布芬 TG 图

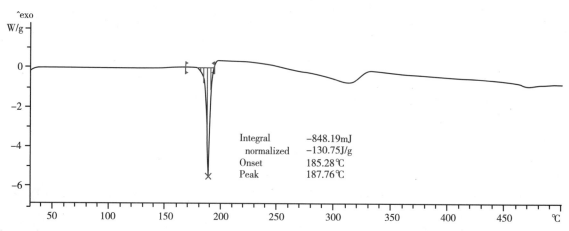

▲ 图 2 芬布芬 DSC 图

备注

1. **中文化学名** 3-(4-联苯基羰基)丙酸

2. **英文化学名** 3-(4-biphenylcarbonyl)propionic acid

3. **性状** 本品为白色或类白色结晶性粉末；无臭，味酸。

4. **溶解性** 本品在乙醇中溶解，在水中几乎不溶；在热碱溶液中易溶。

5. **对照品编号与批号** 100415-201102

6. **结构类型** 芳基烷酸类

盐酸金刚烷胺

英文名 Amantadine Hydrochloride

分子式 $C_{10}H_{17}N \cdot HCl$

分子量 187.71

CAS号 665-66-7

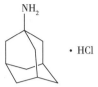

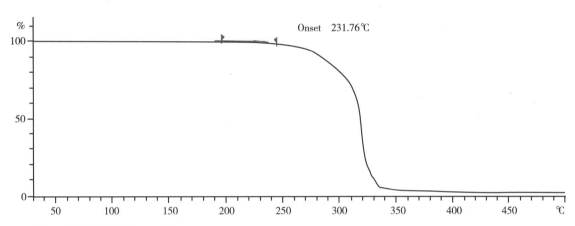

▲ **图1** 盐酸金刚烷胺 TG 图

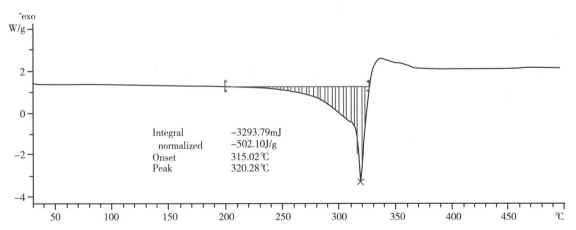

▲ **图2** 盐酸金刚烷胺 DSC 图

备注

1. **中文化学名** 三环[3.3.1.1³,⁷]癸烷-1-胺盐酸盐

2. **英文化学名** tricyclo[3.3.1.1³,⁷]decan-1-amine hydrochloride

3. **性状** 本品为白色结晶或结晶性粉末；无臭，味苦。

4. **溶解性** 本品在水或乙醇中易溶，在三氯甲烷中溶解。

5. **对照品编号与批号** 100426-201002

6. **结构类型** 环烷胺类

保 泰 松

英文名　Phenylbutazone

分子式　$C_{19}H_{20}N_2O_2$

分子量　308.37

CAS号　50-33-9

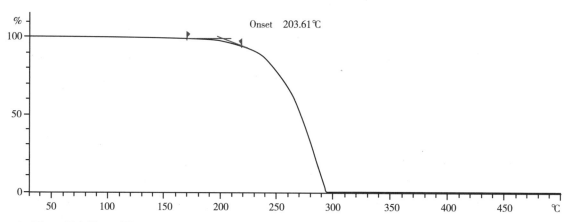

▲ 图1　保泰松 TG 图

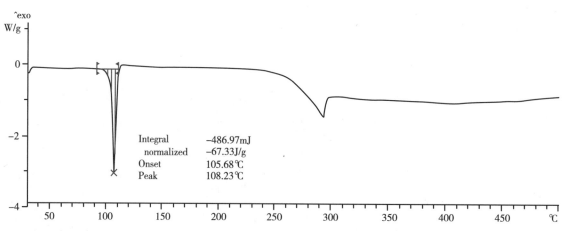

▲ 图2　保泰松 DSC 图

备注

1. 中文化学名　4-丁基-1,2-二苯基-3,5-吡唑烷二酮

2. 英文化学名　4-butyl-1,2-diphenylpyrazolidine-3,5-dione

3. 对照品编号与批号　100481-200601

4. 结构类型　吡唑酮类

水 杨 酰 胺

英文名 Salicylamide

分子式 $C_7H_7NO_2$

分子量 137.14

CAS号 65-45-2

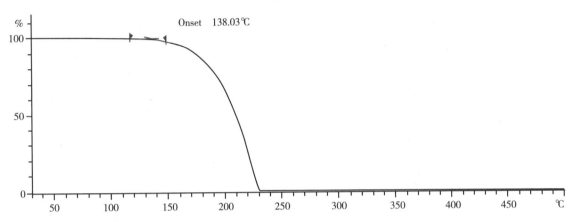

Onset 138.03℃

▲ 图1 水杨酰胺 TG 图

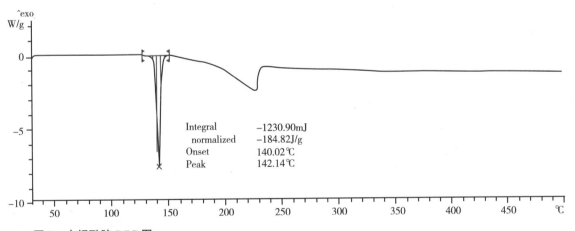

Integral	−1230.90mJ
normalized	−184.82J/g
Onset	140.02℃
Peak	142.14℃

▲ 图2 水杨酰胺 DSC 图

备注

1. **中文化学名** 2-羟基苯甲酰胺

2. **英文化学名** 2-hydroxybenzamide

3. **性状** 本品为白色结晶性粉末。

4. **对照品编号与批号** 100485-200301

5. **结构类型** 水杨酸类

非 普 拉 宗

英文名　Feprazone

分子式　$C_{20}H_{20}N_2O_2$

分子量　320.39

CAS号　30748-29-9

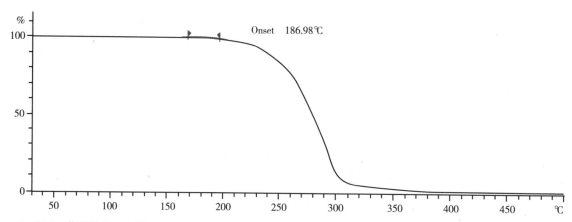

▲ 图1　非普拉宗 TG 图

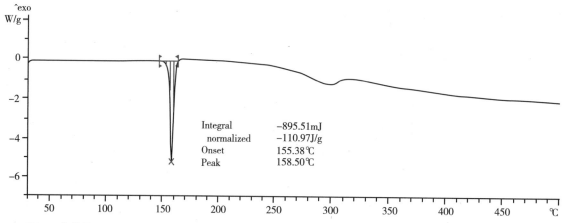

▲ 图2　非普拉宗 DSC 图

备注

1. **中文化学名**　1,2-二苯基-4-异戊烯基吡唑烷-3,5-二酮

2. **英文化学名**　1,2-diphenyl-4-(3-methyl-2-butenyl)-3,5-pyrazolidinedione

3. **性状**　本品为白色或类白色结晶性粉末；无臭、味苦。

4. **溶解性**　本品在三氯甲烷中易溶，在丙酮、苯或10%氢氧化钠溶液中溶解，在甲醇或乙醇中微溶，在水中不溶。

5. **对照品编号与批号**　100487-200301

6. **结构类型**　吡唑酮类

氨 基 比 林

英文名 Aminophenazone

分子式 $C_{13}H_{17}N_3O$

分子量 231.30

CAS号 58-15-1

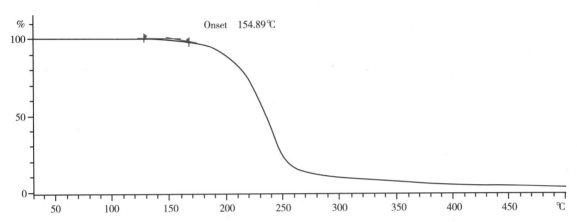

▲ 图1 氨基比林 TG 图

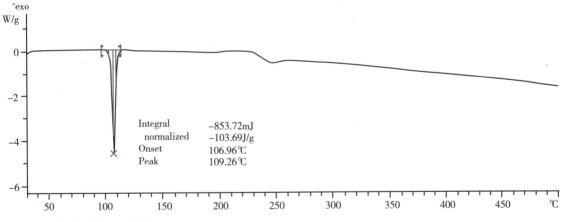

▲ 图2 氨基比林 DSC 图

备注

1. **中文化学名** 1-苯基-2,3-二甲基-4-二甲基氨基-5-吡唑酮

2. **英文化学名** 1-phenyl-2,3-dimethyl-4-(dimethylamino)-5-pyrazolone

3. **性状** 本品为白色或几乎白色的结晶性粉末；无臭，味微苦；遇光可变质；水溶液显碱性反应。

4. **溶解性** 本品在乙醇或三氯甲烷中易溶，在水或乙醚中溶解。

5. **对照品编号与批号** 100503-200301

6. **结构类型** 吡唑酮类

安 替 比 林

英文名 Antipyrine

分子式 $C_{11}H_{12}N_2O$

分子量 188.23

CAS号 60-80-0

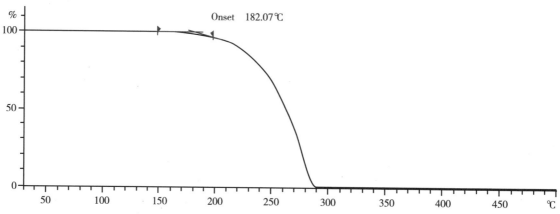

▲ 图1 安替比林 TG 图

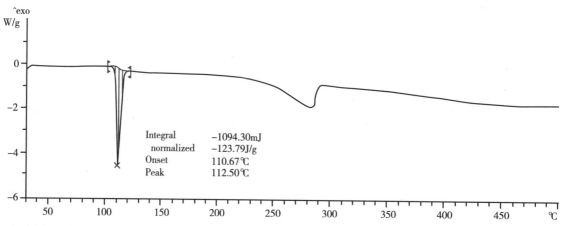

▲ 图2 安替比林 DSC 图

备注

1. **中文化学名** 1,5-二甲基-2-苯基-3-吡唑啉酮

2. **英文化学名** 1,5-dimethyl-2-phenyl-3-pyrazolone

3. **性状** 本品为无色结晶或白色结晶性粉末，无臭，味微苦。

4. **溶解性** 本品在水、乙醇或三氯甲烷中易溶，在乙醚中略溶。

5. **对照品编号与批号** 100506-200301

6. **结构类型** 吡唑酮类

异丙安替比林

英文名 Propyphenazone

分子式 $C_{14}H_{18}N_2O$

分子量 230.31

CAS号 479-92-5

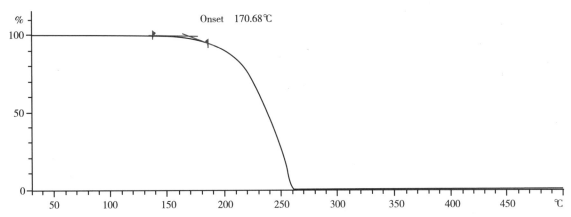

▲ 图1 异丙安替比林 TG 图

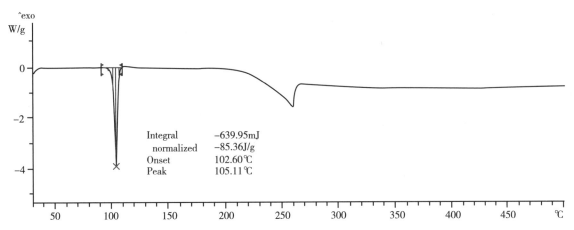

▲ 图2 异丙安替比林 DSC 图

备注

1. 中文化学名 1,5-二甲基-4-异丙基-2-苯基-1,2-二氢-3H-吡唑-3-酮

2. 英文化学名 1,5-dimethyl-2-phenyl-4-(propan-2-yl)-1,2-dihydro-3H-pyrazol-3-one

3. 对照品编号与批号 100525-200301

4. 结构类型 吡唑酮类

盐酸氯哌丁

英文名 Cloperastine Hydrochloride

分子式 $C_{20}H_{24}ClNO \cdot HCl$

分子量 366.32

CAS号 14984-68-0

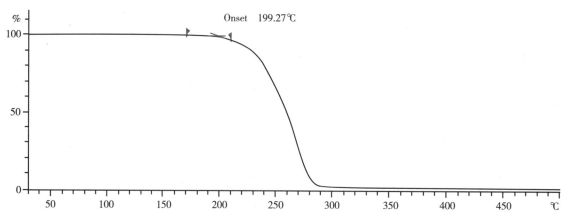

▲ 图1 盐酸氯哌丁 TG 图

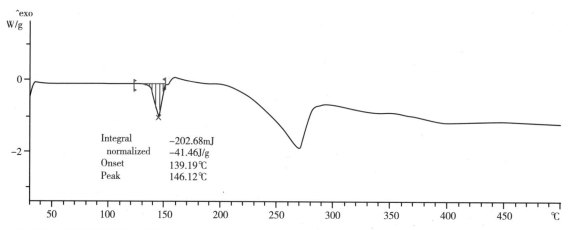

▲ 图2 盐酸氯哌丁 DSC 图

备注

1. **中文化学名** 1-[2-[(4-氯-α-苯基苄基)氧]乙基]哌啶盐酸盐

2. **英文化学名** 1-[2-[(p-chloro-α-phenylbenzyl)oxy]ethyl]piperidine hydrochloride

3. **对照品编号与批号** 100529-201001

草乌甲素

英文名　Bulleyaconitine A

分子式　$C_{35}H_{49}NO_{10}$

分子量　643.77

CAS号　79592-91-9

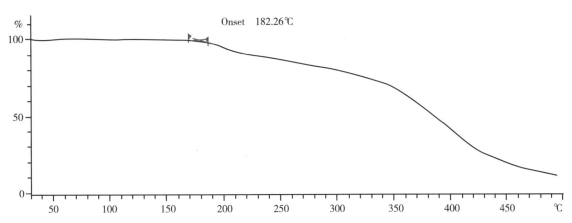

▲ 图1　草乌甲素 TG 图

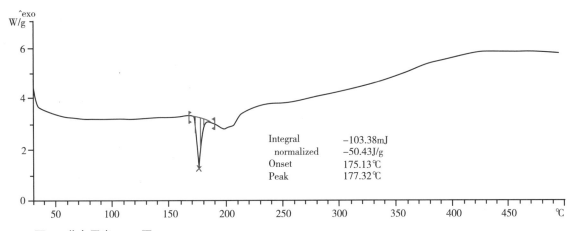

▲ 图2　草乌甲素 DSC 图

备注

1. **性状**　本品为白色结晶或结晶性粉末。

2. **溶解性**　本品在乙醇、三氯甲烷或乙醚中易溶，在水中不溶；在稀盐酸或稀硫酸中极易溶解。

3. **对照品编号与批号**　100530-200501

高乌甲素

英文名 Lappaconitine

分子式 $C_{32}H_{44}N_2O_8$

分子量 584.7

CAS号 32854-75-4

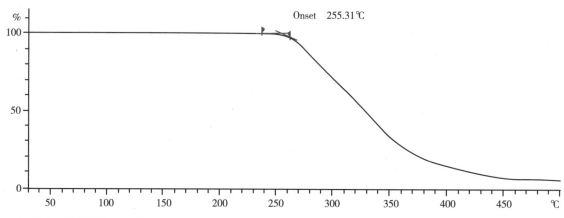

▲ 图1 高乌甲素 TG 图

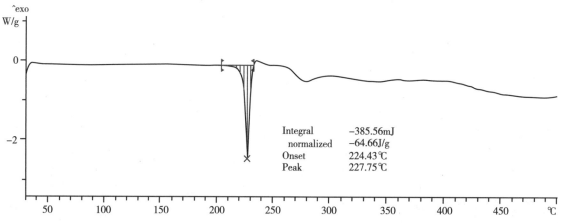

▲ 图2 高乌甲素 DSC 图

备注

1. 性状 本品为白色结晶。

2. 溶解性 本品在苯中溶解，在乙醇中微溶，在水中几乎不溶。

3. 对照品编号与批号 100547-200401

4. 结构类型 酰化苯胺类

来 氟 米 特

英文名 Leflunomide

分子式 C₁₂H₉F₃N₂O₂

分子量 270.21

CAS号 75706-12-6

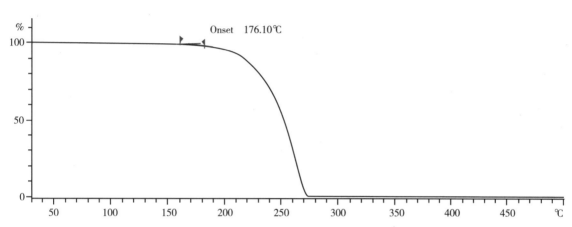

▲ 图1 来氟米特 TG 图

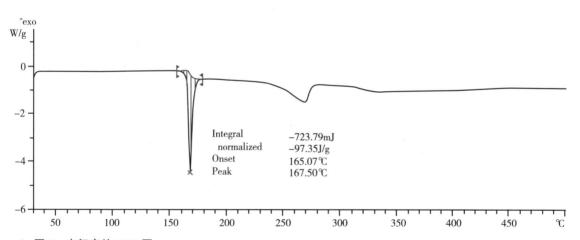

▲ 图2 来氟米特 DSC 图

备注

1. 中文化学名 N-(4-三氟甲基苯基)-5-甲基异噁唑-4-甲酰胺

2. 英文化学名 5-methyl-N-[4-(trifluoromethyl)phenyl]-4-isoxazolecarboxamide

3. 性状 本品为白色结晶或粉末；无臭。

4. 溶解性 本品在甲醇或冰醋酸中易溶，在乙醇中溶解，在三氯甲烷中略溶，在水中几乎不溶。

5. 对照品编号与批号 100571-200601

6. 结构类型 酰胺类

洛索洛芬钠

英文名　Loxoprofen Sodium
分子式　$C_{15}H_{17}NaO_3 \cdot 2H_2O$
分子量　304.22
CAS号　80382-23-6

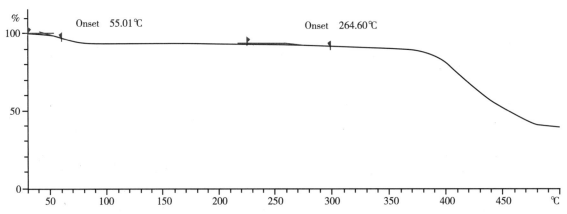

▲ 图1　洛索洛芬钠 TG 图

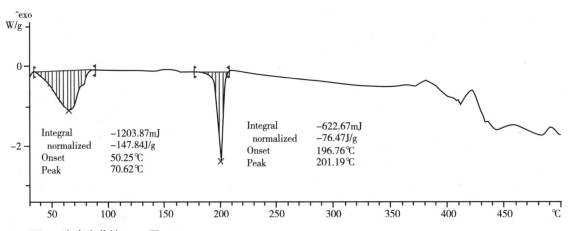

▲ 图2　洛索洛芬钠 DSC 图

备注

1. **性状**　本品为白色结晶或结晶性粉末。

2. **溶解性**　本品在水或甲醇中极易溶解，在乙醇中易溶，在乙醚中几乎不溶。

3. **对照品编号与批号**　100638-200401

4. **结构类型**　芳基烷酸类

苯 溴 马 隆

英文名 Benzbromarone

分子式 C₁₇H₁₂Br₂O₃

分子量 424.08

CAS号 3562-84-3

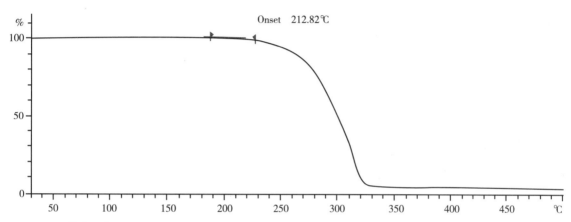

▲ 图1 苯溴马隆 TG 图

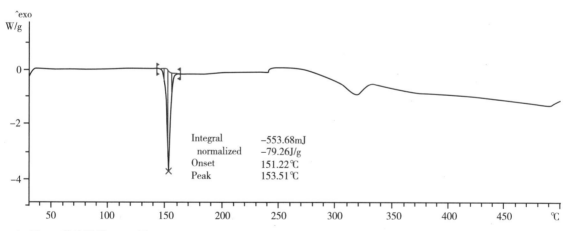

▲ 图2 苯溴马隆 DSC 图

备注

1. **中文化学名** （3,5-二溴-4-羟基苯基）-（2-乙基-3-苯并呋喃基）甲酮

2. **英文化学名** （3,5-dibromo-4-hydroxyphenyl）-（2-ethyl-3-benzofuranyl）methanone

3. **性状** 本品为白色至微黄色结晶性粉末；无臭，无味。

4. **溶解性** 本品在二甲基甲酰胺中极易溶解，在三氯甲烷或丙酮中易溶，在乙醚中溶解，在乙醇中略溶，在水中几乎不溶。

5. **对照品编号与批号** 100677-200401

6. **结构类型** 苯并呋喃类

乙氧苯柳胺

英文名 Etofesalamide

分子式 $C_{15}H_{15}NO_3$

分子量 257.29

CAS号 64700-55-6

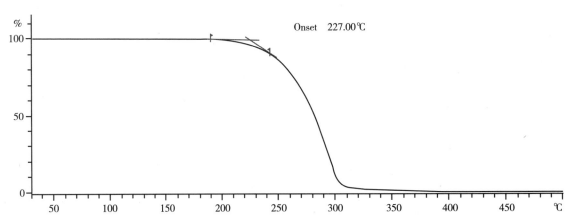

▲ 图1 乙氧苯柳胺 TG 图

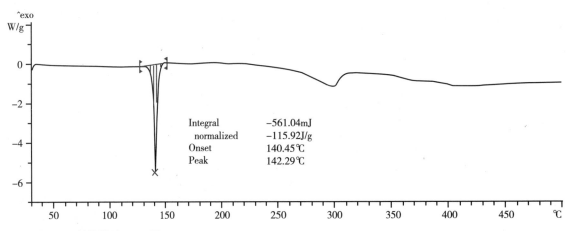

▲ 图2 乙氧苯柳胺 DSC 图

备注

1. **中文化学名** N-(4-乙氧苯基)-2-羟基苯甲酰

2. **英文化学名** N-(4-ethoxyphenyl)-2-hydroxybenzamide

3. **性状** 本品为白色或类白色结晶性粉末。

4. **溶解性** 本品在丙酮中易溶，在三氯甲烷或乙酸乙酯中溶解，在甲醇、乙醇或乙醚中略溶，在水中几乎不溶。

5. **对照品编号与批号** 100680-200901

6. **结构类型** 酰化苯胺类

盐酸布替萘芬

英文名　Butenafine Hydrochloride

分子式　$C_{23}H_{27}N \cdot HCl$

分子量　353.93

CAS号　101827-46-7

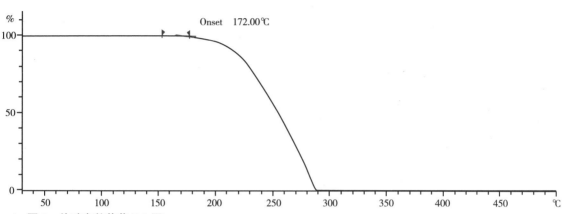

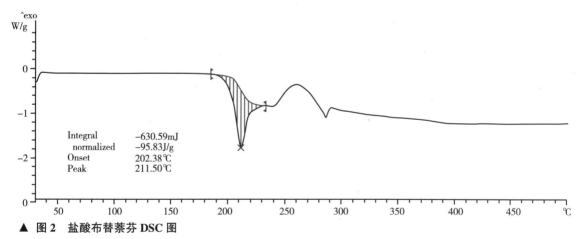

▲ 图1　盐酸布替萘芬 TG 图

▲ 图2　盐酸布替萘芬 DSC 图

备注

1. **中文化学名**　N-甲基-N-[4-(叔丁基)苄基]-1-萘甲胺盐酸盐

2. **英文化学名**　N-[[4-(1,1-dimethylethyl)phenyl]methyl]-N-methyl-1-naphthalenemethanamine hydrochloride

3. **性状**　本品为白色或类白色结晶性粉末；微有异臭，味微苦。

4. **溶解性**　本品在甲醇或三氯甲烷中易溶，在乙醇中溶解，在丙酮中微溶，在水或乙醚中几乎不溶；在盐酸溶液中几乎不溶。

5. **对照品编号与批号**　100681-200301

6. **结构类型**　芳基烷胺类

托 芬 那 酸

英文名 Tolfenamic Acid

分子式 C₁₄H₁₂ClNO₂

分子量 261.70

CAS号 13710-19-5

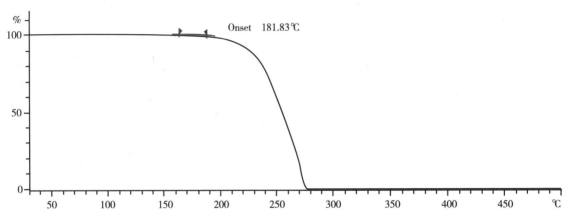

▲ 图1 托芬那酸 TG 图

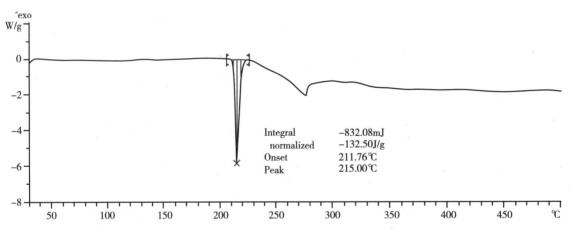

▲ 图2 托芬那酸 DSC 图

备注

1. **中文化学名** 2-[(3-氯-2-甲基苯基)氨基]苯甲酸

2. **英文化学名** 2-[(3-chloro-2-methylphenyl)amino]benzoic acid

3. **性状** 本品为白色或微黄色结晶性粉末。

4. **对照品编号与批号** 100690-200401

5. **结构类型** 芳基烷酸类

丁 苯 羟 酸

英文名 Bufexamac

分子式 $C_{12}H_{17}NO_3$

分子量 223.27

CAS号 2438-72-4

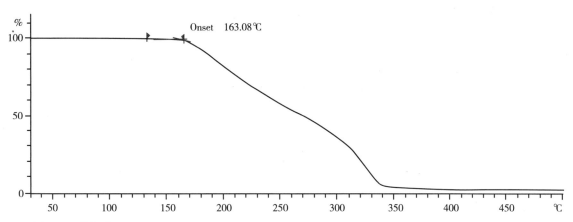

▲ 图1 丁苯羟酸 TG 图

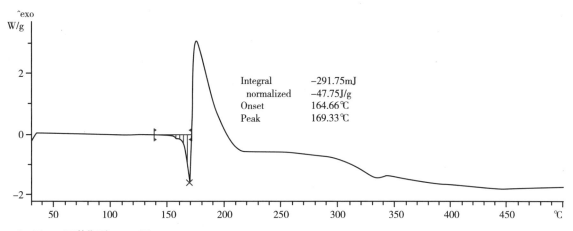

▲ 图2 丁苯羟酸 DSC 图

备注

1. **中文化学名** 2-(4-丁氧基)-*N*-羟基苯乙酰胺

2. **英文化学名** 2-(4-butoxyphenyl)-*N*-hydroxyacetamide

3. **性状** 本品为白色或类白色结晶性粉末。

4. **溶解性** 本品在二甲基甲酰胺中溶解，在乙醚或甲醇中微溶，在水中几乎不溶。

5. **对照品编号与批号** 100714-200501

6. **结构类型** 酰胺类

对羟基苯甲酸甲酯钠

英文名 Sodium Methyl Parahydroxybenzoate

分子式 $C_8H_7NaO_3$

分子量 174.13

CAS号 5026-62-0

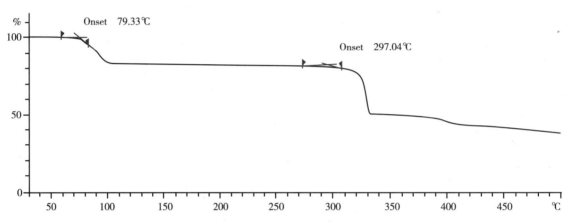

▲ 图1 对羟基苯甲酸甲酯钠 **TG** 图

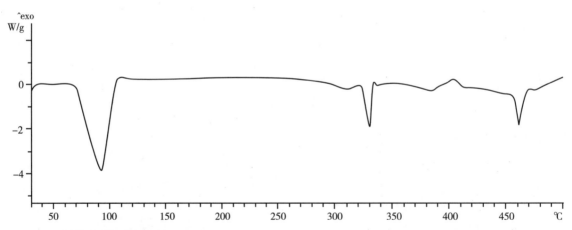

▲ 图2 对羟基苯甲酸甲酯钠 **DSC** 图

备注

1. **性状** 本品为白色或类白色结晶性粉末。

2. **溶解性** 本品易溶于水，在乙醇中略溶，在二氯甲烷中几乎不溶。

3. **对照品编号与批号** 100719-200701

4. **结构类型** 芳基烷酸类

布洛芬杂质 B

英文名 Ibuprofen Impurity B

分子式 C$_{11}$H$_{14}$O$_2$

分子量 178.23

CAS号 38861-88-0

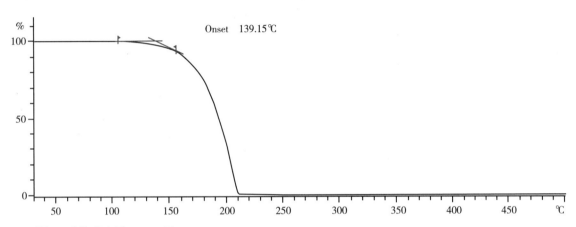

▲ 图 1 布洛芬杂质 B TG 图

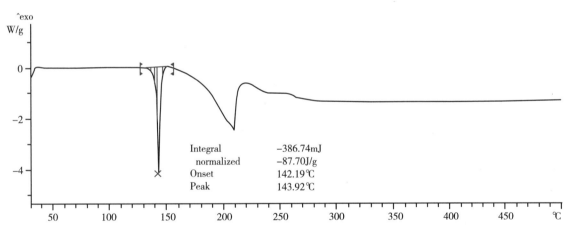

▲ 图 2 布洛芬杂质 B DSC 图

备注

1. 中文化学名 4-异丁基苯甲酸

2. 英文化学名 4-(2-methylpropyl)benzoic acid

3. 性状 本品为类白色结晶性粉末。

4. 对照品编号与批号 100721-200701

5. 结构类型 芳基烷酸类

盐酸阿呋唑嗪

英文名 Alfuzosin Hydrochloride

分子式 $C_{19}H_{27}N_5O_4 \cdot HCl$

分子量 425.92

CAS号 81403-68-1

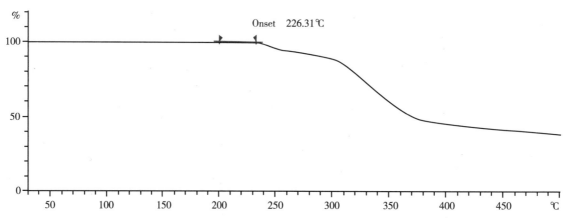

▲ 图1 盐酸阿呋唑嗪 TG 图

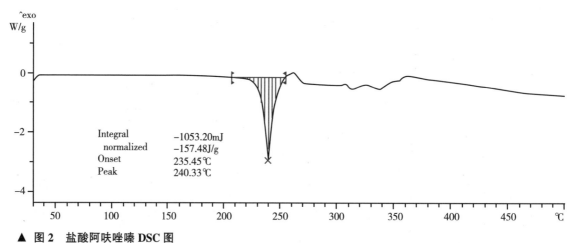

▲ 图2 盐酸阿呋唑嗪 DSC 图

备注

1. 中文化学名 N-[3-[(4-氨基-6,7-二甲氧基-2-喹唑啉基)甲胺基]丙基]四氢呋喃-2-酰胺盐酸盐

2. 英文化学名 N-[3-[(4-amino-6,7-dimethoxyquinazolin-2-yl)methylamino]propyl]tetrahydrofuran-2-carboxamide hydrochloride

3. 性状 本品为白色结晶性粉末。

4. 对照品编号与批号 100728-200501

5. 结构类型 喹啉类

醋 氯 芬 酸

英文名　Aceclofenac

分子式　$C_{16}H_{13}Cl_2NO_4$

分子量　354.18

CAS号　89796-99-6

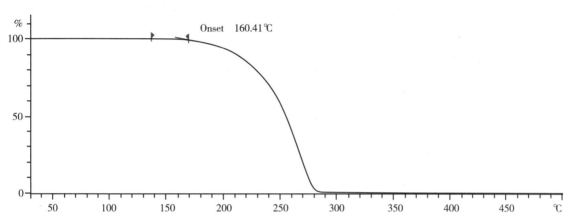

▲ 图1　醋氯芬酸 TG 图

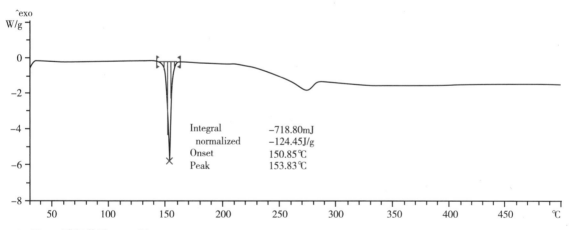

▲ 图2　醋氯芬酸 DSC 图

备注

1. **中文化学名**　2-[(2,6-二氯苯基)氨基]苯乙酸羧甲酯

2. **英文化学名**　2-[(2,6-dichlorophenyl)amino]benzeneacetic acid carboxymethyl ester

3. **性状**　本品为白色或类白色结晶性粉末。

4. **溶解性**　本品在乙醇中略溶，在三氯甲烷中微溶，在水、稀盐酸溶液与稀氢氧化钠溶液中不溶。

5. **对照品编号与批号**　100777-200401

6. **结构类型**　芳基烷酸类

对 氨 基 酚

英文名　4-Aminophenol

分子式　C_6H_7NO

分子量　109.13

CAS号　123-30-8

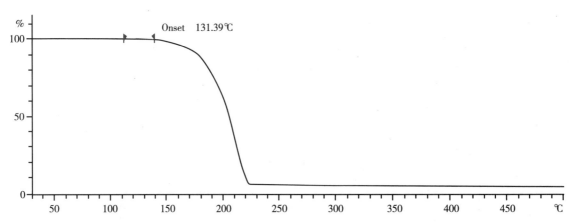

▲ 图1　对氨基酚 TG 图

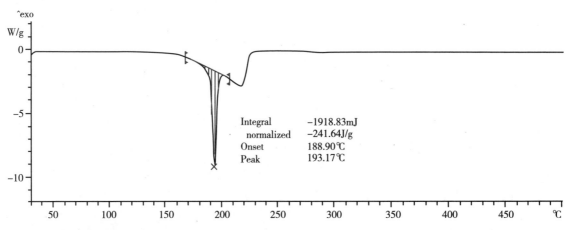

▲ 图2　对氨基酚 DSC 图

备注

1. **性状**　本品为类白色结晶性粉末。

2. **对照品编号与批号**　100802-201002

3. **结构类型**　苯酚类

对氯苯乙酰胺

英文名　*p*-Chloroacetanilide

分子式　C_8H_8NOCl

分子量　169.61

CAS号　539-03-7

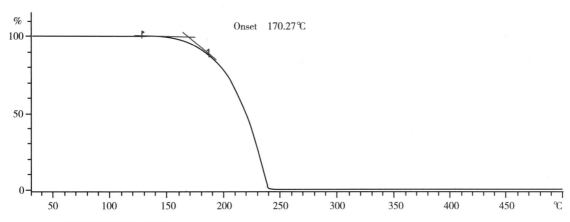

▲ 图1　对氯苯乙酰胺 TG 图

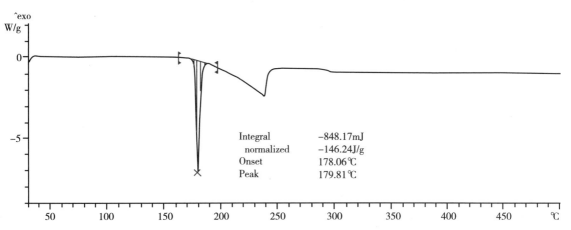

▲ 图2　对氯苯乙酰胺 DSC 图

备注

1. **性状**　本品为白色结晶性粉末。

2. **对照品编号与批号**　100850-201120

3. **结构类型**　芳基烷酸类

双氯芬酸钾

英文名 Diclofenac Potassium
分子式 $C_{14}H_{10}Cl_2KNO_2$
分子量 334.24
CAS号 15307-81-0

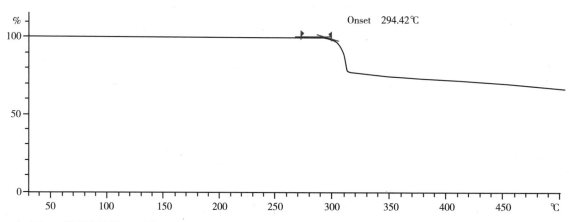

▲ 图1 双氯芬酸钾 TG 图

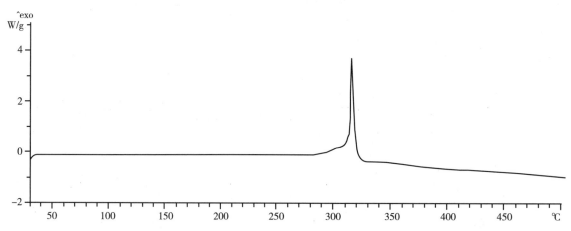

▲ 图2 双氯芬酸钾 DSC 图

备注

1. 中文化学名 邻-(2,6-二氯苯胺)苯乙酸钾

2. 英文化学名 2-[(2,6-dichlorophenyl)amino]benzeneacetic acid potassium salt

3. 性状 本品为白色至微黄色的结晶性粉末；有刺鼻感和引湿性。

4. 溶解性 本品在甲醇中易溶，在乙醇、冰醋酸中溶解，在丙酮中微溶，在三氯甲烷中不溶。

5. 对照品编号与批号 100880-200601

呱 西 替 柳

英文名 Guacetisal

分子式 $C_{16}H_{14}O_5$

分子量 286.28

CAS号 55482-89-8

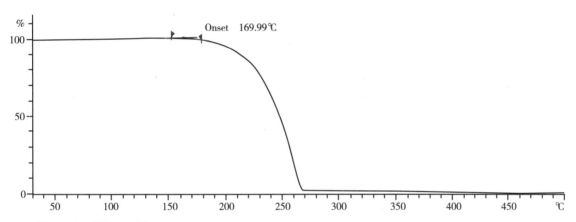

▲ 图1 呱西替柳 TG 图

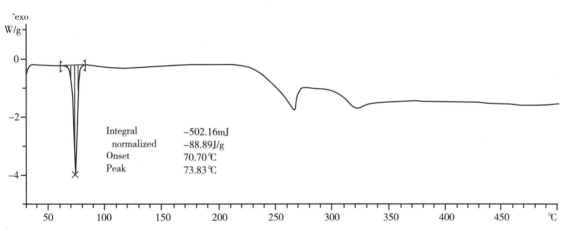

▲ 图2 呱西替柳 DSC 图

备注

1. **中文化学名** 乙酰水杨酸邻甲氧苯酯

2. **英文化学名** 2-(acetyloxy)benzoic acid 2-methoxyphenyl ester

3. **性状** 本品为白色结晶性粉末；几乎无臭，无味。

4. **溶解性** 本品在三氯甲烷或苯中易溶，在热乙醇或无水乙醚中溶解，在水中不溶。

5. **对照品编号与批号** 100959-200801

6. **结构类型** 水杨酸类

萘 丁 美 酮

英文名　Nabumetone

分子式　$C_{15}H_{16}O_2$

分子量　228.29

CAS号　42924-53-8

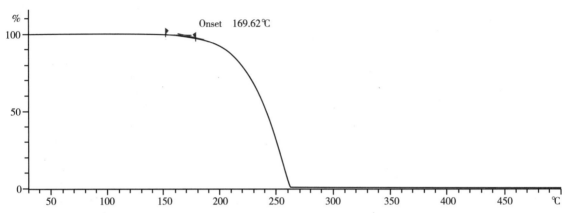

▲ 图1　萘丁美酮 TG 图

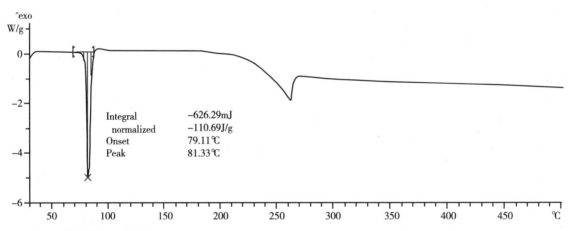

▲ 图2　萘丁美酮 DSC 图

备注

1. **中文化学名**　4-(6-甲氧基-2-萘基)-丁-2-酮

2. **英文化学名**　4-(6-methoxy-2-naphthalenyl)-2-butanone

3. **性状**　本品为白色或类白色结晶性粉末。

4. **溶解性**　本品在丙酮、三氯甲烷、乙酸乙酯或热乙醇中易溶，在乙醇中略溶，在水中不溶。

5. **对照品编号与批号**　101003-200801

6. **结构类型**　芳基烷酸类

4-羟基苯甲酸

英文名 4-Hydroxybenzoic Acid

分子式 $C_7H_6O_3$

分子量 138.12

CAS号 99-96-7

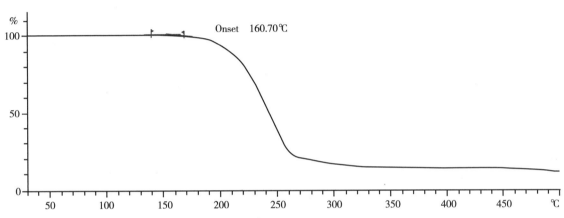

▲ 图1 4-羟基苯甲酸 TG 图

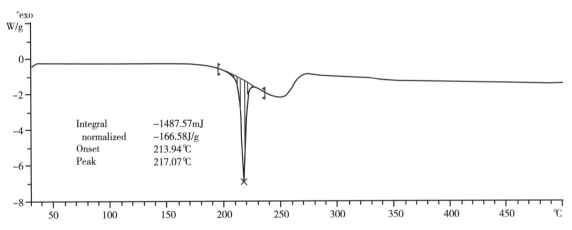

▲ 图2 4-羟基苯甲酸 DSC 图

备注

1. **性状** 本品为无色至白色棱柱形结晶体。

2. **溶解性** 本品在乙醇中易溶，在乙醚或丙酮中溶解，在水中微溶。

3. **对照品编号与批号** 101149-201001

4. **结构类型** 芳基烷酸类

4-羟基间苯二甲酸

英文名 4-Hydroxyisophthalic Acid

分子式 $C_8H_6O_5$

分子量 182.13

CAS号 636-46-4

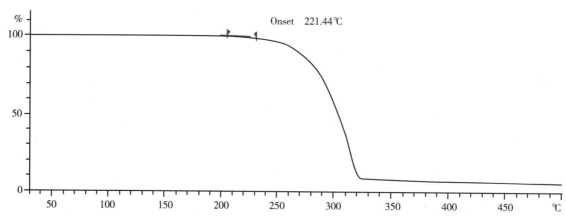

▲ 图1 4-羟基间苯二甲酸 TG 图

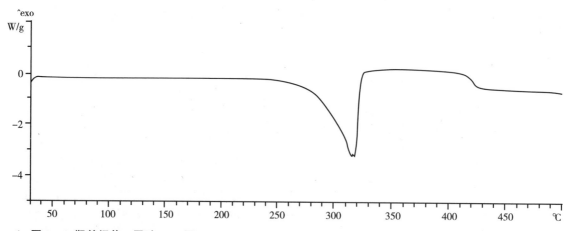

▲ 图2 4-羟基间苯二甲酸 DSC 图

备注

1. 性状 本品为白色或类白色结晶性粉末。

2. 对照品编号与批号 101150-201001

3. 结构类型 芳基烷酸类

对氨基水杨酸钠

英文名 Sodium Aminosalicylate

分子式 $C_7H_6NNaO_3 \cdot 2H_2O$

分子量 211.15

CAS号 6018-19-5

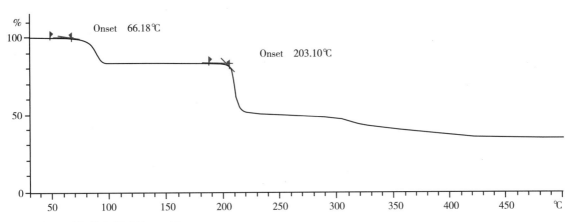

▲ 图1 对氨基水杨酸钠 TG 图

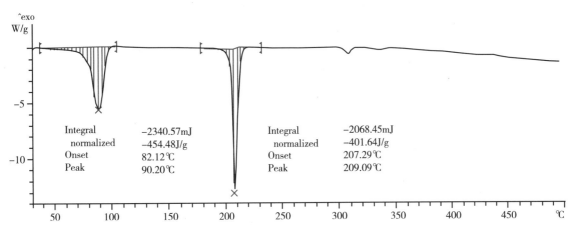

▲ 图2 对氨基水杨酸钠 DSC 图

备注

1. **中文化学名** 4-氨基-2-羟基苯甲酸钠盐二水合物

2. **英文化学名** 4-amino-2-hydroxybenzoic acid sodium salt dihydrate

3. **性状** 本品为白色或类白色结晶或结晶性粉末，无臭，味甜带咸。

4. **溶解性** 本品在水中易溶，在乙醇中略溶，在乙醚中不溶。

5. **对照品编号与批号** 101159-201001

6. **结构类型** 芳基烷酸类

间 氨 基 酚

英文名　　*m*-Aminophenol

分子式　　C_6H_7NO

分子量　　109.13

CAS号　　591-27-5

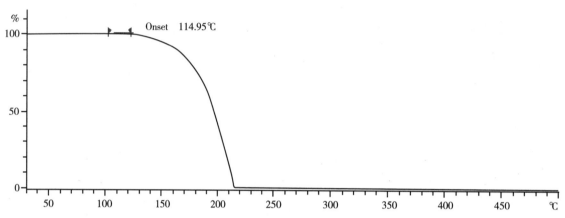

▲ 图1　间氨基酚 TG 图

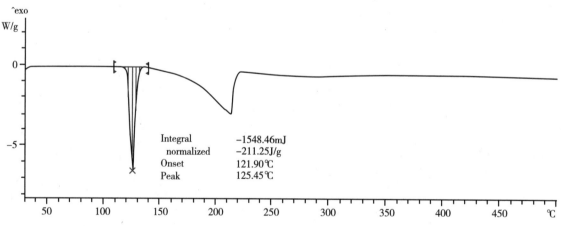

▲ 图2　间氨基酚 DSC 图

备注

1. **性状**　本品为淡黄棕色结晶。

2. **溶解性**　本品溶于热水，乙醇，醚；微溶于苯；极微溶于石油醚。

3. **对照品编号与批号**　101160-201001

4. **结构类型**　酰化苯胺类

来氟米特杂质Ⅱ

英文名 Leflunomide Impurity Ⅱ

分子式 $C_{12}H_9F_3N_2O_2$

分子量 270.21

CAS号 108605-62-5

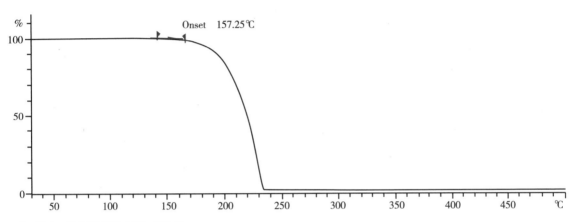

▲ 图1 来氟米特杂质Ⅱ TG 图

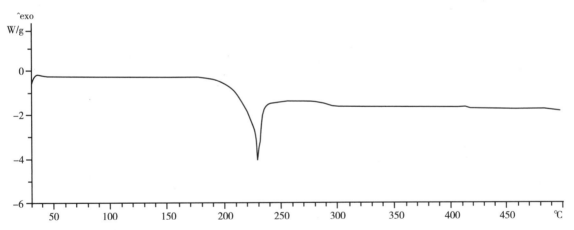

▲ 图2 来氟米特杂质Ⅱ DSC 图

备注

1. 中文化学名 （2Z）-2-氰基-3-羟基-N-［4-（三氟甲基）苯基］丁-2-烯-酰胺

2. 英文化学名 （2Z）-2-cyano-3-hydroxy-N-［4-（trifluoromethyl）phenyl］but-2-enamide

3. 性状 本品为白色结晶性粉末。

4. 对照品编号与批号 101165-201001

5. 结构类型 酰胺类

抗肿瘤类

苯丁酸氮芥

英文名 Chlorambucil

分子式 $C_{14}H_{19}Cl_2NO_2$

分子量 304.21

CAS号 305-03-3

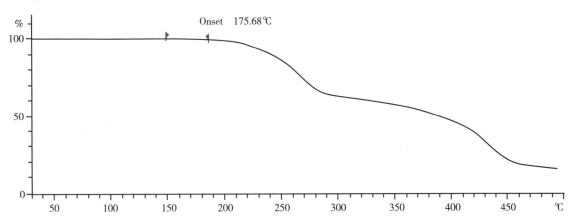

▲ 图 1 苯丁酸氮芥 TG 图

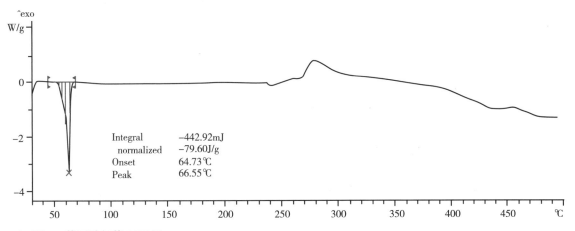

▲ 图 2 苯丁酸氮芥 DSC 图

备注

1. **中文化学名** 4-[双(2-氯乙基)氨基]苯丁酸

2. **英文化学名** 4-[bis(2-chloroethyl)amino]benzenebutanoic acid

3. **性状** 本品为类白色结晶性粉末；微臭；遇光或放置日久，色渐变深。

4. **溶解性** 本品在丙酮中极易溶解，在乙醇或三氯甲烷中易溶，在水中不溶。

5. **对照品编号与批号** 100005-199402

6. **结构类型** 氮芥类

巯 嘌 呤

英文名 Mercaptopurine

分子式 $C_5H_4N_4S \cdot H_2O$

分子量 170.19

CAS号 6112-76-1

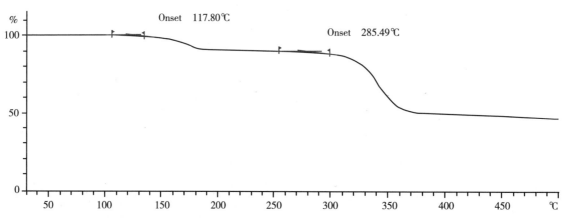

▲ 图1 巯嘌呤 TG 图

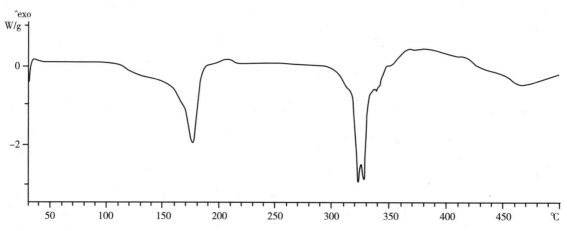

▲ 图2 巯嘌呤 DSC 图

备注

1. **中文化学名** 6-嘌呤硫醇一水合物

2. **英文化学名** 1,7-dihydro-6*H*-purine-6-thione monohydrate

3. **性状** 本品为黄色结晶性粉末；无臭，味微甜。

4. **溶解性** 本品在水或乙醇中极微溶解，在乙醚中几乎不溶。

5. **对照品编号与批号** 100039-200602

6. **结构类型** 嘌呤类

美 法 仑

英文名　Melphalan

分子式　$C_{13}H_{18}Cl_2N_2O_2$

分子量　305.20

CAS号　148-82-3

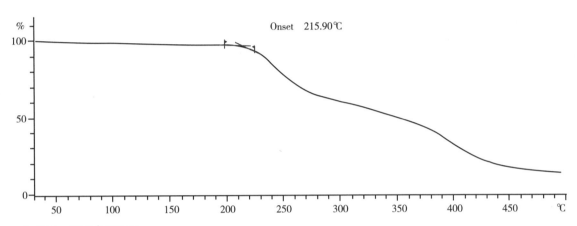

▲ 图1　美法仑 TG 图

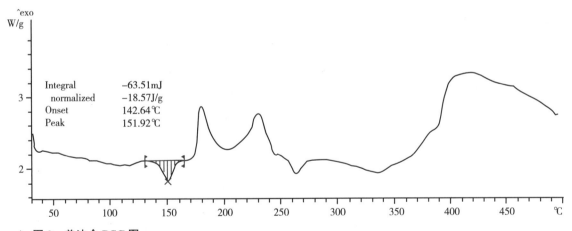

▲ 图2　美法仑 DSC 图

备注

1. **中文化学名**　4-[双(2-氯乙基)氨基]-L-苯丙氨酸

2. **英文化学名**　4-[bis(2-chloroethyl)amino]-L-phenylalanine

3. **性状**　本品为白色或类白色粉末或结晶。

4. **溶解性**　本品在乙醇和丙二醇中溶解，在甲醇中微溶，在水、二氯甲烷和乙醚中几乎不溶，在稀酸中溶解。

5. **对照品编号与批号**　100059-200702

6. **结构类型**　氮芥类

酞 丁 安

英文名　Ftibamzone

分子式　$C_{14}H_{15}N_7O_2S_2$

分子量　377.45

CAS号　210165-00-7

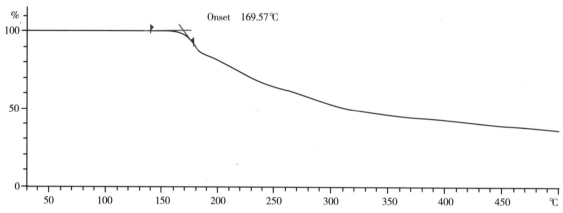

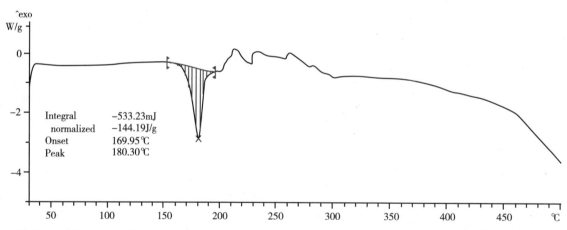

▲ 图1　酞丁安 TG 图

▲ 图2　酞丁安 DSC 图

备注

1. **性状**　本品为黄色结晶性粉末；无臭，味微苦；遇光色渐变深。

2. **溶解性**　本品在二甲基甲酰胺中易溶，在二氧六环中微溶，在水、乙醇或乙醚中几乎不溶；在氢氧化钠试液中易溶。

3. **对照品编号与批号**　100060-200302

4. **结构类型**　脲类

甲 氨 蝶 呤

英文名 Methotrexate

分子式 $C_{20}H_{22}N_8O_5$

分子量 454.44

CAS号 59-05-2

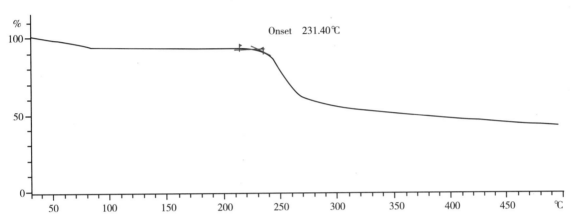

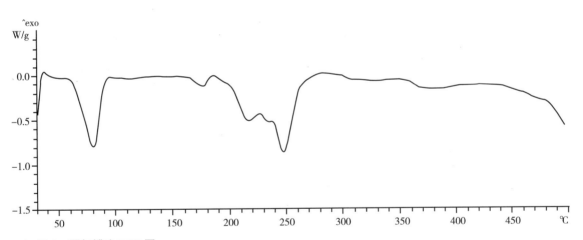

▲ **图1** 甲氨蝶呤 **TG** 图

▲ **图2** 甲氨蝶呤 **DSC** 图

备注

1. **性状** 本品为橙黄色结晶性粉末。

2. **溶解性** 本品在水、乙醇、三氯甲烷或乙醚中几乎不溶；在稀碱溶液中易溶，在稀盐酸中溶解。

3. **对照品编号与批号** 100138-201104

4. **结构类型** 氨基酸类

硫 唑 嘌 呤

英文名　Azathioprine
分子式　$C_9H_7N_7O_2S$
分子量　277.26
CAS号　446-86-6

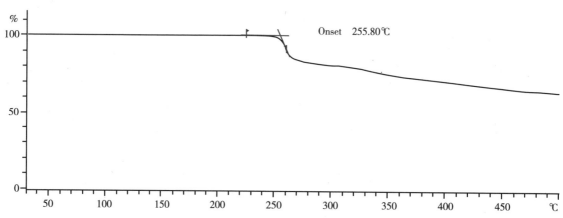

▲ 图1　硫唑嘌呤 TG 图

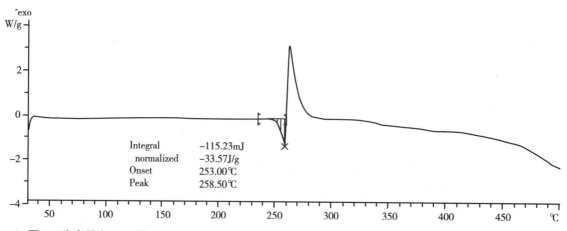

▲ 图2　硫唑嘌呤 DSC 图

备注

1. 中文化学名　6-[5-(1-甲基-4-硝基-1H-咪唑基)硫代]-1H-嘌呤

2. 英文化学名　6-[(1-methyl-4-nitro-1H-imidazol-5-yl)thio]-1H-purine

3. 性状　本品为淡黄色粉末或结晶性粉末；无臭，味微苦。

4. 溶解性　本品在乙醇中极微溶解，在水中几乎不溶；在氨试液中易溶。

5. 对照品编号与批号　100197-201002

6. 结构类型　嘌呤类

环 磷 酰 胺

英文名　Cyclophosphamide

分子式　$C_7H_{15}Cl_2N_2O_2P \cdot H_2O$

分子量　279.10

CAS号　6055-19-2

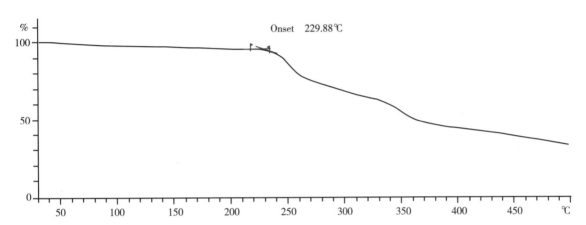

▲ 图1　环磷酰胺 TG 图

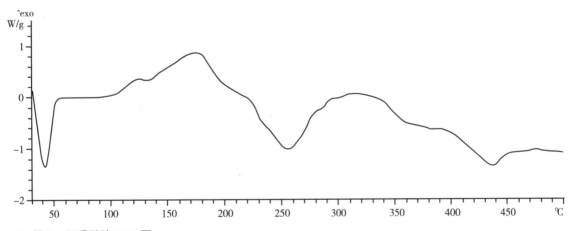

▲ 图2　环磷酰胺 DSC 图

备注

1. **中文化学名**　p-[N,N-双(β-氯乙基)]-1-氧-3-氮-2-磷杂环己烷-p-氧化物一水合物

2. **英文化学名**　N,N-bis(2-chloroethyl)tetrahydro-2H-1,3,2-oxazaphosphorin-2-amine-2-oxide monohydrate

3. **性状**　本品为白色结晶或结晶性粉末；失去结晶水即液化。

4. **溶解性**　本品在乙醇中易溶，在水或丙酮中溶解。

5. **对照品编号与批号**　100234-200502

6. **结构类型**　氮芥类

氨鲁米特

英文名 Aminoglutethimide

分子式 $C_{13}H_{16}N_2O_2$

分子量 232.28

CAS号 125-84-8

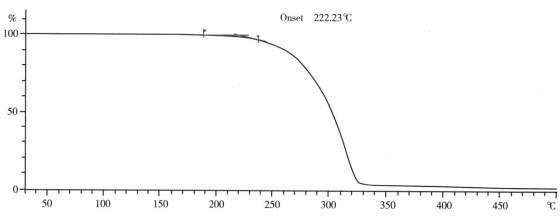

▲ 图 1　氨鲁米特 TG 图

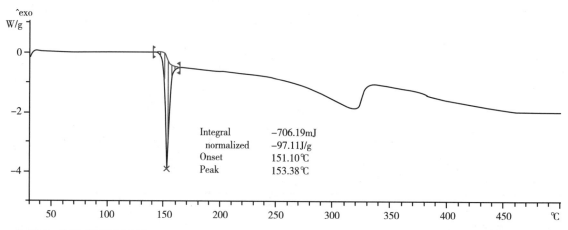

▲ 图 2　氨鲁米特 DSC 图

备注

1. **性状**　本品为白色结晶性粉末。

2. **溶解性**　本品在丙酮中易溶，在甲醇或三氯甲烷中溶解，在乙醇中略溶，在水中极微溶解。

3. **对照品编号与批号**　100276-199801

4. **结构类型**　哌啶酮类

维 A 酸

英文名 Tretinoin

分子式 $C_{20}H_{28}O_2$

分子量 300.44

CAS号 302-79-4

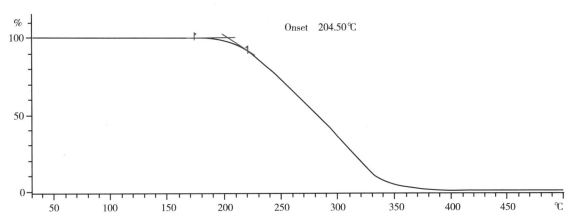

▲ 图1 维A酸 TG 图

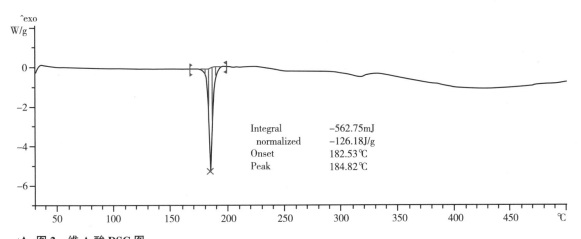

▲ 图2 维A酸 DSC 图

备注

1. **中文化学名** 3,7-二甲基-9-(2,6,6-三甲基环己烯)-2,4,6,8-全反式壬四烯酸

2. **英文化学名** 3,7-dimethyl-9-(2,6,6-trimethyl-1-cyclohexen-1-yl)-2,4,6,8-nonatetraenoic acid

3. **性状** 本品为黄色至淡橙色的结晶性粉末。

4. **溶解性** 本品在乙醇、异丙醇或三氯甲烷中微溶,在水中几乎不溶。

5. **对照品编号与批号** 100307-200902

6. **结构类型** 烯酸

卡　铂

英文名　Carboplatin

分子式　$C_6H_{12}N_2O_4Pt$

分子量　371.26

CAS号　41575-94-4

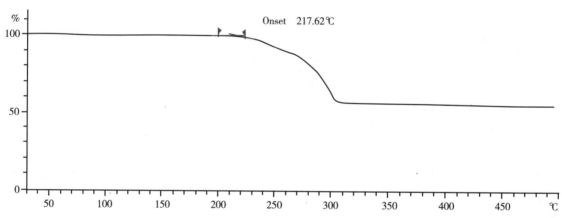

▲ 图1　卡铂 TG 图

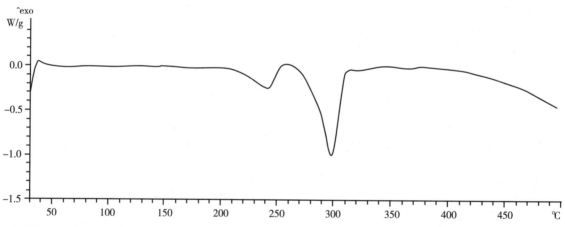

▲ 图2　卡铂 DSC 图

备注

1. 中文化学名　顺式-1,1-环丁烷二羧酸二氨铂

2. 英文化学名　*cis*-(1,1-cyclobutanedicarboxylato)diammineplatinum

3. 性状　本品为白色粉末或结晶性粉末；无臭。

4. 对照品编号与批号　100322-201102

5. 结构类型　金属铂类

卡 莫 氟

英文名　Carmofur
分子式　$C_{11}H_{16}FN_3O_3$
分子量　257.26
CAS号　61422-45-5

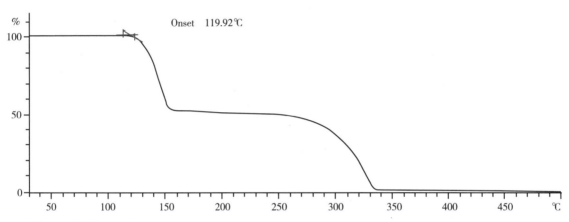

▲ 图1　卡莫氟 TG 图

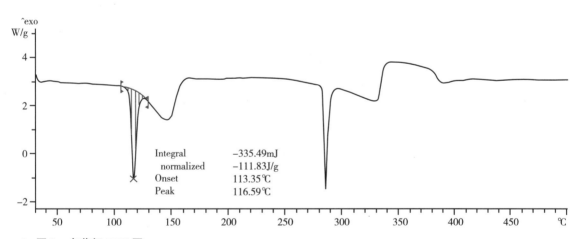

▲ 图2　卡莫氟 DSC 图

备注

1. **中文化学名**　N-己基-5-氟-3,4-二氢-2,4-二氧代-1(2H)-嘧啶甲酰胺

2. **英文化学名**　5-fluoro-1-(hexylaminocarbonyl) uracil

3. **性状**　本品为白色结晶性粉末；无臭，无味。

4. **溶解性**　本品在甲醇或乙醇中微溶，在水中几乎不溶。

5. **对照品编号与批号**　100352-200301

6. **结构类型**　尿嘧啶衍生物

乌苯美司

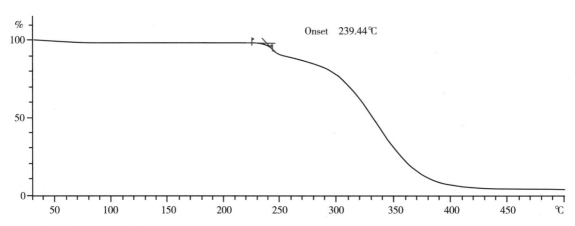

英文名 Ubenimex

分子式 $C_{16}H_{24}N_2O_4$

分子量 308.37

CAS号 58970-76-6

▲ 图1 乌苯美司 TG 图

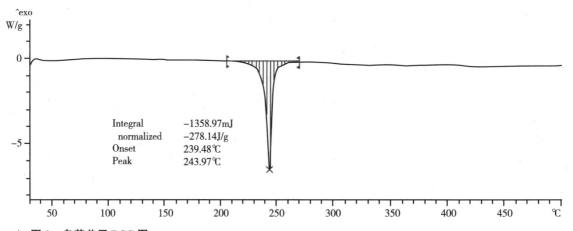

▲ 图2 乌苯美司 DSC 图

备注

1. **中文化学名** N-[(2S,3R)-4-苯基-3-氨基-2-羟基丁酰]-L-亮氨酸

2. **英文化学名** N-[(2S,3R)-3-amino-2-hydroxy-1-oxo-4-phenylbutyl]-L-leucine

3. **性状** 本品为白色结晶性粉末。

4. **溶解性** 本品在水或甲醇中微溶；在冰醋酸中易溶，在 0.1mol/L 盐酸溶液或 0.1mol/L 氢氧化钠溶液中溶解。

5. **对照品编号与批号** 100371-200802

6. **结构类型** 氨基酸类

甲基斑蝥胺

英文名 Methylcantharidinimide

分子式 $C_{11}H_{15}NO_3$

分子量 209.24

CAS号 76970-78-0

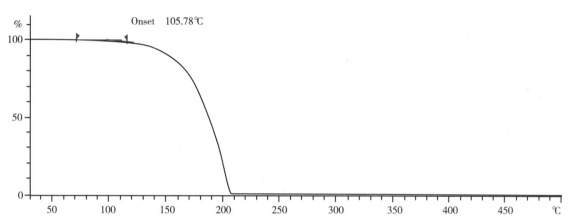

Onset 105.78℃

▲ 图1 甲基斑蝥胺 TG 图

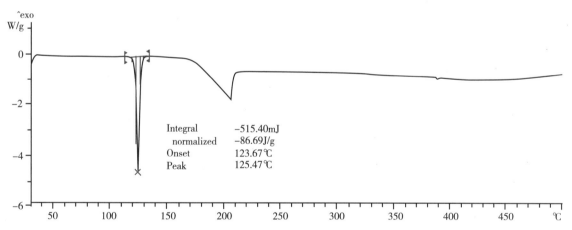

Integral	−515.40mJ
normalized	−86.69J/g
Onset	123.67℃
Peak	125.47℃

▲ 图2 甲基斑蝥胺 DSC 图

备注

1. **性状** 本品为白色针状结晶，无臭。

2. **对照品编号与批号** 100465-200401

3. **结构类型** 酰胺类

替 加 氟

英文名　Tegafur

分子式　$C_8H_9FN_2O_3$

分子量　200.17

CAS号　17902-23-7

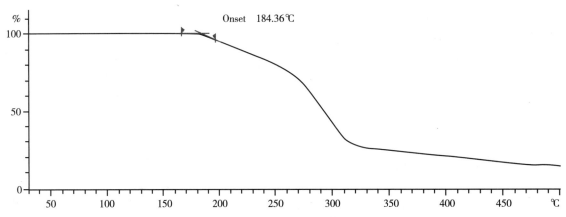

▲ 图1　替加氟 TG 图

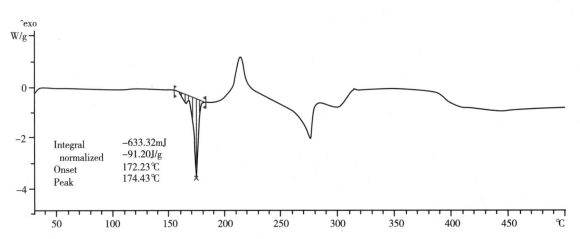

▲ 图2　替加氟 DSC 图

备注

1. 中文化学名　1-(四氢-2-呋喃基)-5-氟-2,4(1*H*,3*H*)-嘧啶二酮

2. 英文化学名　5-fluoro-1-(tetrahydro-2-furanyl)-2,4-pyrimidinedione

3. 性状　本品为白色结晶性粉末；无臭。

4. 溶解性　本品在甲醇、丙醇或三氯甲烷中溶解，在水或乙醇中略溶，在乙醚中几乎不溶。

5. 对照品编号与批号　100468-200401

6. 结构类型　尿嘧啶衍生物

尿 嘧 啶

英文名　Uracil

分子式　$C_4H_4N_2O_2$

分子量　112.09

CAS号　66-22-8

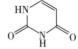

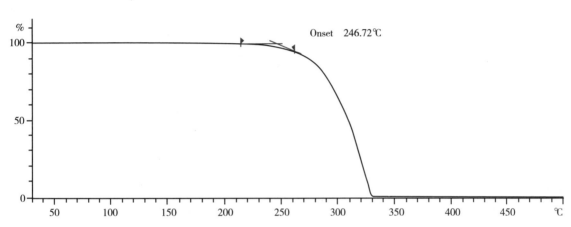

▲ 图1　尿嘧啶 TG 图

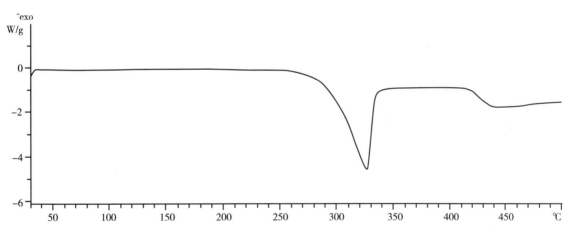

▲ 图2　尿嘧啶 DSC 图

备注

1. **中文化学名**　2,4(1H,3H)-嘧啶二酮

2. **英文化学名**　2,4(1H,3H)-pyrimidinedione

3. **性状**　本品为白色或浅黄色针状结晶。

4. **溶解性**　本品在水中微溶，在乙醇或乙醚中不溶。

5. **对照品编号与批号**　100469-200401

6. **结构类型**　尿嘧啶

盐 酸 羟 胺

英文名　Hydroxylamine Hydrochloride

分子式　NH₂OH · HCl

分子量　69.49

CAS号　5470-11-1

H₂N —— OH · HCl

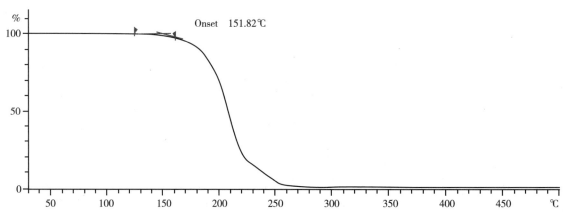

▲ 图 1　盐酸羟胺 TG 图

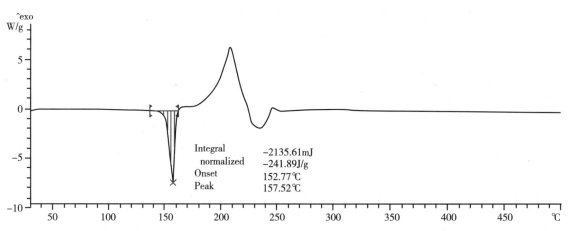

▲ 图 2　盐酸羟胺 DSC 图

备注

1. 性状　本品为无色结晶。

2. 溶解性　本品溶于水、乙醇和甘油，不溶于乙醚。

3. 对照品编号与批号　100496-200801

沙 利 度 胺

英文名 Thalidomide

分子式 $C_{13}H_{10}N_2O_4$

分子量 258.23

CAS号 50-35-1

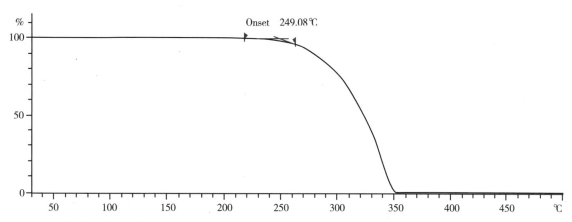

▲ 图1 沙利度胺 TG 图

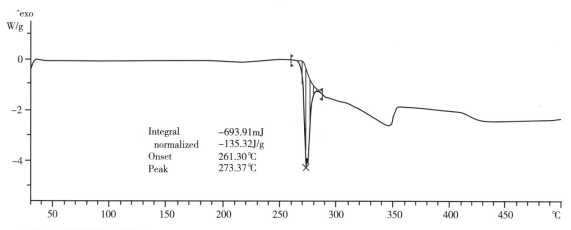

▲ 图2 沙利度胺 DSC 图

备注

1. **中文化学名** （±）-N-（2,6-二氧代-3-哌啶基）-邻苯二甲酰亚胺

2. **英文化学名** （±）-N-（2,6-dioxo-3-piperidinyl）phthalimide

3. **性状** 本品为白色至类白色粉末；无臭无味。

4. **溶解性** 本品在二甲基甲酰胺或吡啶中溶解，在水、甲醇或乙醇中极微溶解，在乙醚、三氯甲
   烷中不溶。

5. **对照品编号与批号** 100504-200501

6. **结构类型** 酰胺类

喜 树 碱

英文名　Camptothecin

分子式　$C_{20}H_{16}N_2O_4$

分子量　348.35

CAS号　7689-03-4

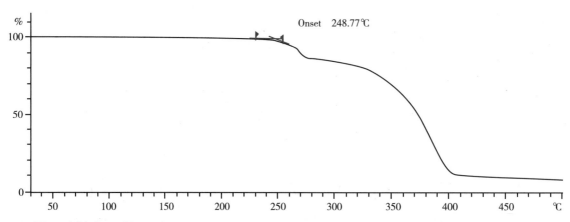

▲ 图1　喜树碱 TG 图

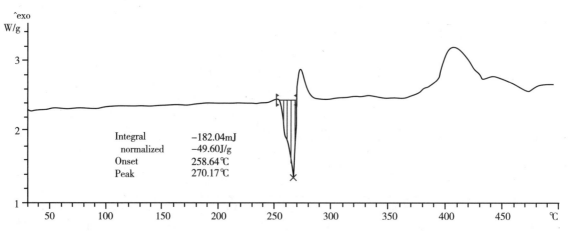

▲ 图2　喜树碱 DSC 图

备注

1. **性状**　本品为淡黄色粉末或结晶性粉末；遇光易变质，微有引湿性。

2. **溶解性**　本品在三氯甲烷中溶解，在甲醇或无水乙醇中极微溶解，在水中不溶，在稀碱溶液中溶解。

3. **对照品编号与批号**　100532-200401

4. **结构类型**　喜树碱类

盐酸格拉司琼

英文名 Granisetron Hydrochloride

分子式 $C_{18}H_{24}N_4O \cdot HCl$

分子量 348.87

CAS号 107007-99-8

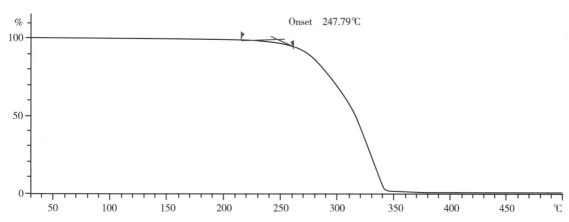

▲ 图1 盐酸格拉司琼 **TG** 图

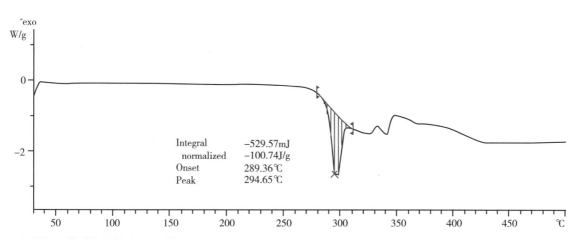

▲ 图2 盐酸格拉司琼 **DSC** 图

备注

1. **性状** 本品为白色或类白色结晶性粉末；无臭，味苦。

2. **溶解性** 本品在水中易溶，在甲醇中略溶，在乙醇中微溶；在0.1mol/L 盐酸溶液中略溶。

3. **对照品编号与批号** 100558-200602

4. **结构类型** 咔唑类

盐酸昂丹司琼

英文名　Ondansetron Hydrochloride

分子式　$C_{18}H_{19}N_3O \cdot HCl \cdot 2H_2O$

分子量　365.86

CAS号　103639-04-9

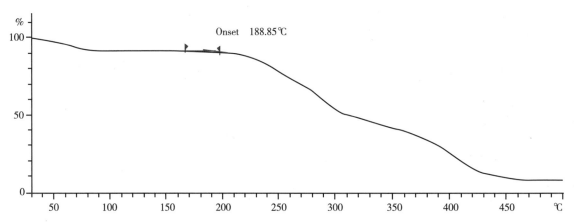

▲ **图1**　盐酸昂丹司琼 **TG** 图

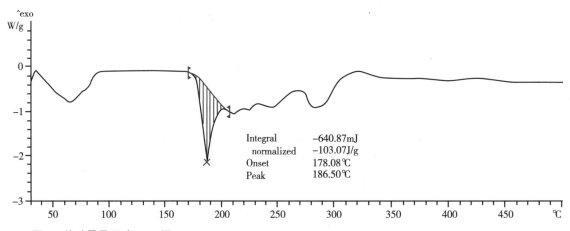

▲ **图2**　盐酸昂丹司琼 **DSC** 图

备注

1. **中文化学名**　2,3-二氢-9-甲基-3-[(2-甲基咪唑-1-基)甲基]-4(1*H*)-咔唑酮盐酸盐二水合物

2. **英文化学名**　1,2,3,9-tetrahydro-9-methyl-3-[(2-methyl-1*H*-imidazol-1-yl)methyl]-4*H*-carbazol-4-one monohydrochloride dihydrate

3. **性状**　本品为白色或类白色结晶性粉末；无臭、味苦。

4. **溶解性**　本品在甲醇中易溶，在水中略溶，在丙酮中微溶；在0.1mol/L盐酸溶液中略溶。

5. **对照品编号与批号**　100559-200307

6. **结构类型**　咔唑类

奥 沙 利 铂

英文名　Oxaliplatin

分子式　$C_8H_{14}N_2O_4Pt$

分子量　397.29

CAS号　61825-94-3

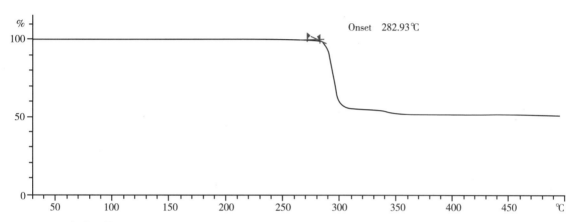

▲ **图1**　奥沙利铂 **TG** 图

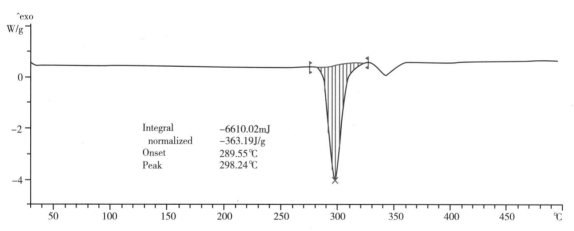

▲ **图2**　奥沙利铂 **DSC** 图

备注

1. **中文化学名**　左旋反式二氨环己烷草酸铂

2. **性状**　本品为白色或类白色结晶性粉末；无臭。

3. **溶解性**　本品在 N, N-二甲基甲酰胺中略溶，在水或甲醇中微溶，在三氯甲烷或乙醚中几乎不溶。

4. **对照品编号与批号**　100584-200902

5. **结构类型**　金属铂类

匹多莫德

英文名　Pidotimod

分子式　$C_9H_{12}N_2O_4S$

分子量　244.27

CAS号　121808-62-6

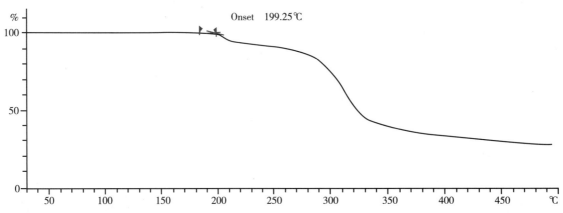

▲ 图1　匹多莫德 TG 图

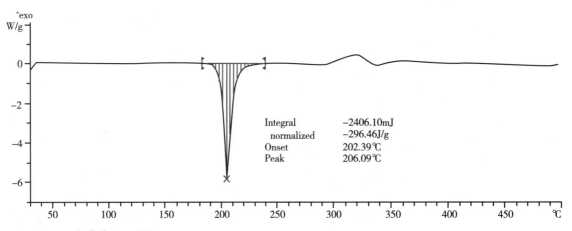

▲ 图2　匹多莫德 DSC 图

备注

1. 中文化学名　3-L-焦谷氨酸四氢噻唑啉羧酸

2. 英文化学名　（4R)-3-［［（2S)-5-oxo-2-pyrrolidinyl］carbonyl］-4-thiazolidinecarboxylic acid

3. 性状　本品为白色结晶性粉末；无臭，无味。

4. 溶解性　本品在水中溶解，在甲醇或乙醇中微溶，在三氯甲烷或正己烷中几乎不溶，在二甲基甲酰胺中易溶。

5. 对照品编号与批号　100588-200501

6. 结构类型　氨基酸类

氟 他 胺

英文名 Flutamide

分子式 $C_{11}H_{11}F_3N_2O_3$

分子量 276.21

CAS号 13311-84-7

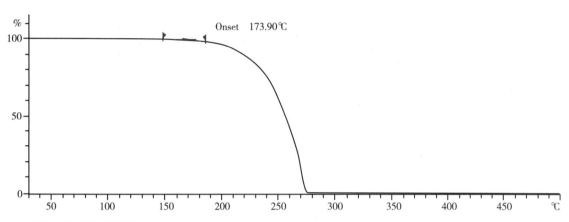

▲ 图 1 氟他胺 TG 图

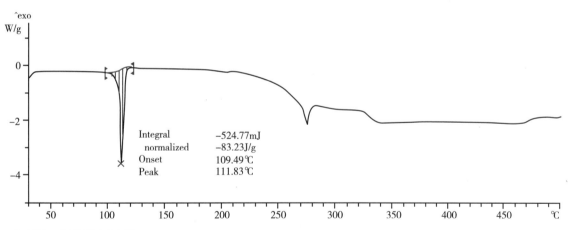

▲ 图 2 氟他胺 DSC 图

备注

1. 中文化学名 2-甲基-N-(4-硝基-3-三氟甲基苯基)丙酰胺

2. 英文化学名 2-methyl-N-[4-nitro-3-(trifluoromethyl)phenyl]propanamide

3. 性状 本品为淡黄色结晶性粉末。

4. 溶解性 本品在水中极微溶解，在丙酮或乙醇中易溶。

5. 对照品编号与批号 100598-200601

6. 结构类型 酰胺类

盐酸吉西他滨

英文名　Gemcitabine Hydrochloride

分子式　$C_9H_{11}F_2N_3O_4 \cdot HCl$

分子量　299.66

CAS号　122111-03-9

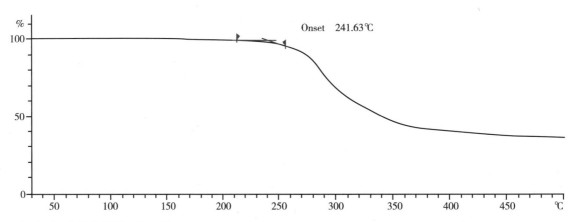

▲ 图1　盐酸吉西他滨 TG 图

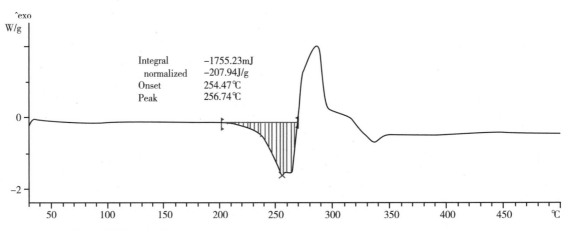

▲ 图2　盐酸吉西他滨 DSC 图

备注

1. **性状**　本品为白色结晶性粉末，无臭。

2. **溶解性**　本品在水中溶解，在乙醇中极微溶解，在三氯甲烷或丙酮中几乎不溶。

3. **对照品编号与批号**　100622-200401

4. **结构类型**　胞嘧啶衍生物

咪 喹 莫 特

英文名 Imiquimod

分子式 $C_{14}H_{16}N_4$

分子量 240.30

CAS号 99011-02-6

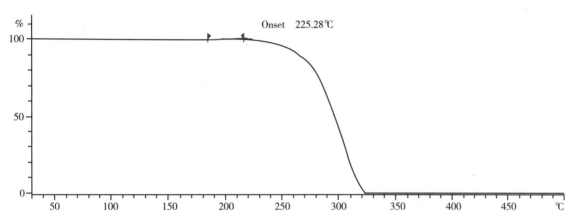

▲ 图1 咪喹莫特 TG 图

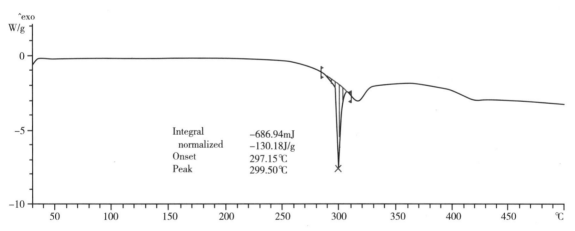

▲ 图2 咪喹莫特 DSC 图

备注

1. 中文化学名 1-(2-甲基丙基)-4-氨基-1*H*-咪唑并[4,5-*c*]喹啉

2. 英文化学名 1-(2-methylpropyl)-1*H*-imidazo[4,5-*c*]quinolin-4-amine

3. 性状 本品为白色或类白色粉末，无臭。

4. 对照品编号与批号 100632-200401

5. 结构类型 喹啉类

去氧氟尿苷

英文名　Doxifluridine

分子式　$C_9H_{11}FN_2O_5$

分子量　246.19

CAS号　3094-09-5

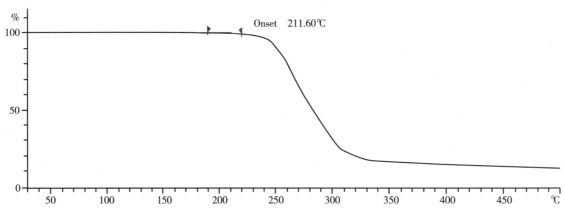

▲ 图1　去氧氟尿苷 TG 图

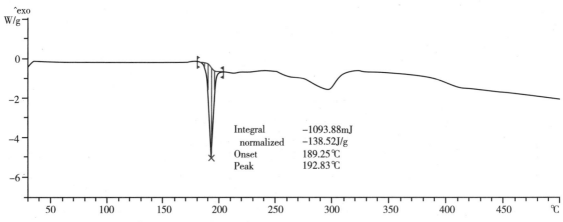

▲ 图2　去氧氟尿苷 DSC 图

备注

1. **性状**　本品为白色或类白色针状结晶或结晶性粉末。

2. **溶解性**　本品在水中溶解，在甲醇中略溶，在乙醇中微溶，在三氯甲烷、乙醚中几乎不溶。

3. **对照品编号与批号**　100635-200401

4. **结构类型**　尿嘧啶衍生物

异环磷酰胺化合物Ⅲ

英文名　Isosfamide Compound Ⅲ
分子式　$C_7H_{13}Cl_2N_2O_3P$
分子量　275.10
CAS号　72578-71-3

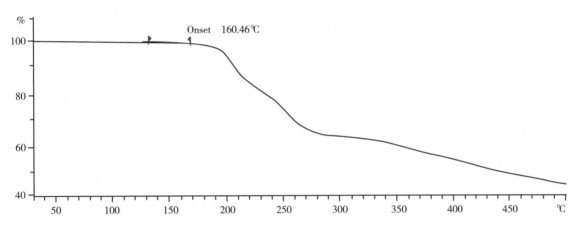

▲ 图1　异环磷酰胺化合物Ⅲ TG 图

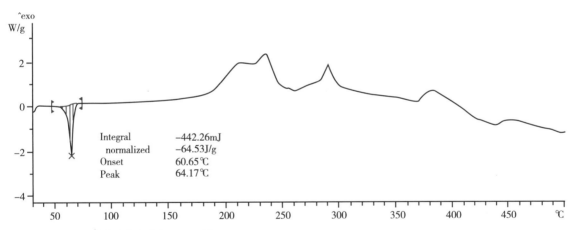

▲ 图2　异环磷酰胺化合物Ⅲ DSC 图

备注

1. 中文化学名　3-(2-氯乙酰基)-2-[(2-氯乙基)氨基]四氢-2H-1,3,2-噁磷-2-氧化物

2. 性状　本品为白色结晶性粉末。

3. 对照品编号与批号　100762-200501

4. 结构类型　酰胺类

替尼泊苷

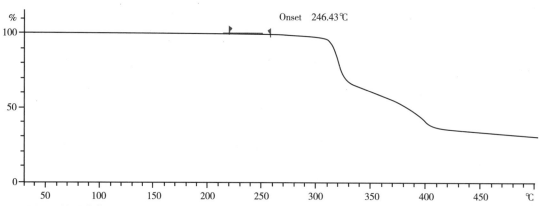

英文名 Teniposide

分子式 $C_{32}H_{32}O_{13}S$

分子量 656.67

CAS号 29767-20-2

▲ 图1 替尼泊苷 TG 图

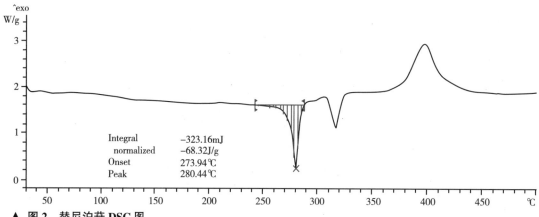

▲ 图2 替尼泊苷 DSC 图

备注

1. **中文化学名** 4′-去甲基表鬼臼毒-β-D-噻吩亚甲基吡喃葡萄糖苷

2. **英文化学名** 4′-demethylepipodophyllotoxin-β-D-thenylidine glucoside

3. **性状** 本品为白色或类白色结晶性粉末；无臭。

4. **溶解性** 本品在二甲基酰胺中易溶，在丙酮或乙腈中微溶，在三氯甲烷或甲醇中极微溶解，在乙醇或水中几乎不溶。

5. **对照品编号与批号** 100765-200901

6. **结构类型** 糖苷类

替尼泊苷杂质 A

英文名 Teniposide Impurity A

分子式 C$_{27}$H$_{30}$O$_{13}$

分子量 562.52

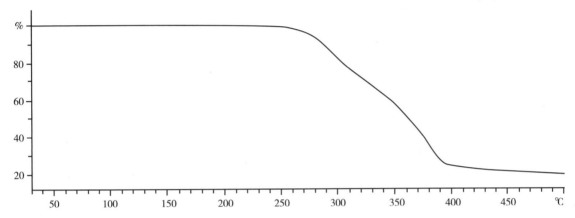

▲ 图 1 替尼泊苷杂质 A TG 图

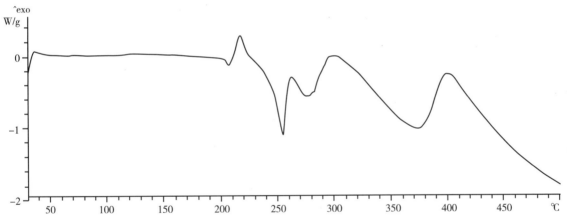

▲ 图 2 替尼泊苷杂质 A DSC 图

备注

1. **中文化学名** 4′-去甲基表鬼臼毒-β-D-吡喃葡萄糖苷

2. **英文化学名** 4′-demethylepipodophyllotoxin-β-D-glucopyranoside

3. **性状** 本品为白色结晶性粉末；无臭。

4. **对照品编号与批号** 100766-200801

5. **结构类型** 糖苷类

盐酸伊立替康

英文名 Irinotecan Hydrochloride

分子式 $C_{33}H_{38}N_4O_6 \cdot HCl \cdot 3H_2O$

分子量 677.19

CAS号 136572-09-3

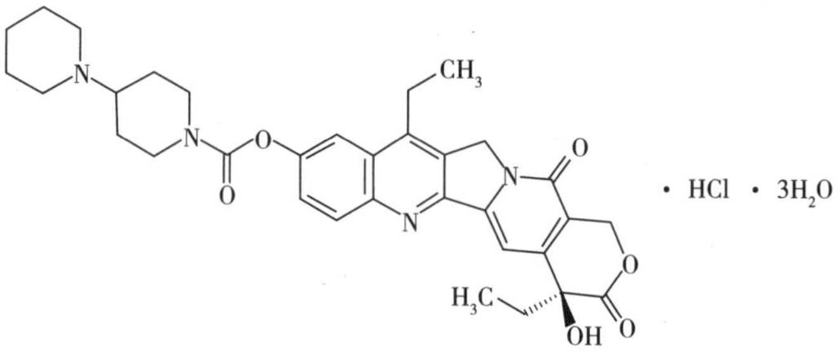

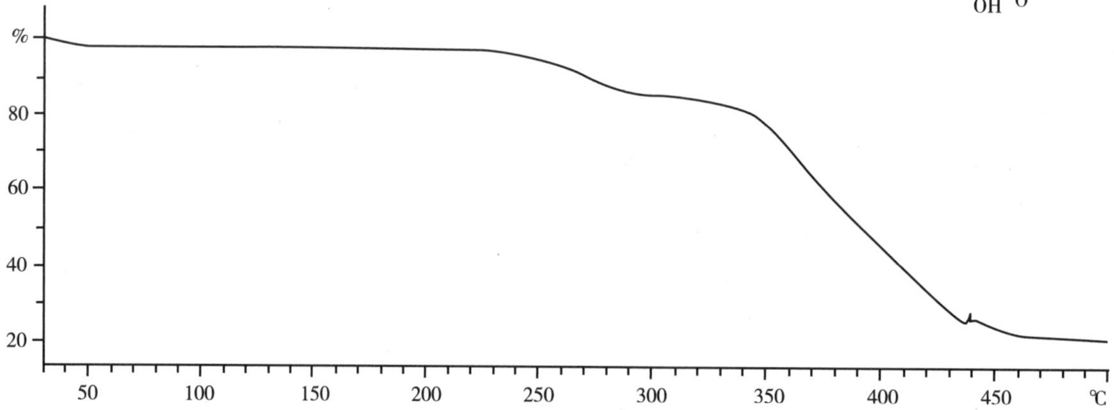

▲ 图1 盐酸伊立替康 TG 图

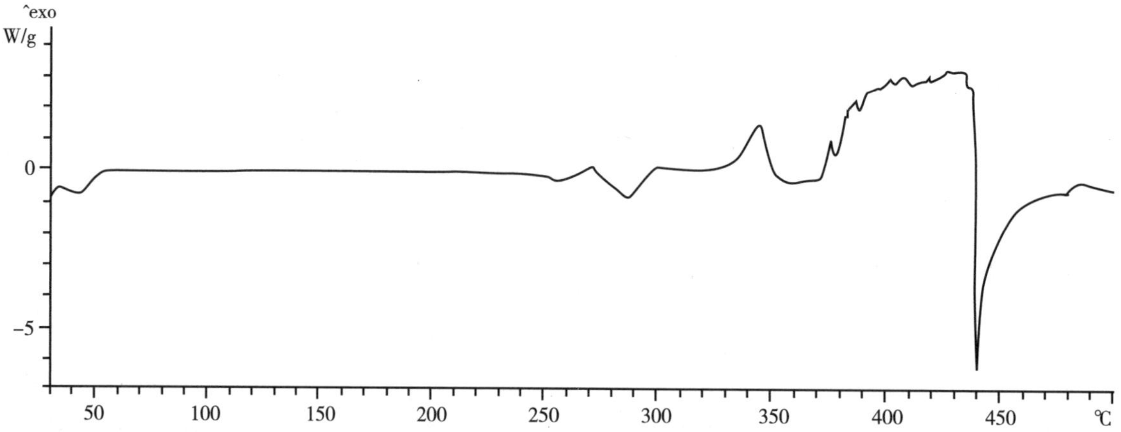

▲ 图2 盐酸伊立替康 DSC 图

备注

1. **中文化学名** (+)-(4S)-4,11-二乙基-4-羟基-9-[(4-哌啶基哌啶)羰基]-1H-吡喃并[3,4：6,7]吲哚嗪[1,2-b]喹啉-3,14-(4H,12H)-二酮盐酸盐三水合物

2. **英文化学名** (+)-(4S)-4,11-diethyl-4-hydroxy-9-[(4-piperidinopiperidino)carbonyloxy]-1H-pyrano[3,4：6,7]indolizino[1,2-b]quinoline-3,14-(4H,12H)-dione monohydrochloride trihydrate

3. **性状** 本品为淡黄色或黄色结晶性粉末；无臭。

4. **溶解性** 本品在水、乙醇或三氯甲烷中微溶，在丙酮中几乎不溶。

5. **对照品编号与批号** 100767-201102

6. **结构类型** 喜树碱类

3-吲哚甲酸

英文名 Indole-3-Carboxylic Acid

分子式 C$_9$H$_7$NO$_2$

分子量 161.16

CAS号 771-50-6

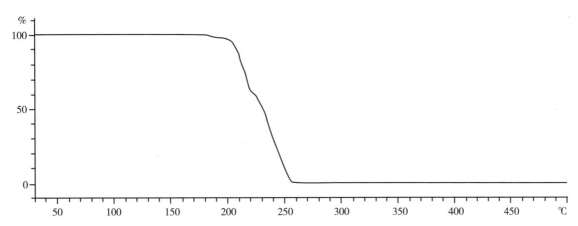

▲ 图1 3-吲哚甲酸 TG 图

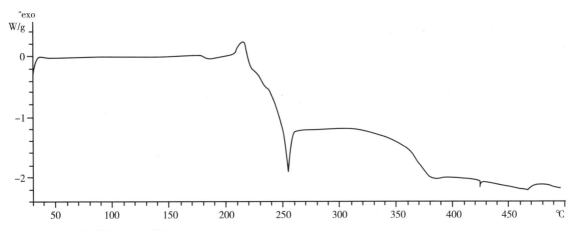

▲ 图2 3-吲哚甲酸 DSC 图

备注

1. **性状** 本品为类白色结晶性粉末。

2. **对照品编号与批号** 100788-200501

3. **结构类型** 吲哚类

氨 磷 汀

英文名　Amifostine

分子式　$C_5H_{15}N_2O_3SP \cdot 3H_2O$

分子量　268.27

CAS号　112901-68-5

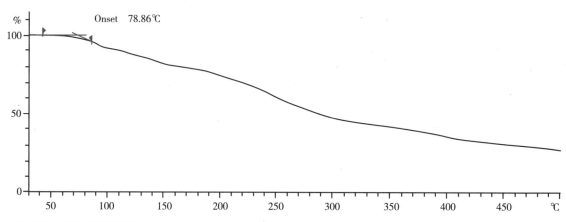

▲ 图1　氨磷汀 TG 图

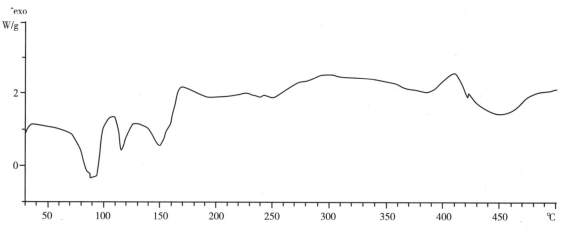

▲ 图2　氨磷汀 DSC 图

备注

1. **性状**　本品为白色结晶或结晶性粉末。

2. **溶解性**　本品在水中易溶，在甲醇、乙醇、乙酸乙酯、丙酮或乙醚中不溶。

3. **对照品编号与批号**　100816-200701

六甲蜜胺

英文名 Altretamine

分子式 $C_9H_{18}N_6$

分子量 210.28

CAS号 645-05-6

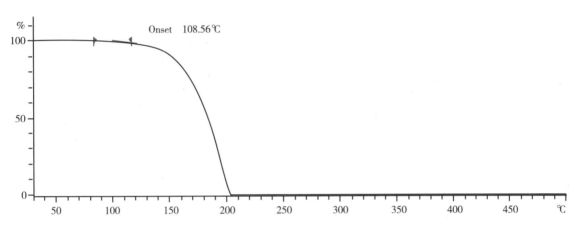

▲ **图1 六甲蜜胺 TG 图**

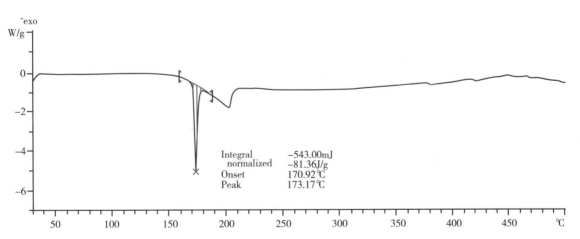

▲ **图2 六甲蜜胺 DSC 图**

备注

1. 中文化学名 2,4,6-三(二甲氨基)均三嗪

2. 性状 本品为白色结晶性粉末；无臭，能升华。

3. 溶解性 本品在三氯甲烷中易溶，在乙醇中略溶，在水中不溶；在稀盐酸中易溶。

4. 对照品编号与批号 100831-201002

5. 结构类型 三嗪类

甘氨双唑钠

英文名　Sodium Glycididazole

分子式　C₁₈H₂₂N₇NaO₁₀ · 3H₂O

分子量　573.44

CAS号　173357-17-0（无水物）

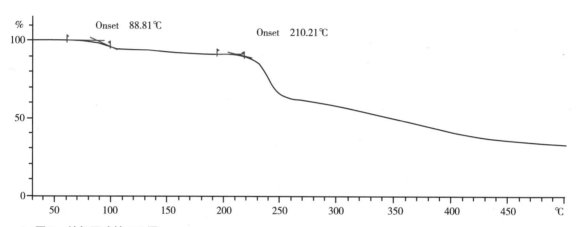

▲ 图1　甘氨双唑钠 TG 图

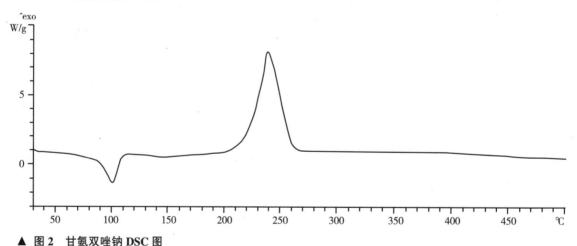

▲ 图2　甘氨双唑钠 DSC 图

备注

1. 中文化学名　N,N-双［(2-甲基-5-硝基-1H-咪唑-1-基)-乙氧羰甲基］甘氨酸钠三水合物

2. 英文化学名　N,N-bis［(2-methyl-5-nitro-1H-imidazol-1-yl)-ethoxycarbonylmethyl］sodium glycinate trihydrate

3. 性状　本品为类白色至微黄色的结晶性粉末；无臭，味苦；遇光色渐变深。

4. 溶解性　本品在水或甲醇中溶解，在三氯甲烷或环己烷中不溶；在冰醋酸中易溶。

5. 对照品编号与批号　100851-201102

6. 结构类型　氨基酸类

恩曲他滨

英文名 Emtricitabine

分子式 $C_8H_{10}FN_3O_3S$

分子量 247.25

CAS号 143491-57-0

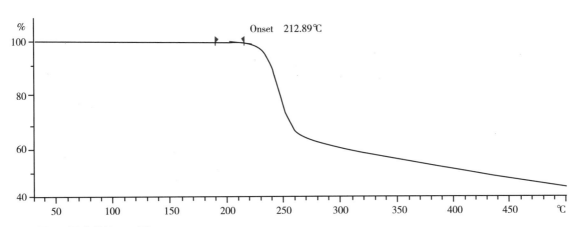

▲ 图1 恩曲他滨 TG 图

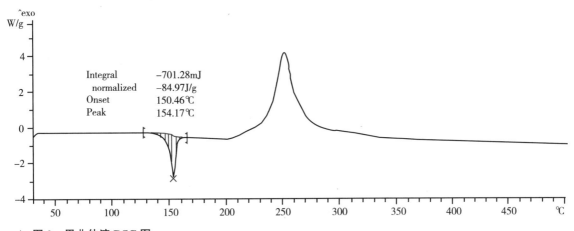

▲ 图2 恩曲他滨 DSC 图

备注

1. **中文化学名** （2R,5S）-4-氨基-5-氟-1-［2-羟甲基-［1,3］氧硫杂环戊烷-5-基］-1H-嘧啶-2-酮

2. **英文化学名** （2R,5S）-4-amino-5-fluoro-1-［2-（hydroxymethyl）-［1,3］oxathiolan-5-yl］-1H-pyrimidin-2-one

3. **性状** 本品为白色或类白色粉末或结晶性粉末。

4. **对照品编号与批号** 100873-200901

5. **结构类型** 胞嘧啶衍生物

依西美坦

英文名　Exemestane
分子式　$C_{20}H_{24}O_2$
分子量　296.40
CAS号　107868-30-4

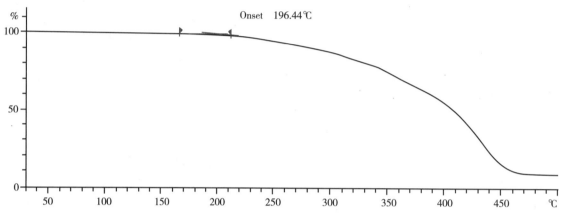

▲ 图1　依西美坦 TG 图

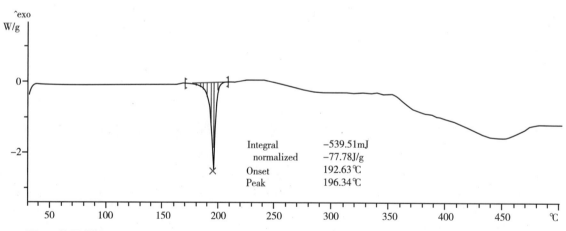

▲ 图2　依西美坦 DSC 图

备注

1. 中文化学名　6-亚甲基雄甾-1,4-二烯-3,17-二酮

2. 英文化学名　6-methylenandrosta-1,4-diene-3,17-dione

3. 性状　本品为白色或类白色结晶性粉末；无臭。

4. 溶解性　本品在三氯甲烷中易溶，在乙酸乙酯、丙酮、甲醇或乙醇中溶解，在水中几乎不溶。

5. 对照品编号与批号　100886-200601

6. 结构类型　雄甾烷

雄烯二酮

英文名　Androstenedione

分子式　$C_{19}H_{26}O_2$

分子量　286.41

CAS号　63-05-8

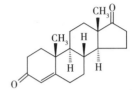

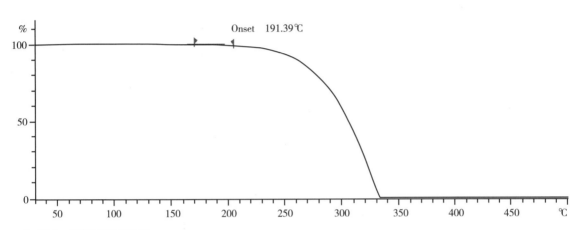

▲ 图1　雄烯二酮 TG 图

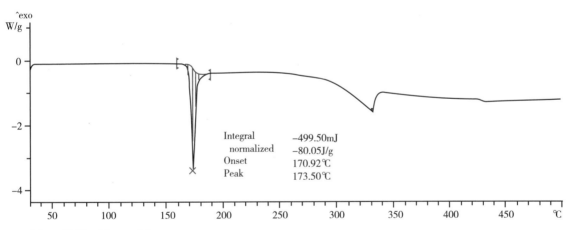

▲ 图2　雄烯二酮 DSC 图

备注

1. **中文化学名**　雄甾-4-烯-3,17-二酮

2. **英文化学名**　androst-4-ene-3,17-dione

3. **性状**　本品为白色结晶性粉末。

4. **对照品编号与批号**　100887-200601

5. **结构类型**　雄甾烷

紫杉醇杂质 I

英文名 Paclitaxel Impurity I

分子式 C₄₅H₅₃NO₁₄

分子量 831.90

CAS号 71610-00-9

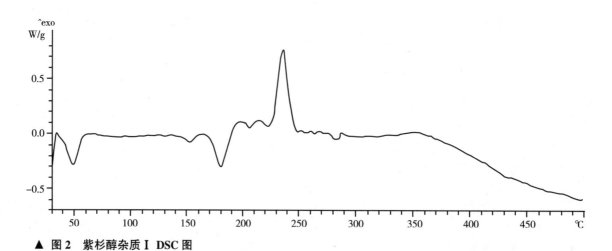

▲ 图1 紫杉醇杂质 I TG 图

▲ 图2 紫杉醇杂质 I DSC 图

备注

1. **性状** 本品为白色结晶性粉末。

2. **对照品编号与批号** 100926-201102

3. **结构类型** 紫杉醇类

紫杉醇杂质Ⅲ

英文名 Paclitaxel Impurity Ⅲ

分子式 $C_{47}H_{51}NO_{14}$

分子量 853.91

CAS号 105454-04-4

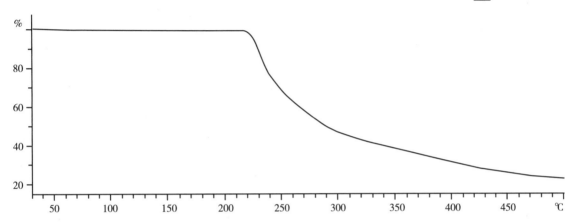

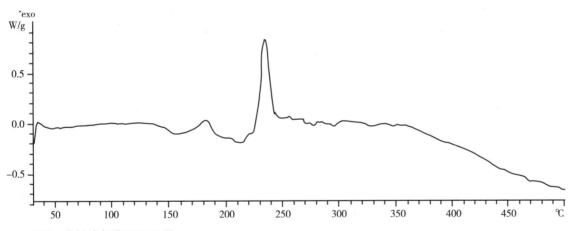

▲ 图1 紫杉醇杂质Ⅲ TG 图

▲ 图2 紫杉醇杂质Ⅲ DSC 图

备注

1. **中文化学名** 7-表-紫杉醇

2. **英文化学名** 7-epi-paclitaxel

3. **性状** 本品为白色结晶性粉末。

4. **对照品编号与批号** 100927-201102

5. **结构类型** 紫杉醇类

帕米膦酸二钠

英文名　Pamidronate Disodium

分子式　$C_3H_9NNa_2O_7P_2 \cdot 5H_2O$

分子量　369.11

CAS号　109552-15-0

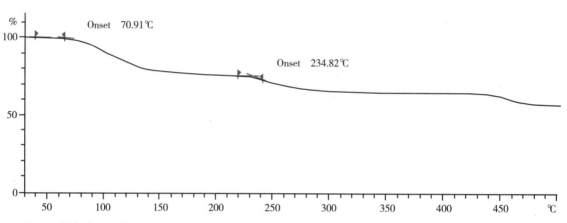

▲ 图1　帕米膦酸二钠 TG 图

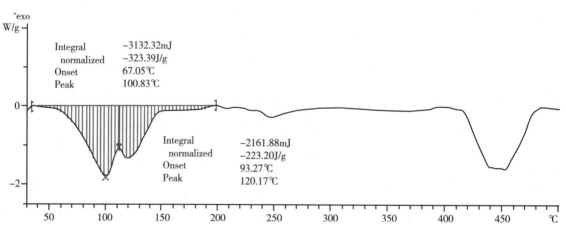

▲ 图2　帕米膦酸二钠 DSC 图

备注

1. 中文化学名　3-氨基-1-羟基丙叉二膦酸二钠五水合物

2. 英文化学名　3-amino-1-diphosphonic acid hydroxypropyl disodium pentahydrate

3. 性状　本品为白色结晶或结晶性粉末；无臭，无味。略有引湿性。

4. 溶解性　本品在水中溶解，在乙醇中不溶，在氢氧化钠试液中易溶。

5. 对照品编号与批号　100976-200701

托 品 醇

英文名 Tropine

分子式 $C_8H_{15}NO$

分子量 141.21

CAS号 120-29-6

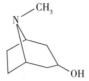

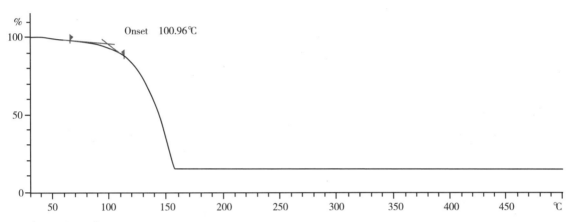

▲ **图1 托品醇 TG 图**

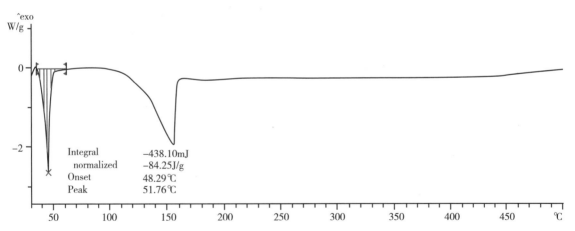

▲ **图2 托品醇 DSC 图**

备注

1. **中文化学名** 8-甲基-8-氮杂双环[3.2.1]-3-辛烷醇

2. **英文化学名** 8-methyl-8-azabicyclo[3.2.1]-3-octanol

3. **溶解性** 本品在水或醇中溶解。

4. **对照品编号与批号** 100994-201101

5. **结构类型** 吲哚类

来 曲 唑

英文名 Letrozole

分子式 C₁₇H₁₁N₅

分子量 285.3

CAS号 112809-51-5

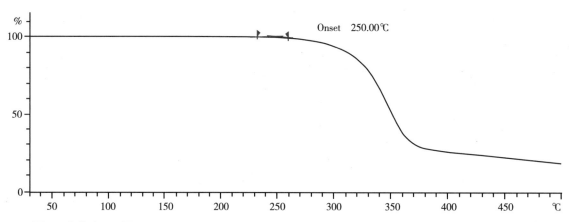

▲ 图1 来曲唑 TG 图

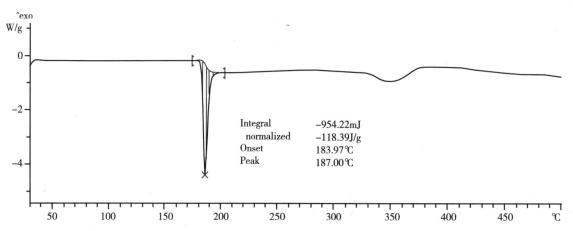

▲ 图2 来曲唑 DSC 图

备注

1. 中文化学名 4,4′-(1H-1,2,4-三唑-1-基亚甲基)双苯腈

2. 英文化学名 4,4′-(1H-1,2,4-triazol-1-ylmethylene)bisbenzonitrile

3. 性状 本品为白色或类白色结晶性粉末；无臭。

4. 溶解性 本品在三氯甲烷或丙酮中溶解，在甲醇中略溶，在水中几乎不溶。

5. 对照品编号与批号 101045-201101

6. 结构类型 三氮唑类

甲 异 靛

英文名 Meisoindigo

分子式 $C_{17}H_{12}N_2O_2$

分子量 276.29

CAS号 97207-47-1

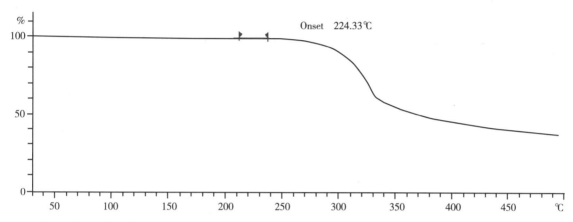

▲ 图1 甲异靛 TG 图

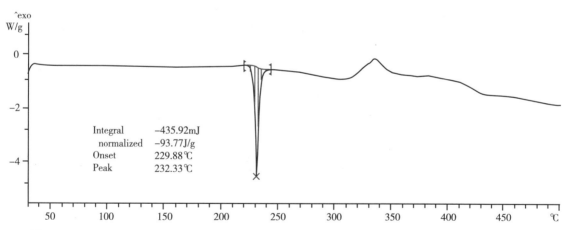

▲ 图2 甲异靛 DSC 图

备注

1. **中文化学名** N-甲基-(3,3′-双-二氢吲哚)-2,2′-二酮

2. **英文化学名** N-methyl-(3,3′-bis-indoline)-2,2′-dione

3. **性状** 本品为暗红色结晶性粉末；无臭，无味。

4. **溶解性** 本品在丙酮或三氯甲烷中微溶，在乙醇中极微溶解，在水中不溶。

5. **对照品编号与批号** 101055-201001

6. **结构类型** 吲哚类

氯氧喹

英文名　Chloroxoquinoline

分子式　C_9H_6ClNO

分子量　179.61

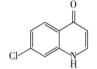

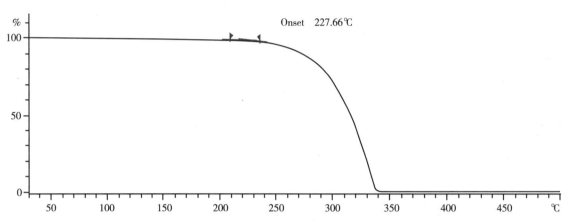

▲ 图 1　氯氧喹 TG 图

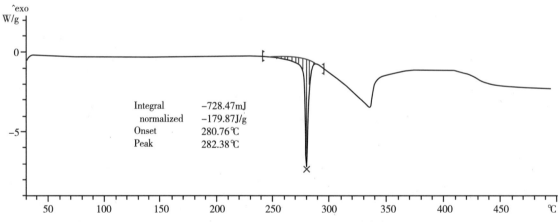

▲ 图 2　氯氧喹 DSC 图

备注

1. **中文化学名**　7-氯-4-氧代-喹啉

2. **英文化学名**　7-chloro-4-oxo-quinoline

3. **性状**　本品为白色或类白色结晶性粉末；无臭，味苦。

4. **溶解性**　本品在甲醇或乙醇中略溶，在丙酮中微溶，在水中极微溶解，在三氯甲烷或乙醚中几乎不溶；在冰醋酸中略溶。

5. **对照品编号与批号**　101058-200901

6. **结构类型**　喹啉类

奥沙利铂杂质Ⅲ

英文名　Oxaliplatin Impurity Ⅲ

分子式　$C_8H_{16}N_2O_4Pt$

分子量　431.30

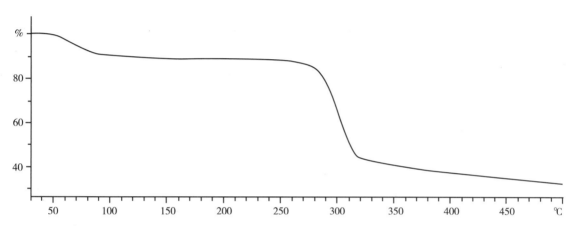

▲ **图 1** 奥沙利铂杂质Ⅲ **TG** 图

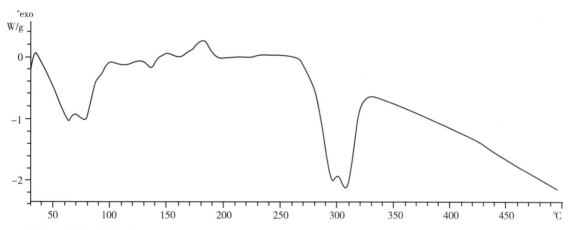

▲ **图 2** 奥沙利铂杂质Ⅲ **DSC** 图

备注

1. 对照品编号与批号　101101-201001

2. 结构类型　金属铂类

左旋奥沙利铂

英文名 Oxaliplatin

分子式 $C_8H_{14}N_2O_4Pt$

分子量 397.29

CAS号 61825-94-3

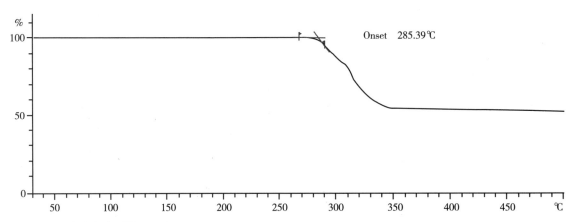

▲ 图1 左旋奥沙利铂 TG 图

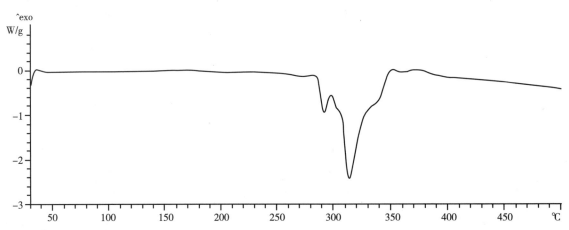

▲ 图2 左旋奥沙利铂 DSC 图

备注

1. **性状** 本品为无色片状固体。

2. **对照品编号与批号** 101102-201001

3. **结构类型** 金属铂类

二氯二氨环己烷铂

英文名 Dichlorodiaminocyclohexaneplatinum

分子式 C₆H₁₄Cl₂N₂Pt

分子量 380.17

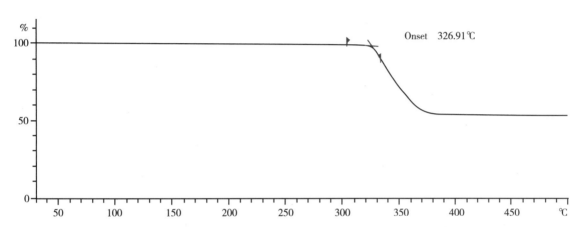

▲ 图1 二氯二氨环己烷铂 TG 图

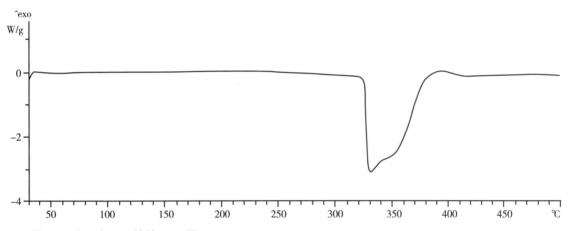

▲ 图2 二氯二氨环己烷铂 DSC 图

备注

1. **性状** 本品为黄色粉末。

2. **溶解性** 本品在水和甲醇中极微溶解，在无水乙醇中几乎不溶。

3. **对照品编号与批号** 101103-201001

4. **结构类型** 金属铂类

硫唑嘌呤杂质

英文名 Azathioprine Impurity

分子式 C₄H₄ClN₃O₂

分子量 161.55

CAS号 4897-25-0

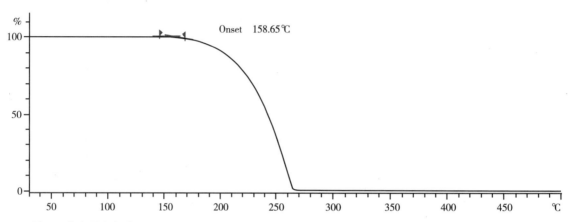

▲ **图1** 硫唑嘌呤杂质 TG 图

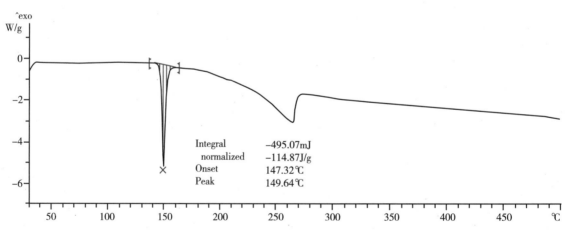

▲ **图2** 硫唑嘌呤杂质 DSC 图

备注

1. 中文化学名 5-氯-1-甲基-4-硝基咪唑

2. 英文化学名 5-chloro-1-methyl-4-nitroimidazole

3. 性状 本品为白色结晶性粉末。

4. 对照品编号与批号 101138-201001

5. 结构类型 咪唑类

洛莫司汀

英文名　Lomustine

分子式　$C_9H_{16}ClN_3O_2$

分子量　233.70

CAS号　13010-47-4

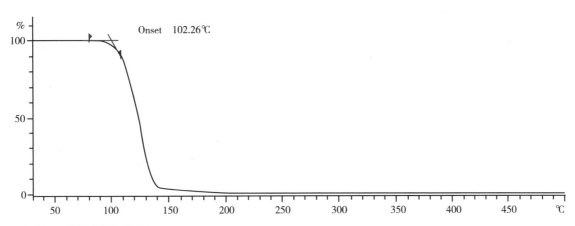

▲ 图1　洛莫司汀 TG 图

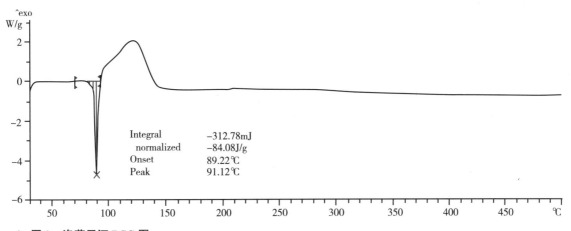

▲ 图2　洛莫司汀 DSC 图

备注

1. **中文化学名**　N-(2-氯乙基)-N'-环己基-N-亚硝基脲

2. **英文化学名**　1-(2-chloroethyl)-3-cyclohexyl-1-nitrosourea

3. **性状**　本品为淡黄色结晶或结晶性粉末；无臭。

4. **溶解性**　本品在三氯甲烷中易溶，在乙醇或四氯化碳中溶解，在环己烷中略溶，在水中几乎不溶。

5. **对照品编号与批号**　101181-201001

6. **结构类型**　脲类

羟 基 脲

英文名　Hydroxycarbamide

分子式　$CH_4N_2O_2$

分子量　76.05

CAS号　127-07-1

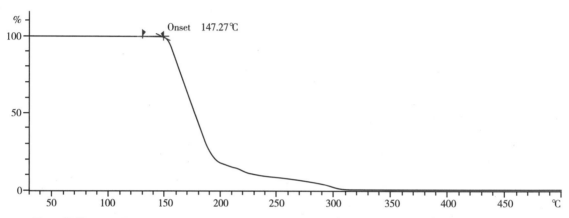

▲ 图1　羟基脲 TG 图

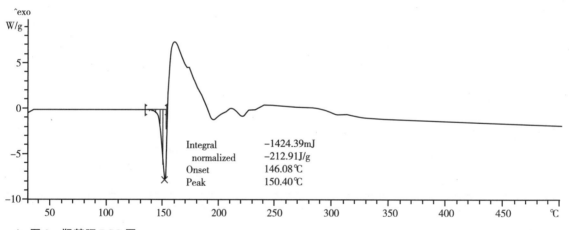

▲ 图2　羟基脲 DSC 图

备注

1. 性状　本品为白色结晶性粉末；无臭，味微涩。

2. 溶解性　本品在水中易溶，在乙醇中微溶，在乙醚中不溶。

3. 对照品编号与批号　101192-201001

4. 结构类型　脲类

呼吸相关

盐酸克仑特罗

英文名 Clenbuterol Hydrochloride

分子式 $C_{12}H_{18}Cl_2N_2O \cdot HCl$

分子量 313.65

CAS号 21898-19-1

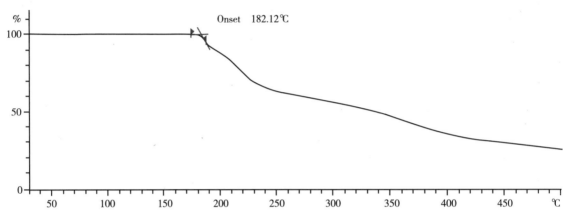

▲ 图1 盐酸克仑特罗 TG 图

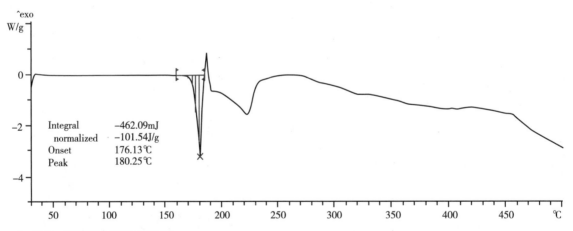

▲ 图2 盐酸克仑特罗 DSC 图

备注

1. **中文化学名** 4-氨基-α-[（叔丁基氨基）甲基]-3,5-二氯苄醇盐酸盐

2. **英文化学名** 4-amino-α-[（*tert*-butylamino）methyl]-3,5-dichlorobenzylalcohol hydrochloride

3. **性状** 本品为白色或类白色的结晶性粉末，无臭，味苦。

4. **对照品编号与批号** 100072-200402

5. **结构类型** 苄醇

氢溴酸右美沙芬

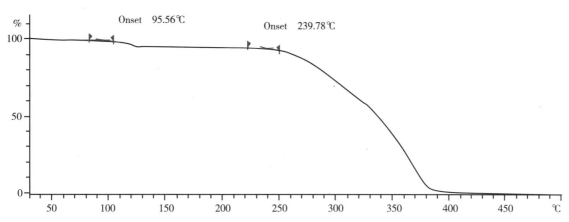

英文名　Dextromethorphan Hydorbromide

分子式　$C_{18}H_{25}NO \cdot HBr \cdot H_2O$

分子量　370.32

CAS号　6700-34-1

▲ 图1　氢溴酸右美沙芬 TG 图

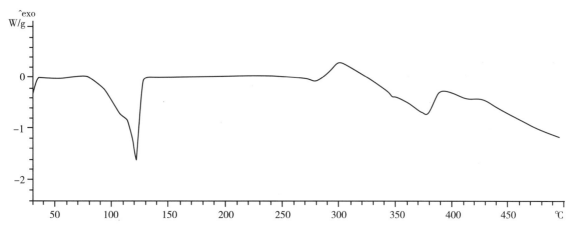

▲ 图2　氢溴酸右美沙芬 DSC 图

备注

1. **中文化学名**　3-甲氧基-17-甲基-$9\alpha,13\alpha,14\alpha$-吗啡喃氢溴酸一水合物

2. **英文化学名**　3-methoxyl-17-methyl-$9\alpha,13\alpha,14\alpha$-morphinan hydrobromide monohydrate

3. **性状**　本品为白色或类白色结晶性粉末，无臭。

4. **溶解性**　本品在乙醇中易溶，在三氯甲烷中溶解，在水中略溶，在乙醚中不溶。

5. **对照品编号与批号**　100201-201003

6. **结构类型**　吗啡类

沙 丁 胺 醇

英文名 Salbutamol

分子式 $C_{13}H_{21}NO_3$

分子量 239.31

CAS号 18559-94-9

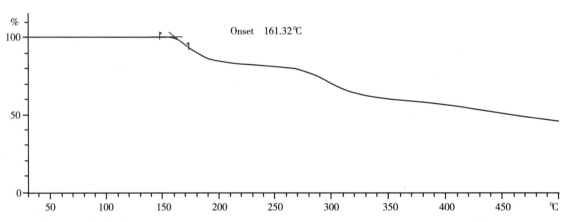

▲ 图1 沙丁胺醇 **TG** 图

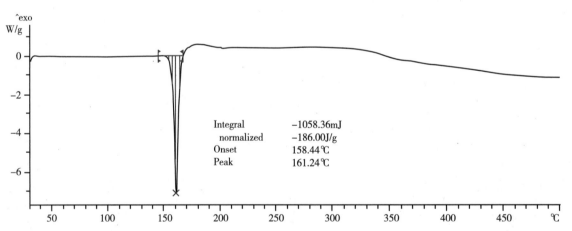

▲ 图2 沙丁胺醇 **DSC** 图

备注

1. **中文化学名** 1-(4-羟基-3-羟甲基苯基)-2-(叔丁氨基)乙醇

2. **英文化学名** (1*RS*)-2-[(1,1-dimethylethyl)amino]-1-[4-hydroxy-3-(hydroxymethyl)phenyl]ethanol

3. **对照品编号与批号** 100204-201103

4. **结构类型** 醇类

富马酸酮替芬

英文名	Ketotifen Fumarate
分子式	$C_{19}H_{19}NOS \cdot C_4H_4O_4$
分子量	425.50
CAS号	34580-14-8

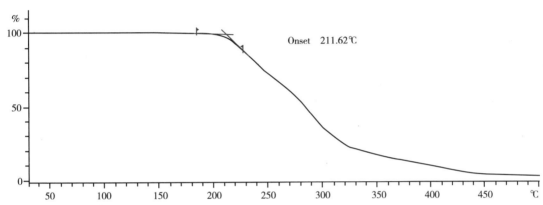

▲ **图1** 富马酸酮替芬 TG 图

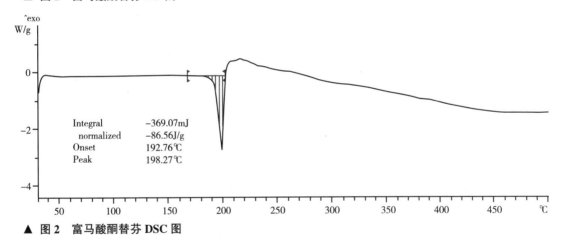

▲ **图2** 富马酸酮替芬 DSC 图

备注

1. **中文化学名** 4,9-二氢-4-(1-甲基-4-亚哌啶基)-10H-苯并[4,5]环庚[1,2-b]噻吩-10-酮反丁烯二酸盐

2. **英文化学名** 4,9-dihydro-4-(1-methyl-4-piperidinylidene)-10H-benzo[4,5]cyclohepta[1,2-b]thiophen-10-one

3. **性状** 本品为类白色结晶性粉末；无臭，味苦。

4. **溶解性** 本品在甲醇中溶解，在水或乙醇中微溶，在丙酮或二氯甲烷中极微溶解。

5. **对照品编号与批号** 100230-200602

6. **结构类型** 苯并噻吩类

磷酸苯丙哌林

英文名 Benproperine Phosphate

分子式 $C_{21}H_{27}NO \cdot H_3PO_4$

分子量 407.44

CAS号 19428-14-9

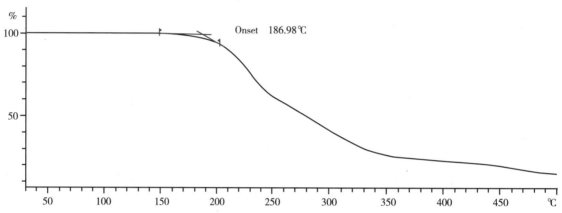

▲ 图1 磷酸苯丙哌林 TG 图

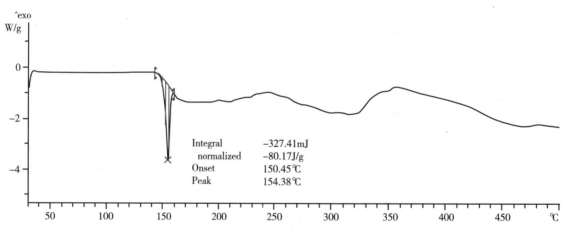

▲ 图2 磷酸苯丙哌林 DSC 图

备注

1. **中文化学名** 1-[2-(2-苄基苯氧基)-1-甲基乙基]哌啶磷酸盐

2. **英文化学名** 1-[2-(2-benzylphenoxy)-1-methylethyl]piperidinemonophosphate

3. **性状** 本品为白色粉末。

4. **溶解性** 本品在水中易溶，在乙醇、三氯甲烷中略溶，在丙酮或乙醚中不溶。

5. **对照品编号与批号** 100237-200702

6. **结构类型** 哌啶类

盐酸丙卡特罗

英文名　Procaterol Hydrochloride

分子式　$C_{16}H_{22}N_2O_3 \cdot HCl \cdot 1/2H_2O$

分子量　335.83

CAS号　81262-93-3

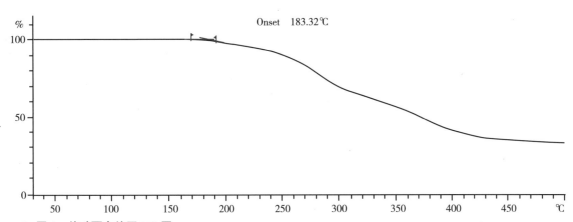

▲ 图1　盐酸丙卡特罗 TG 图

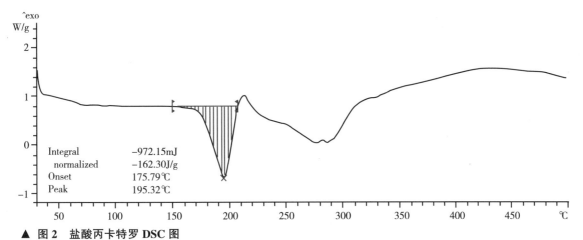

▲ 图2　盐酸丙卡特罗 DSC 图

备注

1. **中文化学名**　5-(1-羟基-2-异丙氨基丁基)-8-羟基喹诺酮盐酸盐半水合物

2. **英文化学名**　*rel*-8-hydroxy-5-[(1*R*,2*S*)-1-hydroxy-2-[(1-methylethyl)amino]butyl]-2(1*H*)-quinolinone hydrochloride hemihydrate

3. **性状**　本品为白色或类白色结晶性粉末；无臭，味涩。

4. **溶解性**　本品在水或甲醇中溶解，在乙醇中微溶，在乙醚中几乎不溶，在甲酸中溶解。

5. **对照品编号与批号**　100275-200702

6. **结构类型**　喹诺酮类

盐酸环仑特罗

英文名 Cycloclenbuterol Hydrochloride

分子式 C₁₃H₁₈Cl₂N₂O · HCl

分子量 325.66

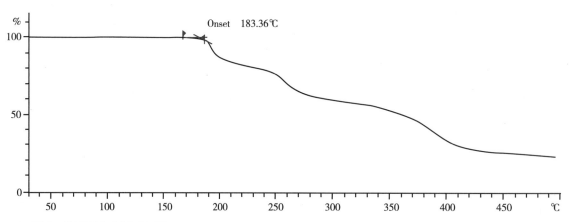

▲ 图1 盐酸环仑特罗 TG 图

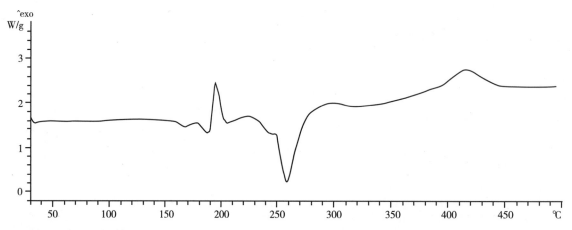

▲ 图2 盐酸环仑特罗 DSC 图

备注

1. **中文化学名** 5-(4-氨基-3,5-二氯苯基)-3-叔丁基噁唑烷盐酸盐

2. **对照品编号与批号** 100473-200401

3. **结构类型** 噁唑类

异丙托溴铵

英文名	Ipratropium Bromide
分子式	$C_{20}H_{30}BrNO_3$
分子量	412.36
CAS号	22254-24-6

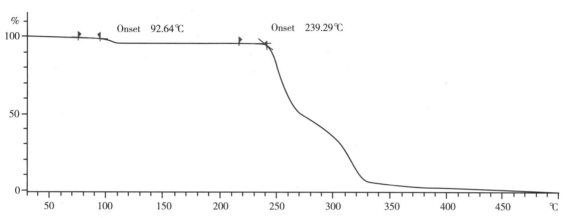

▲ 图1 异丙托溴铵 TG 图

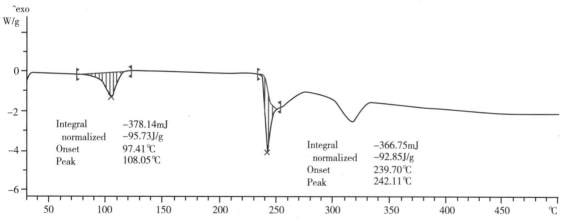

▲ 图2 异丙托溴铵 DSC 图

备注

1. **中文化学名** 3-（3-羟基-1-氧代-2-苯基丙氧基）-8-甲基-8-（1-甲基乙基）-8-氮杂双环（3.2.1）辛烷溴化物

2. **英文化学名** 3-（3-hydroxy-1-oxo-2-phenylpropoxy）-8-methyl-8-（1-methylethyl）-8-azoniabicyclo（3.2.1）octane bromide

3. **对照品编号与批号** 100522-200601

4. **结构类型** 环烷胺类

昔萘酸沙美特罗

英文名 Salmeterol Xinafoate

分子式 C₂₅H₃₇NO₄·C₁₁H₈O₃

分子量 603.74

CAS号 94749-08-3

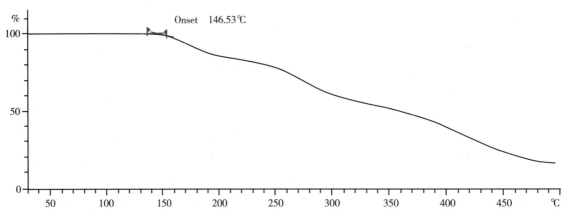

▲ **图1** 昔萘酸沙美特罗 TG 图

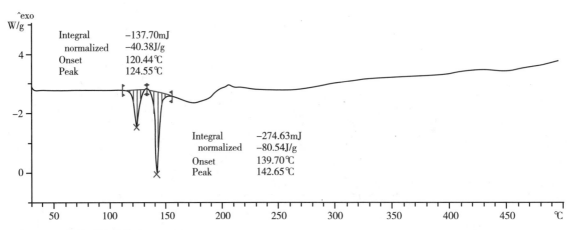

▲ **图2** 昔萘酸沙美特罗 DSC 图

备注

1. **性状** 本品为白色或类白色细粉。

2. **溶解性** 本品在甲醇中溶解，在乙醇或三氯甲烷中微溶，在水中几乎不溶。

3. **对照品编号与批号** 100567-200501

4. **结构类型** 芳基烷酸类

盐酸氨溴索

英文名 Ambroxol Hydrochloride

分子式 $C_{13}H_{18}Br_2N_2O \cdot HCl$

分子量 414.56

CAS号 23828-92-4

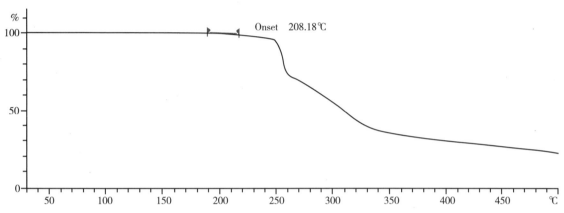

▲ 图 1 盐酸氨溴索 TG 图

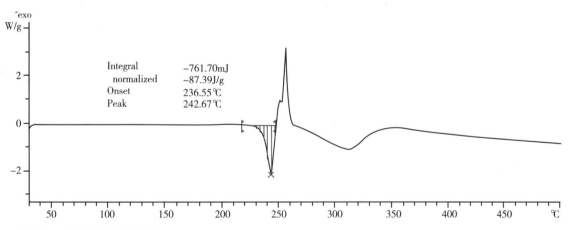

▲ 图 2 盐酸氨溴索 DSC 图

备注

1. **中文化学名** 反式-4-[(2-氨基-3,5-二溴苄基)氨基]环己醇盐酸盐

2. **英文化学名** *trans*-4-[(2-amino-3,5-dibromobenzyl)amino]cyclohexanol hydrochloride

3. **性状** 本品为白色至微黄色结晶性粉末；几乎无臭。

4. **溶解性** 本品在甲醇中溶解，在水中略溶，在乙醇中微溶。

5. **对照品编号与批号** 100599-200502

6. **结构类型** 芳基烷胺类

厄 多 司 坦

英文名　Erdosteine

分子式　$C_8H_{11}NO_4S_2$

分子量　249.31

CAS号　84611-23-4

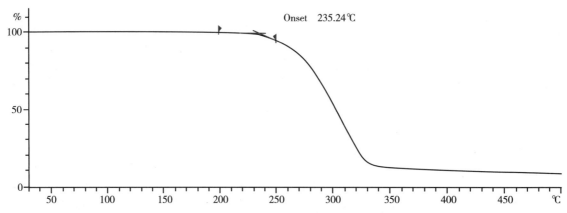

▲ 图1　厄多司坦 TG 图

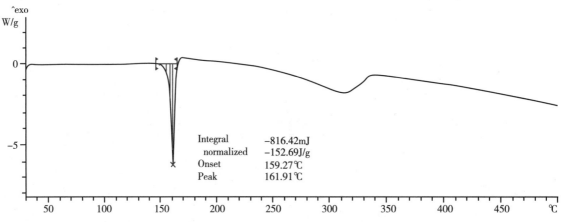

▲ 图2　厄多司坦 DSC 图

备注

1. 中文化学名　N-[2-(羧甲基巯基)-乙酰基]-高半胱氨酸硫内酯

2. 英文化学名　2-[2-oxo-2-[(2-oxothiolan-3-yl)amino]ethyl]sulfanylacetic acid

3. 性状　本品为白色或类白色结晶性粉末；微臭、味酸。

4. 溶解性　本品在丙酮中略溶，在水或甲醇中微溶，在0.4%氢氧化钠溶液中略溶。

5. 对照品编号与批号　100602-200301

6. 结构类型　氨基酸类

盐酸氮䓬斯汀

英文名 Azelastine Hydrochloride

分子式 $C_{22}H_{24}ClN_3O \cdot HCl$

分子量 418.36

CAS号 79307-93-0

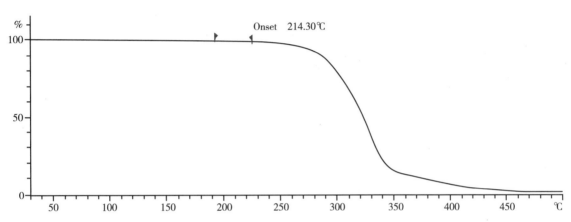

▲ 图1 盐酸氮䓬斯汀 TG 图

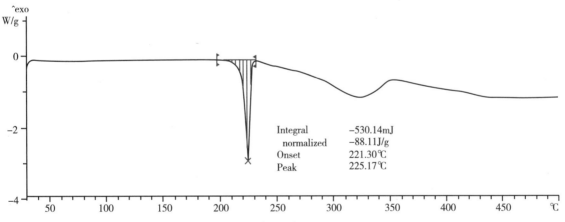

▲ 图2 盐酸氮䓬斯汀 DSC 图

备注

1. 中文化学名 4-(4-氯苄基)-2-(六氢-1-甲基-1H-氮䓬-4-基)-1(2H)-酞嗪盐酸盐

2. 英文化学名 4-[(4-chlorophenyl)methyl]-2-(hexahydro-1-methyl-1H-azepin-4-yl)-1(2H)-phthalazinone hydrochloride

3. 性状 本品为白色或类白色结晶性粉末。

4. 对照品编号与批号 100604-200701

5. 结构类型 苯并酞嗪类

氯 雷 他 定

英文名　Loratadine

分子式　$C_{22}H_{23}ClN_2O_2$

分子量　382.88

CAS号　79794-75-5

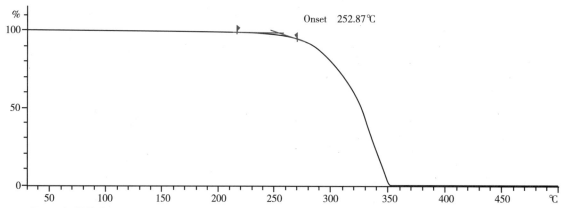

▲ 图1　氯雷他定 TG 图

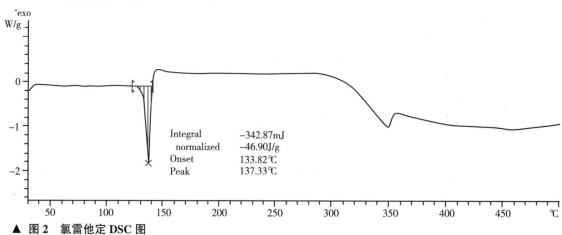

▲ 图2　氯雷他定 DSC 图

备注

1. 中文化学名　4-(8-氯-5,6-二氢-11H-苯并[5,6]环庚基[1,2-b]并吡啶-11-烯)-1-哌啶羧酸乙脂

2. 英文化学名　4-(8-chloro-5,6-dihydro-11H-benzo[5,6]cyclohepta[1,2-b]pyridin-11-ylidene)-1-piperidinecarboxylic acid ethyl ester

3. 性状　本品为白色或类白色结晶性粉末。

4. 溶解性　本品在水中几乎不溶，在丙酮或甲醇中易溶。

5. 对照品编号与批号　100615-201103

6. 结构类型　哌啶类

多 索 茶 碱

英文名　Doxofylline

分子式　$C_{11}H_{14}N_4O_4$

分子量　266.25

CAS号　69975-86-6

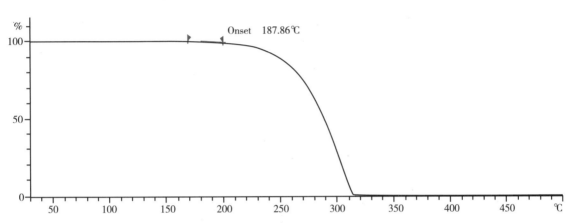

▲ 图1　多索茶碱 TG 图

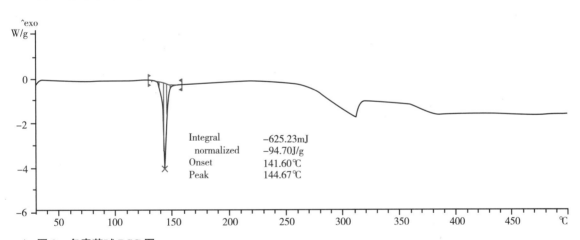

▲ 图2　多索茶碱 DSC 图

备注

1. **中文化学名**　7-(1,3-二氧环戊基-2-基)甲基-3,7-二氢-1,3-二甲基-1H-嘌呤-2,6-二酮

2. **英文化学名**　7-(1,3-dioxolan-2-ylmethyl)-3,7-dihydro-1,3-dimethyl-1H-purine-2,6-dione

3. **性状**　本品为白色针状结晶或结晶性粉末。无臭，味微苦。

4. **溶解性**　本品在三氯甲烷中易溶，在水、乙醇或丙酮中微溶，在乙醚中几乎不溶。

5. **对照品编号与批号**　100625-200301

6. **结构类型**　嘌呤类

富马酸福莫特罗

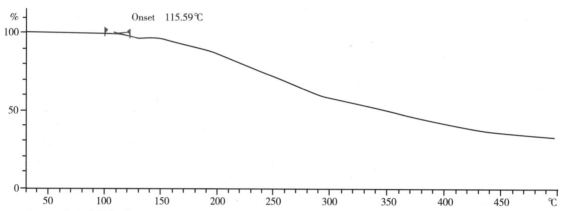

英文名 Formoterol Fumarate

分子式 C$_{38}$H$_{48}$N$_4$O$_8$ · C$_4$H$_4$O$_4$ · 2H$_2$O

分子量 840.91

CAS号 183814-30-4

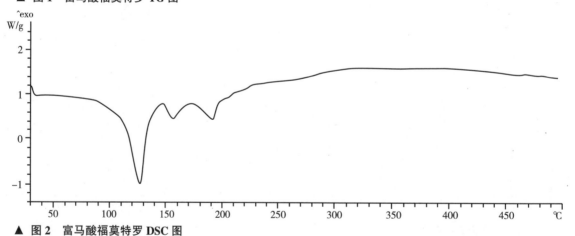

▲ 图1 富马酸福莫特罗 TG 图

▲ 图2 富马酸福莫特罗 DSC 图

备注

1. **中文化学名** ［N-［2-羟基-5-［1-羟基-2-［2-(4-甲氧苯基)-1-甲基乙基氨基］乙基］苯基］甲酰胺］富马酸盐二水合物

2. **英文化学名** N-[2-hydroxy-5-[(1RS)-1-hydroxy-2-[[(1RS)-2-(4-methoxyphenyl)-1-methylethyl]amino]ethyl]phenyl]formamide (E)-butenedioate dihydrate

3. **性状** 本品为白色或类白色结晶性粉末。

4. **对照品编号与批号** 100633-200401

5. **结构类型** 酰胺类，富马酸盐

盐酸西替利嗪

英文名 Cetirizine Hydrochloride

分子式 $C_{21}H_{25}ClN_2O_3 \cdot 2HCl$

分子量 461.81

CAS号 83881-52-1

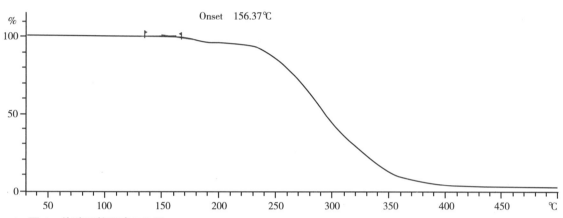

▲ 图1 盐酸西替利嗪 TG 图

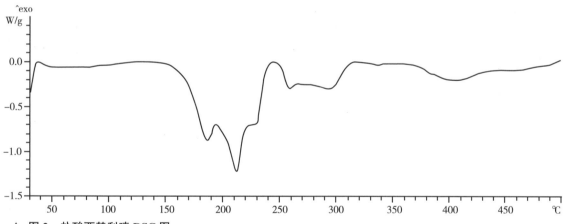

▲ 图2 盐酸西替利嗪 DSC 图

备注

1. **中文化学名** (±)-2-[2-[4-[(4-氯苯基)苯甲基]-1-哌嗪基]乙氧基]乙酸二盐酸盐

2. **英文化学名** (RS)-2-[2-[4-[(4-chlorophenyl)phenylmethyl]piperazin-1-yl]ethoxy]acetic acid dihydrochloride

3. **性状** 本品为白色或类白色结晶性粉末，无臭，有引湿性。

4. **溶解性** 本品在水中极易溶解，在乙醇或甲醇中溶解，在二氯甲烷或丙酮中几乎不溶。

5. **对照品编号与批号** 100660-201102

6. **结构类型** 哌嗪类

左羟丙哌嗪

英文名 Levodropropizine

分子式 $C_{13}H_{20}N_2O_2$

分子量 236.31

CAS号 99291-25-5

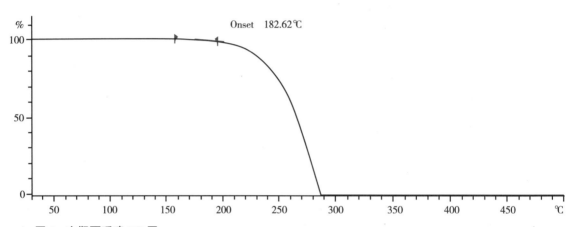

图1 左羟丙哌嗪 TG 图

▲ 图1 左羟丙哌嗪 TG 图

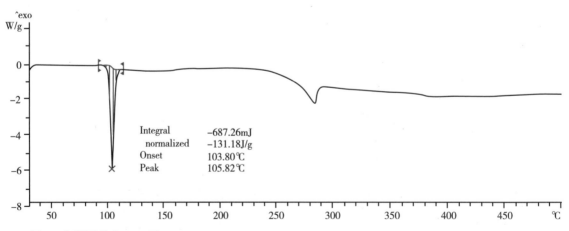

▲ 图2 左羟丙哌嗪 DSC 图

备注

1. **中文化学名** (S)-3-(4-苯基-1-哌嗪基)-1,2-丙二醇

2. **英文化学名** (2S)-3-(4-phenylpiperazin-1-yl)propane-1,2-diol

3. **性状** 本品为白色或类白色粉末。

4. **对照品编号与批号** 100678-200401

5. **结构类型** 苯并哌嗪类

福多司坦

英文名 Fudosteine

分子式 $C_6H_{13}NO_3S$

分子量 179.24

CAS号 13189-98-5

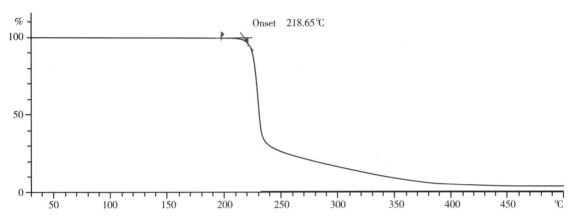

▲ 图 1 福多司坦 TG 图

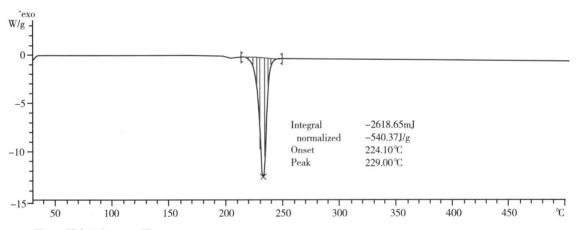

▲ 图 2 福多司坦 DSC 图

备注

1. **中文化学名** (−)−(R)−2−氨基−3−(3−羟丙基硫代)丙酸

2. **英文化学名** (−)−(R)−2−amino−3−(3−hydroxypropylthio)propionic acid

3. **性状** 本品为白色或淡黄色结晶性粉末，无臭。

4. **溶解性** 本品在水、0.1mol/L 盐酸、0.1mol/L 氢氧化钠、pH 6.8 磷酸盐缓冲液中易溶，在乙腈、乙醇中几乎不溶，在甲醇中极微溶解。

5. **对照品编号与批号** 100920−200801

6. **结构类型** 羧酸类

曲 尼 司 特

英文名 Tranilast

分子式 $C_{18}H_{17}NO_5$

分子量 327.33

CAS号 53902-12-8

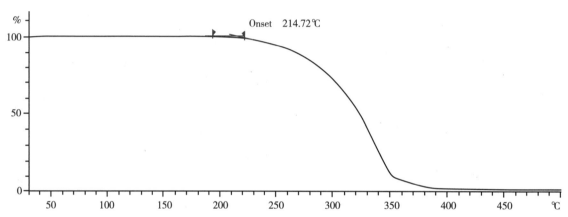

▲ 图1 曲尼司特 TG 图

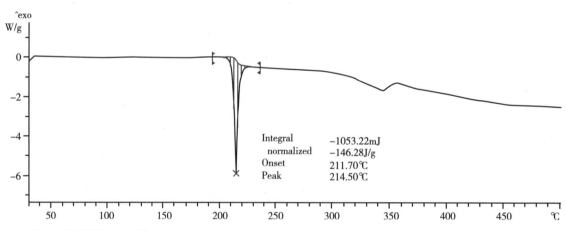

▲ 图2 曲尼司特 DSC 图

备注

1. **中文化学名** N-(3′,4′-二甲氧基肉桂酰)邻氨基苯甲酸

2. **英文化学名** N-(3′,4′-dimethoxycinnamoyl)anthranilic acid

3. **性状** 本品为淡黄色或淡黄绿色结晶或结晶性粉末；无臭，无味。

4. **溶解性** 本品在 N,N-二甲基甲酰胺中易溶，在甲醇微溶，在水中不溶。

5. **对照品编号与批号** 100938-200701

6. **结构类型** 芳基烷酸类

富马酸酮替芬杂质 I

英文名 Ketotifen Fumarate Impurity I

分子式 $C_{20}H_{23}NO_2S$

分子量 341.47

CAS号 59743−88−3

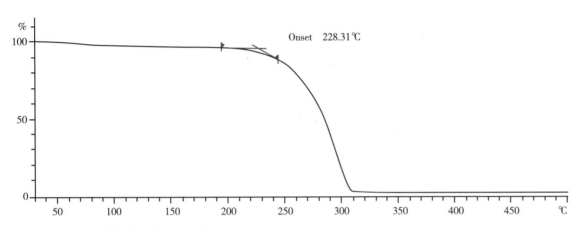

▲ 图1 富马酸酮替芬杂质 I TG 图

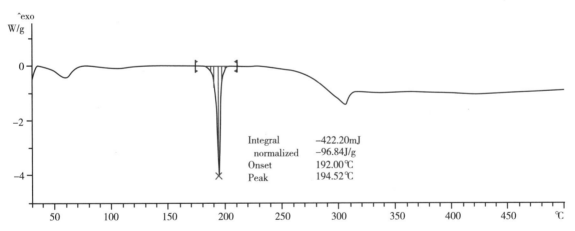

▲ 图2 富马酸酮替芬杂质 I DSC 图

备注

1. **中文化学名** 10-甲氧基-4-(1-甲基-4-哌啶基)-4H-苯并[4,5]环庚[1,2-b]噻吩-4-醇

2. **英文化学名** 10-methoxy-4-(1-methylpiperidin-4-yl)-4H-benzo[4,5]cyclohepta[1,2-b]thiophen-4-ol

3. **性状** 本品为类白色粉末。

4. **对照品编号与批号** 101141−201001

5. **结构类型** 哌啶类

其他

邻甲苯磺酰胺

英文名	2-Methylbenzene Sulfonamide
分子式	$C_7H_9NO_2S$
分子量	171.22
CAS号	88-19-7

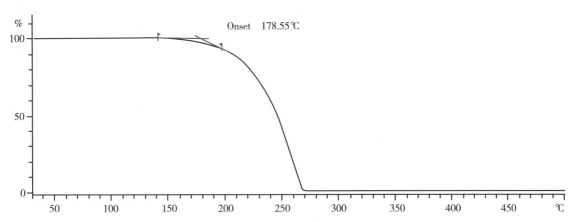

▲ 图1 邻甲苯磺酰胺 TG 图

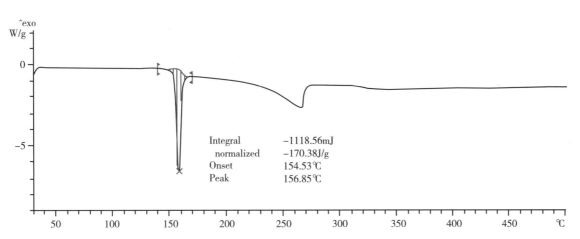

▲ 图2 邻甲苯磺酰胺 DSC 图

备注

1. **性状** 本品为无色结晶或白色结晶性粉末。

2. **对照品编号与批号** 100038-200803

3. **结构类型** 磺酰胺类

乙 酰 苯 胺

英文名 Acetanilide

分子式 C_8H_9NO

分子量 135.16

CAS号 103-84-4

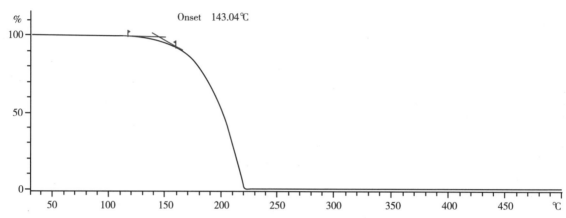

▲ 图1 乙酰苯胺 TG 图

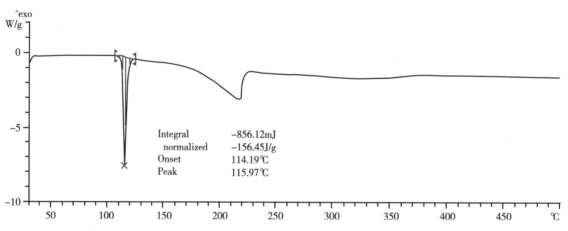

▲ 图2 乙酰苯胺 DSC 图

备注

1. **性状** 本品为白色结晶。

2. **对照品编号与批号** 100094-200204

3. **结构类型** 酰胺类

对甲苯磺酰胺

英文名　*p*-Toluenesulfonamide

分子式　$C_7H_9NO_2S$

分子量　171.22

CAS号　70-55-3

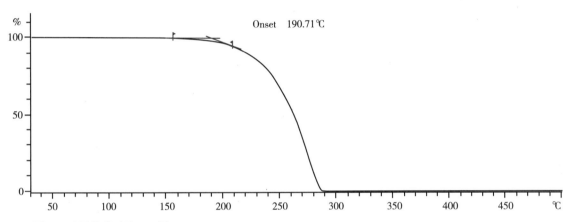

▲ 图1　对甲苯磺酰胺 TG 图

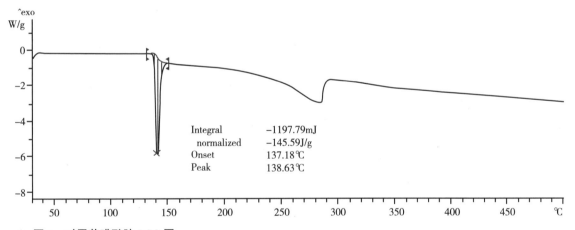

▲ 图2　对甲苯磺酰胺 DSC 图

备注

1. 中文化学名　4-甲苯磺酰胺

2. 英文化学名　4-toluene sulfonamide

3. 性状　本品为白色结晶。

4. 对照品编号与批号　100131-201102

5. 结构类型　磺酰胺类

己 内 酰 胺

英文名 Caprolactam

分子式 C$_6$H$_{11}$NO

分子量 113.16

CAS号 105-60-2

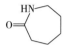

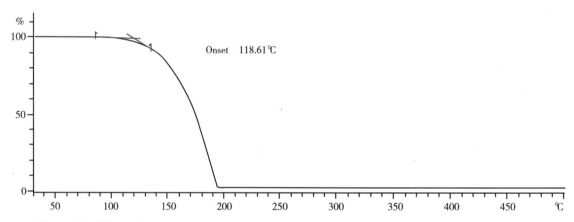

▲ 图1 己内酰胺 TG 图

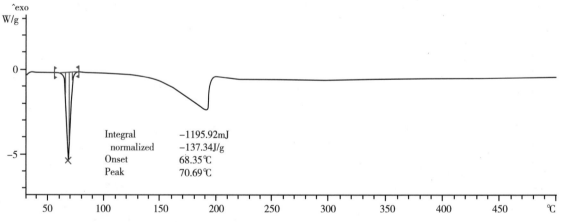

▲ 图2 己内酰胺 DSC 图

备注

1. **中文化学名** 六氢-2H-吖庚因-2-酮

2. **英文化学名** hexahydro-2H-azepin-2-one

3. **性状** 本品为白色结晶和结晶性粉末。

4. **对照品编号与批号** 100235-199701

5. **结构类型** 环酰胺类

苄达赖氨酸

英文名 Bendazac Lysine

分子式 $C_6H_{14}N_2O_2 \cdot C_{16}H_{14}N_2O_3$

分子量 428.49

CAS号 81919-14-4

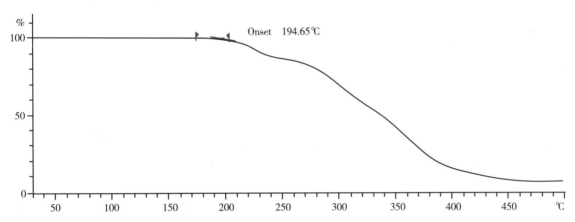

▲ 图1 苄达赖氨酸 TG 图

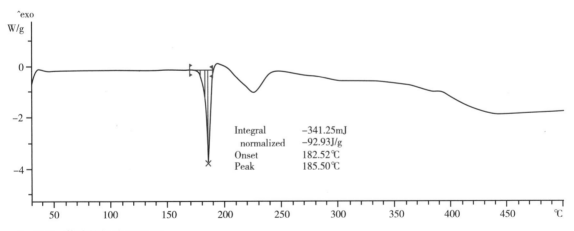

▲ 图2 苄达赖氨酸 DSC 图

备注

1. **中文化学名** L-赖氨酸-(1-苄基-1H-吲哒唑-3-氧基)乙酸盐

2. **英文化学名** L-lysine-(1-benzyl-1H-indazol-3-yloxy) acetic acid

3. **性状** 本品为白色或类白色的结晶性粉末；无臭，味苦。

4. **溶解性** 本品在水中溶解，在乙醇和三氯甲烷中几乎不溶。

5. **对照品编号与批号** 100561-200401

6. **结构类型** 氨基酸类

盐酸地匹福林

英文名 Dipivefrin Hydrochloride

分子式 C₁₉H₂₉NO₅·HCl

分子量 387.90

CAS号 64019-93-8

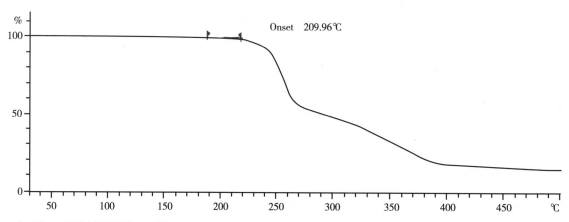

▲ 图1　盐酸地匹福林 TG 图

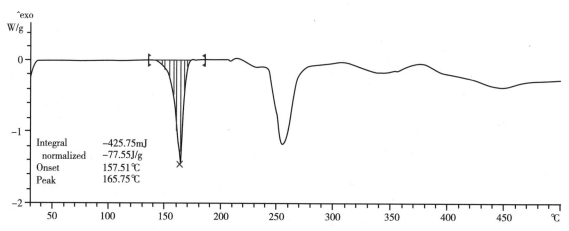

▲ 图2　盐酸地匹福林 DSC 图

备注

1. **性状** 本品为白色或类白色结晶性粉末；无臭，味苦；有引湿性；与日光或空气接触易变质。

2. **溶解性** 本品在水中极易溶解，在乙醇中易溶，在乙酸乙酯中极微溶解，在石油醚中几乎不溶。

3. **对照品编号与批号** 100763-200501

4. **结构类型** 芳基烷酸类

盐酸地匹福林杂质 A

英文名　Dipivefrin Hydrochloride Impurity A

分子式　$C_{19}H_{27}NO_5 \cdot HClO_4$

分子量　449.88

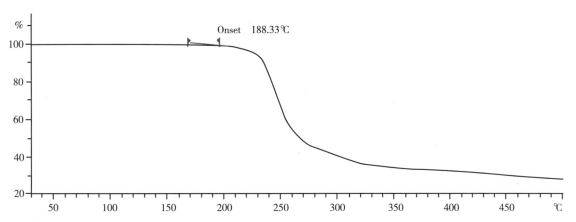

▲ 图1　盐酸地匹福林杂质 A TG 图

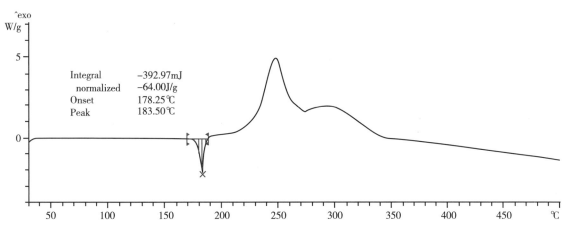

▲ 图2　盐酸地匹福林杂质 A DSC 图

备注

1. **中文化学名**　(±)-3,4-二羟基-2′-甲氨基苯乙酮-3,4-二新戊酸酯高氯酸盐

2. **性状**　本品为白色结晶性粉末。

3. **对照品编号与批号**　100764-200501

4. **结构类型**　芳基烷酸类

p-氨基苯甲酸异丙酯

英文名　Isopropyl-4-Aminobenzoate

分子式　$C_{10}H_{13}NO_2$

分子量　179.22

CAS号　18144-43-9

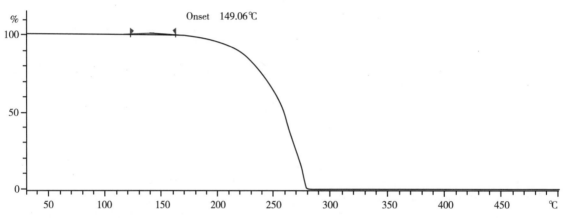

▲ 图 1　*p*-氨基苯甲酸异丙酯 TG 图

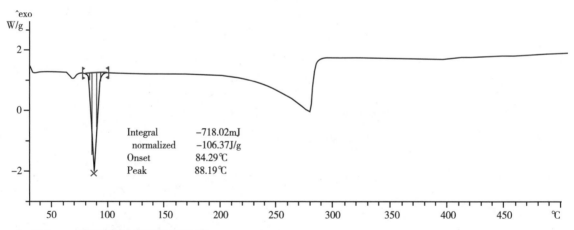

▲ 图 2　*p*-氨基苯甲酸异丙酯 DSC 图

备注

1. **性状**　本品为类白色结晶。

2. **对照品编号与批号**　100848-200701

3. **结构类型**　芳基烷酸类

2,3,4-三甲氧基苯甲酸

英文名 2,3,4-Trimethoxybenzoic Acid

分子式 $C_{10}H_{12}O_5$

分子量 212.20

CAS号 573-11-5

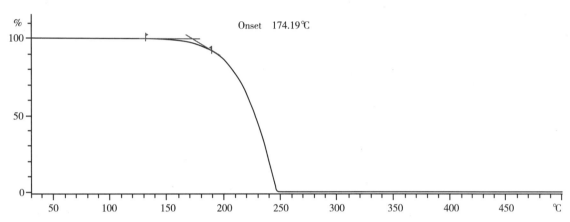

▲ **图1** 2,3,4-三甲氧基苯甲酸 TG 图

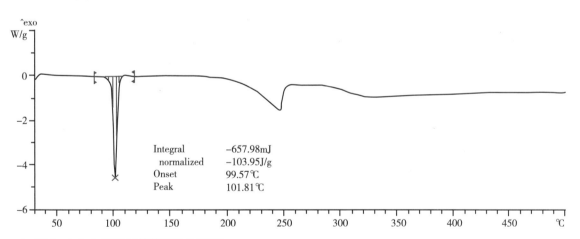

▲ **图2** 2,3,4-三甲氧基苯甲酸 DSC 图

备注

1. **性状** 本品为白色结晶性粉末。

2. **对照品编号与批号** 100891-200901

3. **结构类型** 芳基烷酸类

邻苯二甲酸

英文名 Phthalic Acid

分子式 $C_8H_6O_4$

分子量 166.13

CAS号 88-99-3

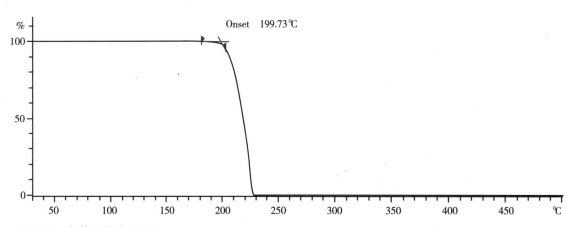

▲ 图1　邻苯二甲酸 TG 图

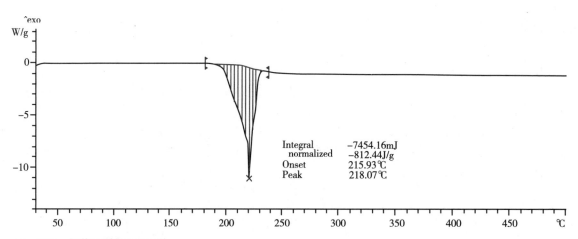

▲ 图2　邻苯二甲酸 DSC 图

备注

1. **性状**　本品为无色或白色粉末。

2. **溶解性**　本品在甲醇和乙醇中溶解，在水中略溶，在三氯甲烷中几乎不溶。

3. **对照品编号与批号**　100903-200601

4. **结构类型**　芳基烷酸类

3-甲基黄酮-8-羧酸

英文名　3-Methylflavone-8-Carboxylic Acid

分子式　$C_{17}H_{12}O_4$

分子量　280.27

CAS号　3468-01-7

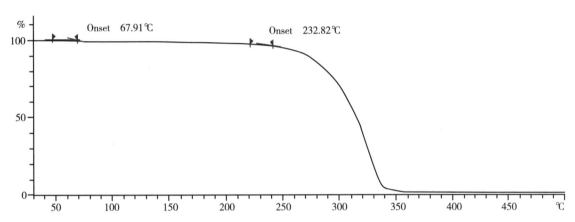

▲ 图1　3-甲基黄酮-8-羧酸 TG 图

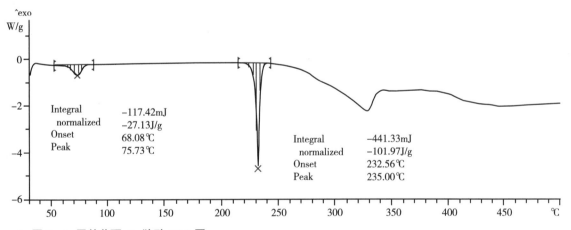

▲ 图2　3-甲基黄酮-8-羧酸 DSC 图

备注

1. 中文化学名　3-甲基-4-氧代-2-苯基-4*H*-1-苯并呋喃-8-羧酸

2. 性状　本品为白色至类白色结晶性粉末。

3. 对照品编号与批号　100965-200701

4. 结构类型　芳基烷酸类

托 吡 卡 胺

英文名　Tropicamide

分子式　$C_{17}H_{20}N_2O_2$

分子量　284.35

CAS号　1508-75-4

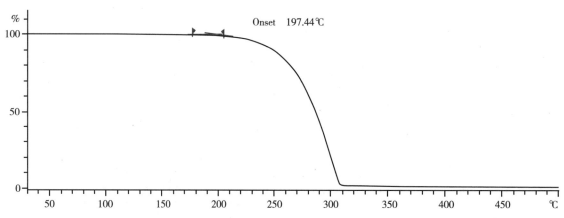

▲ 图1　托吡卡胺 TG 图

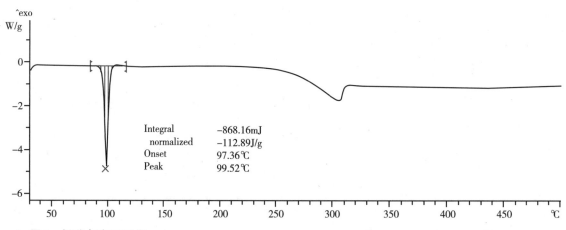

▲ 图2　托吡卡胺 DSC 图

备注

1. 中文化学名　N-乙基-2-苯基-N-(4-吡啶甲基)羟丙酰胺

2. 英文化学名　N-ethyl-hydroxymethyl-N-(4-pyridinylmethyl)benzeneacetamide

3. 性状　本品为白色结晶性粉末；无臭。

4. 溶解性　本品在乙醇或三氯甲烷中易溶，在水中微溶；在稀盐酸或稀硫酸中易溶。

5. 对照品编号与批号　101019-200801

6. 结构类型　酰胺类

三甲基间苯三酚

英文名 　1,3,5-Trimethoxybenzene

分子式 　$C_9H_{12}O_3$

分子量 　168.19

CAS号 　621-23-8

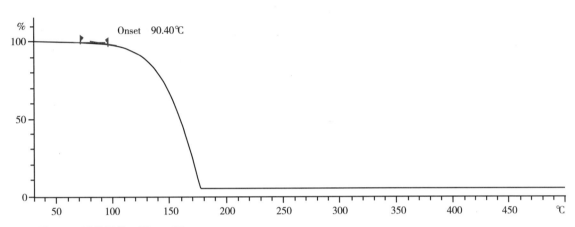

▲ 图1 　三甲基间苯三酚 TG 图

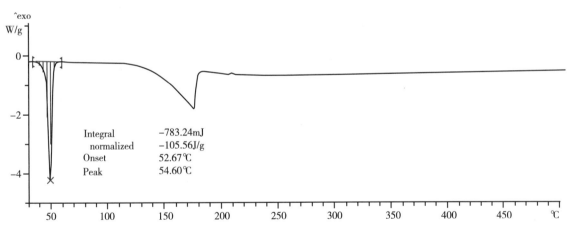

▲ 图2 　三甲基间苯三酚 DSC 图

备注

1. 对照品编号与批号 　101022-200801

2. 结构类型 　苯酚类

2-巯基依托咪酯

英文名　2-Mercapto Etomidate

分子式　$C_{14}H_{16}N_2O_2S$

分子量　276.35

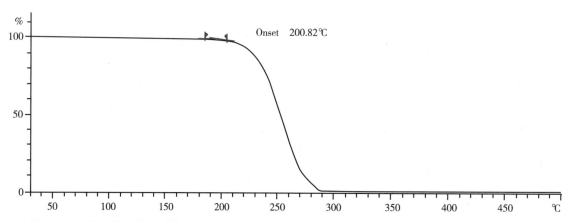

▲ 图1　2-巯基依托咪酯 TG 图

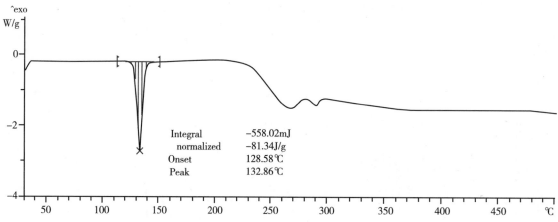

▲ 图2　2-巯基依托咪酯 DSC 图

备注

1. 中文化学名　1-[(1R)-(1-苯乙基)]-1H-咪唑-2-巯基-5-甲酸乙酯

2. 对照品编号与批号　101124-201001

3. 结构类型　咪唑类

索 引

中 文 索 引

(按汉语拼音顺序排列)

2-氨基-4-氯苯酚　258

2-单硝酸异山梨酯　106

2-氯-4-硝基苯胺　279

2-巯基依托咪酯　632

2,3,4-三甲氧基苯甲醛　250

2,3,4-三甲氧基苯甲酸　627

3-甲基黄酮-8-羧酸　629

3-吲哚甲酸　577

3,5-二氨基-6-氯吡嗪-2-羧酸甲酯　58

4-*N*-去甲基安乃近　495

4-甲氨基安替比林　261

4-羟基苯甲酸　541

4-羟基间苯二甲酸　542

6-甲氧基-2-萘乙酮　498

7-甲氧基-4′-羟基异黄酮　65

D-焦谷氨酸　411

N-(4-氯苯甲酰基)酪胺　156

N-甲基帕罗西汀　269

N-乙酰氨基葡萄糖　421

p-氨基苯甲酸异丙酯　626

α-细辛脑　196

A

阿卡波糖　124

阿立哌唑　237

阿嗪米特　419

阿司匹林　497

阿替洛尔　19

阿维 A　332

阿魏酸哌嗪　126

阿昔莫司　115

爱普列特　476

安乃近　493

安替比林　520

氨苯砜　286

氨丁三醇　99

氨基比林　519

氨甲环酸　29

氨磷汀　578

氨鲁米特　554

奥卡西平　229

奥美拉唑镁　422

奥美沙坦酯　134

奥沙拉秦钠　408

奥沙利铂　567

奥沙利铂杂质Ⅲ　591

奥沙普秦　513

奥扎格雷　79

B

巴柳氮钠　406

巴氯芬　251

巴氯芬杂质 A　252

半乳糖　376

保泰松　516

贝那普利拉　117

贝诺酯　506

倍他米松　448

倍他米松磷酸钠　463

棓丙酯　69

苯丙氨酯　179

苯丙酸诺龙　430

苯丁酸氮芥　547

苯甲酸　316

苯甲酸雌二醇　431

苯甲酸甲硝唑　333

苯甲酸利扎曲坦　240

苯噻啶　198

苯妥英　160

苯妥英钠　35

苯溴马隆　527

苯扎贝特　111

苯佐卡因　212

比卡鲁胺　480

比沙可啶　375

吡罗昔康　500

吡嗪酰胺　291

扁桃酸　342

苄达赖氨酸　623

苄氟噻嗪　2

丙谷胺　374

丙酸倍氯米松　449

丙酸睾酮　432

丙酸氯倍他索　470

丙戊酸镁　270

布地奈德　488

布洛芬　501

布洛芬杂质 B　533

布美他尼　28

C

草乌甲素　523

茶苯海明　175

茶碱　20

长春胺　114

长春西汀　139

雌二醇　464

雌三醇　486

雌酮　484

醋氨己酸锌　404

醋谷胺　132

醋甲唑胺　87

醋氯芬酸　535

醋酸地塞米松　450

醋酸氟氢可的松　433

醋酸环丙孕酮　475

醋酸甲地孕酮　461

醋酸甲萘氢醌　377

醋酸可的松　451

醋酸氯地孕酮　434

醋酸氯己定　292

醋酸钠　410

醋酸泼尼松　435

醋酸泼尼松龙　452

醋酸氢化可的松　436

醋酸曲安奈德　453

醋酸去氧皮质酮　467

D

达那唑　454

胆红素　361

胆石酸　370

胆酸　362

地蒽酚　287

地高辛　3

地塞米松磷酸钠　437

碘海醇　140

碘海醇杂质Ⅰ　145

碘海醇杂质Ⅱ　163

碘普罗胺　98

丁苯羟酸　531

丁二酸洛沙平　234

丁酸氢化可的松　471

丁溴东莨菪碱　176

度米芬　320

对氨基苯磺酸　352

对氨基酚　536

对氨基水杨酸钠　543

对丁氨基苯甲酸　271

对甲苯磺酰胺　621

对氯苯酚　73

对氯苯乙酰胺　537

对羟基苯甲酸甲酯钠　532

对羟基苯乙酰胺　21

对乙酰氨基酚　494

多潘立酮　386

多索茶碱　611

E

莪术醇　294

厄多司坦　608

恩曲他滨　581

二丙酸倍他米松　478

二甘醇　262

二甲磺酸阿米三嗪　206

二甲氧苄啶　349

二氯二氨环己烷铂　593

二氯乙酸二异丙胺　409

二羟丙茶碱　71

二乙酰氨乙酸乙二胺　121

F

法莫替丁　387

反式帕罗西汀　267

泛酸钙　209

泛影酸　4

非洛地平　109

非洛地平杂质Ⅰ　157

非那雄胺　479

非诺贝特杂质Ⅰ　150

非诺贝特杂质Ⅱ　151

非普拉宗　518

芬布芬　514

酚磺乙胺　22

奋乃静　177

呋喃西林　350

呋塞米　78

伏立康唑　337

氟胞嘧啶　309

氟伐他汀钠　122

氟马西尼　235

氟尿嘧啶　295

氟哌啶醇　199

氟他胺　569

福多司坦　615

福辛普利拉　141

福辛普利钠　138

富马酸比索洛尔　233

富马酸福莫特罗　612

富马酸喹硫平　243

富马酸氯马斯汀　187

富马酸酮替芬　601

富马酸酮替芬杂质Ⅰ　617

G

甘氨双唑钠　580

甘草酸二钾　400

甘露醇　399

高乌甲素　524

格列本脲　23

格列本脲杂质A　24

格列本脲杂质B　25

格列吡嗪　52

格列吡嗪杂质Ⅰ　53

格列美脲　104

格列美脲杂质Ⅰ　118

格列齐特　50

格列齐特杂质Ⅰ　162

枸橼酸氯己定　308

枸橼酸氯米芬　441

枸橼酸锌　389

谷氨酸　355

谷氨酰胺　418

呱西替柳　539

果糖　378

果糖二磷酸钠　76

H

哈西奈德　455

胡椒乙腈　290

槲皮素　15

琥珀酸甲泼尼龙　481

琥珀酸舒马普坦　226

环吡酮胺　303

环扁桃酯　149

环磷酰胺　553

环戊噻嗪　30

黄豆苷元　64

黄体酮　438

磺胺　284

磺胺吡啶　351

磺胺二甲嘧啶　285

磺胺甲噁唑　275

磺胺嘧啶　276

茴三硫　393

茴香酸　366

J

肌酐　249

肌酸　415

吉非罗齐　54

己内酰胺　622

己酮可可碱　88

己烯雌酚　440

甲氨蝶呤　551

甲苯咪唑　288

甲睾酮　462

甲磺酸多沙唑嗪　81

甲磺酸酚妥拉明　17

甲磺酸加贝酯　417

甲磺酸罗哌卡因　221

甲基斑蝥胺　559

甲基多巴　31

甲硫酸新斯的明　222

甲萘醌　5

甲泼尼龙　482

甲硝唑　296

甲硝唑杂质 A　323

甲氧苄啶　277

甲异靛　589

间氨基酚　544

酒石酸罗格列酮　135

酒石酸美托洛尔　16

聚甲酚磺醛杂质 A　343

聚甲酚磺醛杂质 B　344

聚甲酚磺醛杂质 C　345

聚甲酚磺醛杂质 D　346

聚乙烯醇　477

K

咖啡因　174

卡铂　556

卡马西平　178

卡莫氟　557

卡托普利　59

卡托普利二硫化合物　60

卡维地洛　110

坎地沙坦酯　105

坎利酮　164

可的松　490

可可碱　260

克霉唑　278

克霉唑杂质 I　273

L

拉呋替丁　414

拉西地平　112

来氟米特　525

来氟米特杂质 II　545

来曲唑　588

赖诺普利　125

利多卡因　204

利鲁唑　230

利培酮　224

利血平　6

联苯苄唑　312

联苯苄唑杂质 A　313

亮菌甲素　424

邻苯二甲酸　628

邻甲苯磺酰胺　619

林旦　310

磷酸苯丙哌林　602

磷酸吡哆醛　131

磷酸吡哆醛丁咯地尔　130

磷酸川芎嗪　128

磷酸咯萘啶　289

磷酸氯喹　317

膦甲酸钠　338

硫必利杂质 B　214

硫普罗宁　420

硫酸阿托品　167

硫酸普拉睾酮钠　472

硫酸羟氯喹　327

硫酸氢小檗碱　319

硫酸沙丁胺醇　201

硫酸特布他林　194

硫唑嘌呤　552

硫唑嘌呤杂质　594

六甲蜜胺　579

芦丁　14

氯波必利　403

氯氮平　200

氯碘羟喹　311

氯法齐明　348

氯化琥珀胆碱　180

氯解磷定　396

氯雷他定　610

氯普噻吨　168

氯噻嗪　152

氯噻酮　33

氯氧喹　590

氯唑沙宗　207

罗通定　211

萝巴新　66

螺内酯　32

洛伐他汀　90

洛莫司汀　595

洛索洛芬钠　526

M

马来酸氨氯地平　108

马来酸氟伐沙明　239

马来酸罗格列酮　142

马来酸麦角新碱　442

马来酸曲美布汀　402

马来酸曲美布汀杂质　407

马来酸替加色罗　405

马来酸依那普利　107

吗多明　72

吗氯贝胺　225

麦芽三糖　381

麦芽糖　382

美法仑　549

美索巴莫　210

美雄诺龙　491

咪喹莫特　571

咪唑　280

米力农　146

米力农杂质 A　147

米诺地尔　41

木糖醇　391

N

奈韦拉平　330

萘丁美酮　540

萘哌地尔　93

萘普生　502

萘普生钠　509

尼尔雌醇　468

尼可地尔　148

尼麦角林　113

尼莫地平　51

尼群地平　85

尼群地平杂质 A　144

尼索地平　84

尼索地平杂质Ⅰ　154

尼索地平杂质Ⅱ　155

尼扎替丁　413

尿嘧啶　561

尿素　55

P

帕米膦酸二钠　586

泮托拉唑钠　401

匹多莫德　568

匹莫林　173

泼尼松　465

泼尼松龙　457

扑米酮　202

葡醛酸钠　394

葡萄糖酸钙　363

葡萄糖酸锌　388

普鲁卡因杂质 A　166

普罗布考　80

Q

齐多夫定　331

羟苯磺酸钙　83

羟苯乙酯　483

羟基脲　596

羟甲香豆素　379

青蒿琥酯　297

青蒿素　298

氢化可的松　456

氢化可的松琥珀单酯　485

氢化可的松琥珀酸钠　474

氢醌　40

氢氯噻嗪　56

氢溴酸东莨菪碱　169

氢溴酸高乌甲素　508

氢溴酸加兰他敏　170

氢溴酸力克拉敏　263

氢溴酸山莨菪碱　171

氢溴酸西酞普兰　238

氢溴酸右美沙芬　599

巯嘌呤　548

曲安奈德　445

曲安西龙　473

曲克芦丁　70

曲尼司特　616

曲昔匹特　412

去氟帕罗西汀　268

去氧氟尿苷　572

去乙酰毛花苷　7

炔雌醇　443

炔诺酮　444

炔诺孕酮　439

R

乳果糖　356

乳酸钙　426

乳酸依沙吖啶　306

乳糖　357

瑞格列奈　116

S

三苯甲醇　353

三苯双脒　328

三甲基间苯三酚　631

色甘酸钠　304

沙丁胺醇　600

沙利度胺　563

山梨醇　425

麝香草酚　397

肾上腺素　458

生物素　383

十一酸睾酮　469

石杉碱甲　189

舒必利　184

舒林酸　511

双环醇　423

双氯芬酸钾　538

双氯芬酸钠　510

双嘧达莫　42

双羟萘酸　283

双羟萘酸噻嘧啶　282

双氢青蒿素　293

双香豆素　34

水杨酸　496

水杨酸镁　503

水杨酰胺　517

司坦唑醇　466

羧甲司坦　43

T

酞丁安　550

糖精　367

特非那定　195

替加氟　560

替尼泊苷　574

替尼泊苷杂质 A　575

替硝唑　314

呫吨酸　428

酮康唑　307

酮洛芬　512

托吡卡胺　630

托芬那酸　530

托拉塞米　92

托拉塞米杂质 A　120

托品醇　587

W

维 A 酸　555

维库溴铵　242

维生素 B_2　208

维生素 B_{12}　380

维生素 C　390

维生素 D_2　371

维生素 D_3　358

乌苯美司　558

乌拉地尔　96

无水磷酸二氢钠　339

戊酸雌二醇　446

X

西吡氯铵　326

西洛他唑　68

西咪替丁　372

西尼地平　143

西替利嗪杂质 A　236

昔萘酸沙美特罗　606

喜树碱　564

腺苷钴胺 427

香草醛 365

消旋瑞格列奈 133

消旋山莨菪碱 190

消旋山莨菪碱杂质 I 266

硝苯地平 61

硝苯地平杂质 I 62

硝苯地平杂质 II 63

硝基呋喃丙烯酸 281

硝酸奥昔康唑 347

硝酸钾 74

硝酸硫胺 384

硝酸咪康唑 300

硝酸异山梨酯 44

硝酸益康唑 301

缬沙坦 103

缬沙坦异构体 127

辛伐他汀 91

辛可尼丁 299

雄烯二酮 583

溴甲贝那替嗪 185

溴甲东莨菪碱 392

Y

亚叶酸钙 45

烟酸占替诺 67

烟酰胺 368

盐酸阿呋唑嗪 534

盐酸阿米洛利 57

盐酸阿米洛利杂质 153

盐酸阿米替林 219

盐酸安他唑啉 37

盐酸氨溴索 607

盐酸胺碘酮 9

盐酸昂丹司琼 566

盐酸奥昔布宁 223

盐酸贝那替秦 217

盐酸苯丙醇胺 504

盐酸苯海拉明 10

盐酸苯海索 172

盐酸苯乙双胍 137

盐酸吡哆辛 369

盐酸吡格列酮 97

盐酸苄丝肼 181

盐酸丙卡特罗 603

盐酸丙米嗪 182

盐酸丙哌维林 102

盐酸布比卡因 257

盐酸布替萘芬 529

盐酸氮䓬斯汀 609

盐酸地尔硫䓬 26

盐酸地芬尼多 244

盐酸地芬尼多杂质 265

盐酸地匹福林 624

盐酸地匹福林杂质 A 625

盐酸丁卡因 213

盐酸多巴胺 11

盐酸多巴酚丁胺 158

盐酸多巴酚丁胺杂质 159

盐酸二甲弗林 231

盐酸二氧丙嗪 197

盐酸伐昔洛韦 334

盐酸法舒地尔 94

盐酸非那吡啶 335

盐酸非索非那定 246

盐酸芬氟拉明 13

盐酸酚苄明 39

盐酸氟奋乃静 183

盐酸氟西汀 218

盐酸格拉司琼 565

盐酸环仑特罗 604

盐酸吉西他滨 570

盐酸金刚烷胺 515

盐酸金刚乙胺 340

盐酸肼屈嗪 49

盐酸可乐定 12

盐酸克仑特罗 598

盐酸喹那普利 82

盐酸雷尼替丁 373

盐酸利多卡因 203

盐酸硫必利 215

盐酸硫利达嗪 205

盐酸氯丙那林 186

盐酸氯丙嗪 216

盐酸氯米帕明 245

盐酸氯哌丁 522

盐酸氯普卡因杂质 A 254

盐酸氯普鲁卡因 253

盐酸罗通定 505

盐酸洛哌丁胺 385

盐酸马普替林 191

盐酸吗啉胍 322

盐酸美金刚 256

盐酸美司坦 398

盐酸美西律 38

盐酸米安色林 241

盐酸莫索尼定 100

盐酸奈福泮 499

盐酸萘甲唑啉 18

盐酸萘替芬 336

盐酸尼卡地平 86

盐酸哌唑嗪 27

盐酸普罗帕酮 161

盐酸普萘洛尔 119

盐酸羟胺 562

盐酸羟嗪 193

盐酸曲美他嗪 136

盐酸去氯羟嗪 192

盐酸去氧肾上腺素 48

盐酸塞利洛尔 123

盐酸噻氯匹定 77

盐酸士的宁 188

盐酸双环胺 395

盐酸特比萘芬 324

盐酸替罗非班消旋体 101

盐酸替扎尼定 228

盐酸妥拉唑林 315

盐酸妥洛特罗 321

盐酸文拉法辛 220

盐酸西布曲明 227

盐酸西替利嗪 613

盐酸伊立替康 576

盐酸依托必利 416

盐酸乙哌立松 255

盐酸异丙嗪 318

盐酸异丙肾上腺素 459

盐酸左旋咪唑杂质 274

洋地黄毒苷 8

叶酸 359

伊曲康唑 329

伊维菌素 341

依帕司他 95

依他尼酸 47

依托咪酯 264

依西美坦 582

乙羟茶碱 36

乙酰苯胺 620

乙氧苯柳胺 528

异丙安替比林 521

异丙托溴铵 605

异丁司特 89

异环磷酰胺化合物Ⅲ 573

异喹啉物 129

异维A酸 302

异烟肼 325

吲达帕胺 46

吲哚布芬 259

吲哚美辛 507

荧光母素 360

右佐匹克隆 248

鱼腥草素钠 305

愈创甘油醚 75

孕三烯酮 487

Z

重酒石酸去甲肾上腺素 460

重酒石酸肾上腺素 489

猪去氧胆酸 364

紫杉醇杂质Ⅰ 584

紫杉醇杂质Ⅲ 585

左羟丙哌嗪 614

左炔诺孕酮 447

左旋奥沙利铂 592

佐米曲普坦 232

佐匹克隆 247

中 文 索 引

（按笔画顺序排列）

2-单硝酸异山梨酯 106

2-氨基-4-氯苯酚 258

2-氯-4-硝基苯胺 279

2-巯基依托咪酯 632

2,3,4-三甲氧基苯甲酸 627

2,3,4-三甲氧基苯甲醛 250

3-甲基黄酮-8-羧酸 629

3-吲哚甲酸 577

3,5-二氨基-6-氯吡嗪-2-羧酸甲酯 58

4-N-去甲基安乃近 495

4-甲氨基安替比林 261

4-羟基间苯二甲酸 542

4-羟基苯甲酸 541

6-甲氧基-2-萘乙酮 498

7-甲氧基-4′-羟基异黄酮 65

D-焦谷氨酸 411

N-(4-氯苯甲酰基)酪胺 156

N-乙酰氨基葡萄糖 421

N-甲基帕罗西汀 269

p-氨基苯甲酸异丙酯 626

α-细辛脑 196

一 画

乙氧苯柳胺 528

乙羟茶碱 36

乙酰苯胺 620

二 画

二乙酰氨乙酸乙二胺 121

二甘醇 262

二丙酸倍他米松 478

二甲氧苄啶 349

二甲磺酸阿米三嗪 206

二羟丙茶碱 71

二氯乙酸二异丙胺 409

二氯二氨环己烷铂 593

十一酸睾酮 469

丁二酸洛沙平 234

丁苯羟酸 531

丁溴东莨菪碱 176

丁酸氢化可的松 471

三 画

三甲基间苯三酚 631

三苯双脒 328

三苯甲醇 353

山梨醇 425

己内酰胺 622

己烯雌酚 440

己酮可可碱 88

马来酸曲美布汀 402

马来酸曲美布汀杂质 407

马来酸麦角新碱 442

马来酸罗格列酮 142

马来酸依那普利 107

马来酸氟伐沙明 239

马来酸氨氯地平 108

马来酸替加色罗 405

四 画

无水磷酸二氢钠 339

木糖醇 391

厄多司坦 608

匹多莫德 568

匹莫林 173

比卡鲁胺 480

比沙可啶 375

贝那普利拉 117

贝诺酯 506

长春西汀 139

长春胺　114

反式帕罗西汀　267

乌苯美司　558

乌拉地尔　96

六甲蜜胺　579

巴柳氮钠　406

巴氯芬　251

巴氯芬杂质 A　252

双环醇　423

双氢青蒿素　293

双香豆素　34

双羟萘酸　283

双羟萘酸噻嘧啶　282

双氯芬酸钠　510

双氯芬酸钾　538

双嘧达莫　42

水杨酰胺　517

水杨酸　496

水杨酸镁　503

五　画

去乙酰毛花苷　7

去氟帕罗西汀　268

去氧氟尿苷　572

甘草酸二钾　400

甘氨双唑钠　580

甘露醇　399

可可碱　260

可的松　490

丙戊酸镁　270

丙谷胺　374

丙酸倍氯米松　449

丙酸氯倍他索　470

丙酸睾酮　432

左炔诺孕酮　447

左旋奥沙利铂　592

左羟丙哌嗪　614

石杉碱甲　189

右佐匹克隆　248

布地奈德　488

布美他尼　28

布洛芬　501

布洛芬杂质 B　533

戊酸雌二醇　446

扑米酮　202

卡马西平　178

卡托普利　59

卡托普利二硫化合物　60

卡莫氟　557

卡铂　556

卡维地洛　110

甲异靛　589

甲苯咪唑　288

甲泼尼龙　482

甲氧苄啶　277

甲氨蝶呤　551

甲基多巴　31

甲基斑蝥胺　559

甲萘醌　5

甲硝唑　296

甲硝唑杂质 A　323

甲硫酸新斯的明　222

甲睾酮　462

甲磺酸加贝酯　417

甲磺酸多沙唑嗪　81

甲磺酸罗哌卡因　221

甲磺酸酚妥拉明　17

叶酸　359

生物素　383

半乳糖　376

司坦唑醇　466

尼扎替丁　413

尼可地尔　148

尼尔雌醇　468

尼麦角林　113

尼莫地平　51

尼索地平　84

尼索地平杂质Ⅰ　154

尼索地平杂质Ⅱ　155

尼群地平　85

尼群地平杂质 A　144

孕三烯酮　487

对乙酰氨基酚　494

对丁氨基苯甲酸　271

对甲苯磺酰胺　621

对氨基水杨酸钠　543

对氨基苯磺酸　352

对氨基酚　536

对羟基苯乙酰胺　21

对羟基苯甲酸甲酯钠　532
对氯苯乙酰胺　537
对氯苯酚　73

六　画

吉非罗齐　54
地高辛　3
地蒽酚　287
地塞米松磷酸钠　437
亚叶酸钙　45
西尼地平　143
西吡氯铵　326
西咪替丁　372
西洛他唑　68
西替利嗪杂质 A　236
达那唑　454
托芬那酸　530
托吡卡胺　630
托拉塞米　92
托拉塞米杂质 A　120
托品醇　587
曲尼司特　616
曲安西龙　473
曲安奈德　445
曲克芦丁　70
曲昔匹特　412
吗多明　72
吗氯贝胺　225
伏立康唑　337
伊曲康唑　329
伊维菌素　341
肌酐　249
肌酸　415
多索茶碱　611
多潘立酮　386
色甘酸钠　304
齐多夫定　331
米力农　146
米力农杂质 A　147
米诺地尔　41
安乃近　493
安替比林　520
异丁司特　89
异丙托溴铵　605

异丙安替比林　521
异环磷酰胺化合物Ⅲ　573
异烟肼　325
异维 A 酸　302
异喹啉物　129

七　画

麦芽三糖　381
麦芽糖　382
坎地沙坦酯　105
坎利酮　164
芬布芬　514
苄达赖氨酸　623
苄氟噻嗪　2
芦丁　14
克霉唑　278
克霉唑杂质Ⅰ　273
来曲唑　588
来氟米特　525
来氟米特杂质Ⅱ　545
呋喃西林　350
呋塞米　78
吡罗昔康　500
吡嗪酰胺　291
吲达帕胺　46
吲哚布芬　259
吲哚美辛　507
利血平　6
利多卡因　204
利培酮　224
利鲁唑　230
佐匹克隆　247
佐米曲普坦　232
谷氨酰胺　418
谷氨酸　355
邻甲苯磺酰胺　619
邻苯二甲酸　628
辛可尼丁　299
辛伐他汀　91
间氨基酚　544
沙丁胺醇　600
沙利度胺　563
泛酸钙　209
泛影酸　4

尿素　55

尿嘧啶　561

阿卡波糖　124

阿立哌唑　237

阿司匹林　497

阿昔莫司　115

阿维 A　332

阿替洛尔　19

阿嗪米特　419

阿魏酸哌嗪　126

八　画

环戊噻嗪　30

环吡酮胺　303

环扁桃酯　149

环磷酰胺　553

青蒿素　298

青蒿琥酯　297

苯丁酸氮芥　547

苯扎贝特　111

苯丙氨酯　179

苯丙酸诺龙　430

苯甲酸　316

苯甲酸甲硝唑　333

苯甲酸利扎曲坦　240

苯甲酸雌二醇　431

苯佐卡因　212

苯妥英　160

苯妥英钠　35

苯溴马隆　527

苯噻啶　198

昔萘酸沙美特罗　606

林旦　310

奈韦拉平　330

奋乃静　177

拉西地平　112

拉呋替丁　414

非那雄胺　479

非洛地平　109

非洛地平杂质Ⅰ　157

非诺贝特杂质Ⅰ　150

非诺贝特杂质Ⅱ　151

非普拉宗　518

肾上腺素　458

果糖　378

果糖二磷酸钠　76

呫吨酸　428

呱西替柳　539

咖啡因　174

罗通定　211

帕米膦酸二钠　586

依他尼酸　47

依西美坦　582

依托咪酯　264

依帕司他　95

乳果糖　356

乳酸依沙吖啶　306

乳酸钙　426

乳糖　357

鱼腥草素钠　305

炔诺孕酮　439

炔诺酮　444

炔雌醇　443

法莫替丁　387

泮托拉唑钠　401

泼尼松　465

泼尼松龙　457

九　画

草乌甲素　523

茴三硫　393

茴香酸　366

茶苯海明　175

茶碱　20

荧光母素　360

胡椒乙腈　290

枸橼酸锌　389

枸橼酸氯己定　308

枸橼酸氯米芬　441

哈西奈德　455

咪唑　280

咪喹莫特　571

氟马西尼　235

氟他胺　569

氟伐他汀钠　122

氟尿嘧啶　295

氟哌啶醇　199

氟胞嘧啶　309

氢化可的松　456

氢化可的松琥珀单酯　485

氢化可的松琥珀酸钠　474

氢氯噻嗪　56

氢溴酸力克拉敏　263

氢溴酸山莨菪碱　171

氢溴酸右美沙芬　599

氢溴酸东莨菪碱　169

氢溴酸加兰他敏　170

氢溴酸西酞普兰　238

氢溴酸高乌甲素　508

氢醌　40

香草醛　365

重酒石酸去甲肾上腺素　460

重酒石酸肾上腺素　489

保泰松　516

胆石酸　370

胆红素　361

胆酸　362

亮菌甲素　424

度米芬　320

美法仑　549

美索巴莫　210

美雄诺龙　491

洛伐他汀　90

洛莫司汀　595

洛索洛芬钠　526

洋地黄毒苷　8

扁桃酸　342

十　画

盐酸乙哌立松　255

盐酸二甲弗林　231

盐酸二氧丙嗪　197

盐酸丁卡因　213

盐酸士的宁　188

盐酸马普替林　191

盐酸贝那替秦　217

盐酸文拉法辛　220

盐酸双环胺　395

盐酸去氧肾上腺素　48

盐酸去氯羟嗪　192

盐酸可乐定　12

盐酸丙卡特罗　603

盐酸丙米嗪　182

盐酸丙哌维林　102

盐酸左旋咪唑杂质　274

盐酸布比卡因　257

盐酸布替萘芬　529

盐酸尼卡地平　86

盐酸吉西他滨　570

盐酸地匹福林　624

盐酸地匹福林杂质 A　625

盐酸地尔硫䓬　26

盐酸地芬尼多　244

盐酸地芬尼多杂质　265

盐酸西布曲明　227

盐酸西替利嗪　613

盐酸曲美他嗪　136

盐酸吗啉胍　322

盐酸伐昔洛韦　334

盐酸伊立替康　576

盐酸多巴胺　11

盐酸多巴酚丁胺　158

盐酸多巴酚丁胺杂质　159

盐酸米安色林　241

盐酸安他唑啉　37

盐酸异丙肾上腺素　459

盐酸异丙嗪　318

盐酸芬氟拉明　13

盐酸苄丝肼　181

盐酸克仑特罗　598

盐酸吡哆辛　369

盐酸吡格列酮　97

盐酸利多卡因　203

盐酸妥拉唑林　315

盐酸妥洛特罗　321

盐酸阿米洛利　57

盐酸阿米洛利杂质　153

盐酸阿米替林　219

盐酸阿呋唑嗪　534

盐酸环仑特罗　604

盐酸苯乙双胍　137

盐酸苯丙醇胺　504

盐酸苯海拉明　10

盐酸苯海索　172

盐酸奈福泮　499

盐酸非那吡啶　335

盐酸非索非那定　246

盐酸昂丹司琼 566

盐酸罗通定 505

盐酸依托必利 416

盐酸金刚乙胺 340

盐酸金刚烷胺 515

盐酸肼屈嗪 49

盐酸法舒地尔 94

盐酸哌唑嗪 27

盐酸氟西汀 218

盐酸氟奋乃静 183

盐酸美司坦 398

盐酸美西律 38

盐酸美金刚 256

盐酸洛哌丁胺 385

盐酸莫索尼定 100

盐酸格拉司琼 565

盐酸氨溴索 607

盐酸特比萘芬 324

盐酸胺碘酮 9

盐酸萘甲唑啉 18

盐酸萘替芬 336

盐酸酚苄明 39

盐酸羟胺 562

盐酸羟嗪 193

盐酸替扎尼定 228

盐酸替罗非班消旋体 101

盐酸硫必利 215

盐酸硫利达嗪 205

盐酸喹那普利 82

盐酸氮䓬斯汀 609

盐酸氯丙那林 186

盐酸氯丙嗪 216

盐酸氯米帕明 245

盐酸氯哌丁 522

盐酸氯普卡因杂质 A 254

盐酸氯普鲁卡因 253

盐酸奥昔布宁 223

盐酸普罗帕酮 161

盐酸普萘洛尔 119

盐酸雷尼替丁 373

盐酸塞利洛尔 123

盐酸噻氯匹定 77

莪术醇 294

格列本脲 23

格列本脲杂质 A 24

格列本脲杂质 B 25

格列齐特 50

格列齐特杂质 I 162

格列吡嗪 52

格列吡嗪杂质 I 53

格列美脲 104

格列美脲杂质 I 118

恩曲他滨 581

氨丁三醇 99

氨甲环酸 29

氨苯砜 286

氨基比林 519

氨鲁米特 554

氨磷汀 578

特非那定 195

倍他米松 448

倍他米松磷酸钠 463

爱普列特 476

高乌甲素 524

烟酰胺 368

烟酸占替诺 67

酒石酸罗格列酮 135

酒石酸美托洛尔 16

消旋山莨菪碱 190

消旋山莨菪碱杂质 I 266

消旋瑞格列奈 133

十一画

黄豆苷元 64

黄体酮 438

萘丁美酮 540

萘哌地尔 93

萘普生 502

萘普生钠 509

萝巴新 66

酞丁安 550

酚磺乙胺 22

猪去氧胆酸 364

羟甲香豆素 379

羟苯乙酯 483

羟苯磺酸钙 83

羟基脲 596

维 A 酸 555

维生素 B_2 208

维生素 B₁₂ 380

维生素 C 390

维生素 D₂ 371

维生素 D₃ 358

维库溴铵 242

十二画

琥珀酸甲泼尼龙 481

琥珀酸舒马普坦 226

替尼泊苷 574

替尼泊苷杂质 A 575

替加氟 560

替硝唑 314

喜树碱 564

联苯苄唑 312

联苯苄唑杂质 A 313

葡萄糖酸钙 363

葡萄糖酸锌 388

葡醛酸钠 394

棓丙酯 69

硝苯地平 61

硝苯地平杂质 I 62

硝苯地平杂质 II 63

硝基呋喃丙烯酸 281

硝酸异山梨酯 44

硝酸咪康唑 300

硝酸钾 74

硝酸益康唑 301

硝酸硫胺 384

硝酸奥昔康唑 347

硫必利杂质 B 214

硫唑嘌呤 552

硫唑嘌呤杂质 594

硫普罗宁 420

硫酸沙丁胺醇 201

硫酸阿托品 167

硫酸氢小檗碱 319

硫酸特布他林 194

硫酸羟氯喹 327

硫酸普拉睾酮钠 472

雄烯二酮 583

紫杉醇杂质 I 584

紫杉醇杂质 III 585

氯化琥珀胆碱 180

氯法齐明 348

氯波必利 403

氯唑沙宗 207

氯氧喹 590

氯氮平 200

氯普噻吨 168

氯碘羟喹 311

氯雷他定 610

氯解磷定 396

氯噻酮 33

氯噻嗪 152

奥扎格雷 79

奥卡西平 229

奥沙利铂 567

奥沙利铂杂质 III 591

奥沙拉秦钠 408

奥沙普秦 513

奥美沙坦酯 134

奥美拉唑镁 422

舒必利 184

舒林酸 511

普罗布考 80

普鲁卡因杂质 A 166

富马酸比索洛尔 233

富马酸喹硫平 243

富马酸氯马斯汀 187

富马酸酮替芬 601

富马酸酮替芬杂质 I 617

富马酸福莫特罗 612

巯嘌呤 548

十三画

瑞格列奈 116

赖诺普利 125

酮洛芬 512

酮康唑 307

碘海醇 140

碘海醇杂质 I 145

碘海醇杂质 II 163

碘普罗胺 98

愈创甘油醚 75

腺苷钴胺 427

羧甲司坦 43

溴甲贝那替嗪 185

溴甲东莨菪碱　392

福多司坦　615

福辛普利拉　141

福辛普利钠　138

十四画

聚乙烯醇　477

聚甲酚磺醛杂质 A　343

聚甲酚磺醛杂质 B　344

聚甲酚磺醛杂质 C　345

聚甲酚磺醛杂质 D　346

雌二醇　464

雌三醇　486

雌酮　484

十五画

槲皮素　15

醋甲唑胺　87

醋谷胺　132

醋氨己酸锌　404

醋氯芬酸　535

醋酸去氧皮质酮　467

醋酸可的松　451

醋酸甲地孕酮　461

醋酸甲萘氢醌　377

醋酸地塞米松　450

醋酸曲安奈德　453

醋酸环丙孕酮　475

醋酸泼尼松　435

醋酸泼尼松龙　452

醋酸钠　410

醋酸氟氢可的松　433

醋酸氢化可的松　436

醋酸氯己定　292

醋酸氯地孕酮　434

缬沙坦　103

缬沙坦异构体　127

十六画

磺胺　284

磺胺二甲嘧啶　285

磺胺甲噁唑　275

磺胺吡啶　351

磺胺嘧啶　276

膦甲酸钠　338

糖精　367

十七画

磷酸川芎嗪　128

磷酸吡哆醛　131

磷酸吡哆醛丁咯地尔　130

磷酸苯丙哌林　602

磷酸咯萘啶　289

磷酸氯喹　317

螺内酯　32

二十一画

麝香草酚　397

英 文 索 引

（+）–Trans Paroxetine　反式帕罗西汀　267

1,3,5–Trimethoxybenzene　三甲基间苯三酚　631

2–Amino–4–Chloro Phenol　2–氨基–4–氯苯酚　258

2–Chloro– 4–Nitroaniline　2–氯–4–硝基苯胺　279

2–Mercapto Etomidate　2–巯基依托咪酯　632

2–Methylbenzene Sulfonamide　邻甲苯磺酰胺　619

2,3,4–Trimethoxybenzaldehyde

　　2,3,4–三甲氧基苯甲醛　250

2,3,4–Trimethoxybenzoic Acid

　　2,3,4–三甲氧基苯甲酸　627

3–Methylflavone–8–Carboxylic Acid

　　3–甲基黄酮–8–羧酸　629

4–Aminophenol　对氨基酚　536

4–Hydroxybenzoic Acid　4–羟基苯甲酸　541

4–Hydroxyisophthalic Acid　4–羟基间苯二甲酸　542

4–Methyl– Aminoantipyrine　4–甲氨基安替比林　261

4–（Butylamino）Benzoic Acid　对丁氨基苯甲酸　271

4–N–Demethylanalgin　4–N–去甲基安乃近　495

5–Nitro–2–Furan Acrylic Acid　硝基呋喃丙烯酸　281

6–Methoxy– 2–Acetonaphthone

　　6–甲氧基–2–萘乙酮　498

7–Methoxy–4′–Hydroxyisoflavone

　　7–甲氧基–4′–羟基异黄酮　65

α–Asarone　α–细辛脑　196

A

Acarbose　阿卡波糖　124

Aceclofenac　醋氯芬酸　535

Aceglutamide　醋谷胺　132

Acetanilide　乙酰苯胺　620

Acipimox　阿昔莫司　115

Acitretin　阿维A　332

Adrenaline Bitartrate　重酒石酸肾上腺素　489

Alfuzosin Hydrochloride　盐酸阿呋唑嗪　534

Almitrine Dimesylate　二甲磺酸阿米三嗪　206

Altretamine　六甲蜜胺　579

Amantadine Hydrochloride　盐酸金刚烷胺　515

Ambroxol Hydrochloride　盐酸氨溴索　607

Amifostine　氨磷汀　578

Amiloride Hydrochloride　盐酸阿米洛利　57

Amiloride Hydrochloride Impurity

　　盐酸阿米洛利杂质　153

Aminoglutethimide　氨鲁米特　554

Aminophenazone　氨基比林　519

Amiodarone Hydrochloride　盐酸胺碘酮　9

Amitriptyline Hydrochloride　盐酸阿米替林　219

Amlodipine Maleate　马来酸氨氯地平　108

Androstenedione　雄烯二酮　583

Anethole Trithione　茴三硫　393

Anisodamine Hydrobromide　氢溴酸山莨菪碱　171

Antazoline Hydrochloride　盐酸安他唑啉　37

Antipyrine　安替比林　520

Aripiprazole　阿立哌唑　237

Armillarisin A　亮菌甲素　424

Artemisinin　青蒿素　298

Artesunate　青蒿琥酯　297

Aspirin　阿司匹林　497

Atenolol　阿替洛尔　19

Atropine Sulfate　硫酸阿托品　167

Azathioprine　硫唑嘌呤　552

Azathioprine Impurity　硫唑嘌呤杂质　594

Azelastine Hydrochloride　盐酸氮䓬斯汀　609

Azintamide　阿嗪米特　419

B

Baclofen　巴氯芬　251

Baclofen Impurity A　巴氯芬杂质A　252

Balsalazide Disodium　巴柳氮钠　406

Beclomethasone Dipropionate　丙酸倍氯米松　449

Benactyzine Hydrochloride　盐酸贝那替秦　217

Benazeprilat　贝那普利拉　117

Bendazac Lysine　苄达赖氨酸　623

Bendroflumethiazide　苄氟噻嗪　2

Benorilate　贝诺酯　506

Benproperine Phosphate　磷酸苯丙哌林　602

Benserazide Hydrochloride　盐酸苄丝肼　181

Benzbromarone　苯溴马隆　527

Benzocaine　苯佐卡因　212

Benzoic Acid　苯甲酸　316

Betamethasone　倍他米松　448

Betamethasone 17,21-Dipropionate　二丙酸倍他米松　478

Betamethasone Sodium Phosphate　倍他米松磷酸钠　463

Bezafibrate　苯扎贝特　111

Bicalutamide　比卡鲁胺　480

Bicyclol　双环醇　423

Bifonazole　联苯苄唑　312

Bifonazole Impurity A　联苯苄唑杂质 A　313

Bilirubin　胆红素　361

Biotin　生物素　383

Bisacodyl　比沙可啶　375

Bisoprolol Fumarate　富马酸比索洛尔　233

Budesonide　布地奈德　488

Bufexamac　丁苯羟酸　531

Buflomedil Pyridoxal Phosphate
　磷酸吡哆醛丁咯地尔　130

Bulleyaconitine A　草乌甲素　523

Bumetanide　布美他尼　28

Bupivacaine Hydrochloride　盐酸布比卡因　257

Butenafine Hydrochloride　盐酸布替萘芬　529

C

Caffeine　咖啡因　174

Calcium Dobesilate　羟苯磺酸钙　83

Calcium Folinate　亚叶酸钙　45

Calcium Gluconate　葡萄糖酸钙　363

Calcium Lactate　乳酸钙　426

Calcium Pantothenate　泛酸钙　209

Camptothecin　喜树碱　564

Candesartan Cilexetil　坎地沙坦酯　105

Canrenone　坎利酮　164

Caprolactam　己内酰胺　622

Captopril　卡托普利　59

Captopril Disuphide　卡托普利二硫化合物　60

Carbamazepine　卡马西平　178

Carbocysteine　羧甲司坦　43

Carboplatin　卡铂　556

Carmofur　卡莫氟　557

Carvedilol　卡维地洛　110

Celiprolol Hydrochloride　盐酸塞利洛尔　123

Cetirizine Hydrochloride　盐酸西替利嗪　613

Cetylpyridinium Chloride　西吡氯铵　326

Chlorambucil　苯丁酸氮芥　547

Chlorhexidine Acetate　醋酸氯己定　292

Chlorhexidine Citrate　枸橼酸氯己定　308

Chlormadinone Acetate　醋酸氯地孕酮　434

Chloroprocaine Hydrochloride　盐酸氯普鲁卡因　253

Chloroprocaine Hydrochloride Impurity A
　盐酸氯普卡因杂质 A　254

Chloroquine Phosphate　磷酸氯喹　317

Chlorothiazide　氯噻嗪　152

Chloroxoquinoline　氯氧喹　590

Chlorpromazine Hydrochloride　盐酸氯丙嗪　216

Chlorprothixene　氯普噻吨　168

Chlortalidone　氯噻酮　33

Chlorzoxazone　氯唑沙宗　207

Cholic Acid　胆酸　362

Ciclopirox Olamine　环吡酮胺　303

Cilnidipine　西尼地平　143

Cilostazol　西洛他唑　68

Cimetidine　西咪替丁　372

Cinchonidine　辛可尼丁　299

Citalopram Hydrobromide　氢溴酸西酞普兰　238

Citirizine Impurity A　西替利嗪杂质 A　236

Clebopride　氯波必利　403

Clemastine Fumarate　富马酸氯马斯汀　187

Clenbuterol Hydrochloride　盐酸克仑特罗　598

Clioquinol　氯碘羟喹　311

Clobetasol Propionate　丙酸氯倍他索　470

Clofazimine　氯法齐明　348

Clomifene Citrate　枸橼酸氯米芬　441

Clomipramine Hydrochloride　盐酸氯米帕明　245

Clonidine Hydrochloride　盐酸可乐定　12

Cloperastine Hydrochloride　盐酸氯哌丁　522

Clorprenaline Hydrochloride　盐酸氯丙那林　186

Clotrimazole　克霉唑　278

Clotrimazole Impurity Ⅰ　克霉唑杂质 Ⅰ　273

Clozapine　氯氮平　200

Cobamamide　腺苷钴胺　427

Cortisone　可的松　490

Cortisone Acetate　醋酸可的松　451

Creatine　肌酸　415

Creatinine　肌酐　249

Cromolyn Sodium　色甘酸钠　304

Curcumol　莪术醇　294

Cyclandelate　环扁桃酯　149

Cycloclenbuterol Hydrochloride　盐酸环仑特罗　604

Cyclopenthiazide　环戊噻嗪　30

Cyclophosphamide　环磷酰胺　553

Cyproterone Acetate　醋酸环丙孕酮　475

D

D-Pyroglutamic Acid　D-焦谷氨酸　411

Daidzein　黄豆苷元　64

Danazol　达那唑　454

Dapsone　氨苯砜　286

Decloxizine Hydrochloride　盐酸去氯羟嗪　192

Desfluoroparoxetine　去氟帕罗西汀　268

Deslanoside　去乙酰毛花苷　7

Desoxycortone Acetate　醋酸去氧皮质酮　467

Dexamethasone Acetate　醋酸地塞米松　450

Dexamethasone Sodium Phosphate　地塞米松磷酸钠　437

Dextromethorphan Hydorbromide　氢溴酸右美沙芬　599

Diatrizoic Acid　泛影酸　4

Diaveridine　二甲氧苄啶　349

Dichlorodiaminocyclohexaneplatinum

　二氯二氨环己烷铂　593

Diclofenac Potassium　双氯芬酸钾　538

Diclofenac Sodium　双氯芬酸钠　510

Dicoumarol　双香豆素　34

Dicyclomine Hydrochloride　盐酸双环胺　395

Diethylene Glycol　二甘醇　262

Diethylstilbestrol　己烯雌酚　440

Difenidol Hydrochloride　盐酸地芬尼多　244

Digitoxin　洋地黄毒苷　8

Digoxin　地高辛　3

Dihydroartemisinin　双氢青蒿素　293

Diisopropylamine Dichloroacetate

　二氯乙酸二异丙胺　409

Diltiazem Hydrochloride　盐酸地尔硫䓬　26

Dimefline Hydrochloride　盐酸二甲弗林　231

Dimenhydrinate　茶苯海明　175

Dioxopromethazine Hydrochloride　盐酸二氧丙嗪　197

Diphenhydramine Hydrochloride　盐酸苯海拉明　10

Diphenidol Hydrochloride Impurity

　盐酸地芬尼多杂质　265

Dipivefrin Hydrochloride　盐酸地匹福林　624

Dipivefrin Hydrochloride Impurity A

　盐酸地匹福林杂质 A　625

Dipotassium Glycyrrhizinate　甘草酸二钾　400

Diprophylline　二羟丙茶碱　71

Dipyridamole　双嘧达莫　42

Dithranol　地蒽酚　287

Dobutamine Hydrochloride　盐酸多巴酚丁胺　158

Dobutamine Hydrochloride Impurity

　盐酸多巴酚丁胺杂质　159

Domiphen Bromide　度米芬　320

Domperidone　多潘立酮　386

Dopamine Hydrochloride　盐酸多巴胺　11

Doxazosin Mesylate　甲磺酸多沙唑嗪　81

Doxifluridine　去氧氟尿苷　572

Doxofylline　多索茶碱　611

E

Econazole Nitrate　硝酸益康唑　301

Emtricitabine　恩曲他滨　581

Enalapril Maleate　马来酸依那普利　107

Epalrestat　依帕司他　95

Eperison Hydrochloride　盐酸乙哌立松　255

Epinephrine　肾上腺素　458

Episteride　爱普列特　476

Erdosteine　厄多司坦　608

Ergometrine Maleate　马来酸麦角新碱　442

Estradiol　雌二醇　464

Estradiol Benzoate　苯甲酸雌二醇　431

Estradiol Valerate　戊酸雌二醇　446

Estriol　雌三醇　486

Estrone　雌酮　484

Etamsylate　酚磺乙胺　22

Ethacridine Lactate　乳酸依沙吖啶　306

Ethacrynic Acid　依他尼酸　47

Ethinylestradiol　炔雌醇　443

Ethylenediamine Diaceturate　二乙酰氨乙酸乙二胺　121

Ethylparaben　羟苯乙酯　483

Etofesalamide　乙氧苯柳胺　528

Etofylline　乙羟茶碱　36

Etomidate　依托咪酯　264

Exemestane　依西美坦　582

F

Famotidine　法莫替丁　387

Fasudil Hydrochloride　盐酸法舒地尔　94

Felodipine　非洛地平　109

Felodipine Impurity Ⅰ　非洛地平杂质Ⅰ　157

Fenbufen　芬布芬　514

Fenfluramine Hydrochloride　盐酸芬氟拉明　13

Fenofibrate Impurity Ⅰ　非诺贝特杂质Ⅰ　150

Fenofibrate Impurity Ⅱ　非诺贝特杂质Ⅱ　151

Feprazone　非普拉宗　518

Fexofenadine Hydrochloride　盐酸非索非那定　246

Finasteride　非那雄胺　479

Flucytosine　氟胞嘧啶　309

Fludrocortisone Acetate　醋酸氟氢可的松　433

Flumazenil　氟马西尼　235

Fluorane　荧光母素　360

Fluorouracil　氟尿嘧啶　295

Fluoxetine Hydrochloride　盐酸氟西汀　218

Fluphenazine Hydrochloride　盐酸氟奋乃静　183

Flutamide　氟他胺　569

Fluvastatin Sodium　氟伐他汀钠　122

Fluvoxamine Maleate　马来酸氟伐沙明　239

Folic Acid　叶酸　359

Formoterol Fumarate　富马酸福莫特罗　612

Foscarnet Sodium　膦甲酸钠　338

Fosinopril Sodium　福辛普利钠　138

Fosinoprilat　福辛普利拉　141

Fructose　果糖　378

Frucrose Sodium Diphosphate　果糖二磷酸钠　76

Ftibamzone　酞丁安　550

Fudosteine　福多司坦　615

Furosemide　呋塞米　78

G

Gabexate Mesylate　甲磺酸加贝酯　417

Galactose　半乳糖　376

Galantamine Hydrobromide　氢溴酸加兰他敏　170

Gemcitabine Hydrochloride　盐酸吉西他滨　570

Gemfibrozil　吉非罗齐　54

Gestrinone　孕三烯酮　487

Glibenclamide　格列本脲　23

Glibenclamide Impurity A　格列本脲杂质A　24

Glibenclamide Impurity B　格列本脲杂质B　25

Gliclazide　格列齐特　50

Gliclazide Impurity Ⅰ　格列齐特杂质Ⅰ　162

Glimepiride　格列美脲　104

Glimepiride Impurity Ⅰ　格列美脲杂质Ⅰ　118

Glipizide　格列吡嗪　52

Glipizide Impurity Ⅰ　格列吡嗪杂质Ⅰ　53

Gliquidone Sulphonamide　异喹啉物　129

Glutamic Acid　谷氨酸　355

Glutamine　谷氨酰胺　418

Granisetron Hydrochloride　盐酸格拉司琼　565

Guacetisal　呱西替柳　539

Guaifenesin　愈创甘油醚　75

H

Halcinonide　哈西奈德　455

Haloperidol　氟哌啶醇　199

Homopiperonylonitrile　胡椒乙腈　290

Huperzine A　石杉碱甲　189

Hydralazine Hydrochloride　盐酸肼屈嗪　49

Hydroberbeaime Sulfate　硫酸氢小檗碱　319

Hydrochlorothiazide　氢氯噻嗪　56

Hydrocortisone　氢化可的松　456

Hydrocortisone Acetate　醋酸氢化可的松　436

Hydrocortisone Butyrate　丁酸氢化可的松　471

Hydrocortisone Hemisuccinate　氢化可的松琥珀单酯　485

Hydrocortisone Sodium Succinate

　　氢化可的松琥珀酸钠　474

Hydroquinone　氢醌　40

Hydroxycarbamide　羟基脲　596

Hydroxychloroquine Sulfate　硫酸羟氯喹　327

Hydroxylamine Hydrochloride　盐酸羟胺　562

Hydroxyzine Hydrochloride　盐酸羟嗪　193

Hymecromone　羟甲香豆素　379

Hyodeoxycholic Acid　猪去氧胆酸　364

I

Ibudilast　异丁司特　89

Ibuprofen　布洛芬　501

Ibuprofen Impurity B　布洛芬杂质B　533

Imidazole　咪唑　280

Imipramine Hydrochloride　盐酸丙米嗪　182

Imiquimod　咪喹莫特　571

Indapamide　吲达帕胺　46

Indobufen　吲哚布芬　259

Indole-3-Carboxylic Acid　3-吲哚甲酸　577

Indometacin　吲哚美辛　507

Iohexol　碘海醇　140

Iohexol Impurity Ⅰ　碘海醇杂质Ⅰ　145

Iohexol Impurity Ⅱ　碘海醇杂质Ⅱ　163

Iopromide　碘普罗胺　98

Ipratropium Bromide　异丙托溴铵　605

Irinotecan Hydrochloride　盐酸伊立替康　576

Isoniazid 异烟肼 325

Isoprenaline Hydrochloride 盐酸异丙肾上腺素 459

Isopropyl-4-Aminobenzoate *p*-氨基苯甲酸异丙酯 626

Isosfamide Compound Ⅲ 异环磷酰胺化合物Ⅲ 573

Isosorbide 2-Nitrate 2-单硝酸异山梨酯 106

Isosorbide Dinitrate 硝酸异山梨酯 44

Isotretinoin 异维 A 酸 302

Itopride Hydrochloride 盐酸依托必利 416

Itraconazole 伊曲康唑 329

Ivermectin 伊维菌素 341

K

Ketoconazole 酮康唑 307

Ketoprofen 酮洛芬 512

Ketotifen Fumarate 富马酸酮替芬 601

Ketotifen Fumarate Impurity Ⅰ 富马酸酮替芬杂质Ⅰ 617

L

Lacidipine 拉西地平 112

Lactose 乳糖 357

Lactulose 乳果糖 356

Lafutidine 拉呋替丁 414

Lappaconitine 高乌甲素 524

Lappaconitine Hydrobromide 氢溴酸高乌甲素 508

Leflunomide 来氟米特 525

Leflunomide Impurity Ⅱ 来氟米特杂质Ⅱ 545

Letrozole 来曲唑 588

Levamisole Hydrochloride Impurity
盐酸左旋咪唑杂质 274

Levodropizine 左羟丙哌嗪 614

Levonorgestrel 左炔诺孕酮 447

Lidocaine 利多卡因 204

Lidocaine Hydrochloride 盐酸利多卡因 203

Ligustrazine Phosphate 磷酸川芎嗪 128

Lindane 林旦 310

Lisinopril 赖诺普利 125

Lithocholic Acid 胆石酸 370

Lomustine 洛莫司汀 595

Loperamide Hydrochloride 盐酸洛哌丁胺 385

Loratadine 氯雷他定 610

Lovastatin 洛伐他汀 90

Loxapine Succinate 丁二酸洛沙平 234

Loxoprofen Sodium 洛索洛芬钠 526

Lycoramine Hydrobromide 氢溴酸力克拉敏 263

M

m-Aminophenol 间氨基酚 544

Magnesium Salicylate 水杨酸镁 503

Magnesium Valproate 丙戊酸镁 270

Malaridine Phosphate 磷酸咯萘啶 289

Maltose 麦芽糖 382

Maltotriose 麦芽三糖 381

Mandelic Acid 扁桃酸 342

Mannitol 甘露醇 399

Maprotiline Hydrochloride 盐酸马普替林 191

Mebendazole 甲苯咪唑 288

Mecysteine Hydrochloride 盐酸美司坦 398

Megestrol Acetate 醋酸甲地孕酮 461

Meisoindigo 甲异靛 589

Melphalan 美法仑 549

Memantine Hydrochloride 盐酸美金刚 256

Menadiol Diacetate 醋酸甲萘氢醌 377

Menadione 甲萘醌 5

Mercaptopurine 巯嘌呤 548

Mestanolone 美雄诺龙 491

Metamizole Sodium 安乃近 493

Methazolamide 醋甲唑胺 87

Methocarbamol 美索巴莫 210

Methotrexate 甲氨蝶呤 551

Methscopolamine Bromide 溴甲东莨菪碱 392

Methyl 3,5-Diamino-6-Chloropyrazine-2-Carboxylate
3,5-二氨基-6-氯吡嗪-2-羧酸甲酯 58

Methylbenactyzii Bromide 溴甲贝那替嗪 185

Methylcantharidinimide 甲基斑蝥胺 559

Methyldopa 甲基多巴 31

Methylprednisolone 甲泼尼龙 482

Methylprednisolone Hemisuccinate 琥珀酸甲泼尼龙 481

Methyltestosterone 甲睾酮 462

Metoprolol Tartrate 酒石酸美托洛尔 16

Metronidazole 甲硝唑 296

Metronidazole Benzoate 苯甲酸甲硝唑 333

Metronidazole Impurity A 甲硝唑杂质 A 323

Mexiletine Hydrochloride 盐酸美西律 38

Mianserin Hydrochloride 盐酸米安色林 241

Miconazole Nitrate 硝酸咪康唑 300

Milrinone 米力农 146

Milrinone Impurity A 米力农杂质 A 147

Minoxidil 米诺地尔 41

Moclobemide 吗氯贝胺 225

Molsidomine　吗多明　72

Moroxydine Hydrochloride　盐酸吗啉胍　322

Moxonidine Hydrochloride　盐酸莫索尼定　100

N

N-(4-Chlorobenzoyl) Tyramine
　　N-(4-氯苯甲酰)酪胺　156

N-Acetyl-D-(+)-Glucosamine
　　N-乙酰氨基葡萄糖　421

N-Methylparoxetine　*N*-甲基帕罗西汀　269

Nabumetone　萘丁美酮　540

Naftifine Hydrochloride　盐酸萘替芬　336

Naftopidil　萘哌地尔　93

Nandrolone Phenylpropionate　苯丙酸诺龙　430

Naphazoline Hydrochloride　盐酸萘甲唑啉　18

Naproxen　萘普生　502

Naproxen Sodium　萘普生钠　509

Nefopam Hydrochloride　盐酸奈福泮　499

Neostigmine Methylsulfate　甲硫酸新斯的明　222

Nevirapine　奈韦拉平　330

Nicardipine Hydrochloride　盐酸尼卡地平　86

Nicergoline　尼麦角林　113

Nicorandil　尼可地尔　148

Nicotinamide　烟酰胺　368

Nifedipine　硝苯地平　61

Nifedipine Impurity Ⅰ　硝苯地平杂质Ⅰ　62

Nifedipine Impurity Ⅱ　硝苯地平杂质Ⅱ　63

Nilestriol　尼尔雌醇　468

Nimodipine　尼莫地平　51

Nisoldipine　尼索地平　84

Nisoldipine Impurity Ⅰ　尼索地平杂质Ⅰ　154

Nisoldipine Impurity Ⅱ　尼索地平杂质Ⅱ　155

Nitrendipine　尼群地平　85

Nitrendipine Impurity A　尼群地平杂质A　144

Nitrofurazone　呋喃西林　350

Nizatidine　尼扎替丁　413

Norepinephrine Bitartrate　重酒石酸去甲肾上腺素　460

Norethisterone　炔诺酮　444

Norgestrel　炔诺孕酮　439

O

Olmesartan Medoxomil　奥美沙坦酯　134

Olsalazine Sodium　奥沙拉秦钠　408

Omeprazole Magnesium　奥美拉唑镁　422

Ondansetron Hydrochloride　盐酸昂丹司琼　566

Oxaliplatin　奥沙利铂　567

Oxaliplatin　左旋奥沙利铂　592

Oxaliplatin Impurity Ⅲ　奥沙利铂杂质Ⅲ　591

Oxaprozin　奥沙普秦　513

Oxcarbazepine　奥卡西平　229

Oxiconazole Nitrate　硝酸奥昔康唑　347

Oxybutynin Hydrochloride　盐酸奥昔布宁　223

Ozagrel　奥扎格雷　79

P

p-Anisic Acid　茴香酸　366

p-Chloroacetanilide　对氯苯乙酰胺　537

p-Hydroxyphenylacetamide　对羟基苯乙酰胺　21

p-Toluenesulfonamide　对甲苯磺酰胺　621

Paclitaxel Impurity Ⅰ　紫杉醇杂质Ⅰ　584

Paclitaxel Impurity Ⅲ　紫杉醇杂质Ⅲ　585

Pamidronate Disodium　帕米膦酸二钠　586

Pamoic Acid　双羟萘酸　283

Pantoprazole Sodium　泮托拉唑钠　401

Paracetamol　对乙酰氨基酚　494

Parachlorophenol　对氯苯酚　73

Pemoline　匹莫林　173

Pentoxifylline　己酮可可碱　88

Perphenazine　奋乃静　177

Phenazopyridine Hydrochloride　盐酸非那吡啶　335

Phenformin Hydrochloride　盐酸苯乙双胍　137

Phenoxybenzamine Hydrochloride　盐酸酚苄明　39

Phenprobamate　苯丙氨酯　179

Phentolamine Mesylate　甲磺酸酚妥拉明　17

Phenylbutazone　保泰松　516

Phenylephrine Hydrochloride　盐酸去氧肾上腺素　48

Phenylpropanolamine Hydrochloride　盐酸苯丙醇胺　504

Phenytoin　苯妥英　160

Phenytoin Sodium　苯妥英钠　35

Phthalic Acid　邻苯二甲酸　628

Pidotimod　匹多莫德　568

Pioglitazone Hydrochloride　盐酸吡格列酮　97

Piperazine Ferulate　阿魏酸哌嗪　126

Piroxicam　吡罗昔康　500

Pizotifen　苯噻啶　198

Policresulen Impurity A　聚甲酚磺醛杂质A　343

Policresulen Impurity B　聚甲酚磺醛杂质B　344

Policresulen Impurity C　聚甲酚磺醛杂质C　345

Policresulen Impurity D　聚甲酚磺醛杂质D　346

Polyvinyl Alcohol　聚乙烯醇　477

Potassium Nitrate　硝酸钾　74

Pralidxime Chloride　氯解磷定　396

Prazosin Hydrochloride　盐酸哌唑嗪　27

Prednisolone　泼尼松龙　457

Prednisolone Acetate　醋酸泼尼松龙　452

Prednisone　泼尼松　465

Prednisone Acetate　醋酸泼尼松　435

Primidone　扑米酮　202

Probucol　普罗布考　80

Procain Impurity A　普鲁卡因杂质 A　166

Procaterol Hydrochloride　盐酸丙卡特罗　603

Progesterone　黄体酮　438

Proglumide　丙谷胺　374

Promethazine Hydrochloride　盐酸异丙嗪　318

Propafenone Hydrochloride　盐酸普罗帕酮　161

Propiverine Hydrochloride　盐酸丙哌维林　102

Propranolol Hydrochloride　盐酸普萘洛尔　119

Propyl Gallate　棓丙酯　69

Propyphenazone　异丙安替比林　521

Pyrantel Pamoate　双羟萘酸噻嘧啶　282

Pyrazinamide　吡嗪酰胺　291

Pyridoxal Phosphate Monohydrate　磷酸吡哆醛　131

Pyridoxine Hydrochloride　盐酸吡哆辛　369

Q

Quercetin　槲皮素　15

Quetiapine Fumarate　富马酸喹硫平　243

Quinapril Hydrochloride　盐酸喹那普利　82

R

Raceanisodamine　消旋山莨菪碱　190

Raceanisodamine Impurity I　消旋山莨菪碱杂质 I　266

Racemic Repaglinide　消旋瑞格列奈　133

Racemic Tirofiban Hydrochloride
盐酸替罗非班消旋体　101

Ranitidine Hydrochloride　盐酸雷尼替丁　373

Raubasine　萝巴新　66

Repaglinide　瑞格列奈　116

Reserpine　利血平　6

Riluzole　利鲁唑　230

Rimantadine Hydrochloride　盐酸金刚乙胺　340

Risperidone　利培酮　224

Rizatriptan Benzoate　苯甲酸利扎曲坦　240

Ropivacaine Mesylate　甲磺酸罗哌卡因　221

Rosiglitazone Maleate　马来酸罗格列酮　142

Rosiglitazone Tartrate　酒石酸罗格列酮　135

Rotundine　罗通定　211

Rotundine Hydrochloride　盐酸罗通定　505

Rutin　芦丁　14

S

Saccharin　糖精　367

Salbutamol　沙丁胺醇　600

Salbutamol Sulfate　硫酸沙丁胺醇　201

Salicylamide　水杨酰胺　517

Salicylic Acid　水杨酸　496

Salmeterol Xinafoate　昔萘酸沙美特罗　606

Scopolamine Butylbromide　丁溴东莨菪碱　176

Scopolamine Hydrobromide　氢溴酸东莨菪碱　169

Sibutramine Hydrochloride　盐酸西布曲明　227

Simvastatin　辛伐他汀　91

Sodium Acetate　醋酸钠　410

Sodium Aminosalicylate　对氨基水杨酸钠　543

Sodium Dihydrogen Phosphate Anhydrous
无水磷酸二氢钠　339

Sodium Glucurononate　葡醛酸钠　394

Sodium Glycididazole　甘氨双唑钠　580

Sodium Houttuyfonate　鱼腥草素钠　305

Sodium Methyl Parahydroxybenzoate
对羟基苯甲酸甲酯钠　532

Sodium Prasterone Sulfate　硫酸普拉睾酮钠　472

Sorbitol　山梨醇　425

Spironolactone　螺内酯　32

Stanozolol　司坦唑醇　466

Strychnine Hydrochloride　盐酸士的宁　188

Sulfadiazine　磺胺嘧啶　276

Sulfamethazine　磺胺二甲嘧啶　285

Sulfamethoxazole　磺胺甲噁唑　275

Sulfanilamide　磺胺　284

Sulfanilic Acid　对氨基苯磺酸　352

Sulfapyridine　磺胺吡啶　351

Sulindac　舒林酸　511

Sulpiride　舒必利　184

Sumatriptan Succinate　琥珀酸舒马普坦　226

Suxamethonium Chloride　氯化琥珀胆碱　180

T

Tegafur　替加氟　560

Tegaserod Maleate 马来酸替加色罗 405

Teniposide 替尼泊苷 574

Teniposide Impurity A 替尼泊苷杂质 A 575

Terbinafine Hydrochloride 盐酸特比萘芬 324

Terbutaline Sulfate 硫酸特布他林 194

Terfenadine 特非那定 195

Testosterone Propionate 丙酸睾酮 432

Testosterone Undecanoate 十一酸睾酮 469

Tetracaine Hydrochloride 盐酸丁卡因 213

Thalidomide 沙利度胺 563

Theobromine 可可碱 260

Theophylline 茶碱 20

Thiamine Nitrate 硝酸硫胺 384

Thioridazine Hydrochloride 盐酸硫利达嗪 205

Thymol 麝香草酚 397

Tiapride Hydrochloride 盐酸硫必利 215

Tiapride Impurity B 硫必利杂质 B 214

Ticlopidine Hydrochloride 盐酸噻氯匹定 77

Tinidazole 替硝唑 314

Tiopronin 硫普罗宁 420

Tizanidine Hydrochloride 盐酸替扎尼定 228

Tolazoline Hydrochloride 盐酸妥拉唑林 315

Tolfenamic Acid 托芬那酸 530

Torasemide 托拉塞米 92

Torasemide Impurity A 托拉塞米杂质 A 120

Tranexamic Acid 氨甲环酸 29

Tranilast 曲尼司特 616

Tretinoin 维 A 酸 555

Triamcinolone Acetonide 曲安奈德 445

Triamcinolone Acetonide Acetate 醋酸曲安奈德 453

Triamcinolone 曲安西龙 473

Tribendimidine 三苯双脒 328

Trihexyphenidyl Hydrochloride 盐酸苯海索 172

Trimebutine Maleate 马来酸曲美布汀 402

Trimebutine Maleate Impurity

马来酸曲美布汀杂质 407

Trimetazidine Hydrochloride 盐酸曲美他嗪 136

Trimethoprim 甲氧苄啶 277

Triphenylmethanol 三苯甲醇 353

Tromethamine 氨丁三醇 99

Tropicamide 托吡卡胺 630

Tropine 托品醇 587

Troxerutin 曲克芦丁 70

Troxipide 曲昔匹特 412

Tulobuterol Hydrochloride 盐酸妥洛特罗 321

U

Ubenimex 乌苯美司 558

Uracil 尿嘧啶 561

Urapidil 乌拉地尔 96

Urea 尿素 55

V

Valacyclovir Hydrochloride 盐酸伐昔洛韦 334

Valsartan 缬沙坦 103

Valsartan Enantiomer 缬沙坦异构体 127

Vanillin 香草醛 365

Vecuronium Bromide 维库溴铵 242

Venlafaxine Hydrochloride 盐酸文拉法辛 220

Vincamine 长春胺 114

Vinpocetine 长春西汀 139

Vitamin B_2 维生素 B_2 208

Vitamin B_{12} 维生素 B_{12} 380

Vitamin C 维生素 C 390

Vitamin D_2 维生素 D_2 371

Vitamin D_3 维生素 D_3 358

Voriconazole 伏立康唑 337

X

Xanthene-9-Carboxylic Acid 呫吨酸 428

Xanthinol Nicotinate 烟酸占替诺 67

Xylitol 木糖醇 391

Z

Zidovudine 齐多夫定 331

Zinc Acexamate 醋氨己酸锌 404

Zinc Citrate 枸橼酸锌 389

Zinc Gluconate 葡萄糖酸锌 388

Zolmitriptan 佐米曲普坦 232

Zopiclone 佐匹克隆 247

Zopiclone *R*-Isomer 右佐匹克隆 248